儿童影像基础与临床

Pediatric Radiology
The Requisites

第4版

主　　编　MICHELE M. WALTERS
　　　　　RICHARD L. ROBERTSON

主　　译　祝益民

副 主 译　毛志群　钟礼立　黄　寒

主　　审　郭文君（Grace Wenjun Guo，MD）

顾　　问　刘建滨

译　　者　（按姓氏笔画排序）
　　　　　毛志群　文　捷　吕　鑫　刘　沁　刘　河　刘　鹏
　　　　　刘丽萍　刘思兰　李　浩　杨焯杰　吴　琼　吴不非
　　　　　张　亮　陈家园　周宛璟　郑　菲　赵梦华　胡　限
　　　　　钟礼立　祝益民　黄　丽　黄　寒　彭　力　彭　方
　　　　　程　恰　熊　洁　潘　丽

主译秘书　胡　限

人民卫生出版社
·北　京·

版权所有，侵权必究！

图书在版编目（CIP）数据

儿童影像基础与临床 /（美）米歇尔·M.沃尔特斯
（Michele M. Walters）主编；祝益民主译 . —北京：
人民卫生出版社，2022.7

ISBN 978-7-117-33333-7

Ⅰ.①儿…　Ⅱ.①米…②祝…　Ⅲ.①小儿疾病 – 影
象诊断　Ⅳ.①R720.4

中国版本图书馆 CIP 数据核字（2022）第 120322 号

人卫智网	www.ipmph.com	医学教育、学术、考试、健康，购书智慧智能综合服务平台
人卫官网	www.pmph.com	人卫官方资讯发布平台

图字:01-2020-0579 号

儿童影像基础与临床
Ertong Yingxiang Jichu yu Linchuang

主　　译：祝益民
出版发行：人民卫生出版社（中继线 010-59780011）
地　　址：北京市朝阳区潘家园南里 19 号
邮　　编：100021
E - mail：pmph @ pmph.com
购书热线：010-59787592　010-59787584　010-65264830
印　　刷：北京盛通印刷股份有限公司
经　　销：新华书店
开　　本：889×1194　1/16　印张：29
字　　数：838 千字
版　　次：2022 年 7 月第 1 版
印　　次：2022 年 9 月第 1 次印刷
标准书号：ISBN 978-7-117-33333-7
定　　价：298.00 元
打击盗版举报电话：010-59787491　E-mail：WQ @ pmph.com
质量问题联系电话：010-59787234　E-mail：zhiliang @ pmph.com
数字融合服务电话：4001118166　E-mail：zengzhi @ pmph.com

译者名单

主　　译　祝益民　湖南省急救医学研究所

副 主 译　毛志群　湖南省人民医院（湖南师范大学附属第一医院）
　　　　　钟礼立　湖南省人民医院（湖南师范大学附属第一医院）
　　　　　黄　寒　湖南省人民医院（湖南师范大学附属第一医院）

主　　审　郭文君（Grace Wenjun Guo, MD）　Nemours Children's Hospital Delaware

顾　　问　刘建滨　湖南省人民医院（湖南师范大学附属第一医院）

译　　者　（按姓氏笔画排序）
　　　　　毛志群　湖南省人民医院（湖南师范大学附属第一医院）
　　　　　文　捷　湖南省人民医院（湖南师范大学附属第一医院）
　　　　　吕　鑫　湖南省人民医院（湖南师范大学附属第一医院）
　　　　　刘　沁　湖南省人民医院（湖南师范大学附属第一医院）
　　　　　刘　河　湖南省人民医院（湖南师范大学附属第一医院）
　　　　　刘　鹏　湖南省人民医院（湖南师范大学附属第一医院）
　　　　　刘丽萍　湖南省人民医院（湖南师范大学附属第一医院）
　　　　　刘思兰　湖南省人民医院（湖南师范大学附属第一医院）
　　　　　李　浩　湖南省人民医院（湖南师范大学附属第一医院）
　　　　　杨焯杰　湖南省人民医院（湖南师范大学附属第一医院）
　　　　　吴　琼　湖南省人民医院（湖南师范大学附属第一医院）
　　　　　吴不非　湖南省人民医院（湖南师范大学附属第一医院）
　　　　　张　亮　湖南省人民医院（湖南师范大学附属第一医院）
　　　　　陈家园　湖南省人民医院（湖南师范大学附属第一医院）
　　　　　周宛璟　湖南省人民医院（湖南师范大学附属第一医院）
　　　　　郑　菲　湖南省人民医院（湖南师范大学附属第一医院）
　　　　　赵梦华　湖南省人民医院（湖南师范大学附属第一医院）
　　　　　胡　限　湖南省人民医院（湖南师范大学附属第一医院）
　　　　　钟礼立　湖南省人民医院（湖南师范大学附属第一医院）
　　　　　祝益民　湖南省急救医学研究所
　　　　　黄　丽　湖南省人民医院（湖南师范大学附属第一医院）
　　　　　黄　寒　湖南省人民医院（湖南师范大学附属第一医院）
　　　　　彭　力　湖南省人民医院（湖南师范大学附属第一医院）
　　　　　彭　方　湖南省人民医院（湖南师范大学附属第一医院）
　　　　　程　恰　湖南省人民医院（湖南师范大学附属第一医院）
　　　　　熊　洁　湖南省人民医院（湖南师范大学附属第一医院）
　　　　　潘　丽　湖南省人民医院（湖南师范大学附属第一医院）

主译秘书　胡　限　湖南省人民医院（湖南师范大学附属第一医院）

Elsevier (Singapore) Pte Ltd.

3 Killiney Road

#08-01 Winsland House I

Singapore 239519

Tel: (65) 6349-0200

Fax: (65) 6733-1817

译者序

放射影像学是现代医学科学中的一个重要学科,随着影像诊断技术的不断进步,放射影像学在临床疾病的诊断与鉴别诊断中发挥着越来越重要的作用。儿童作为特殊群体,不能简单地理解为"小号的成人",其各个系统的发育、疾病谱组成及相应影像特点都可能与成人有着不同之处,对儿科专业的临床医务工作者和进入儿科放射影像领域的专业技术人员而言,需要一本系统而全面的放射影像参考书作为临床应用指导。为此,我们特引进"必备系列"的《儿童影像基础与临床》第4版,供广大医务工作者参考。

本书是美国儿科放射医生的经典参考书,是医学畅销图书,第4版是该系列图书在2017年出版的最新版本,系统描述了各个系统儿科放射影像的特点,每系统章节均从儿童时期的解剖生理特点、胚胎发育过程等入手,逐渐由生理解剖向疾病病理状态延伸,辅以大量的影像图片及示意图描述相应疾病状态下儿童影像改变的特点,尤其指出与成人的异同,以帮助读者结合解剖发育及病理生理特点更好地理解影像成像改变。同时,新的版本适应了近年来放射影像技术的进展,对其内容进行了更新,更能体现当下儿科放射影像的成像方式选择与结果判读。

全书译文共计10章约35万字,近650组图片,保留了部分专业名词的英文原文。为使翻译文字更精准,符合临床理解及中文习惯,翻译团队由放射科医生、儿科医生及外科医生共同组成,衷心感谢翻译团队成员的辛勤付出和严谨的科学精神。在此,还需要特别感谢儿童影像专家美籍华人郭文君教授对本书翻译工作的大力支持,她对全书的翻译工作进行了全程指导并对终稿进行了审改。

我们相信,《儿童影像基础与临床》不仅是儿科放射专业从业人员的必备参考书,更能为儿科临床医生能力提升起到重要作用,对放射影像技术的选择与结果的临床解读提供全面的指导。精准的放射影像结果必然是放射医生与临床医生充分沟通、共同探讨的目标,希望本书能促进学科间的有效协作,成为MDT的典范。由于受翻译时间和知识范围的限制,可能译文中存在不妥之处,欢迎读者批评指正,我们将在后续版本中予以修订,更希望本书能获得读者的认可。

祝益民

2022年7月

原著前言

《儿童影像基础与临床》第 4 版由"必备系列（*Requisites*）"新的作者和编辑团队倾力完成。在 Walters 和 Robertson 博士的引领下，一批杰出的撰稿人为我们撰写了本册《儿童影像基础与临床》第 4 版。秉承为医务工作者呈现临床实践中所必需的核心信息的理念，本书没有过多的引入不必要的细节或未经证实的概念。同时，随着放射影像学技术的更新，编辑团队在撰写过程中面临如何平衡新旧知识的巨大挑战，非常幸运的是 Walters、Robertson 博士和他们的同事非常出色地应对了这一问题，感谢他们为我们的"必备系列"做出了杰出的贡献。

《儿童影像基础与临床》第 4 版中设立了全新的概述章节，专用于讨论关于儿童辐射暴露、镇静或麻醉、检查前的准备以及与其父母沟通等问题，也包括讨论在过去十年中儿童辅导专家作为放射学团队中不可或缺的一部分所起的关键作用，为本书后续章节的展开奠定了坚实的放射学基础。

得益于放射成像技术的持续进步和横断面成像在临床应用价值的不断提升，儿科放射学得到了蓬勃发展。但如何在获取信息与检测技术成本及风险（包括相对辐射风险）之间寻找平衡，是临床实践中选择最佳成像方法时所需考虑的关键问题。Walters、Robertson 博士以及本书的合著者们在本册的开头即讨论了放射成像技术的选择策略，并指出，在进行 CT 扫描前，应考虑到不涉及电离辐射的超声或 MRI 技术是否也能提供相应的临床信息。

鉴于临床对某些领域更多亚专业知识需求的持续增加，《儿童影像基础与临床》第 4 版按器官系统的逻辑划分新增了脊柱和头颈部影像两个章节。每一章节中都使用了丰富的影像图片，这些图片无一不体现了当前临床实例的最优成像选择。同时延续了以往"必备系列"充分利用表和框的形式总结知识点的传统，有助于读者们快速寻找和查看关键信息。

一直以来，"必备系列"以为读者提供真实有效的帮助为宗旨。它不会是一本百科全书，但希望能在临床常见问题上为相关人员每天的学习和实际操作提供参考，以逐步提升临床实践能力。25 年前，Hans Blickman 完成了《儿童影像基础与临床》第 1 版，它是"必备系列"早期出版的第一本图书。至今共出版 35 本专著涉及 11 个主题，这些图书已经成为放射科住院医师、研究员和其他相关从业人员珍贵的、值得信赖的朋友。

多年来，读者们对"必备系列"的反馈非常好，而未来新版的阵容同样令人振奋。由于读者们的广泛认可，原来的 10 本图书中的每一本都经过了修订和再版，有许多图书甚至发行了第 4 版。

希望《儿童影像基础与临床》第 4 版的读者们会发现，新版仍然忠实于该系列图书的编辑理念，秉承了前三版所体现的风格和高标准。再次祝贺 Walters 和 Robertson 博士引领完成了这项杰出的工作。

James H. Thrall, MD

献给亲爱的 Travis、Jack 和 Henry

Michele M. Walters

原著序

我们很高兴能推荐第 4 版《儿童影像基础与临床》(必备系列)。在此版本中,编辑团队依据相关的知识更新和临床实践对原版本中的内容进行了大幅的修改,对各个器官系统的内容进行了扩展,并相应增加了数百幅全新的影像图像。我们相信新版的图书不仅适用于放射学住院医师,它也将成为儿科放射学研究员和各种学术和其他领域的放射科医生的有用资源。本书的章节按人体器官系统的逻辑划分进行了相关内容的编排,涵盖了躯体成像和神经成像的所有核心领域,但可能并不详尽。希望本次修订的版本能成为受读者欢迎和认可的必备系列之一。

Michele M. Walters
Richard L. Robertson

致谢

衷心感谢 Jane Choura 在内容编辑方面所做的尽心尽力、一丝不苟的工作。衷心感谢 Rhonda Johnson 和 Ethan Bremner 在稿件审读和图像准备方面提供的帮助。放射科医生 Andrew Phelps 博士提供了本版的其他插图。感谢爱思唯尔的 Robin Carter 和 Kathryn DeFrancesco,感谢他们在编排和设计过程中为我们提供了娴熟的指导。

"必会"系列丛书

丛书主编

James H. Thrall, MD
Radiologist-in-Chief Emeritus
Massachusetts General Hospital
Distinguished Juan M. Taveras Professor of Radiology
Harvard Medical School
Boston, Massachusetts

丛书名录

Breast Imaging
Cardiac Imaging
Emergency Imaging
Gastrointestinal Imaging
Genitourinary Imaging
Musculoskeletal Imaging
Neuroradiology Imaging
Nuclear Medicine
Pediatric Radiology
Thoracic Imaging
Ultrasound
Vascular and Interventional Imaging

作者名单

Rama S. Ayyala, MD
Assistant Professor of Radiology
Department of Pediatric Radiology
Morgan Stanley Children's Hospital
Columbia University Medical Center
New York, New York

Thangamadhan Bosemani, MD
Assistant Professor of Radiology and Radiological Science
Russell H. Morgan Department of Radiology and Radiological
    Science
Johns Hopkins Hospital
Baltimore, Maryland

**Micheál Anthony Breen, MB BCh BAO (Hons), BMedSc,
    MRCPI, FFRRCSI**
Staff Radiologist
Co-director, Pediatric Radiology Fellowship
Boston Children's Hospital
Instructor in Radiology
Harvard Medical School
Boston, Massachusetts

Stephen D. Brown, MD
Associate Professor of Radiology
Boston Children's Hospital
Harvard Medical School
Boston, Massachusetts

Carlo Buonomo, MD
Radiologist
Boston Children's Hospital
Associate Professor of Radiology
Harvard Medical School
Boston, Massachusetts

Michael J. Callahan, MD
Director, Computed Tomography
Director, Ultrasound
Division Chief, Abdominal Imaging
Department of Radiology
Boston Children's Hospital
Associate Professor of Radiology
Harvard Medical School
Boston, Massachusetts

Sabeena Chacko, MD
Associate in Perioperative Anesthesia
Boston Children's Hospital
Assistant Professor of Anesthesia
Harvard Medical School
Boston, Massachusetts

Patricia Trinidad Chang, MD
Instructor in Radiology
Boston Children's Hospital
Harvard Medical School
Boston, Massachusetts

Jeanne S. "Mei-Mei" Chow, MD
Assistant Professor
Harvard Medical School
Departments of Radiology and Urology
Boston Children's Hospital
Boston, Massachusetts

Stephanie DiPerna, MD
Physician Director of Satellites for Radiology
Boston Children's Hospital
Instructor in Radiology
Harvard Medical School
Boston, Massachusetts

Angela Franceschi, MEd, CCLS
Child Life Specialist
Department of Radiology
Boston Children's Hospital
Boston, Massachusetts

Jamie L. Frost, DO
Staff Radiologist
Advanced Radiology Services
Grand Rapids, Michigan

Thierry A.G.M. Huisman, MD, EQNR, EDiPNR, FICIS
Professor of Radiology, Pediatrics, Neurosurgery, and
    Neurology
Chairman, Department of Imaging and Imaging Science
Johns Hopkins Bayview Medical Center
Director of Pediatric Radiology and Pediatric Neuroradiology
Johns Hopkins Hospital
Russell H. Morgan Department of Radiology and Radiological
    Science
Johns Hopkins Medicine
Baltimore, Maryland

Amy Juliano, MD
Staff Radiologist
Massachusetts Eye and Ear Infirmary
Instructor in Radiology
Harvard Medical School
Boston, Massachusetts

Rajesh Krishnamurthy, MD
Radiologist-in-Chief
Department of Diagnostic Radiology
Nationwide Children's Hospital
Columbus, Ohio

Erica L. Riedesel, MD
Assistant Professor
Pediatric Radiology
University of Wisconsin School of Medicine and Public
    Health
Madison, Wisconsin

Richard L. Robertson, MD
Chair, Department of Radiology
Staff Neuroradiologist
Boston Children's Hospital
Associate Professor of Radiology
Harvard Medical School
Boston, Massachusetts

Caroline D. Robson, MBChB
Operations Vice Chair, Radiology
Division Chief, Neuroradiology
Director, Head and Neck Imaging
Boston Children's Hospital
Associate Professor of Radiology
Harvard Medical School
Boston, Massachusetts

Cassandra Sams, MD
Clinical Assistant Professor of Radiology
University of North Carolina at Chapel Hill
Chapel Hill, North Carolina

Laureen Sena, MD
Staff Radiologist
Boston Children's Hospital
Assistant Professor of Radiology
Harvard Medical School
Boston, Massachusetts

David W. Swenson, MD
Assistant Professor (Clinical)
Department of Diagnostic Imaging
Alpert Medical School of Brown University
Providence, Rhode Island

George A. Taylor, MD
Radiologist-in-Chief Emeritus
Department of Radiology
Boston Children's Hospital
John A. Kirkpatrick Professor of Radiology (Pediatrics)
Department of Radiology
Harvard Medical School
Boston, Massachusetts

Michele M. Walters, MD
Staff Pediatric Radiologist
Physician Director of Satellite Imaging
Boston Children's Hospital
Instructor in Radiology
Harvard Medical School
Boston, Massachusetts

目录

第1章
概　述

Michael J. Callahan ◆ Angela Franceschi ◆ Sabeena Chacko
Stephen D. Brown ◆ Michele M. Walters

与其他必备系列（*Requisties*）图书一样，此书主要针对放射科住院医师。其目的不是为了提供详尽全面的儿科影像学，而是希望能成为在住院医师完成 3 个月专科和社区医护的实习中一个包含小儿影像常见主题，且实用易懂的参考书。

本书的章节将按器官系统划分，其中有 6 个章节专门讨论躯体成像，另外 3 个章节是关于神经成像。关于成像模式和技术的讨论将穿插在各自的章节中。在第 1 章概述中，我们选择了对于第一次接触儿科的放射科住院医师所不熟悉的，但在儿科影像中特别重要的主题。其中包括优化辐射剂量，儿童医疗辅导和麻醉/镇静在儿童影像中的作用，以及在儿科放射中与患儿和家长有效沟通。

儿童放射学中的辐射剂量优化

医学影像学对儿童的疾病诊疗有深远的影响，已经成为住院和门诊儿科患者诊疗手段的重要组成部分。除 MRI 和超声检查外，电离辐射是常用医学影像诊断方法的基本要素。虽然大多数是数码化和计算机化的放射影像检查，但是对儿童群体的辐射积累剂量相对很少。医学成像中大部分的电离辐射与广泛使用的 CT 有关。尽管 CT 比平片和某些透视检查的辐射剂量高很多，但 CT 的临床价值是毋庸置疑的，它在很大程度上被认为对儿童是一种安全且有临床价值的检查方法。一般而言，如果操作得当，一次儿童 CT 检查的电离辐射量相对较小。当有临床指征时，CT 扫描的益处是公认的，这些益处通常远远超过微乎其微的癌症潜在风险。放射科医生有责任对特定临床问题使用最少的辐射剂量进行儿科影像学诊断，同时儿科临床医疗专业人员也有责任确保每项 CT 检查都有指征，并需要对常见儿科影像学的相对剂量和相对风险有一个大致的了解。

尽管儿科诊断成像的优点众所周知，但公众的感知常与暴露于电离辐射的风险密切相连。多年来有大量关于电离辐射对儿童潜在危害和风险的研究和争论，公众对于应用电离辐射产生了像核武器的破坏力一样不合理的恐惧。虽然目前没有就接触低水平电离辐射的真正风险达成共识，但普遍的意见是，接触超过一定阈值的电离辐射，在以后的生命中仅有很小的可能罹患癌症。2001 年 2 月发表在《美国放射学杂志》（AJR）上的几篇文章描述了电离辐射的潜在风险，这使得人们意识到有许多儿童接受了高于 CT 检查所需的电离辐射剂量。虽然很难直接证明个体患者接受单次 CT 检查的潜在风险，但有些研究人员估计，在美国仍有少数癌症患者可能与 CT 检查时受到的辐射相关。但直到现在，这些假设仍主要是基于原子弹幸存者的数据提出的。虽然医学界对于与 CT 成像有关的电离辐射风险的精确描述存在一些分歧，但在与 CT 成像相关的儿科放射学文献中普遍认为，减少儿童放射剂量并坚持 ALARA 原则（尽可能达到恰当的最低水平）非常重要。

在 2008 年，美国儿童放射学会、美国放射技术学会、美国放射学会和美国医学物理学家协会发起并推广"轻柔影像运动"（"the Image Gently Campaign"，http://www.imagegly.org）。它是由各个健康医疗专业人员组成的联盟，包括放射学家、放射技术专家、医学物理学家和儿科医生，形成了强大的力量并已改变了临床实践。"轻柔影像运动"联合了 80 多个组织，包括了目前在放射学、儿科学、物理学和放射学技术方面的 80 余万名国际医疗和牙科专业人员。该网站还提供了全面的、同行审查的资源,包括各种儿科成像方式,包括 CT、数字 X 线摄影、核医学、介入放射学、透视和牙科成像。

如何优化 CT 检查方案仍然是放射学中的一个挑战,特别是对于儿科患者来说。许多机构有一个以上的 CT 扫描仪,有一个以上的 CT 扫描仪供应商。因此优化 CT 方案就需要对具有类似适应证或类似体积大小的患者比较多种不同的 CT 方案。然而,任何机构的剂量方案通常都是针对各自特定的供应商和扫描仪器制订的,因此,这些方案不一定适用于其他机构。该网站为制订儿童 CT 方案提供了有利资源。这一资源可以作为起始剂量的参考,适合于以成人放射学为主而需作小儿影像和希望制订儿童特定的 CT 方案的医疗单位,或需寻找儿科 CT 检查的一般指南和想要验证现有的方案是否符合指南的医疗单位。

当需进行儿童 CT 扫描时,首先应考虑能否使用没有电离辐射的替代成像方式,如超声或 MRI。但如果 CT 检查是特定临床情况下的最佳检查时,就应该毫不犹豫地完成 CT 检查。一旦确定要行 CT 检查,则应尽量优化 CT 检查参数以减少辐射剂量。Strauss 等人对儿童 CT 成像参数的优化进行了很好的总结,包括有关管电流、曝光时间、kVp、螺距和自动曝光控制的具体信息。最近,迭代重建软件的广泛使用进一步降低了 CT 的照射剂量,但这种新技术也增加了制订最佳方案的复杂性和难度。

内镜、CT 和 MRI 利用率的增加,使小儿胸部、胃肠道和泌尿生殖系统 X 线透视的利用率逐渐下降。但 X 线透视仍然是评估多种儿科疾病的重要影像方式,包括新生儿高位或低位肠梗阻、急性呕吐的婴儿或儿童、动态大气道成像以及对疑似膀胱输尿管反流患者进行评估,包括有发热尿路感染史的患者。

美国已采取措施减少医学影像的辐射暴露,除了减少 CT 剂量外,也启动了减少透视检查中不必要的辐射暴露。尽管透视检查有其优点,但它还是给放射科医生提出了额外的挑战。与 CT 相比,透视检查对操作者的依赖性要大得多,对于相同的临床适应证,不同的放射科医生可能造成患者之间的辐射剂量出现显著差异。

在进行儿科 X 线透视检查时,应始终尽力减少患者的辐射剂量,包括尽量减少透视时间,尽可能避免放大,最大限度地准直,利用脉冲透视和保留透视图像,并尽量减少患儿与图像增强器之间的距离。

儿童辅导专家的作用和与儿科放射科建立关系的重要性

为了充分满足患儿及其家人进入儿童放射科的需求,需要有认证儿童辅导专家(certified child life specialists,CLS)的配合,对于许多,但可能并不是大多数的儿童而言,放射科是一个令人紧张和生畏的地方。用于成像的机器可能产生大的噪音使人感觉可怕,可能需要使用不舒适的体位和进行引起不适的检查。放射科检查常是患儿在医疗环境中首先遇到的问题。因此,有必要让儿童辅导专家参与,以帮助创造积极的体验经历,并帮助儿童和家庭应对与放射学检查相关的焦虑。

CLS 是训练有素的专业人员,他们的工作是帮助儿童及其家人应对住院治疗、疾病和残疾带来的挑战。普遍见于儿科医疗保健机构中。CLS 在人类成长和发展方面有很深厚的背景。这种专业培训使他们能综合考虑到每个患者的年龄、发育阶段和独特的需要,帮助儿童正常面对医院环境,并接受治疗。作为以家庭为中心的护理的倡导者和多学科医疗保健团队的重要成员,CLS 与所有从业者合作,以满足每个儿童及其家庭的情感、发展和文化需求。CLS 也为其他医院工作人员提供资源,并积极提供正式和非正式的相关技能培训,如开展与患者年龄相应的练习和如何成功建立良好关系。

作为一名从事儿科医疗工作的医务人员,需要注意儿童的年龄并不等同于儿童的发育阶段。有许多因素比如急性、慢性疾病,长期住院,甚至喂养方式等均可以影响儿童的生长发育水平。除此之外,我们还需要很多有效的与儿童互动的方式,比如眼神交流、消除恐惧、让其他儿童及家人陪伴、清楚地说明你的医疗目的与任务。当与患者建立良好关系时,仔细观察孩子的表情和姿势很重要。孩子是避免眼神接触吗?孩子是攀附着家属?坐立不安还是咬指甲?需要根据患者身上的暗示,相应地调整你的方法。如有可能,应从家属那里获得关于孩子以往在医疗环境中的应对表现。工作人员真诚的关注和个体化的照顾将有助于获得孩子的配合,促进顺利完成检查和操作。

注意使用与年龄相符的方式来促进患儿的合作很重要。婴儿如有家属的陪伴和安抚物品通常有最好的回应。浸泡了糖水的奶嘴能在引起不适的检查过程中安抚婴儿(图 1-1)。获得幼儿的影像可能会成为特别的挑战，因为他们总是在动，正在学习独立，且常有强烈的自主意愿。唱歌和吹泡泡等分散注意力的技巧对这个年龄段的孩子通常非常有效，为他们完成检查提供了短暂的机会(图1-2)。学龄前儿童想象力丰富，可能会把医学检查当作一种惩罚形式。对他们来说，解释检查的原因可能是有用的，例如"医生需要拍一张照片，以确保身体里面一切正常"。学龄儿童已经具有逻辑思考能力，当他们知道并了解即将面对的是什么情况时，他们通常会做得最好。在准备磁共振检查时，可以说："这个检查需要 30min，这是你最喜欢的电视节目的长度。你可以像雕像一样保持身体不动吗？"与孩子对话，可以赋予他们与检查有关的角色，比如在静脉注射前也可以向孩子说明，"你首先会感觉到你的手臂被紧紧地挤压，接下来擦拭手臂时会有点凉、有点湿，然后你会感觉被很快的扎一下，等我们做完的时候需要用到创可贴，可以帮我拿着吗？"在这种情况下，孩子知道将会面对什么并能控制自己，并明白检查将有一个开始和结束。青少年则认为自己是无所畏惧的，可能会对他们的家属隐瞒部分症状和感受，因此在检查前直接向年长儿童询问病情是很重要的，而不仅只是询问他们的家属。考虑到青少年的隐私问题，在检查前应询问是否让家属陪伴或者选择独自完成检查，特别是在进行侵入性操作时，如膀胱尿道造

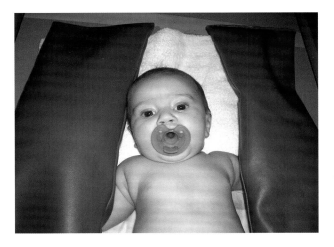

图 1-1　婴儿接受照片检查的图像。奶嘴可作为其安抚用品

影(VCUG)，在进行这些敏感的检查时，如果有足够的工作人员，应为青少年患者提供男性或女性医生的选择。还可以提供一些分散注意力的活动项目，比如平板电脑，便携式 DVD 播放器，甚至患者的手机。面对患者和家属，应该避免使用医学术语。须意识到对医务人员司空见惯的医学术语对其他人常是陌生的，并容易引起困惑。

与患者父母和其他家属建立关系同样重要。需要建立对放射科整个团队的信任，使家属有自信和安全感。医务工作者可以通过以下方式来实现这一目的：称呼家属的姓名，询问过去的病史，留出充足的时间提问，表达真正的关心和同情。许多家属并不知道他们的孩子在放射科将要完成什么样的检查，这无疑会让他们感到忐忑。在做检查之前，医务人员和家属之间开放式对话可以说明情况，使

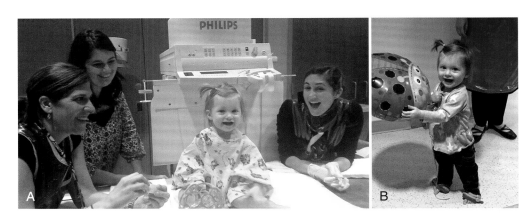

图 1-2　幼儿完成膀胱尿道造影的图像。A. 在检查开始前患者与儿童辅导专家(CLS)、患儿母亲和放射科技术员在一起。在检查过程中儿童辅导专家为患儿提供了泡泡水和玩具使其分心。B. 检查完成后，给患儿一个气球作为奖励

家属感到有主动权和信心。从而使他们成为儿童医疗中积极有力的参与者。在谈话中,医生应该评估家属对影像检查或需做操作的理解,澄清任何误解。医务人员在工作时还应明确界定自己的角色。在许多影像学检查中,需要家属的全程陪伴。如果他们愿意,医生应该举例说明如何协助检查;例如"你的孩子需要安静地躺45min,你可以陪在她旁边,握住她的手,鼓励她深呼吸"。为了创造一个积极的检查环境,增强家属的信心和力量是必不可少的,当儿童从家属那里得到鼓励时,大多能配合进行。

麻醉和镇静在儿科影像学中的作用

儿科影像检查中进行麻醉和镇静是医院内任何儿科麻醉师的职责之一。为了获得清晰的图像和顺利完成检查,孩子们在检查过程中可能需要相当长时间的保持不动。这对年幼的孩子是一大挑战,因为单就检查环境而言就常已令人生畏了。

年龄在3个月至5、6岁之间的儿童通常需要镇静或麻醉后完成CT扫描,而年龄在3个月至7岁之间的儿童更需要镇静或麻醉完成MRI。年龄小于3个月的婴儿通常可以在"喂食和包裹"或吸吮奶嘴后成功地完成CT扫描或相对简短的MRI检查。由于检查的持续时间和磁铁产生的噪音,MRI是需要用麻醉最多的检查。完成核医学检查也经常需要麻醉。

许多家属非常畏惧通过全身麻醉或镇静来完成影像学检查。就像在手术室一样,父母可以陪同他们的孩子进入CT或MRI检查室以提供一种熟悉和舒适的感觉,然后进行诱导麻醉。所需麻醉的剂量和类型将根据患者的年龄、医疗状况和智力发育的情况而不同。所有儿科患者都需要进行麻醉前评估,类似所有外科患者所需要的评估。一些儿童可能只需要口服抗焦虑药物,如地西泮或咪达唑仑。这些药物有可能会造成很小程度的心肺功能的抑制,并能保持患者的气道反射。其他患者可能需要丙泊酚或氯胺酮静脉镇静。这些药物应用时需维持自然气道的位置,以防止气道梗阻。对于病情较重的患儿和那些需要紧急检查而没有适当禁食的患者通常使用静脉药物或吸入药物通过喉罩或气管插管进行全身麻醉。

在放射科实施麻醉和镇静,对麻醉师而言是特别的挑战。通常情况下麻醉是在有足够的人员和设备的外科手术室进行,而放射科常距离那里较远。对于相对临时的情况,有到位的系统以保证患者的安全非常重要。必须严格遵守非手术室区域麻醉管理的各项标准。必须要有镇静流程和监护指南,这样可以使护士和非麻醉医师在放射科的特定区域内安全地照顾和监护相对健康的儿童。MRI检查室对麻醉师而言还存在一些特别的挑战,所有的设备都必须与MRI相容。

在麻醉或镇静的情况下,必须严密监测患者的情况。但在影像检查过程中,常常是透过窗户,更多地依赖于监护仪的监测而不是直接观察。但监控设备本身可能会给患者带来风险,比如在患者和设备之间如果存在导电回路,就可能发生烧伤。

对于困难气道儿童,在需要麻醉进行影像学检查时,在到达放射科之前,应在手术室,这种所有有关人员和设备都准备就绪的可控环境下,预先进行插管。如果患者在磁共振扫描器中发生心搏骤停的不良事件,应将患者立即从磁共振扫描仪中移出,在不受磁场干扰的地方进行复苏抢救,除颤器或其他磁敏感的救援物品可能产生磁场弹射效应。

通过麻醉或镇静完成影像学检查后,需在麻醉后复苏室中监护患者直到他们清醒并能够保持气道通畅。复苏室通常设在放射科区域内。通过认真的规划以及儿科放射医生和麻醉师之间的密切合作,在麻醉或镇静状态下可以顺利完成影像学检查,同时将患儿的风险降到最低。

在儿科放射科中与患者和家长的沟通

一名患有双侧肾母细胞瘤、治疗缓解多年的16岁男孩,在CT上发现了一处新的肾脏病变。他被安排进行肾脏超声检查,结果显示为实性血管病变。他的母亲询问超声技术员看到了什么。

一名17岁的女孩因大腿肿块需进行CT扫描,考虑诊断是骨化性肌炎。她向技术员提到她怀孕了并且计划终止妊娠,但她的父母并不知情。

在一个"卫星中心"的门诊,对一个3个月大的婴儿进行了常规腹部超声检查,结果显示有一个巨大的腹膜后肿块伴肝转移。在与儿科医师交谈后,儿童放射科主治医师需要与家长进行沟通,并安排转至市中心医院接受进一步的治疗。

一位忧虑的母亲要求与值班的放射科专科医师谈谈辐射剂量，因为她 5 岁的儿子出现了右下腹疼痛需 CT 扫描。

一位放射科护士与患有严重的下尿路功能减退的 18 岁女孩的家属会面，照片检查发现膀胱内肿块。患者家属在等待 CT 扫描时即得知结果。护士和他们一起在 CT 等候室时交流安排后勤人员转运患者。

以上描述的这些情况都是儿科放射医护人员与患者和其父母的交流时经历的挑战。有些对话是困难的，因为需考虑情感上的压力和讨论意想不到的结果。而有些谈话可能涉及保密问题。无论他们是技术人员、护士、培训人员还是临床的放射医师，有些谈话可能会迫使医师直面他们的专业职责或知识的界限。还有些情况使得放射科医护人员不得不在非最佳时间和环境下进行敏感问题的沟通。

长期以来，儿童放射科的医务人员一直为他们与患者的紧密互动而自豪。这些困难的对话因涉及患者父母和不同发育阶段的儿童而变得格外复杂。护士、技术人员和放射科医生必须用孩子和父母能够理解的词语来解释他们在做什么，以及为什么。此外，儿科的医护人员必须学会照顾那些因为痛苦而害怕和虚弱的儿童患者。他们必须面对这样一个事实：他们正在做的事情可能会给儿童带来额外的痛苦和伤害，这些事情有时对患者是有明确益处的，有时可能只能带来很小的潜在益处，甚至有时它的益处还不明确。在所有情况下，他们必须始终重视儿童的利益最大化，当检查或操作可能违背患者的利益时，更应坚持（但明智地）倡导保护患者利益。

在这些情况下与患者沟通需要很多的技巧。它们的应用需要对语言和非语言交流的细微差别有一个基本的理解，需具备识别和调整障碍的方法。成功的技巧包括同情、耐心和对谈话的瞬间动态反应的能力。如同放射科的其他技能，没有单一的途径可以获得使沟通能持续有效地进行的技巧。与放射科的大多数领域一样，沟通技巧的获得是通过指导、观察和实践相结合而实现的。放射学的大多数其他领域有专门的培训课程构成重要的额外学习途径，与之不同的是，很少有培训课程提供专门的交流技能培训。目前已经有针对放射科医生基本交流技能的创新模拟培训项目。其中最重要的培训在于提高了参与人员在与患者谈论坏消息、辐射风险和错误时的沟通能力。然而，即使是这些项目的参与者，他们将来实施所学技能的能力仍取决于他们所在单位的专业文化的支持。

推荐读物

Brenner DJ, Elliston CD, Hall EJ, et al. Estimated risks of radiation-induced fatal cancer from pediatric CT. *AJR Am J Roentgenol*. 2001;176:289-296.

Brenner DJ, Hall EJ. Computed tomography – an increasing source of radiation exposure. *N Engl J Med*. 2007;357:2277-2284.

Brody AS, Frush DP, Huda W, et al. Radiation risk to children from computed tomography. *Pediatrics*. 2007;120:677-682.

Brown C, Chitkara M. Child Life Services, Committee on Hospital Care and Child Life Council. *Pediatrics*. 2014;133:e1471-e1478.

Brown SD. *Communicating Bad News. Case Files: Medical Ethics and Professionalism*. New York, NY: McGraw-Hill Education; 2015:155-163.

Brown SD, Callahan MJ, Browning DM, et al. Radiology trainees' comfort with difficult conversations and attitudes about error disclosure: effect of a communication skills workshop. *J Am Coll Radiol*. 2014;11:781-787.

Carver D, Franceschi A, Thies R. Pediatric imaging. In: Long BW, Rollins JH, Smith BJ, eds. *Merrill's Atlas of Radiographic Positioning and Procedures*. Vol. 3. St. Louis, MO: Elsevier; 2016:99-160.

Debenedectis CM, Gauget J-M, Makris J, et al. Coming Out of the Dark: A Curriculum for Teaching and Evaluating Radiology Resident's Commuinication Skills through Simulation. Annual Meeting of the Radiologic Society of North America; Chicago, IL; 2015.

Donnelly LF, Emery KH, Brody AS, et al. Minimizing radiation dose for pediatric body applications of single-detector helical CT: strategies at a large Children's Hospital. *AJR Am J Roentgenol*. 2001;176:303-306.

Hernanz-Schulman M, Goske MJ, et al. Pause and pulse: ten steps that help manage radiation dose during pediatric fluoroscopy. *AJR Am J Roentgenol*. 2011;197:475-481.

Linton OW, Mettler FA. National conference on dose reduction in CT, with an emphasis on pediatric patients. *AJR Am J Roentgenol*. 2003;181:321-329.

Lown BA, Sasson JP, Hinrichs P. Patients as partners in radiology education: an innovative approach to teaching and assessing patient-centered communication. *Acad Radiol*. 2008;15:425-432.

Luff D, Fernandes S, Soman A, et al. The influence of communication and relational education on radiologists' early posttraining practice. *J Am Coll Radiol*. 2016;13:445-448.

McGee K. The role of a child life specialist in a pediatric radiology department. *Pediatr Radiol*. 2003;33:467-474.

Paterson A, Frush DP, Donnelly LF. Helical CT of the body: are settings adjusted for pediatric patients? *AJR Am J Roentgenol*. 2001;176:297-301.

Pearce MS, Salotti JA, Little MP, et al. Radiation exposure from CT scans in childhood and subsequent risk of leukaemia and brain tumours: a retrospective cohort study. *Lancet*. 2012;380:499-505.

Sandy NS, Nguyen HT, Ziniel SI, et al. Assessment of parental satisfaction in children undergoing voiding cystourethrography without sedation. *J Urol*. 2011;185:658-662.

Slovis TL. Proceedings of the Second ALARA Conference. *Pediatr Radiol*. 2004;34(suppl 3):S159-S248.

Strauss KJ, Goske MJ, Kaste SC, et al. Image Gently: Ten steps you can take to optimize image quality and lower CT dose for pediatric patients. *AJR Am J Roentgenol*. 2010;194:868-873.

Wood J, Collins J, Burnside ES, et al. Patient, faculty, and self-assessment of radiology resident performance: a 360-degree method of measuring professionalism and interpersonal/communication skills. *Acad Radiol*. 2004;11:931-939.

第2章
胸部影像

Patricia Trinidad Chang ◆ Laureen Sena

成像技术及适应证

常规 X 线平片

影像诊断在儿童上气道及胸部疾病的评估中起着重要作用。由于先天性和获得性呼吸系统疾病是儿科的常见疾病,因此,胸片检查约占所有儿科影像的 40%。

喘鸣或气道阻塞引起的呼吸杂音是最常见的上呼吸道影像检查指征。喘鸣可以是吸气性、呼气性或两者兼有,喘鸣的临床特征有助于鉴别诊断以及确定梗阻层面来选择影像检查。喘鸣为呼气性时,病变大多在胸腔入口以下,通常需要行胸部正侧位片检查;喘鸣为吸气性时,除了胸片检查外还需要行颈部正侧位片以评估上气道。当儿童有喘鸣症状并怀疑气道梗阻时,应使用最舒适的体位摄片,以免导致病情加重。

除了吸气性喘鸣外,上气道影像检查的其他摄片指征还包括鼻塞、鼻出血、可疑气道异物、鼻咽癌淋巴组织的评估、难以解释的肺动脉高压、声音嘶哑或哭声异常、外伤、摄入腐蚀性物质和颈部肿块。颈部侧位片对于鉴别气道异物、评估上气道肿块和诊断会厌炎至关重要。加做颈部前后位片可评估喉炎及声门下梗阻。

儿童胸片的适应证还包括呼气性喘鸣、喘息、呼吸急促、胸痛、可疑感染或炎症性呼吸系统疾病、外伤、已知或可疑的心脏病,以及转移性或原发性肿瘤。除非有相关症状和 / 或近期呼吸道疾病史,否则不应将儿童胸片作为住院的常规检查,也不应在镇静、麻醉前进行常规检查。

对于儿童,尤其是小于 4 岁的儿童,常难以配合进行前后位或后前位和侧位胸片的摄片。摄片期间可以使用多种方法协助固定患者,比如安抚奶嘴可能有助于获得安静时的吸气相胸片。仰卧位的前后位片通常是最容易获得的。对幼儿来说,仰卧位的前后位胸片与直立位的前后位或后前位胸片的放大效应没有明显差别(图 2-1A)。大于 4 岁儿童可以进行直立位或坐位的后前位和侧位胸片检查。

附加的胸片检查,如呼气相影像,可以帮助判断气胸并评估其程度,或怀疑异物吸入时发现底侧的空气潴留。当怀疑有包裹性胸腔积液积聚时,侧卧位片有助于评估自由积液的液平。儿童少量胸腔积液(少于 2mm)可以视为正常。

超声检查

超声检查能为鉴别颈部及上纵隔肿块是囊性或是实性病变提供有价值的诊断信息,可用于区分质地均匀的正常胸腺和纵隔肿块(图 2-1B)。超声心动图一般由小儿心脏科医生操作获得成像,可以在不应用电离辐射或造影剂的情况下对心脏结构和功能进行精确的评估。超声还可以评估胸腔积液的多少和复杂性。特别是在一侧胸腔完全不透声的情况下,有助于探测到与胸腔积液相关的整叶肺实变或肺不张。超声可以探测膈肌在吸气和呼气相时的移位以评估是否存在膈肌麻痹。多普勒超声还可以探查血管的通畅性和 / 或血栓形成。重要的是超声具有便携的优点,可以为病情危重和 / 或不能移动的患者提供床旁检查。

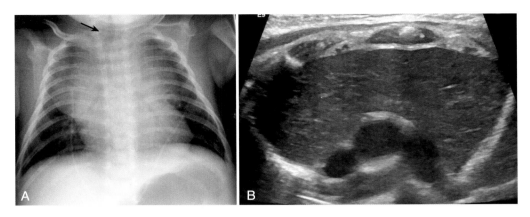

图 2-1　50 天婴儿的正常胸片。A. 胸片显示了这个年龄段婴儿胸腺大,导致上纵隔突出,轮廓光滑有波形证实其贴着胸壁的前肋。胸腺的密度比心脏的密度低。在婴儿胸片上常可以看到气管向右偏移(箭)。B. 胸部超声证实胸腺正常,回声质地均匀,对纵隔血管没有占位效应

计算机断层扫描

多排计算机断层扫描(computed tomography,CT)能够提供优质的图像,特别是对于合作程度较低的患者。而且它对镇静或麻醉的要求相对较低,但目前在小于 4 岁的患者中应用不到 2%。对于不能屏气配合的幼儿,可以使用双源容积 CT 扫描仪的快速扫描技术对气管支气管树、肺先天畸形、转移性和间质性肺疾病、纵隔病变、胸膜下和胸壁病变进行评估。对于肺间质性疾病,高分辨率计算机断层扫描(high-resolution computed tomography,HRCT)能提供良好的空间分辨率。而计算机断层血管造影(computed tomography angiography,CTA)在评估先天性心脏畸形(见第 3 章)和心外的胸腔内血管畸形中发挥重要作用。

磁共振成像

磁共振成像(magnetic resonance imaging,MRI)对评估纵隔肿块十分有效,尤其对于后纵隔病变。磁共振成像和磁共振血管造影(magnetic resonance angiography,MRA)越来越广泛应用于评估纵隔血管、先天性心脏病和大血管畸形,这两种方法都能有效评估先天性支气管肺前肠畸形和肺血管病变的血供情况。近年来,快速磁共振序列改善了对肺间质以及通气/血流异常的描述,可以减少影像检查中 CT 扫描的应用。而关于先天性心脏病和血管病变的形态学改变及 MRI 检查的应用将在第 3 章详细讨论。

气管和肺的发育

结构发育

在胚胎第 4 周,前肠发出一个腹侧憩室,称为喉气管憩室。近端部分发展成喉部和气管,并与咽部相连。远端扩大并分为右侧 3 支气管芽和左侧 2 支气管芽,最终形成左右肺。随着持续的生长和分支进而形成终末性细支气管和呼吸性细支气管。肺的发育在胚胎第 28 周完成,当呼吸性细支气管布满毛细血管时,就形成了终末囊泡或原始肺泡,原始肺泡的成熟持续到出生。从出生前 2 个月至 8 岁,肺泡的数量持续增加。出生后肺的生长主要是呼吸性细支气管和肺泡数量的增加。肺泡上皮细胞(Ⅰ型和Ⅱ型)排列在囊端。Ⅱ型肺泡上皮细胞在妊娠第 23~24 周时发育,并开始产生肺表面活性物质。当有足够多的肺泡存在时,孕 24 周早产儿可以在重症监护病房呼吸支持下维持呼吸功能。

在胚胎第 4 周,肺血管开始发育。原始肺动脉起源于左右第 6 主动脉弓的腹侧,其尾部向发育中的管状肺芽延伸。最终合并到原始气管和支气管芽周围的间充质组织中。肺动脉(PA)伴行于每个发育中的支气管芽,静脉回流由间质和心壁发育而来,并非沿着支气管树,而是走行于支气管肺段之间并流入左心房。气管软骨在胚胎第 4 周开始分化,到胚胎第 11 周时,沿气管和主支气管可见明显的软骨环。由于软骨的发育滞后于气道分支的形成,因此肺外周的支气管中无软骨。这一发育阶

段中的任何干扰都可能导致一系列的发育异常,统称为支气管肺前肠畸形,包括先天性肺叶性肺气肿(congenital lobar hyperinflation,CLH)、支气管闭锁和肺隔离症。本章后面将深入讨论这些病变。支气管和细支气管黏膜下的黏液分泌腺由上皮细胞产生并迁移到黏膜下。这些腺体的发育甚至比软骨还要缓慢。

儿童肺部的损害(如病毒)主要影响终末和呼吸性细支气管。而在成人则主要影响肺间质或肺泡。

功能的发育

肺的成熟和功能的完善不仅需要肺结构的发育完善,还需要肺表面活性物质生化系统的发育成熟。在结构发育不完全和/或表面活性物质有效生成之前的早产都会导致新生儿呼吸窘迫或呼吸功能不全。

表面活性物质是由Ⅱ型肺泡上皮细胞产生并分泌到肺泡腔的磷脂和疏水性蛋白的混合物。表面活性物质的产生与肺的生长无关。它能降低肺泡内的表面张力,防止呼气时肺泡塌陷。随着胎龄的增加,表面活性物质的产生也逐渐增加,并且大多数胎儿在36周时完全成熟。因此,在妊娠36周之前的任何时间段分娩都可能因为缺乏表面活性物质而导致新生儿呼吸窘迫或衰竭。

婴儿的中心气道顺应性、外周气道阻力和肺回缩力之间的平衡与较大儿童和成人不同,从而导致

气流模式不同。婴儿时期的任何不良影响都可能导致气道和/或肺泡的生长减少,最终影响肺和气道的大小。这些潜在的有害因素包括过敏原、病毒和空气污染物。

在生理学上,健康婴儿与患有周围性气道疾病婴儿两者的呼吸周期明显不同。毛细支气管炎是一种弥漫性周围性气道炎症,患毛细支气管炎的患儿肺潮气量小,残气量明显高于正常儿童,从而导致气体潴留。严重时气体潴留的程度可能接近总肺活量。

在平片上,可见肺扩张过度并伴有支气管壁增厚和肺不张。支气管壁增厚或"袖口征"在侧位片上更容易见到。其他影像学表现包括膈肌变平,胸骨前弓,肋骨呈"水平"方向。这些可随时间而变化的影像学表现反映了生理上的改变。因为通过Kohn孔和Lambert管的侧支通气循环效率较低,儿童肺不张较成人更常见(图2-2)。

正常解剖和变异

咽部

咽部分为鼻咽、口咽和喉咽。咽淋巴环(Waldeyer环)是重要的解剖结构,由上部的腺样体,侧面的腭扁桃体和下部的舌扁桃体组成。在3~6个月的婴儿颈部侧位片上,可以看到咽后软组织从腺样体延伸

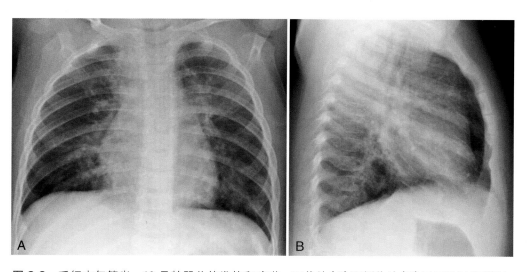

图2-2 毛细支气管炎。10月龄婴儿伴发热和咳嗽。正位片(A)和侧位片(B)显示肺过度膨胀,肺门周围、双侧支气管周围有袖口样增厚。正位片上,片状模糊影遮盖了部分右心缘,提示肺不张,侧位片可见病灶位于右中叶。膈肌扁平,侧位片可见前肺过度膨胀导致胸壁向前隆起

至食管起点,约平 C4~C5 水平。当肿大突出的腺样体侵犯鼻咽气道时,便成为病理现象(图 2-3)。下咽腔明显扩张时,周围的空气影可以勾勒出腭扁桃体的形态。而舌扁桃体偶尔在舌根处可见。在影像上对腺样体和扁桃体的测量既不可靠也不实用。

咽后软组织厚度的定量评估十分重要。咽后软组织厚度与 C2 椎体宽度的比值是非常实用的评估指标。在吸气相的颈部侧位片上,该比值大约从 1 岁时的 1.0 逐渐变化到 6 岁时的 0.5。平均而言,C4 以上的咽后软组织厚度不应超过椎体宽度的 50%(图 2-4)。需要注意的是,在呼气相或颈部未完全伸展时摄片,咽后软组织可能会显得明显增厚,

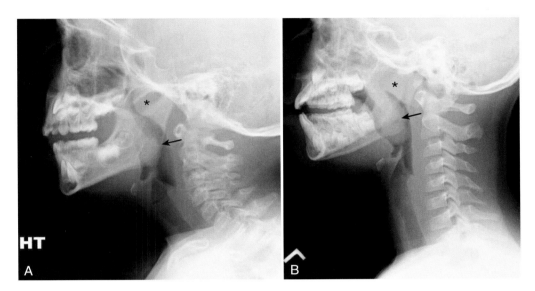

图 2-3　腺样体和扁桃体增大。两例反复上呼吸道感染和打鼾患儿的颈部软组织侧位片显示增大的腺样体(星号)和腭扁桃体(箭)

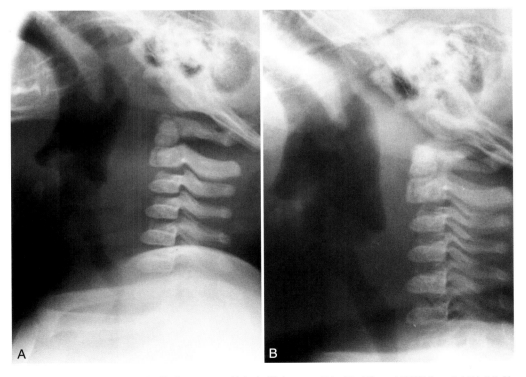

图 2-4　A. 呼气相时颈部侧位片显示咽后软组织增宽。B. 吸气相时这一表现消失。C1 到 C3 的咽后软组织厚度小于同水平的椎体宽度

这会导致误诊为咽后脓肿。如果检查结果可疑,需要深吸气和颈部完全伸展后再次摄片检查。

喉部

喉位于舌根与气管之间。它由 3 个主要软骨结构——会厌、甲状软骨和环状软骨——以及 3 对小软骨结构——杓状软骨、楔状软骨和小角软骨组成。喉的解剖划分包括 3 个区域:①声门上区,包括会厌、杓状会厌襞和假声带;②声门区,包括喉室和真声带;③声门下区,声带下方至环状软骨的下端。喉的其他解剖标志包括舌骨体和舌骨角,它们可能在出生时就已骨化。在颈部侧位片上舌

骨角"指向"会厌(图 2-5)。呼吸道软骨钙化在儿童中是一种非常罕见的病理现象,见于点状软骨发育不良和复发性多软骨炎等情况。

纵隔

儿童正常纵隔的大小和形状的变化为胸片的阅片带来了难度。为方便描述疾病的位置和确定病理变化,纵隔被人为地进行了分区。传统的划分是以胸骨柄交界处到 T4~T5 椎间盘连线为界将纵隔分为上下两部分。下纵隔则根据不同的分类系统进一步分为前、中、后三个部分,然而这种划分方式在婴儿和儿童中应用起来有些困难。因而采用

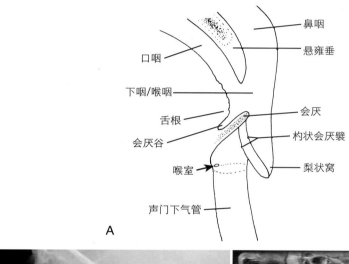

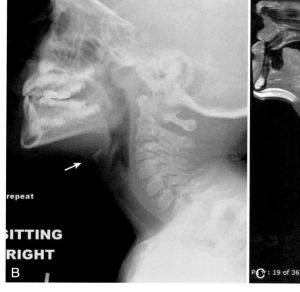

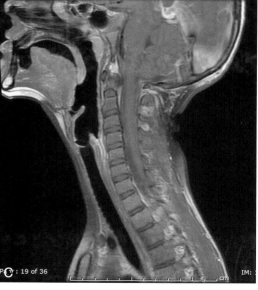

图 2-5　A. 正常上气道解剖。B. 相应的颈部软组织侧位片上舌骨"指向"会厌(箭)及(C)颈部 T1 加权磁共振图像

简化的分类系统,包括气管、食管、心脏、脉管系统〔包括主动脉、上腔静脉(superior vena cava,SVC)、下腔静脉(inferior vena cava,IVC),中央肺动脉和肺静脉〕,迷走神经和膈神经,以及淋巴结组成了中纵隔(the middle mediastinum,M)。胸腺占据了前纵隔(the anterior mediastinum,A)的大部分,也被称为血管前间隙。椎体前缘后方的结构组成后纵隔(the posterior mediastinum,P),包括椎旁区(图 2-6)。这种划分很容易应用于 CT 和 MRI 等横断面成像方式(图 2-7)。当常规胸片怀疑前纵隔或中纵隔病变时,CT 和 MRI 都是可选的进一步评估方法。当怀疑有后纵隔病变时,MRI 则是评估脊柱内结构的首选方法。

由于胸腺相对较大,在儿童胸片上纵隔通常比较明显。在 3 岁之前的儿童胸片中常可见到胸腺,但也有可能见于 8、9 岁前的儿童。在出生后的最初几个月,胸腺体积最大,然后随着身体其他部位的生长而变得相对较小。它在婴儿期呈四边形,在儿童期后期和青春期随着它的退化逐渐变成三角形。正常的胸腺非常柔软,不会对相邻的结构造成压迫,它会调整自身形态包绕中纵隔结构。因此,也不会造成气管或纵隔血管的移位。

在胸片上,胸腺的密度与心脏和血管相近。因此,尽管胸腺影比较明显,但无法清楚地将它与其他结构区分开来。由于胸腺位置靠前,胸腺的边缘可能被前肋压迫形成凹陷(胸腺波征)(图 2-8)。胸

腺的右叶可以伸入肺小裂隙,形成一个帆状的轮廓("胸腺帆"标志)(图 2-8)。胸腺的形态可随呼吸改变,在吸气被拉长变窄,而呼气时明显增大。有时

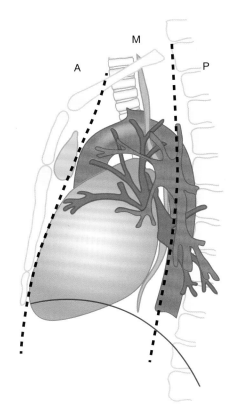

图 2-6　胸部示意图,显示前(A)、中(M)和后(P)纵隔内的解剖结构

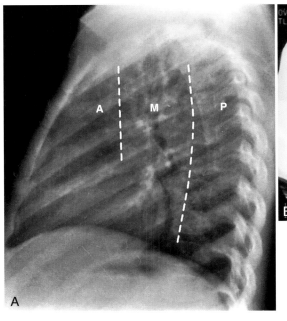

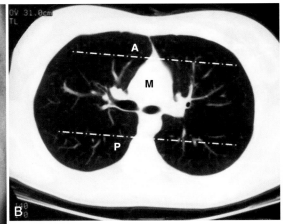

图 2-7　胸部侧位片(A)和计算机断层扫描轴位图像(B)上简化的纵隔分区。A,前;M,中;P,后

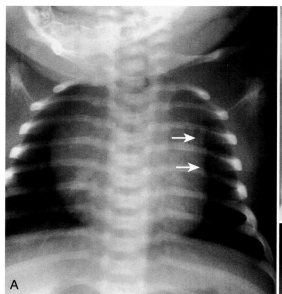

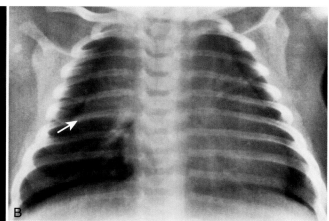

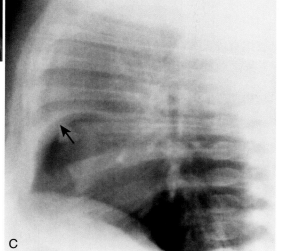

图 2-8　婴儿胸腺在胸片上的正常变化。A. 胸腺紧邻前肋(箭)呈波浪形轮廓,形成"胸腺波"征。B、C. 胸腺延伸进入肺小裂隙,在胸部正侧位片上形成"胸腺帆"征(箭)

在胸腺和心脏交界处可见纵隔轮廓上的凹痕,称为心脏胸腺切迹征。

在应激状态下,胸腺体积会急剧缩小,比如急性呼吸道疾病、外科手术、糖皮质激素治疗、放疗和 / 或化疗的情况下。当应激状态解除或治疗停止时胸腺会再生。在近 25% 的儿童中,胸腺会再生或"胸腺反弹"到比之前更大。而在大多数情况下,胸腺能生长到原来大小的 50%。

儿童胸片上纵隔轮廓的变化常常是胸腺正常变化的结果。当有疑问时,可选择超声来鉴别正常胸腺和纵隔肿块(图 2-9)。在青少年早期之前,CT 和 MRI 上可能看到残留的正常胸腺组织,它们可能伸入纵隔中的血管之间。在 CT 影像上,整个儿童期的胸腺都质地均匀,未增强时胸腺密度与邻近胸壁肌肉组织相似或略高(图 2-10A)。在 T1- 加权 MRI 图像上,胸腺较骨骼肌信号稍高,在 T2 加权图像上较脂肪信号稍低(图 2-10B、C)。

胸片阅片时,应根据儿童摄片时的体位评估胸片上心脏的轮廓和大小。与直立位时相比,仰卧位摄片时心脏显得更大。无论体位如何,应在保障肺充分膨胀的状态下进行摄片。呼气相胸片可能误诊心脏纵隔影增大。

气管影应在正位和侧位胸片上仔细评估。在正位片上,正常的声门下气管具有双侧对称的凸出影,通常称之为"肩形"(图 2-11)。气管向下进入胸腔到气管隆突水平,除了主动脉弓水平有一个轻微的平滑凹陷外,全程的直径应该保持一致。由于受左主动脉弓的影响,气管通常稍偏于中线右侧。当气管位于纵隔中线或偏左侧时,应考虑是否存在右位主动脉弓或纵隔肿块所引起的压迫。

仔细评估相关的气管狭窄很重要,特别是在有喉鸣的情况时。5 岁以下儿童的气管相对可变。在呼气相中,正常的气管也可能向主动脉弓对侧(通常向右侧)弯曲或倾斜(图 2-1A)。这一表现通常

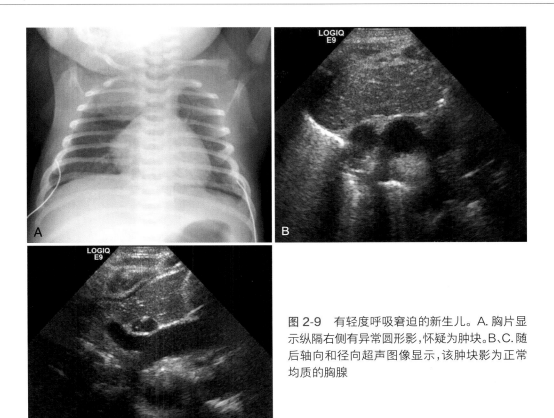

图 2-9　有轻度呼吸窘迫的新生儿。A. 胸片显示纵隔右侧有异常圆形影，怀疑为肿块。B、C. 随后轴向和径向超声图像显示，该肿块影为正常均质的胸腺

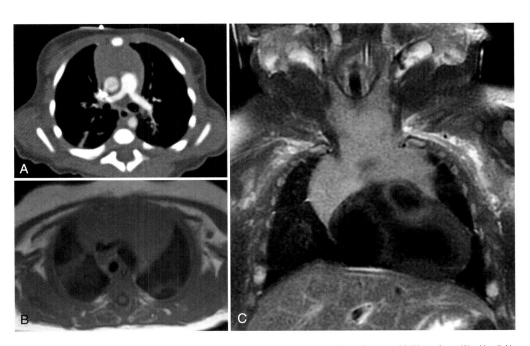

图 2-10　正常胸腺在 CT 和 MRI 上的图像。A. 增强 CT 轴位图像显示前纵隔内正常、均质的胸腺影。T1 磁共振轴位（B）和 T2 磁共振冠状位（C）图像显示正常胸腺位于前纵隔，并延伸至下颈部

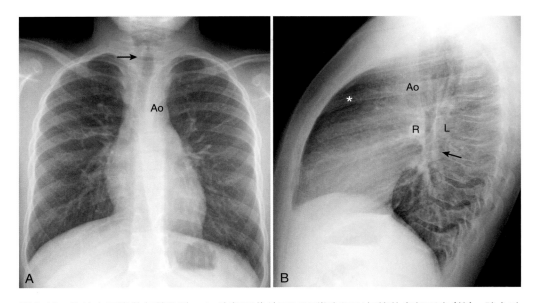

图 2-11 胸片上正常的气管和肺。A. 胸部正位片可见正常声门下气管的肩部形态（箭）。除主动脉弓水平(Ao)处气管有轻度平滑的压痕外，其余气管管腔直径至隆突处都一致。双侧肺对称膨胀，血管分支正常。膈肌呈穹窿状，而非扁平状。正常心脏的大小小于胸廓横径的 50%。B. 胸部侧位片上，气管前方的主动脉弓(Ao)轻度压迫气管，主动脉弓水平以上气管管径一致，膈肌呈穹窿状。心脏大小应小于胸部前后径的 50%，且不占据胸骨后的透光空间（星号）。中间支气管（箭）走行于右肺动脉(R)后方，左肺动脉弓(L)显现于隆突后方

在婴儿中最为明显。呼气时气管直径最多可缩小 50%，尤其见于新生儿期。气管塌陷超过 50% 应考虑气管软化的可能。

肺

胸片在儿童中最常用于肺实质病变的评估。检查应该从技术评估开始，包括患者的扭转和吸气的程度。

重症监护患儿的支持管道

重症监护病房新生儿的胸片检查通常始于支持管道的评估。识别脐静脉导管（umbilical venous catheters，UVC）、脐动脉导管（umbilical arterial catheters，UAC）、气管导管（endotracheal tubes，ETT）和肠道置管的不当位置很重要。支持管道位置不恰当，会导致住院时间延长，与致病率及死亡率显著相关。脐静脉和动脉导管通过脐置入，在腹部平片上看到一个轮廓清晰的圆形密度影。UVC 沿着脐静脉从脐部进入肝脏，通常在中线的右侧。胎盘的血液进入

脐静脉，然后汇入左门静脉，进入静脉导管，经肝中静脉或肝左静脉、IVC 进入右心房。UVC 的最佳位置是位于右心房下的肝上下腔静脉内，通常在右横膈水平。UVC 应尽量直行而避免弯曲环绕进入肝上下腔静脉（图 2-12A）。UVC 在肝实质内可出现行程异常并止于右或左门静脉，也可延伸至门静脉主干，继而进入肠系膜上静脉或脾静脉（图 2-12B）。UVC 门静脉内的位置异常可能导致门静脉血栓形成、肝损伤，甚至门静脉穿孔。如果 UVC 置入过深，可能进入右心房甚至 SVC。UVC 还可穿过未闭的卵圆孔进入左心房，可导致心律失常甚至心脏穿孔。

适当置入的脐动脉导管（UAC）沿双脐动脉中的 1 条通过脐部。脐动脉将血流从髂内动脉回流至胎盘。UAC 从脐向下经过其中一条脐动脉，然后向上经髂总动脉最后进入主动脉。

UAC 终端理想的位置是位于腹腔动脉干以上以及胸主动脉弓分支以下的主动脉内。这约处于 T6 和 T10 椎体之间。这时称为"高位"UAC。当其末端位于肾动脉或 L3 椎体水平以下时则称为"低位"UAC。"低位"UAC 也是可以接受的，但出现并发症的概率更高。位置不正确的脐动脉导管可能

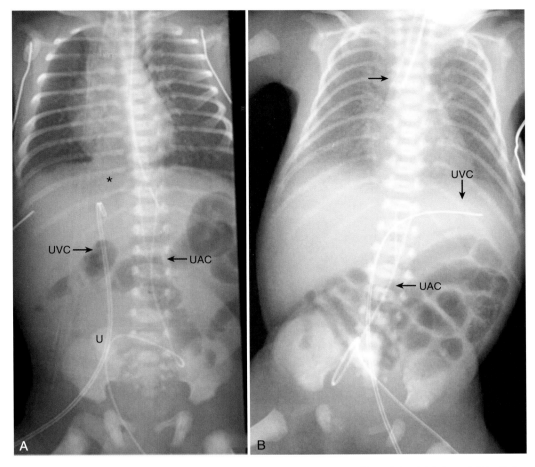

图 2-12　位置错误的支持导管。A. 早产儿胸腹部正位片显示，ETT 位置过高，末端止于颈段气管内，并且脐导管位置均不正确。UVC 从脐部（U）向上呈正常直线走行，但尖端在肝脏水平向下急转，而不是如正常般向上继续走至下腔静脉与右心房交界处（星号）。脐动脉导管（UAC）从脐部向下进入左髂动脉，然后向上延伸至主动脉，在主动脉内折返并向下走行。而正常情况下，UAC 应继续向上并止于 T6 和 T10 之间。B. 另一早产儿胸腹部正位片显示，ETT 位置过深，插入右主支气管内（箭）。UVC 从脐部向上延伸后急向左转，像是从脐静脉进入左门静脉。UAC 从脐部向下进入右髂动脉，并在腹主动脉折返向下走行，与（A）中患儿情况类似

在主动脉内蜷成环状（图 2-12）或进入腹主动脉的分支。

　　为避免高发的脐导管并发症，经皮中心静脉导管（percutaneously inserted central catheters，PICC）已被应用于新生儿的长期治疗。从上肢外周静脉置入的 PICC 末端应在 SVC 内，而从下肢外周静脉置入的 PICC 末端应在右心房下方的 IVC 内。

　　ETT 应位于隆突水平以上的胸部气管内。ETT 位于颈部气管内时，则有位置过高而发生意外脱管的风险。当 ETT 位置过深进入主支气管内时则可导致同侧肺的过度膨胀和对侧肺的塌陷。

　　体外膜肺氧合（extracorporeal membrane oxygenation，ECMO）可以为患有严重呼吸窘迫的新生儿提供生命支持，如先天性膈疝（congenital diaphragmatic hernia，CDH）、胎粪吸入、原发性肺动脉高压的患者。静脉血被引流至体外膜肺进行氧合，然后通过动脉循环回输到患者体内，进行心肺联合支持。这种类型被称为静脉 - 动脉（venoarterial，VA）ECMO。当只有肺脏功能需要支持时，血液可以单独返回到静脉循环。这种类型被称为静脉 - 静脉（venovenous，VV）ECMO。

　　VA-ECMO 包括独立的静脉和动脉导管。而 VV-ECMO 则可以通过单管双腔静脉导管完成（图 2-13）。动脉导管通常经右颈总动脉置入，尖端止于

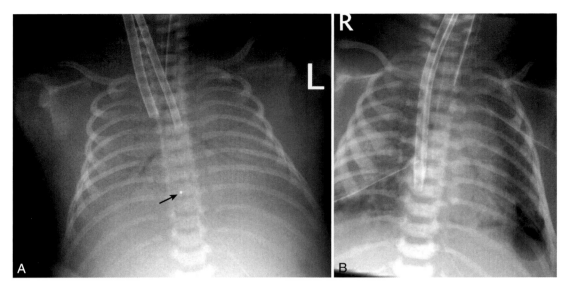

图 2-13　ECMO 导管。A. 行静脉 - 动脉(VA)ECMO,患儿胸片提示右心房内的静脉导管(箭)和主动脉弓内的动脉导管均在合适的位置。B. 行静脉 - 静脉(VV)ECMO 的另一患儿胸片,单导管止于右心房内,位置合适

头臂动脉。也可以置于股动脉中。静脉导管最常经颈内静脉置入,尖端止于右心房。常规使用床旁超声心动图作为置管时的初步评估,后续使用胸片进一步确定导管位置的稳定。

上气道

声门上异常

喉软骨软化

先天性喉软骨软化(laryngomalacia)是新生儿喘鸣的最常见原因。它的特点是吸气时出现杓状会厌皱襞皱折,导致气道塌陷和阻塞。婴儿通常表现为吸气相喘鸣,并在进食、兴奋、激动、哭泣和仰卧位时加重。气道透视可用于帮助初步诊断,而通常需要依靠喉镜检查确诊。影像上可见会厌向后下方移位,会厌皱襞前屈。

临床症状多呈自限性,约在 12~18 月龄时消失。这时杓状软骨组织逐渐增强且更牢固地附着于软骨上。在症状好转之前可能并发严重并发症,如气道梗阻和猝死。

急性会厌炎

急性会厌炎(acute epiglottitis)是会厌和杓状会厌襞的感染性或炎症性疾病,可引起急性气道阻塞。会厌炎在 3~6 岁之间高发,偶尔也可发生于成人。以往,急性会厌炎最常见的致病菌是 B 型流感嗜血杆菌(haemophilus influenzae type B,HIB)。自从 HIB 疫苗的广泛使用,A 组 β 溶血性链球菌感染病例则更常见。婴儿期常规接种 HIB 疫苗已导致年幼儿的会厌炎发病率显著下降,而更容易在年长儿中见到。

临床表现危重,患儿因呼吸困难而呈强迫直立头前倾体位。对于重症患者,需立即喉镜下插管以保持气道通畅。

颈部软组织侧位片检查有助于急性会厌炎的评估。摄片时,患者应该保持直立体位,尽量避免颈部摆动。会厌炎的典型影像学表现为会厌和杓状会厌襞明显增大和水肿,在颈部侧位片可见典型的"拇指征"(图 2-14)。喉咽可能过度扩张。大约有 25% 的会厌炎患者可出现类似喉炎的声门下水肿。

除了气道管理外,会厌炎患者需要使用抗生素治疗,而糖皮质激素的使用受到争议,它可能有助于减轻气道炎症以改善气道开放。

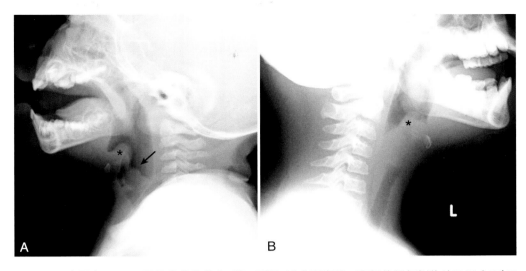

图 2-14　会厌炎。A. 14 月龄患儿伴发热、张口呼吸、进食时窒息。颈部软组织侧位片显示会厌（星号）和杓状会厌襞（箭）异常增厚。患儿经抗生素治疗后预后良好。B. 8 岁患儿曾接种 B 型流感嗜血杆菌疫苗，表现为发热，逐渐加重的咽喉痛、咳嗽、呼吸困难、分泌物增多等。侧位片显示会厌（星号）和杓状会厌襞明显增厚，可见软组织影完全阻塞声门下气道。该患儿需要紧急气管插管以开放呼吸道，在静脉注射抗生素治疗后恢复良好

声门区异常

喉闭锁

喉闭锁（laryngeal atresia）是一种罕见疾病，可表现为声门不发育、喉不发育，或两者兼有。由于胚胎期第六鳃弓发育不良导致喉与气管不连通所致。喉闭锁可为单独疾病，也可能是某种综合征的一部分。它可与气管食管瘘（tracheoesophageal fistula，TEF）、食管闭锁（esophageal atresia，EA）、尿道异常和四肢异常同时存在。

产前超声检查可显示先天性高位气道阻塞综合征征象。包括梗阻远端的气道扩张，双侧肺体积增大和回声增强，膈肌变平和 / 或倒置，可伴胎儿腹水、胎儿水肿、羊水过多。胎儿 MRI 可以产前诊断此病，并帮助明确梗阻位置（图 2-15）。患者通常在出生时即出现窒息症状，分娩后可能需立即行气管切开术。如果在宫内就发现闭锁，可以进行子宫外产时治疗（ex utero intrapartum treatment，EXIT）以挽救患儿生命。

声门下畸形

先天性声门下狭窄

声门下狭窄（subglottic stenosis）是新生儿先天性喘鸣的第三大常见原因，仅次于喉软化症和声带麻痹。其发病原因为胚胎发育过程中声门下再通不完全而导致声门下腔缩窄。先天性声门下狭窄有两种类型：膜性和软骨性。先天性声门下狭窄患者可无症状，直至上呼吸道感染导致气道进一步狭窄和损害，患儿可表现为喘鸣和犬吠样咳嗽。重症患儿可出现呼吸困难和明显三凹征。

虽然胸部正侧位片可发现声门下狭窄，但先天性声门下狭窄需要临床内镜确诊。CT 和 MRI 可以帮助评估狭窄的准确位置和长度，也有助于评估气道远端至狭窄水平的长度（图 2-16）。

先天性声门下狭窄的管理包括气道不通畅时的支持护理。最终需要手术重建足够日常生活所需的气道，而不再需要依靠气管切开。

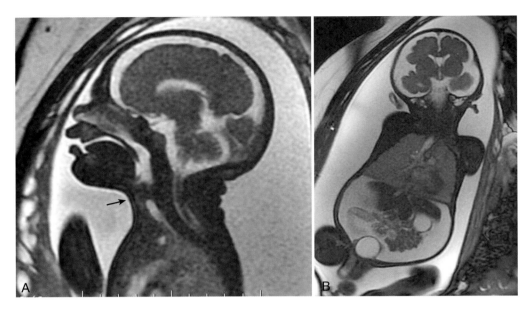

图 2-15 喉闭锁。A. 胎儿矢状位 T2 加权磁共振成像显示气道内异常软组织影（箭），导致喉咽部与声门下气管不连续。B. 冠状位 T2 加权 MRI 图像显示支气管扩张，肺呈扇形膨胀，横膈膜翻转，并伴有大量腹水

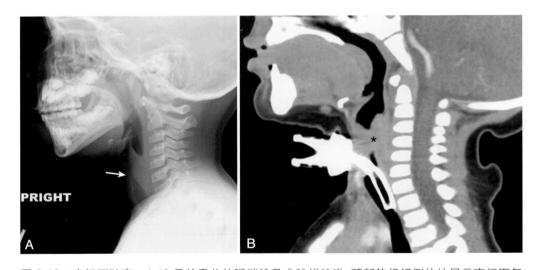

图 2-16 声门下狭窄。A.10 月龄患儿伴喉喘鸣及犬吠样咳嗽，颈部软组织侧位片显示声门下气道重度狭窄（箭）。患儿运用抗生素和糖皮质激素治疗有效。B. 6 个月患儿矢状位 CT 显示声门下重度狭窄（星号），需行气管切开术。远端气道呈正常影像

喉炎

喉炎（croup），又称急性喉气管支气管炎，是上呼吸道病毒感染所致的一种自限性感染性疾病。主要由副流感病毒或呼吸道合胞病毒引起，导致双侧声门下水肿。它是婴幼儿上呼吸道窘迫最常见的原因，多见于 3~6 个月婴儿。急性期临床症状包括犬吠样咳嗽、吸气喉鸣、声嘶。前驱症状可表现为低热、轻咳和流涕。喉炎以临床诊断为主，影像学并不是常规诊断依据。平片检查有时用于排除其他引起喉鸣的更危重的疾病，如会厌炎、异物残留或颈部肿块等。在正位平片中，声门下水肿表现为正常声门下气道的肩托（侧突）缺失，形成"尖塔征"（图 2-17）。侧位片显示会厌正常，声门下区狭

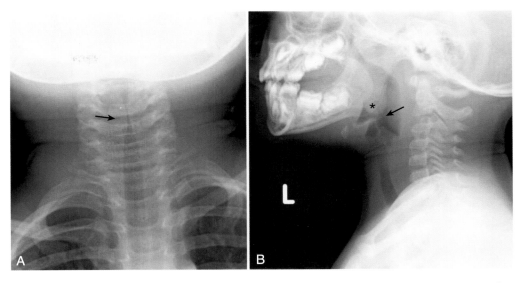

图 2-17 喉炎。A. 前后位平片显示声门下气管弥漫性节段性狭窄，正常气道肩托缺失，可见"尖塔征"（箭）。B. 侧位片显示喉咽部扩张而会厌正常（箭），会厌被突出的扁桃体组织（星号）覆盖并延伸至下咽部

窄。喉咽部的过度扩张在正侧位片中均可看到。

喉炎为自限性疾病，可在几天内缓解，因此常规采用支持治疗即可。口服或吸入糖皮质激素可用于减轻症状的严重程度，可能避免住院治疗。肾上腺素雾化治疗在某些病例中亦有疗效。病情严重时必须气管插管。对于症状不典型的、持续的或经药物治疗后症状反复出现且难以治愈的患儿，支气管镜检查可能有助于进一步评估病情。

细菌性气管炎

细菌性气管炎（bacterial tracheitis）是一种细菌感染导致的气管炎，常见病原体包括金黄色葡萄球菌、肺炎链球菌和流感嗜血杆菌。这种感染可产生脓性渗出物，在极少的情况下可导致危及生命的急性上气道梗阻。学龄前和学龄早期的儿童最常受到影响。细菌性气管炎的临床特征与病毒性喉炎、会厌炎相似。儿童最初表现为咽喉痛、流涕、咳嗽和发热，这些症状可逐渐加重，发展为严重的上呼吸道梗阻、高热和感染中毒症状。

在颈部软组织侧位片可见沿气道的线状软组织充盈缺损。气管前壁也可见不规则的斑块，被称为"滴蜡征"（图 2-18）。颈部前后位片可见声门下气道狭窄。值得注意的是，约一半患者胸片可伴随肺炎改变。诊断细菌性气管炎最有效的方法是经支气管镜直观检查。

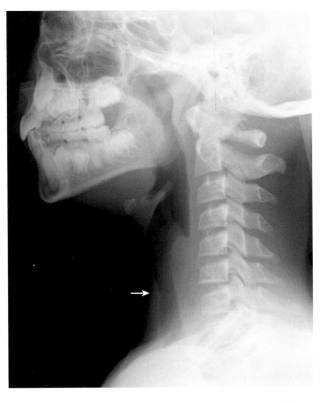

图 2-18 细菌性气管炎。10 岁患儿伴明显咽喉痛和声嘶，颈部侧位片显示气管前壁黏膜不规则，管腔轻度狭窄（箭）。直接喉镜检查发现声带下有大量脓液及分泌物

由于细菌性气管炎可引起气道阻塞而导致呼吸衰竭,因此需要积极治疗。临床诊断为细菌性气管炎后,应立即静脉注射广谱抗生素。如果气管内可见伪膜,可使用硬质支气管镜"剥离"气道伪膜。

咽后蜂窝织炎 / 脓肿

咽后蜂窝织炎 / 脓肿(retropharyngeal cellulitis/abscess)是一种累及咽后间隙的感染,潜在危及生命。咽后感染可继发于咽部外伤,如异物、内镜检查、尝试插管或牙科手术。也可能与感染性咽炎、椎体骨髓炎、颞骨岩锥炎相关。咽后感染可从蜂窝织炎发展为脓肿形成。最常见的病原微生物是金黄色葡萄球菌、流感嗜血杆菌和链球菌。感染通常发生在 2~4 岁之间。

咽后脓肿的患儿一般病情较重,表现为咽喉痛、吞咽困难、拒食、脱水、发热、寒战,其白细胞计数和红细胞沉降率升高。患儿可能会出现感染中毒症状,颈部疼痛明显且活动受限。气道损害可在病程最初时显现。

影像学评估主要包括颈部软组织侧位片和 / 或颈部增强 CT。侧位片可见咽后软组织影增宽,气道前移(图 2-19A)。如前所述,儿童 C1~C4 咽后软组织的正常厚度约为椎体宽度的一半。在极少的情况下,有脓肿的咽后软组织内可见气体。

增强 CT 扫描是评估疾病向上下延伸程度的理想方法。咽后间隙可因边缘强化的液体聚集而扩张(图 2-19B、C)。菌栓进入肺部可发展为败血症(图 2-19D)。颈静脉血栓形成、血栓性静脉炎等血管并发症可见于 Lemierre 综合征(图 2-19E、F)。可出现颈内动脉狭窄,极少数发展为颈内动脉假性动脉瘤和 / 或破裂。

咽后脓肿的传统处理包括手术引流,治疗手段在不断进展。但有些病例仅需抗生素治疗,尤其是对小型脓肿而言。

其他的上呼吸道疾病

扁桃体肿大 / 腺样体肥大

儿童扁桃体和腺样体增大可能与免疫系统的正常发育有关。通常无症状。然而,当扁桃体、腺样体过度肿大导致咽喉痛和 / 或反复耳、鼻窦感染时,患儿会出现呼吸或吞咽困难。扁桃体炎症通常是双侧的,儿童和年轻人均可发生。腺样体肥大可导致阻塞性睡眠呼吸暂停。

颈部软组织侧位片可用于评估扁桃体和腺样体的大小(图 2-3)。对于症状持续的扁桃体炎症,增强 CT 扫描有助于区分急性扁桃体炎和扁桃体 / 扁桃体周围脓肿。这两者的鉴别至关重要,抗生素使用不当时,这些症状可能进展为张口困难(牙关紧闭,trismus)。扁桃体炎在 CT 上表现为双侧扁桃体增大伴密度不均和条索状增强(图 2-20)。

磁共振睡眠研究有助于发现扁桃体增大所致阻塞性睡眠呼吸暂停患儿的解剖形态和动态运动上的异常。这些研究包括静态 T1 加权成像、静态和动态电影 T2 加权成像。

出现梗阻症状或反复急、慢性扁桃体炎时应考虑扁桃体和腺样体切除术。

异物

喉部异物嵌顿在儿童中有较高的发病率及死亡率。大多数患者年龄小于 4 岁,花生是最常见的喉部异物。儿童误食或误吸异物后急性呼吸窘迫症状可能延迟出现,可在误吸发生后几天甚至几个月,尤其见于误吸过程未被发现的病例。喉部异物通常有相关误吸、误服的病史,以急性发作的突发性咳嗽和喘鸣为特征。其他常见症状包括发绀、哽咽和呼吸困难。

影像学检查应从颈部、胸部的正侧位片开始,这有助于定位不透 X 线的异物,如硬币、电池、铅、矿物碎片和药丸等(图 2-21)。儿童最常见的误食异物为硬币。大多数硬币不会造成任何伤害,几天就能通过胃肠道排出。然而,如果硬币在进入胸腔入口时收到挤压、撞击或进入气道,需行介入治疗。圆盘形(纽扣)电池也易被儿童误食(图 2-21D)。这些电池含有腐蚀剂和腐蚀性部件,如果电池容器破损,可能会发生与重金属毒性有关的穿孔和全身中毒。

在有上呼吸道症状和疑似异物摄入的儿童中,约 1/3 的患儿影像学检查无异常。当未见不透射线的异物时,气道阻塞的间接征象是空气潴留所致受累肺部差异性过度充气。这可通过呼气相 X 线片诊断。对于不能按指令屏气的幼儿,可以选择双侧交替的侧卧位检查(图 2-22)。异物误吸的其他间接影像学表现包括肺叶局部气肿和外周模糊影,反映梗阻部位远端肺不张或实变。

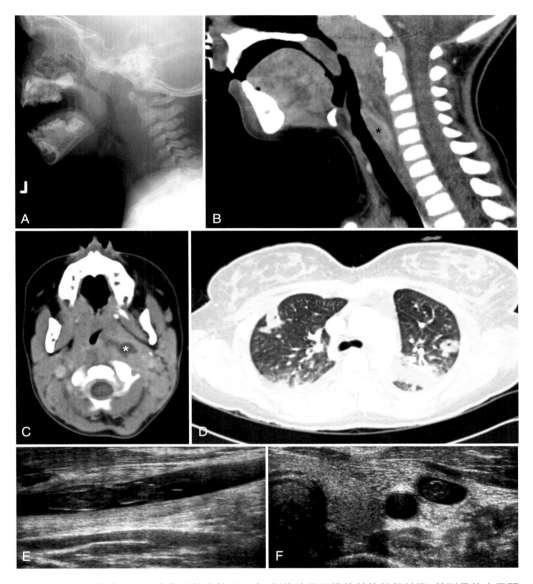

图 2-19　咽后脓肿。A. 3 岁患儿伴发热和咽炎,侧位片显示椎体前软组织肿胀,其测量值大于颈椎椎体前后径。B. 对应的矢状位和轴位(C)CT 对比增强图像显示咽后软组织不均匀增厚并强化,伴随与咽后脓肿相符的液体聚集影(星号)。D. 16 岁咽后脓肿(未显示)和败血症患者。轴位 CT 图像显示肺内外周多发空腔性结节影,提示为肺内脓毒性栓子。E. 右侧颈部疼痛患者矢状位和横断面(F)图像显示右侧颈静脉内非闭塞性血栓,与 Lemierre 综合征一致

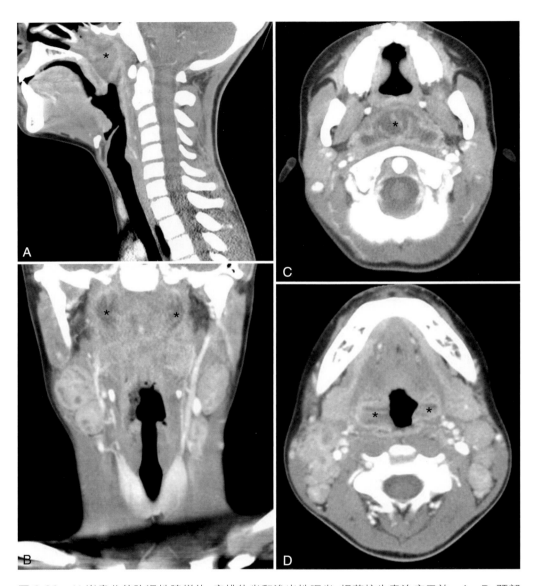

图 2-20　11 岁患儿伴弥漫性腺样体、扁桃体炎和渗出性咽炎,规范抗生素治疗无效。A、B. 颈部矢状位和冠状位 CT 图像显示腺样体(星号)增大,可见不均匀强化影。C、D. 咽部轴位 CT 图像显示,扁桃体(星号)增大伴不均匀强化影,口咽、鼻咽气道变窄。患者伴有化脓性淋巴结炎,颈部多个淋巴结明显肿大。细菌培养兔热病菌阳性(土拉弗朗西斯菌,*Francisella tularensis*),这可能与蜱虫和鹿虻叮咬有关

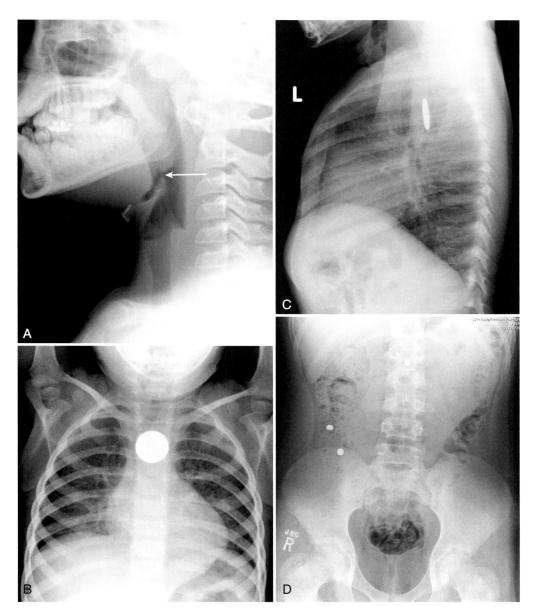

图 2-21　异物摄入。A. 9 岁儿童伴咽痛、吞咽困难，颈部侧位片显示下咽部细长形密度影，投射至会厌上方（箭）。随后取出一根鱼骨。B、C. 2 岁患儿 3 天前有硬币摄入史，最初无症状，随后出现进行性吞咽困难。胸部正侧位片显示一枚硬币嵌顿在主动脉弓水平的食管近端，其周围软组织肿胀。D. 腹部平片显示大肠区域有圆盘状的金属密度影，与摄入的纽扣电池相符

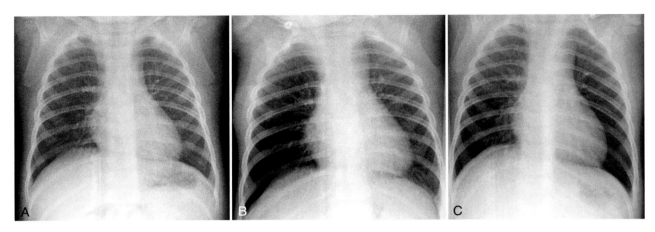

图 2-22 13 月龄婴儿伴喘鸣音,怀疑异物误吸。A. 胸部正位片显示双肺对称性气肿。B. 左侧卧位平片示正常的左肺充气不足。C. 右侧卧位平片示右肺过度充气。在支气管镜下从右主支气管取出一个核桃

咽部或喉部异物误吸可导致气道阻塞和呼吸窘迫。因此,一旦发现异物,需使用硬质或软质支气管镜来取出异物。

肿瘤

声门下血管瘤 声门下血管瘤(subglottic hemangioma)是一种罕见的良性血管肿瘤,其特征是在出生后 6~18 个月内迅速生长,随后出现自发性退化。由于在增生期出现进行性气道狭窄,患儿通常在 6 个月大时出现症状。肿瘤退化后症状消失。先兆症状包括声音嘶哑和异常哭声。约 50% 的病例可见皮肤血管瘤。声门下血管瘤可被视为 PHACES 综合征的一个组成部分(后颅窝脑畸形、血管瘤、动脉异常、心脏缺陷、眼畸形、胸骨裂和脐上裂)。

颈部吸气相前后位和侧位片显示声门下气管非对称性狭窄(图 2-23)。临床怀疑声门下血管瘤应该选择增强 CT 和 MRI 增强扫描来进行全面评估。横断面影像显示位于黏膜下增强的肿块,可为环绕型、双侧或单侧型,最常见于后外侧(图 2-23)。该疾病通过直接喉镜或支气管镜可明确。

治疗方法根据症状的严重程度有所不同。无呼吸困难或进食困难的患儿可以选择保守治疗。有症状的患儿可以使用全身和局部糖皮质激素治疗、二氧化碳激光治疗,也可以使用干扰素、长春新碱或普萘洛尔治疗,或直接切除。

喉乳头状瘤 喉部乳头状瘤(Laryngeal papilloma)是儿童最常见的喉部良性肿瘤。在大多数病例中,气管内可见多个乳头状瘤。由于复发率高,这种实体瘤也被称为复发性呼吸道乳头状瘤病(recurrent respiratory papillomatosis, RRP)。大约一半的患儿母亲有尖锐湿疣病史。最常由人乳头状瘤病毒 6 型和 11 型引起,其特征是良性鳞状乳头状瘤在上呼吸消化道的增殖。虽然它是良性的,但 RRP 在儿童中可以表现为侵袭性临床过程。它可能在整个上呼吸消化道内不断再生和扩散而危及生命。儿童通常在 2 或 3 岁左右出现进行性加重的声音嘶哑和哮鸣音。少部分患儿会出现慢性咳嗽、反复发作的肺炎、发育不良、呼吸和吞咽困难或急性呼吸窘迫,并伴有上呼吸道感染。

复发性呼吸道乳头状瘤病(RRP)在颈部软组织侧位片上可见声门区不规则充盈缺损(图 2-24)。胸片通常无明显异常,尤其是当病变局限于喉部时。随着病灶向声门下区扩张和呼吸道内蔓延,可能出现肺部结节,可为实性或空洞性结节。当乳头状瘤导致气道阻塞时,可出现肺不张、支气管扩张和黏液栓阻塞。在 CT 上可见薄壁囊肿及邻近结节。直接喉镜检查和活检可以证实诊断。

激光消融术可去除喉或气道病变。由于这些肿瘤容易复发,可能需要多次手术。干扰素和抗病毒药物可能延缓其生长,但不能治愈。该病有较小的恶变为鳞状细胞癌的风险。

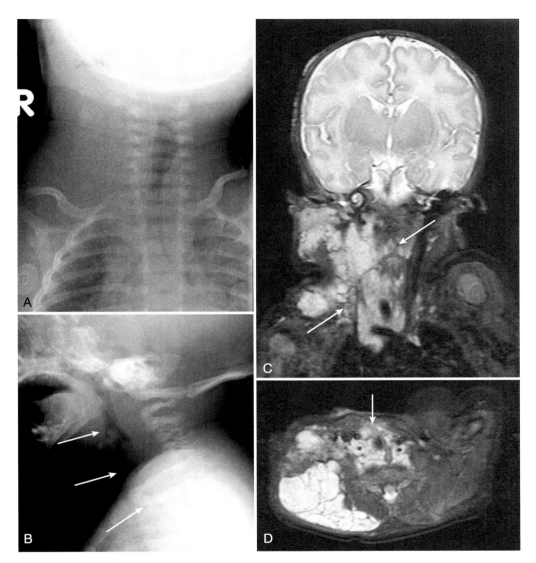

图 2-23　声门下血管瘤。A. 新生儿颈部正面平片显示右侧颈部软组织弥漫性肿大。B. 侧位片显示咽后部软组织增厚,咽和气管移位、变窄(箭)。C、D. 冠状位和轴位 T2 加权磁共振图像显示右侧后颈部有高信号分叶状肿块,向下延伸至纵隔,包绕血管并使气管变窄(箭)

下气道

气管支气管软化

气管支气管软化(tracheobronchomalacia,TBM)的特征是呼气时气道异常塌陷。它是由于气道异常和 / 或气管后壁的膜部软骨支撑功能减弱引起的。它可能是先天性(原发性)或后天性(继发性)的,由于气道软化,该病多发生在婴儿出生后的第一年。原发性 TBM 是气管软骨发育不完全所致,可累及整个气道。继发性 TBM 可能与感染、手术、心血管结构异常以及颈部、纵隔肿瘤所致外部压迫有关。与气管发育不良或炎症相关的 TBM 常见于食管闭锁(EA)和气管食管瘘的患儿。儿童 TBM 特征性表现为呼气性喘息,可因哭闹或进食、咳嗽、喘鸣和 / 或反复呼吸道感染而加重。

在复杂或严重的继发性 TBM 病例中,可行呼气相 CT 检查来检测气管和支气管的过度塌陷(>50%),从而进行诊断(图 2-25)。动态呼气时最常见的现象是气管塌陷和气管膜部新月形弯曲。在

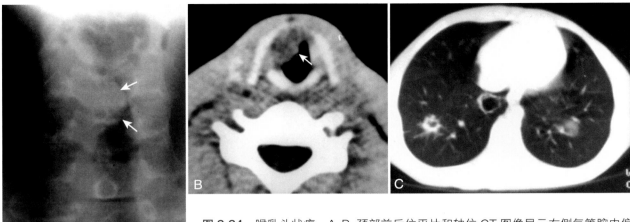

图 2-24   喉乳头状瘤。A、B. 颈部前后位平片和轴位 CT 图像显示右侧气管腔内偏心性生长软组织包块（箭）。C. 肺部轴位 CT 图像显示呼吸道播散并有空洞性肺结节形成

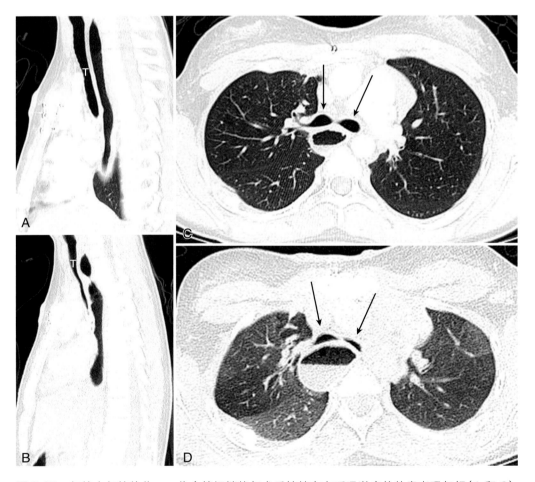

图 2-25   气管支气管软化。一位食管闭锁修复术后持续存在呼吸道症状的患者吸气相（A 和 C）、呼气相（B 和 D）矢状位和轴位 CT 扫描显示，呼气时气管（T）和主支气管（箭）弥漫性变窄。在轴位图像上，食管扩张，其内可见气 - 液平面

大龄患儿可结合咳嗽动作进行 CT 扫描,这是引起气管塌陷的最敏感方法。

对于轻度至中度 TBM 的儿童,首选保守治疗,因为随着气管软骨的成熟和发育,症状通常在 1~2 岁时消失。对于重症儿童,可能需要更积极的治疗方案,包括持续气道正压(CPAP)、气管造口术、支架置入或外科手术干预。

气管食管瘘

气管食管瘘(tracheoesophageal fistula,TEF)是胚胎发育过程中前肠腹侧发育形成气管不完全或不正常的分裂所致。食管闭锁 - 气管食管瘘(EA-TEF)有 5 种主要的解剖结构变异(图 2-26)。瘘管的位置不一,但最常见的是在气管隆突附近。唐氏综合征患儿的 TEF 发病率高于常人。它也常见于 VACTERL 综合征(脊椎异常、肛门闭锁、心脏异常、TEF 和 / 或 EA、肾发育不全和发育不良、肢体缺陷)的患儿。

大多数类型的 EA-TEF 患儿在出生后不久出现临床症状。唯一的例外是 H 型 TEF,它可能直到较大年龄时才被诊断。典型的症状包括咳嗽、恶心、发绀、呕吐、大量的口腔分泌物和 / 或呼吸困难。

影像学表现取决于 EA-TEF 的类型。产前超声最早可在孕 24 周诊断。可见羊水过多,胃部无液体充盈,腹部小,低于预期的胎儿体重,食管膨隆伴液体充盈。胎儿 MRI 可证实诊断。出生后,在胸片上可见食管上部呈囊袋状扩张,内含空气。临床上,消化道插管时,鼻胃管在食管袋中盘绕而无法顺利通过(图 2-27)。

患儿出生后最初的干预旨在将吸入性肺炎的风险降至最低。外科修复包括关闭瘘口,如果局部短节段闭锁,则在食管近端和远端进行一期吻合术。当有长段闭锁或无 TEF 的 EA(2 型)时,可行结肠间置术。手术的成功率各不相同。

长间距 EA(long-gap EA)也可通过 Foker 手术的诱导生长得到成功的治疗。食管近端和远端的缝合线上都有一个标签。缝合线外延并附着于患者体外的牵引装置上。在治疗过程中,牵引力随着时间的推移而增加,牵引力促使组织自然生长。当确定生长长度足够后,对食管的近端和远端行 I 期吻合术使之相连。在 EA-TEF 修复术后,食管透视造影常被用来评估外科并发症,如吻合口瘘或狭窄、复发性 TEF 或食管蠕动障碍。

哮喘

哮喘的特征是由气道高反应性引起的急性、亚急性或慢性发作性气道炎症。它至少是部分可逆的。主要累及中小支气管,支气管壁因水肿、支气管壁平滑肌增生、气道黏膜腺体增大等因素而增厚。气道超敏反应与许多因素有关,包括病毒性疾病、过敏原、运动、药物和环境条件。症状包括气喘、咳嗽、胸闷和气短。大约 50% 患有反应性呼吸道疾病的儿童在 2 岁之前出现症状,80%~90% 在 5 岁时确诊。

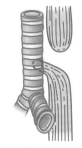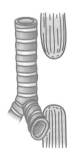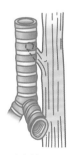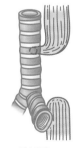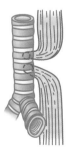

| EA 并远端 TEF | 孤立性 EA | 孤立性 TEF | EA 并近端 TEF | EA 并双 TEF |
| (87%) | (8%) | (4%) | (<1%) | (<1%) |

图 2-26　食管闭锁(EA)/ 气管食管瘘(TEF)的类型。第 1 种类型是最常见的,其特征是近端食管闭锁并伴有远端食管 - 气管瘘。2 型是不带 TEF 的 EA。3 型是一种无 EA 的 TEF,也称为 H 型瘘。4 型和 5 型很少见。4 型以食管近端和气管间瘘为特征。在 5 型中,有两个瘘管分别从食管的近段和远段延伸至气管

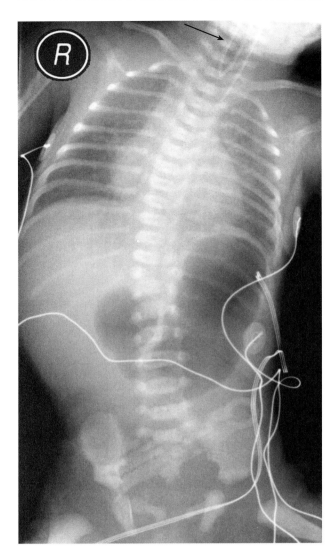

图 2-27   食管闭锁和十二指肠闭锁。新生儿消化道插管，胃管盘绕在食管近端（箭）。由于食管闭锁，此管不能通往远端。胃和十二指肠近端空气充盈，其余的腹部未见明显气体。这是十二指肠闭锁的特征性"双泡"征（见第 4 章）

胸部平片可表现为肺部过度充气、支气管周围增厚和节段性肺不张，类似于在毛细支气管炎中所见（图 2-2）。然而哮喘发作的儿童胸部平片通常是正常的。影像学初步诊断十分重要，可排除哮喘的并发症如纵隔气肿和气胸等。CT 可用于诊断相关性疾病，如变应性支气管肺曲霉病。该病 CT 显示主支气管扩张伴黏液样栓塞（出现"指套征"）、小叶中央结节、由空气潴留引起的马赛克样灌注、局部实变和毛玻璃样改变，以及与支气管阻塞有关的肺不张（图 2-28）。

对哮喘进行适当的治疗，预后通常很好。治疗包括避免已知的诱发和加重因素，吸入 β - 肾上腺素受体激动剂治疗支气管痉挛，吸入糖皮质激素和肥大细胞稳定剂。

环和吊带

血管环（vascular ring）和肺动脉吊带（pulmonary artery sling）是先天性大血管畸形，可在婴儿和儿童期引起喘鸣。它们是胚胎期主动脉弓发育异常引起的。血管环完全包绕气管和 / 或食管，而肺动脉吊带仅环绕气管。

爱德华兹于 1948 年首次描述了正常主动脉弓系统的胚胎发育过程。胎龄约 21 天时，动脉干出现成对的左右背主动脉。它们由 6 个原始主动脉弓连接，对应于 6 个鳃弓。在早期的发展中，第 1、第 2 和第 5 原始主动脉弓退化。第 3 个弓成为颈动脉，左第 6 个弓成为动脉导管。右第 6 弓通常会逐渐退化。第 4 弓形成右侧锁骨下动脉近端和左侧主动脉大横弓段。成对的背主动脉和 6 个原始

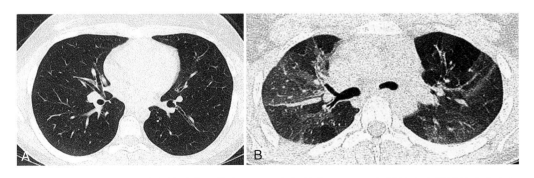

图 2-28   哮喘伴变应性支气管肺曲霉菌病。A. 吸气相轴位 CT 显示与慢性炎症相关的中央支气管扩张。B. 呼气相轴位 CT 图像显示周围亚节段的过度通气，与小气道炎症的空气潴留相符

主动脉弓经历一个结构化的过程,形成一个正常分支的左主动脉弓(无名动脉紧随左颈总动脉和左锁骨下动脉)和脊柱左侧的降主动脉。正常情况下应发育的节段出现闭锁或正常情况下应闭锁的节段持续存在可导致气管完全环绕,这可能导致压迫性气道阻塞。

血管环可使气管发生移位或压缩,这可在颈部和胸部平片上显示。当钡餐或上消化道造影检查发现食管存在外在压迫时,应考虑进一步行胸部的 CTA 或 MRA,以确定血管是否压迫食管,甚至压迫气道。横断面检查可为外科手术治疗提供有价值的信息。

一般来说,呼吸系统症状是血管环或吊带患者最初的主要临床表现。几乎所有病例都存在喘鸣,在进食或活动时更为明显。双主动脉弓,右位主动脉弓合并迷走左锁骨下动脉,以及肺动脉吊带是引起喘鸣音的三个最重要的血管因素。当食管受到的压迫大于气管时,血管环患者可能出现吞咽困难,但这种情况较为少见。

双主动脉弓

最常见的症状性血管环是双主动脉弓(double aortic arch),这是由于升主动脉发出的右背主动脉和左背主动脉持续存在所致。右主动脉弓和左主动脉弓通过气管和食管的两侧,在后部连接形成一个降主动脉。在 75% 的病例中,右主动脉弓比左主动脉弓大,而且位置更靠上。

从胸部正位片上看,右主动脉弓可能导致气管向较小的左主动脉弓偏移。侧位片可见气管向前弯曲(图 2-29A、B)。如果在食管钡餐造影或上消化道造影中发现食管后部和两侧存在外在压迫,应考虑双主动脉弓。外科手术前需要进行 MRA 或 CTA 来精确评估主动脉弓形态和气管压迫程度(图 2-29C~E)。横断面扫描可显示环绕气管和食管的双主动脉弓,可以分辨左、右主动脉弓中的优势血管,并且可以确定哪一侧动脉弓中存在缩窄或狭窄。将非优势或狭窄的动脉弓以及动脉导管韧带通过手术结扎和离断以缓解气道的压迫。

右主动脉弓合并迷走左锁骨下动脉

第二常见的血管环是右主动脉弓合并迷走左锁骨下动脉(right aortic arch with an aberrant left subclavian artery),伴有左侧动脉导管韧带。10% 的患者存在心内缺陷。主动脉弓上升到气管分叉的前方,并在右主支气管上方形成弓形,随后下降到食管和气管的后方。左锁骨下动脉起源于降主动脉,导管韧带行程由左锁骨下动脉根部向左肺动脉(left pulmonary artery,LPA)(图 2-30)。

这个解剖结构的存在,使得异常锁骨下动脉的起始部扩张,称为 Kommerell 憩室。这是由于胎儿期宫内血液从 LPA 循环至左锁骨下动脉再流到主动脉所致。出现 Kommerell 憩室时需要分离左侧纵隔内导管韧带以松弛血管环。当右主动脉弓无 Kommerell 憩室时,导管韧带在右侧,不存在完整的血管环。

在胸部正位片上,右主动脉弓会向左压迫气管或使之向左移位,其位置会比正常时更靠近中线。胸部和食管侧位片均可显示气管和 / 或食管前弯,因为其走行于 Kommerell 憩室的前方。结果可能与双主动脉弓非常相似。CTA 或 MRI 对明确诊断和术前评估至关重要(图 2-30)。

镜像分支型右主动脉弓

镜像分支型右主动脉弓(right aortic arch with mirror image branching)是因为右背主动脉而不是左背主动脉的持续存在。它本质上是一个正常分支模式的左主动脉弓的镜像。在超过 90% 的病例中,它与心内结构缺损相关。其中包括法洛四联症(25%)、永存动脉干(25%)和右心室双出口(20%)。

如酚酞管韧带位于降主动脉近端和右肺动脉(right pulmonary artery,RPA)之间的右侧,且降主动脉沿脊柱右侧下降,则具有镜像分支的右主动脉弓不会形成环绕气管的血管环。当右主动脉弓和导管韧带在上部降主动脉和 LPA 之间走行时,就会形成一个完整的血管环。这被称为回旋主动脉弓。导管韧带向左牵拉或栓系降主动脉。偏离的主动脉沿脊柱左侧下降,可能导致气管后部受压(图 2-31)。

左主动脉弓合并迷走右锁骨下动脉

左主动脉弓合并迷走右侧锁骨下动脉(left aortic arch with aberrant right subclavian artery)是主动脉弓分支异常中最常见的,通常无症状。异常的右侧锁骨下动脉走行于食管后方,导管韧带延伸至主动脉峡部和 LPA 之间。因此不会形成完整的血管环。在极少数情况下,右锁骨下动脉在经过食管后方时会产生外源性压迫,这可能会导致吞咽困难,称为受压性吞咽困难。

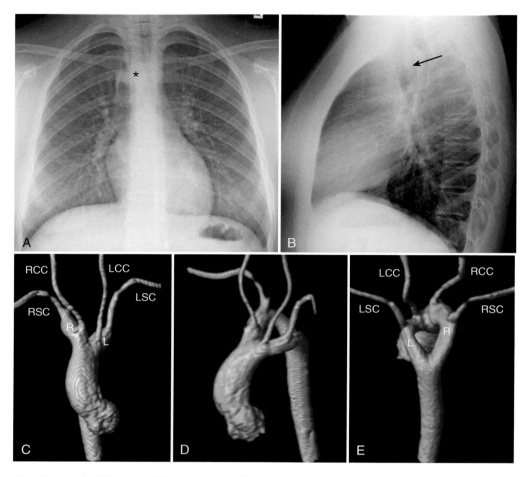

图 2-29   双主动脉弓。A. 胸部正位片示气管左偏，右侧软组织压迹（星号）。B. 侧位片可见气管
向前弯曲（箭）。C~E. CT 血管造影容积呈现图像。C. 前方投影。D. 左侧投影。E. 后方投影。图
像显示双主动脉弓，右弓（R）比左弓（L）更大，位置更高。主动脉弓环绕气管和食管（未显示）并相
连。右侧颈总动脉（RCC）和右侧锁骨下动脉（RSC）起源于右主动脉弓，左侧颈总动脉（LCC）和
左侧锁骨下动脉（LSC）分别起源于右弓和左弓

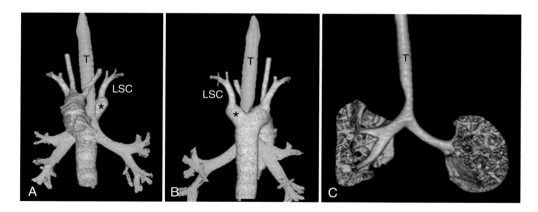

图 2-30   右位主动脉弓合并迷走左锁骨下动脉。计算机断层血管造影与气管（T）容积成像图像
从前位（A）、后位（B）显示主动脉弓绕行气管的路径。左锁骨下动脉（LSC）起自主动脉弓的最后
一个分支，其起始部扩张，与 Kommerell 憩室（星号）相符。Kommerell 憩室的存在表明，左导管
韧带需要在手术中结扎和分离，以松解环绕气管的血管环。C. 气管容积成像显示在右主动脉弓的
作用下气管受压变窄

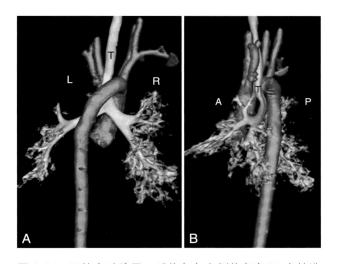

图 2-31　回旋主动脉弓。后位（A）、左侧位（B）CT 血管造影容积成像（包含气道）显示右主动脉弓走行至气管右侧（T），然后在左侧下降至气管的后部。前后位平面可见远端气管明显变窄。A, 前；L, 左；P, 后；R, 右

肺动脉吊带

　　肺动脉吊带的是由 LPA 异常起源于 RPA，形成一个在气管和食管之间的吊带。这是唯一一种由异常走行于气管和食管之间的血管构成的血管环。大约一半的患者有严重的气管 - 支气管异常，如气管软化、狭窄、错位、异常吊带和 / 或完整的软骨性气管环，可导致长段气管狭窄。肺动脉吊带与完整软骨环相关的节段性气管狭窄的关系被称为"吊环复合物"。约 10%~20% 的儿童心内缺陷与此相关，其中最常见的是房间隔和室间隔缺损。

　　异常 LPA 起源于 RPA，随后沿右主支气管走行，这就产生了一个"吊带"，它可能导致支气管的外在压迫和右肺的过度充气（图 2-32）。在胸部侧位片上可以看到气管前弯和食管向后偏曲。食

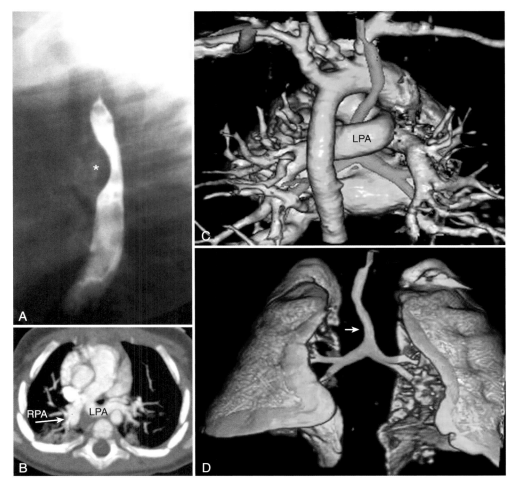

图 2-32　肺动脉吊带。A. 钡餐造影侧位片显示气管和食管之间有团块样软组织密度影（星号）。B. CT 血管造影的轴位最大密度投影图像显示 LPA 起源于 RPA（箭），并在气管左后方走行。C. 包含气管的容积呈现 CTA 后向投影图像显示 LPA 在后方走行。D. 体积呈现图像显示气管（箭）上压迹，这是由于偏右的肺动脉分支和水平状或 T 形隆突的压迫形成，可能与左肺动脉吊带有关

管侧位片可很好的展示这种典型的表现。术前行CTA 检查以评估肺动脉的形态,确定其与气道的关系,并显示气管和 / 或支气管受压或狭窄的程度。

胸部

先天性疾病

支气管肺前肠畸形

支气管肺前肠畸形(bronchopulmonary foregut malformation)是妊娠第 4 周至第 7 周前肠和气管支气管树形成异常引起的一系列发育性肺畸形。它们包括先天性肺气道畸形(congenital pulmonary airway malformation,CPAM)、先天性肺叶性肺气肿(congenital lobar hyperinflation,CLH)、肺隔离症(pulmonary sequestration)、支气管闭锁和支气管囊肿。在 50% 以上的病理标本中可见混合性病变,多数由 CPAM 和叶外型肺隔离症(extralobar sequestration,ELS)组成。很难通过影像学来区分这些畸形改变。

支气管肺前肠畸形的临床表现取决于病变的大小、对气道、邻近肺和纵隔结构是否存在占位效应和 / 或是否合并感染。患有 CPAM、ELS 和先天性肺叶性肺气肿(CLH)的儿童通常在婴儿期出现呼吸窘迫。那些支气管囊肿、叶内型肺隔离症(intralobar sequestration,ILS)和支气管闭锁的患者症状通常出现较晚,易出现反复发作的上呼吸道感染,也可能没有任何临床症状。

支气管闭锁 支气管闭锁(bronchial atresia)是一种先天性的大叶、段或亚段支气管闭锁,导致近端支气管盲端闭锁,但远端组织结构正常。节段性支气管闭锁常见。最常见于左上叶,其次为右上叶、右中叶和下叶。其确切原因尚不清楚,但可能继发于血管损伤导致相关节段狭窄或闭锁。支气管闭锁通常与支气管肺隔离症并存,也见于大多数的CPAM 病变中。

在产前检查时,肺受累部分会过度扩张。超声显示回声增强,胎儿 MRI 显示 T2 相高信号。有时在产前超声或 MRI 上可以看到肺门周围管状支气管囊肿 / 黏液囊肿,其内可见黏液充盈。产后 CT 扫描可见中央支气管扩张,腔内可见管状或圆形阴影,提示黏液阻塞,呈"指套征"外观。周围透亮度增高和血管减少是其影像学特征(图 2-33)。

治疗方法因临床症状而异。对于有症状的反复感染患者,通常选择手术治疗。

支气管源性囊肿 支气管源性囊肿(bronchogenic cyst)是最常见的前肠重复囊肿。这是一种先天性支气管树畸形,由气道胚胎发育异常引起。典型改变为单房、充满液体的薄壁肿块。这种肿块最常见于隆突附近的纵隔和肺下叶实质内。肺内支气管源性囊肿与支气管树不相通,因此除非合并感染,否则典型的肺内支气管源性囊肿内无空气填充。病变通常是偶然发现的,除非有呼吸道压迫症状或继发感染。

影像学表现为椭圆形或圆形肿块,CT 呈囊性密度,MRI 呈特征性 T2 高信号(图 2-34)。单纯的支气管源性囊肿在 CT 或 MRI 上无内部增强。如果合并感染,囊肿内可见气 - 液平面,支气管壁增

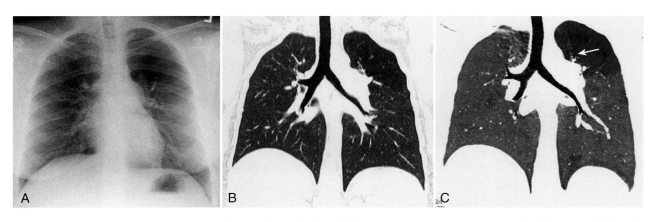

图 2-33 支气管闭锁。A. 一位 16 岁儿童的胸片及冠状位 CT(B)影像显示左上肺叶顶端部分过度充气。C. 冠状位最小强度投影显示左上叶支气管开口缺失。可见一充气的管状盲端结构(箭),与闭锁的支气管一致

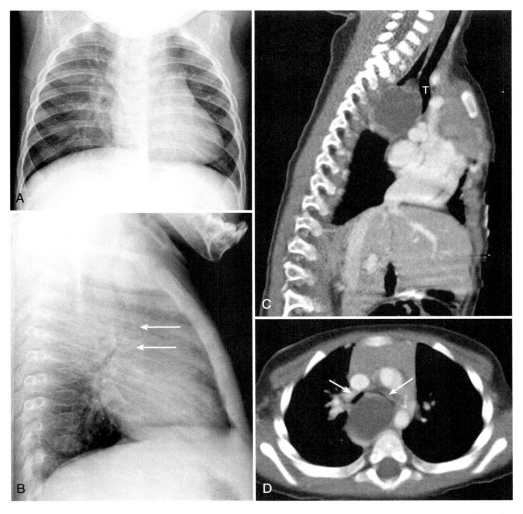

图 2-34　一名 9 月龄婴儿自出生后有呼吸杂音, 诊断为支气管源性肠重复囊肿气道压迫所致。A. 胸部正位片显示纵隔内密度异常增高。B. 胸部侧位片显示密度增高影位于后方, 导致气管和主支气管明显前移并受压变窄 (箭)。C. 矢状位与 (D) 轴位增强 CT 扫描显示后纵隔内一薄壁并充满液体的结构, 与重复囊肿的结构相符。气管 (T) 和主支气管 (箭) 向前移位。最初采取囊肿抽吸及造袋术 (袋状缝合术) 治疗, 此后由于液体再积聚导致症状复发, 需要手术切除。术中可见囊肿附着于气管和食管上

厚伴增强, 其外周呈炎性改变。

治疗方法存在争议。如果患儿有临床症状和 / 或囊肿随时间推移逐渐增大, 则应进行手术切除。对于有临床症状而无手术指征的患者, 可进行囊液抽吸治疗。

先天性肺叶性肺气肿　CLH, 以前被称为先天性肺气肿, 是由于支气管的内源性或外源性变窄导致空气潴留所致, 但没有相关的肺实质损伤。左上叶受累最多 (50%), 其次是右中叶 (30%), 右上叶 (20%) 和下叶。

CLH 与其他先天性肺畸形常难以区分, 尤其是与支气管闭锁。这两者产前筛查表现相似, 在超声上均表现为高回声病灶, 在 MRI 上均表现为 T2 高信号病灶。囊肿不常见, 但与 CPAM 相关 (待后描述)。出生后, CLH 表现为肺透亮度增高, 肺叶过度充气, 肺血管影减弱, 邻近肺叶受压、纵隔移位等 (图 2-35)。

对于有症状的患者, 外科肺叶切除是首选的治疗方法。症状轻微或无症状患者可以保守治疗。

先天性肺气道畸形　CPAM (以前被称为先天性囊性腺瘤样畸形) 是一种错构瘤样畸形, 由于与支气管树相通的终末细支气管异常增生所致。临

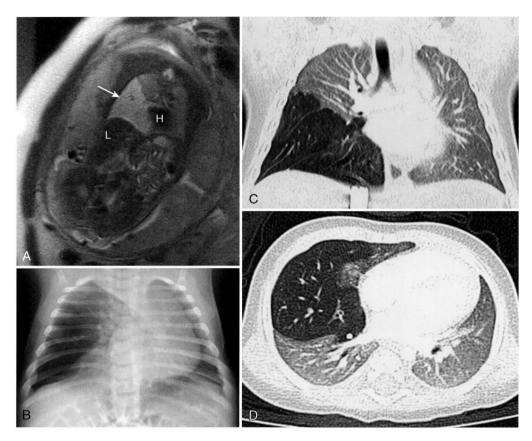

图 2-35　产前诊断 CLH。A. 冠状位单次激发 T2 加权胎儿磁共振成像显示右肺局灶性肿块样增大伴信号异常(箭)。H,心脏;L,肝脏。B. 产后胸片显示右肺中叶过度充气,占位效应使心脏和纵隔向左移位,右上叶和下叶压迫性肺不张。冠状位(C)和轴位(D)CT 图像提示右中叶气肿。该病变通过手术切除

床使用的 Stocker 分型系统基于病变中囊肿的大小而定。在系统中,Ⅰ型病变包括一个或多个大于 2cm 的囊肿,Ⅱ型病变包括多个薄壁囊肿,Ⅲ型病变为实性或微小囊。病理上,共有五种类型的 CPAM,均为囊性和实性肺组织伴支气管紊乱。值得注意的是,CPAM 的预后更多地取决于病变的大小而不是其分类。

在产前,CPAM 是根据囊肿大小来分类的。超声和 MRI 检查病变是否存在微囊肿(<5mm)或囊肿(>5mm)。CPAM 的外观多种多样。可见多囊性或非多囊性肿块(图 2-36)或实质肿块。病变可能没有明显的大叶性倾向。Ⅰ型 CPAM 可表现为肺外周的巨大囊肿,在影像学上与以囊肿为主的 1 型原发性囊状胚泡瘤难以区别。

产前诊断使得先天性肺部疾病有机会在合并感染前手术切除。这为更精确的组织病理学诊断提供基础,现在已知的先天性肺部病变可能同时伴有支气管闭锁、CPAM 和 / 或肺隔离症。因此,当怀疑 CPAM 伴有隔离症改变的混合病变时,通常在术前行 CTA 检查。如果存在混合病变,将显示来自胸主动脉或腹主动脉的相关供血动脉。在最单纯的情况下,CPAM 是由肺动脉供血,并由静脉引流到肺静脉。

有症状的 CPAM 通常通过肺叶切除术切除。出生后发现的无症状病变通常也会被切除,因为病变内可能同时存在或随后发展成胸膜肺母细胞瘤或横纹肌肉瘤的风险。需注意的是,产前检测到的 CPAM 偶尔会在产后早期的随访影像中自行退化。

肺隔离症　又称支气管肺隔离症,是一种先天的下呼吸道畸形。它由无功能的、与气管支气管树无正常连通的肺组织构成。该病变通常从胸主动脉接收动脉血供,有时可能由腹腔动脉、脾动脉、肋间动脉或锁骨下动脉的分支供血。静脉回流主要是通过肺静脉进入左心房,但也可能与腔静脉,奇

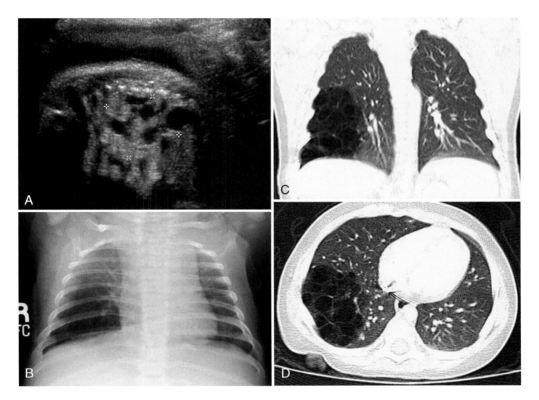

图 2-36　产前诊断 CPAM。A. 胎儿超声图像显示右下肺混合性囊性和实质性包块。B. 6 个月时随访胸片显示右下叶有透光的病变。冠状位（C）和轴位（D）亚序列 CT 扫描证实了由多个薄壁气囊组成的多房性透光病变。CT 血管造影未发现来自体循环动脉的供血。尽管该患儿无临床症状，但由于病变面积较大，右下叶被切除。组织病理学诊断为 II 型 CPAM

静脉或右心房发生异常连接。

　　肺隔离症分为叶内型（75%）和叶外型（25%）。ILS 指隔离肺组织通常嵌入在正常肺叶内，因此不被胸膜所覆盖。大多数 ILS 位于左下叶的后段。患者通常会在青春期或成年期并发反复肺炎。

　　ELS 指隔离肺组织独立于正常肺之外，通常被胸膜所覆盖，存在异常的体循环供血。静脉回流可以是多变的，可以通过奇静脉或半奇静脉，锁骨下静脉和肋间静脉或门静脉中的静脉系统回流，也可以回流到肺静脉。ELS 也可表现为左膈肌下或腹膜后肿块。ELS 患者在婴儿期常出现呼吸功能异常，常合并其他先天呼吸系统畸形，包括先天性膈疝（congenital diaphragmatic hernia，CDH）、CPAM、肺发育不全、先天性心脏病、胃肠道异常交通、椎体异常等。CDH 是最常见的并发症，也可以见到由隔离肺和 II 型 CPAM 组成的混合型病变。

　　肺隔离症的影像学表现与 CPAM 和支气管闭锁的影像学表现重叠，特别是因为已知这些疾病可能以混合病变的形式存在。所有这些疾病都可以

在 B 超检查中发现回声异常，MRI 表现为 T2 高信号病变。胸片上，肺隔离症表现为局灶性的实变和 / 或囊肿（图 2-37）。CT 上，可见到均质或非均质的实性肿块，有时内部有囊性成分。手术切除之前可通过 CTA 和 MRA 明确病变的异常体循环动脉供血。如果同时伴有支气管闭锁，则 ILS 可能表现为局部或区域肺气肿接受异常的体循环动脉供血，而不会有肺实变或肿块影（图 2-38）。

　　ILS 容易并发反复感染、气胸、出血和其他呼吸道并发症，因此，肺叶切除术是推选的治疗方法。胸腔内 ELS 一般因有并发感染的风险均作手术切除。而关于胸外或腹腔内 ELS 的治疗方法存在一些争议。由于此类 ELS 存在自行消退的可能，预期观察的治疗方法也是可行的。

肺未发育 / 发育不全 / 发育不良

　　肺发育异常的类型有以下几种：①肺未发育（pulmonary agenesis），指的是一个肺叶或小叶及其支气管的完全缺失；②肺发育不全（pulmonary

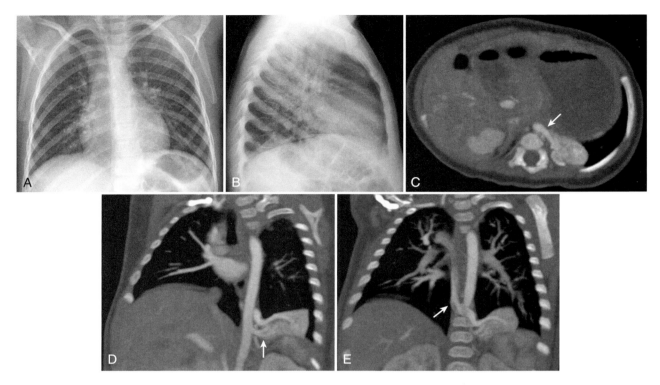

图 2-37 叶外型隔离肺。33 周胎龄婴儿伴胸部肿块。正位（A）和侧位（B）胸片显示左下叶后内侧见楔形软组织肿块影。C、D. 计算机断层扫描血管造影（CTA）的轴位和冠状位图像显示一个边界清晰的增强肿块影伴有来自主动脉（箭）一条较大的供血动脉。E. CTA 冠状位图像显示静脉回流至奇静脉（箭）

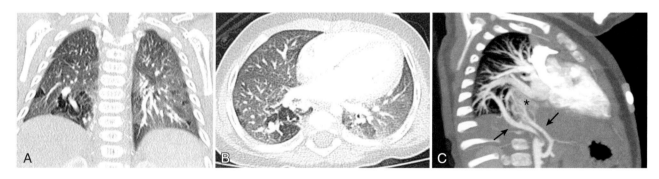

图 2-38 合并支气管闭锁的叶内型肺隔离症（混合病灶）。冠状位（A）和轴位（B）CT 肺窗图像显示右下叶后内侧的异常过度充气病灶，伴有异常的血管分支。C. 斜冠状 CT 血管造影图像显示邻近的增强肿块影（星号）。整个混合病变由来自腹主动脉的体循环侧支血管供血（箭）

aplasia），是指没有肺组织但存在不发育的叶支气管；③肺发育不良（pulmonary hypoplasia），肺叶未充分发育好但含有支气管和肺泡结构。这些存在肺发育异常的患者可能没有症状或可能存在不同程度的呼吸窘迫。还可能有其他的先天性畸形并存，包括心脏和血管、胃肠道、泌尿生殖系统或骨骼系统畸形。妊娠期胎儿患有 CDH 时，腹腔内结构可

通过膈疝口进入胸腔形成包块压迫，导致同侧肺发育不良。

肺未发育是一种罕见疾病，表现为仅有单侧肺，同时心脏和纵隔向未发育侧移位。胸片上可见一侧胸腔变小且不透 X 线（图 2-39），左侧较右侧更易受累。由于气道和大血管的解剖结构变异更明显，以及有关的气管支气管软化（TBM）和反复感染，

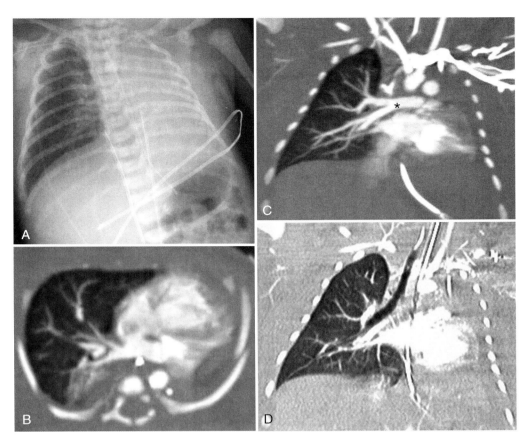

图 2-39　左肺未发育。A. 胸部正位片显示左侧胸腔小,右侧胸腔大,且心脏和纵隔结构向左侧胸腔移位。轴位(B)和冠状位(C)动脉 CTA 图像显示心脏被推入左侧胸腔以及较大的右侧肺动脉(星号)。D. 肺窗的冠状位 CT 图像显示右肺大而外观正常,未见左肺动脉或左肺组织,符合左肺未发育

右侧肺未发育时较左侧预后更差。出生后,二维和三维的多平面重建 CT 图像有助于区分肺未发育、发育不全和发育不良。而 MRA 可用于了解纵隔的血管结构。

如果宫内检测到肺未发育、发育不全或发育不良,尤其是存在多个其他多器官发育异常时,应进行染色体核型检查。如果在出生前检测到肺未发育,则应随访有无胎儿水肿。预后取决于有关肺发育的程度以及有无合并其他先天异常和严重程度。

先天性膈疝

先天性膈疝(CDH)是妊娠 8 周左右胸腹隔膜管未能正常融合而形成,导致腹腔内容物可经过膈肌的缺损疝入胸腔。CDH 最常见的类型是胸腹裂孔疝(Bochdalek 疝),多发生在左侧后部。疝内容物可能包含胃、肠、肝和 / 或脾脏。CDH 可伴随发生

其他畸变,包括神经管缺损等。也可合并其他综合征,如特纳综合征和其他染色体异常(包括 21 三体)等。疝入胸腔的肿块对发育中的肺造成影响,可导致肺发育不良,是引起患者死亡的主要原因。由于肺发育不全和继发的肺动脉高压导致持续性胎儿循环(persistent fetal circulation,PFC),新生儿通常发生低氧血症。

胸片上,胸部可见疝入的肠袢形成的气泡样透亮影,心脏和纵隔向对侧移位。心脏纵隔的移位可改变支持管道的预期位置,包括胃肠导管和脐动静脉导管(图 2-40)。如果产前超声检测到 CDH,行胎儿 MRI 评估疝囊以及继发的肺发育不良,将有助于指导制订分娩时的呼吸支持方案。疝囊中肝脏的存在提示预后相对较差。手术修补是最佳的治疗方法。严重呼吸衰竭的患者通常需要 ECMO 的支持。

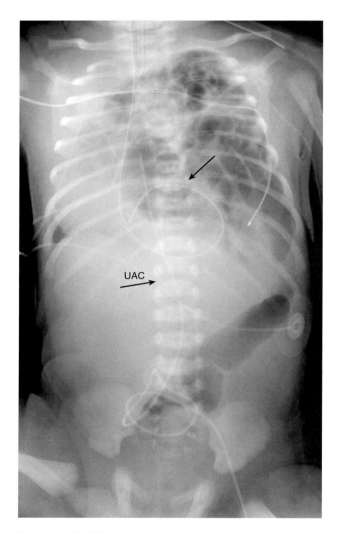

图 2-40　左侧先天性膈疝。患有呼吸窘迫症的新生儿胸部和腹部卧位片显示,充满气体的肠腔占据了左侧胸腔,并将心脏和纵隔挤入右侧胸腔。肠导管盘绕在胃中,并已移位至胸腔(箭)。脐动脉导管(UAC)(箭)位于主动脉中,并被推移至右侧胸腔

肺发育不良或先天性肺叶静脉综合征

肺发育不良多为偶然发现,常无明显临床表现。但有一例外见于肺发育不良综合征,也称为先天性肺叶静脉综合征。该综合征包括肺发育不良或发育不全,胸或腹主动脉向肺提供体循环动脉供血,一个或多个肺叶异常肺静脉引流,肺动脉缺失或发育不良以及偶见椎体和肋骨异常。肺发育不良也可能与其他先天性肺异常有关,例如支气管源性囊肿、马蹄肺(图 2-41)、先天性心脏病(房间隔缺损最常见)和泌尿生殖道异常。根据肺发育不良的程度,左向右分流导致肺循环充血的程度,以及其他相关先天性畸形的严重程度,先天性肺叶静脉综合征患者的临床表现各异。

弯刀综合征(Scimitar syndrome)包括右侧肺一叶或多叶发育不良或发育不全,膈下部分肺静脉异位连接(partial anomalous pulmonary venous connection,PAPVC),肺动脉缺失或变小,以及偶发的椎体和肋骨发育异常。肺静脉异位连接最常见右肺静脉引流至 IVC。因异位连接静脉的外观形似土耳其弯刀,故取名弯刀综合征。由于右心容量超负荷和肺动脉高压,婴幼儿常表现为充血性心力衰竭。而在较大儿童可发生右肺基底部的反复感染。

胸部平片可显示异常静脉从右侧横膈内下方进入 IVC,影像上通常呈弯刀形(图 2-42)。超声心动图可确定肺静脉的数目、位置、走行以及血流的方向和可能的梗阻部位。借助二维和三维成像的 CT 和 MRI 图像可以精确描绘出心脏和静脉的形态。

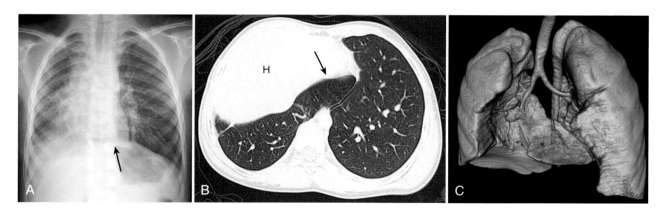

图 2-41　马蹄肺。A. 反复肺炎的 4 岁男孩的胸部正位片显示,右半胸小伴右肺发育不良,心脏和纵隔向右侧胸腔移位。心脏边缘可见微小透亮区(箭),提示肺组织已跨越中线。B. CT 轴位图像显示异常的肺段(箭)从心脏(H)后方越过连接左右肺。C. 肺容积成像图像显示右肺和左肺在中线下方连接,为马蹄肺影像改变

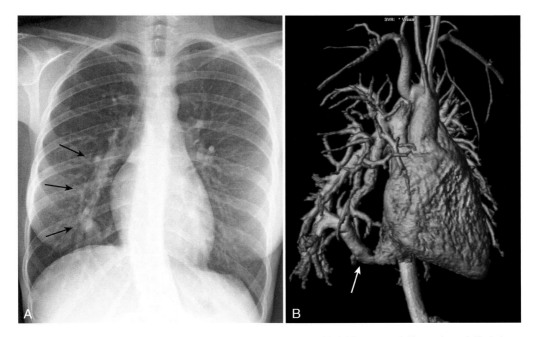

图 2-42　弯刀静脉，或部分肺静脉异位连接至 IVC。A. 有劳力性呼吸困难的 17 岁男孩的胸部正位片显示异常血管影（箭）从右肺门向右心膈角延伸，形似弯刀。B. MRA 容积成像图像显示异常肺静脉与 IVC 连接（箭），导致左向右分流及右心容量负荷增加

如果 PAPVC 患者出现肺循环超负荷的症状，以及分流大于 2 : 1 时，则需考虑手术修补。将异常静脉重新连接到左心房，伴或不伴阻断右肺总静脉回流至左心房。有可能同时栓塞体循环侧支动脉。

肺动静脉畸形

肺动静脉畸形（pulmonary arteriovenous malformation）中，40% 的病例为单发或多发，其余 60% 的病例发生在遗传性出血性毛细血管扩张症（Osler-Weber-Rendu 病）的患者中。患儿可能出现发绀、呼吸困难、咯血、杵状指和红细胞增多症。胸膜下是动静脉畸形的好发部位，最好通过栓塞治疗（图 2-43）。

炎症

感染

细菌性肺炎　肺部细菌感染表现为肺叶和肺段的实变，可伴有胸腔积液。最常见的病原体是肺炎链球菌、流感嗜血杆菌和金黄色葡萄球菌。葡萄球菌肺炎最常见于小婴儿，流感嗜血杆菌肺炎通常发生在 6~12 个月大的婴幼儿，而 1~3 岁儿童常发

生肺炎球菌肺炎。肺炎通常发生在上呼吸道病毒感染之后，儿童细菌肺炎常表现为咳嗽、胸痛和发热。但从临床表现上难以区分感染的病原。

金黄色葡萄球菌和流感嗜血杆菌可能并发脓胸。50% 的葡萄球菌肺炎患者可出现肺大疱，常为多发性。肺大疱的发生与气道阻塞形成单向阀导致间质性肺气肿（pulmonary interstitial emphysema，PIE）和局部肺气肿相关，这些病变通常在 6 周内完全消失（图 2-44）。而链球菌性肺炎中较少发生肺大疱。影像学检查通常无助于确定肺炎的病原体。细菌性肺炎多为大叶性实变并可见空气支气管征，影像学改变通常在 2~3 周内恢复正常。

在 8 岁以下的儿童，葡萄球菌或肺炎球菌肺炎可呈现边缘模糊的球形病灶，被称为"圆形肺炎"（图 2-45），形似一个肿块或转移性病灶。其圆形被认为是由于肺间质内细菌通过 Kohn 孔和 Lambert 管离心性扩散形成。通过有效的抗微生物治疗后圆形肺炎可完全恢复。

儿童单纯性肺炎无须常规行 CT 扫描。超声检查可评估肺炎旁胸腔积液的复杂性，还可鉴别肺叶的实变与包裹性胸腔积液。但不易区分积液是渗出液（脓肿）还是漏出液。而增强 CT 检查有助于鉴别积液的性质，在脓胸中可见复杂性胸腔积液边缘强化。

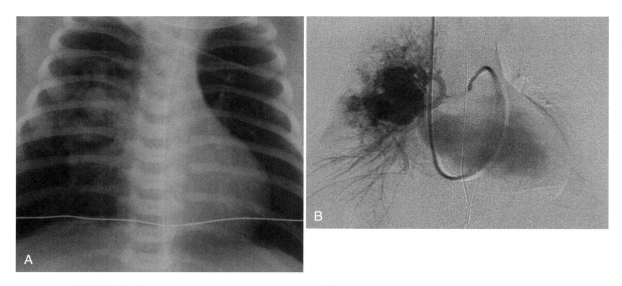

图2-43　肺动静脉畸形(arteriovenous malformation, AVM)。A. 咯血患儿的胸部正位片显示右上叶片状不透亮区。B. 该患者通过常规血管造影诊断为肺 AVM, 给予了线圈栓塞治疗

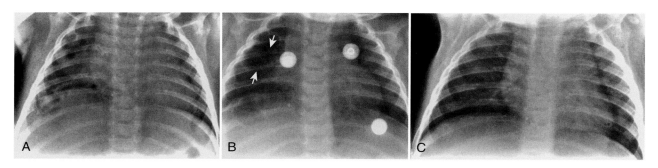

图2-44　葡萄球菌肺炎。A. 婴儿的胸部正位片显示弥漫性斑片状肺泡浸润影。B. 1 周后, 一个右上肺气囊肿形成(箭)。C. 六周后, 肺部阴影完全消失

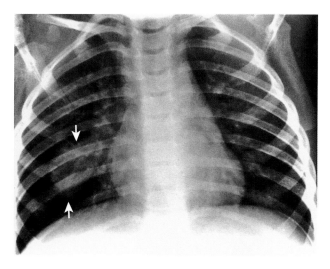

图2-45　圆形肺炎。3 岁肺炎球菌感染患者胸部正位片显示, 右中下肺见一边界清晰的圆形不透亮病灶(箭)。诊断 2 周后, 胸片显示实变影消失

百日咳肺炎　百日咳肺炎由百日咳鲍特菌引起, 最常见于 5 岁以下的儿童, 女童更常见。胸部平片常见肺门周围条状浸润影, 伴肺门淋巴结肿大, 常为单侧。这种浸润的特征有时被称为"毛茸茸心影"(图 2-46)。由于百日咳疫苗的广泛接种, 该疾病在美国的发病率较疫苗接种前降低了 80% 以上。但百日咳仍然是发展中国家儿童的主要健康问题。

肺炎支原体　肺炎支原体是导致呼吸道感染流行的常见病原体, 主要发生在学龄期儿童和青少年。它是 5 岁以上儿童肺炎的最常见病因。感染者中, 约 50% 为气管支气管炎, 30% 为肺炎, 10% 为咽炎, 10% 为中耳炎。支原体肺炎的临床症状不如细菌性肺炎严重。胸部平片可见肺段、亚段或网状间质浸润影。也可见整叶受累, 主要影响肺下叶

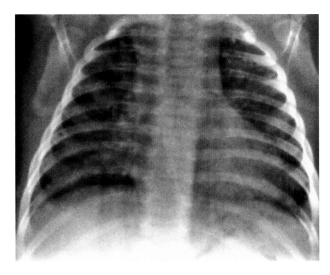

图 2-46　百日咳肺炎。胸部正位片显示肺门周围间质浸润，有时可见"毛茸茸心影"，多见于百日咳和沙眼衣原体感染

（图 2-47）。20% 的患者可合并胸腔积液。通常以支持治疗为主，恢复速度相对较慢。

分枝杆菌感染　由结核分枝杆菌引起的原发性结核（tuberculosis，TB）最初发生在肺部，其后可播散到全身。几乎所有的婴幼儿患者均在吸入暴露后感染。首先表现为不透光的渗出性病变，随后超敏反应发展超过 3~8 周，肺门和纵隔淋巴结肿大，肺实质中可发生钙化、干酪坏死和瘢痕形成。

影像学上将肺实质瘢痕、受累的淋巴及淋巴结称为 Ranke 原发综合征。随着耐药性的产生，发展为原发感染后的结核病。表现为整个肺段或肺叶实变，同侧淋巴结肿大，胸腔积液和肺空洞形成（图 2-48）。结核杆菌可通过淋巴管和静脉系统播散，可在 6 个月内发生粟粒型（继发性）结核病（图 2-49），表现为肺内 2~3mm 的微小结节，并可出现广泛播散。

病毒病原体　肺段或肺叶等含气区域病变，多由细菌感染引起。而气道病变更常见于病毒感染。在 2 岁以下的儿童，呼吸道合胞病毒，副流感病毒（1、2 和 3 型），流感病毒和腺病毒可导致终末及呼吸性细支气管炎症、水肿、表皮细胞脱落坏死以及黏液分泌增多，而肺泡不受累。胸片显示过度通气，支气管管壁增厚（"袖套"征）和散在的肺不张（"通气紊乱"）。在连续的胸片上，可以看到游走的肺不张。肺尖很少累及，胸腔积液和脓胸少见。一般需要 2 周时间恢复正常。2 岁以上的儿童病毒感染的胸片表现和反应性气道疾病的影像相似。反复发生毛细支气管炎的儿童需要注意囊性纤维化的可能。

其他感染　除流行地区外，肺真菌感染在儿童中相对罕见。在美国，组织胞浆菌病主要在中部地区流行，而球孢子菌病在西南部地区流行。胸片检

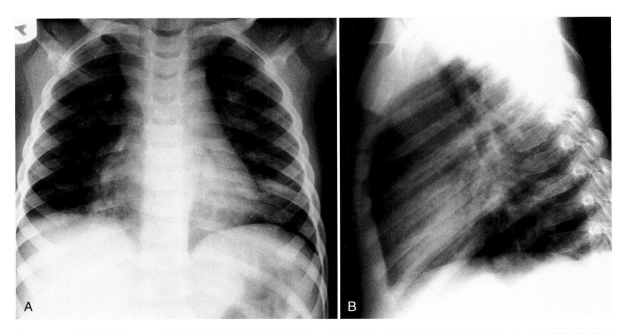

图 2-47　支原体肺炎。A. 支原体肺炎患者的胸部正位片。可见右下叶和舌叶的亚段肺不张。B. 相应侧位片显示过度通气，膈面扁平，以及胸骨后间隙增宽

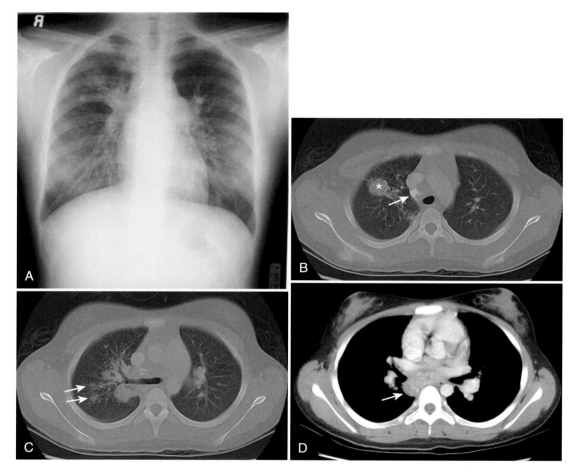

图 2-48 原发性结核病后。患原发性肺结核的 13 岁女孩在给予异烟肼治疗 2 年后,仍反复发热,盗汗和体重减轻。A. 胸部正位片显示,肺门周围影增厚,右肺门增大,右上叶见不透光片状结节影。B. CT 轴位图像显示右上叶前段不透光结节影(星号),考虑结核瘤。右侧气管旁可见钙化的肿大淋巴结(箭)。C. CT 轴位图像显示,右肺门周围小叶中央型不透光病灶,并可见外周沿着支气管播散的多个小结节卫星灶(箭)。D. CT 轴位图像纵隔窗显示,隆突下的不均质低密度肿大淋巴结及奇静脉食管隐窝膨胀(箭)。患者自初次接受治疗以来,多次接触活动性肺结核的家庭成员,痰培养结核分枝杆菌阳性,其后该患者接受多药治疗

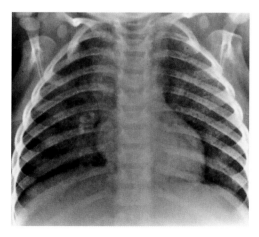

图 2-49 粟粒性结核。胸部正位片显示多发性粟粒性肺结节,右肺门和纵隔淋巴结肿大

查难以鉴别,有时可与原发性结核类似,可表现为肺门和纵隔淋巴结肿大,肺间质内粟粒性肉芽肿。对于组织胞浆菌病,疾病后期肺实质病灶的钙化和淋巴结肿大较常见。

存在免疫缺陷的儿科患者可发生机会性肺部感染。这些可发生在艾滋病、白血病 / 淋巴瘤化疗后或移植术后的患者中。卡氏肺孢子虫、水痘和某些真菌是相对常见的病原体。

卡氏肺孢子虫感染发生在体质衰弱或其他免疫功能低下的儿童中。它最常见于正在接受治疗的白血病或淋巴瘤患者,也是艾滋病儿童中最常见的机会性肺部感染病原。患者表现为咳嗽、呼吸急促和身体不适,常常危及生命。在疾病早期,胸片

改变可与呼吸道病毒感染的儿童类似。随后从肺间质的网状结节影发展到弥漫性肺泡实质，主要累及肺门和肺底。肺体积正常或偏小，可并发胸腔积液(图 2-50)，罕见肺门淋巴结肿大。通常需肺活检确诊。

水痘是一种儿童期传染性很强的病毒感染性疾病，在健康儿童中死亡率较低，但在成人和免疫功能低下的儿童中死亡率较高。在儿童中表现为咳嗽、发热和皮肤疱疹，伴有轻度的全身症状。在免疫功能低下的患者可出现肺含气区域的病变(占所有病例的 1%)，在相对年长的儿童中表现可能较复杂。胸片可见结节浸润影，可进展为大片状实变影，主要累及肺基底部和肺门周围。绝大部分病变可完全吸收，但急性感染后 2 年内也可出现肺实变区的点状钙化影，并终身存在。

曲霉病是一种较常见的散发感染性疾病，多见于存在哮喘、囊性纤维化和慢性肉芽肿等基础疾病的儿童。曲霉感染可引起过敏反应。在中性粒细胞免疫功能低下的患者容易发生侵袭性曲霉感染。肺空洞病变基础上的双重感染或"菌丝瘤"在儿童中少见。

血管侵袭性曲霉感染是该疾病的一种亚型。胸片显示局灶的实变伴有周围的毛玻璃影或"晕征"。疾病后期，可见"新月征"迹象，这是实变区内坏死物周围存在空气影形成。

气道高反应或变应性曲霉病可能出现类似细支气管炎的影像学改变。也可出现黏液堵塞，表现为"指套征"。CT 上可显示支气管扩张(图 2-28)。

应尽早给予糖皮质激素治疗以预防支气管扩张和不可逆的气道损伤。

Swyer-James 综合征 Swyer-James 综合征是儿童闭塞性支气管炎的一种表现。由病毒性肺炎进展形成，表现为气道和肺血管的数量和大小的减少。

胸片可见部分肺野透亮度增高伴血管影减少。HRCT 显示受累的肺部气体潴留，肺动脉变小，支气管扩张和支气管壁增厚(图 2-51)。

单侧过度透明肺需要与支气管异物、气胸、CLH，肺或肺动脉发育不良，代偿性过度充气以及放疗后相关肺病变相鉴别。

囊性肺疾病

囊性纤维化 囊性纤维化(cystic fibrosis,CF)是北欧高加索人中最常见的致死遗传性疾病。它是引起外分泌腺功能障碍的常染色体隐性遗传疾病。肺、胰、肝脏和肠道最常受累。由于常染色体 7q31.2 上的 CFTR 基因突变导致外分泌腺上皮细胞膜上的氯和钠转运异常，致使分泌物黏稠。目前已发现 1 000 多种 CFTR 基因的突变，临床表型具有多样性。可表现为反复肺部感染，慢性鼻窦炎合并鼻息肉，肠和胆道系统的慢性阻塞，胰腺功能障碍和不育症。

肺部感染包括从婴儿期的反复发作的细支气管炎到儿童期的慢性咳嗽和反复呼吸道感染，到青少年和年轻人的慢性肺部疾病。随着疾病进展逐渐出现呼吸功能不全和肺动脉高压，通常在 30~40

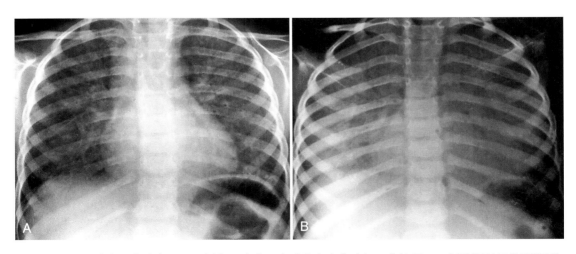

图 2-50 卡氏肺孢子虫肺炎。A. 1 例卡氏肺孢子虫感染患者的胸部正位片显示双侧弥漫性网状浸润影。B. 进展为弥漫性肺实变

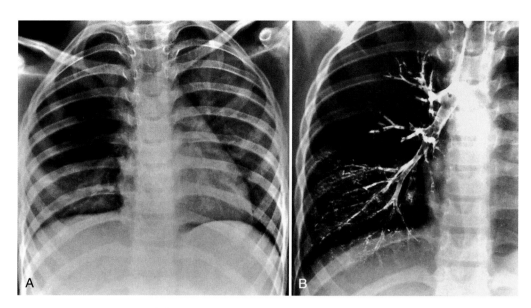

图 2-51 Swyer-James 综合征。A. 胸部正位片显示右肺小而透亮度高。B. 支气管造影证实右上叶和中叶的肺组织闭塞

岁时死亡。主要由于并发症所致,例如肺出血。

早期胸片可以正常,或者在影像上与婴儿和儿童的细支气管炎无法区分。肺通常过度通气,反复感染和进行性加重的支气管黏液阻塞导致弥漫性的支气管壁增厚和黏液嵌塞,形成囊性支气管扩张。支气管扩张最初累及中央支气管,随后逐步向周围进展。全肺均可发生支气管扩张,以舌叶和右中叶最明显。导致慢性肺容量减少,瘢痕性肺不张和瘢痕纤维化形成(图 2-52)。囊性纤维化(CF)的早期,反复感染(铜绿假单胞菌和金黄色葡萄球菌感染常见)导致反应性淋巴结肿大,胸片上可见明显的肺门软组织影。在疾病的后期,肺动脉高压引起肺动脉增宽也可能导致肺门软组织影突出。

CF 的并发症包括气胸、肺心病引起的肺高压以及肺出血。肺出血是因增生的支气管动脉侵蚀入邻近的支气管所致,支气管动脉扩张则是由慢性肺部炎症引起。

支持治疗和及早期抗感染治疗可以显著提高患者的预期寿命。治疗方法包括长期使用抗生素,口服和吸入糖皮质激素,管饲营养支持和胰酶治疗,以及肺移植。

原发性纤毛运动障碍　原发性纤毛运动障碍(primary ciliary dyskinesia),也称纤毛运动障碍综合征,是一种常染色体隐性遗传病,其特征是先天性纤毛结构异常。纤毛动力障碍是由于呼吸道、中耳、输卵管和生精小管的纤毛动力蛋白缺陷所致。这些患者可能患有慢性肺和鼻窦疾病,不育症和耳聋。通常最初表现为慢性鼻窦炎和慢性中耳炎,可能出现传导性听力损失和随后的语言发育延迟。

影像学表现与囊性纤维化患者类似。可见过度充气,支气管壁增厚和支气管扩张,支气管扩张在舌叶,右中叶和下叶最明显。影像学还可见气管内黏液阻塞,小叶中央型结节和树芽征,并可见空气潴留。内脏转位、鼻窦炎和 / 或鼻息肉和支气管扩张三联征提示 Kartagener 综合征,Kartagener 综合征是原发性纤毛不动综合征的一个亚型(图 2-53)。慢性肺部疾病伴有不育或耳聋史即证实了诊断。

与囊性纤维化相比,原发性纤毛运动障碍的自然进展相对缓慢。疾病管理包括严格的肺部物理治疗,早期抗感染治疗以及针对常见感染病原体进行免疫接种。

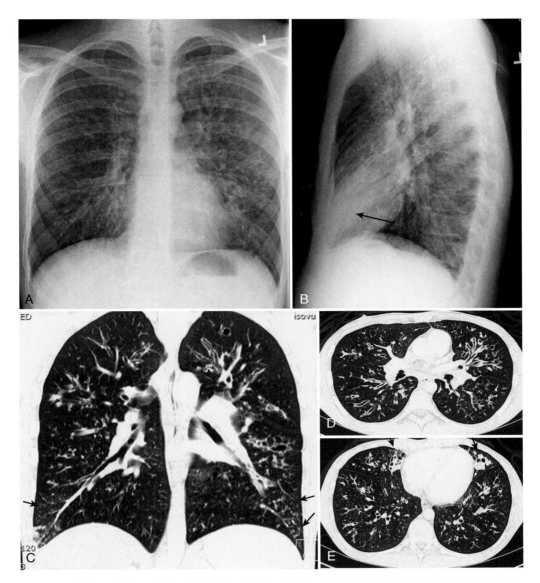

图 2-52　囊性纤维化。正位(A)和侧位(B)胸部平片显示,厚壁的扩张支气管从肺门向周边延伸。左右心缘模糊。侧位片的前方可见扩张的支气管周围存在不透光区(箭),考虑为右中叶和舌叶的瘢痕性肺不张。C. CT 冠状位肺窗图像再次显示扩张的支气管管壁增厚,可见树芽征和散在分布的间质模糊影,以下叶外侧明显(箭)。这反映了炎症的变化。D 和 E 的 CT 轴位图像显示,广泛的支气管扩张,右中叶和舌叶(箭)中存在扩张的、黏液填充的细支气管和肺容积减少

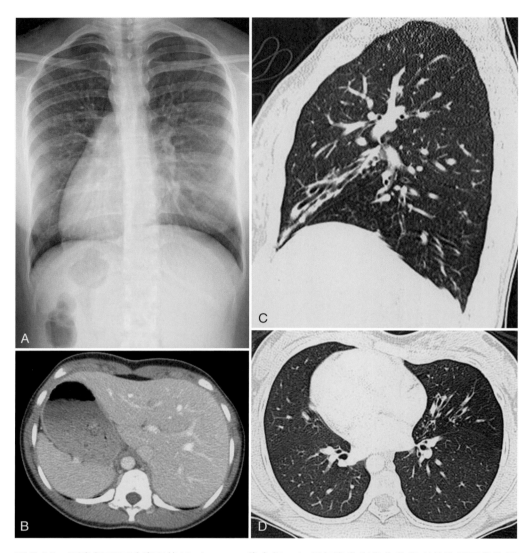

图 2-53   原发纤毛运动障碍伴 Kartagener 综合征。A. 反复鼻窦炎发作的患者的胸部正位片显示完全内脏转位,包括右位心和右位胃。B. 上腹部的 CT 轴位图像显示右位胃和左位肝脏。CT矢状位(C)和轴位(D)图像显示,管壁增厚的扩张支气管延伸到形态学上类似右中肺的左侧肺中

肿瘤／肿块样病变

纵隔肿块

纵隔肿块是儿童中最常见的胸腔肿块(框 2-1)。框 2-1 中以黑体字列出了所有肿块中大部分的病变。约 30% 的病变发生在 12 岁前。前纵隔病变约占 30%,中纵隔病变占 30%,后纵隔病变占 40%。

前纵隔

胸腺疾病   如前所述,胸部平片中婴儿增大的胸腺可以类似病理性纵隔肿块,可以进一步行超声、CT 或 MRI 检查明确。弥漫性胸腺肿大可能为甲状腺功能亢进、艾迪生病(Addison disease),以及类似于淋巴瘤、白血病和朗格汉斯细胞组织细胞增生症(Langerhans cell histiocytosis,LCH)的浸润性疾病。在接受糖皮质激素治疗、化疗或放疗的患者的连续随访影像上,可观察到胸腺反弹性增大或胸腺增生。由于应激,早产儿的胸腺通常很小或发育不良。胸腺发育不良［迪格奥尔格综合征(DiGeorge syndrome)］见于出生时胸腺(或甲状旁腺)缺失或很小的婴儿,这是由于妊娠第 6~12 周胎儿的第 3 和第 4 咽囊发育不良所致。迪格奥尔格综合征可并发先天性心脏畸形,包括法洛四联征、永存动脉干、大血管转位、室间隔缺损和肺动脉瓣缺失。

框 2-1　纵隔肿块

前纵隔

胸腺：正常，反弹性增生，胸腺囊肿，胸腺瘤

畸胎瘤（三层），皮样囊肿（两层）

淋巴瘤

异位甲状腺

中纵隔

炎性淋巴结，**淋巴瘤**

前肠发育异常（支气管肺前肠畸形）

突出的肺血管，主动脉扩张或动脉瘤，

心包异常

后纵隔

神经源性肿瘤：节细胞神经瘤，神经胶质瘤，神经母细胞瘤

先天性病变：肺隔离症，支气管源性或神经源性囊肿

上纵隔

淋巴管畸形或囊性水囊肿

支气管源性囊肿

神经源性肿瘤

罕见的血管病变

　　胸腺囊肿是由于先天性胸腺咽管持续存在所致的一种罕见疾病。患者通常无症状，多为偶然发现。胸腺囊肿可表现为单房或多房的囊性肿块，增强扫描后无内在强化（图 2-54）。MRI 可以排除附壁结节的存在，附壁结节可能提示病变为囊性肿瘤而不是一种良性病变。

　　胸腺瘤是最常见的胸腺原发性恶性肿瘤。它起源于胸腺髓质上皮。当儿童出现胸腺瘤时，常会伴有副瘤综合征，例如重症肌无力，红细胞发育不全或低人免疫球蛋白血症。病理上胸腺瘤分为侵袭性和非侵袭性两种亚型。胸腺瘤通常生长缓慢，并伴有非特异性症状，例如咳嗽和胸痛。

　　胸部平片通常显示为非特异性的前纵隔肿块（图 2-55A、B）。在 CT 和 MRI 上显示轻度的不均质性（图 2-55C~F）。邻近的纵隔结构可能出现移位和 / 或受压。侵袭性的胸腺瘤在 CT 上可见钙化影，或在增强的 CT 和 MRI 上显示囊性退变或坏死病灶。胸腺癌在儿童中很少见，横断面影像上通常表现为异质性，有些伴有邻近的淋巴结肿大和远处转移。

相关的预后较差。

　　淋巴瘤　淋巴瘤是在儿童中仅次于白血病和中枢神经系统肿瘤的第三大常见肿瘤。是前纵隔最常见的包块，占整个纵隔包块的 25%。在大约 30% 的淋巴瘤患者中，可发现双侧纵隔淋巴结肿大。在大约 50% 的急性淋巴细胞白血病中，也有类似发现，因此称"白血病 / 淋巴瘤综合征"（图 2-56）。

　　淋巴瘤分为霍奇金和非霍奇金两种亚型。非霍奇金淋巴瘤（non-Hodgkin lymphoma，NHL）占儿童淋巴瘤的一半以上，有 70% 以上患者就诊时已出现转移病灶。其临床表现呈隐匿形式，仅有少数非特异性症状。NHL 有四种主要类型。Ⅰ 型通常发生在膈上，而 Ⅱ 型和 Ⅲ 型通常发生在膈下。Ⅳ 型可发生在任何地方，但在纵隔中很少见。纵隔 NHL 通常起源于 T 淋巴细胞，而腹部 NHL 通常起源于 B 淋巴细胞。NHL 主要表现为结外疾病。总体而言，最常见的原发部位是回盲肠，其次是纵隔。NHL 会经血源播散，大约一半的患者会出现纵隔肿瘤。

　　伯基特淋巴瘤是儿童中最常见的 NHL 亚型。它是儿童中生长最快的肿瘤。通常出现结外病变，多发生在腹部。常见的症状包括腹痛、明显的包块、恶心、呕吐、肠压迫或肠套叠引起的肠梗阻以及急性阑尾炎。伯基特淋巴瘤有三种表现形式：①地方性伯基特淋巴瘤，与 EBV 感染有关；②散发性伯基特淋巴瘤，原因不明；③与免疫缺陷有关的伯基特淋巴瘤，发生在艾滋病患者和先天性或移植后的免疫抑制患者。

　　移植后淋巴组织增生性疾病（posttransplant lymphoproliferative disorders，PTLD）代表了一组异质性淋巴增殖性疾病，是实体器官移植和骨髓移植后的严重并发症。儿童 PTLD 的发病率比成人高得多，且大多数病例与 EBV 感染相关。PTLD 可累及任何器官系统，胃肠道和肝脏是最常见的结外病变部位。减缓移植后的免疫抑制是治疗的主要手段。阿昔洛韦可用于治疗 EB 病毒感染。

　　约 10% 的霍奇金淋巴瘤发生在儿童，起源几乎都是淋巴结节性的，并且通过直接扩散而播散（图 2-57）。多数患者最初表现为纵隔肿块，可伴有肺门淋巴结肿大。颈淋巴结病变几乎总是与纵隔病变并存。在腹部，腹主动脉旁和腹腔淋巴结比肠系膜淋巴结受累更常见。与 NHL 不同，霍奇金淋巴瘤的临床表现相对明显，通常表现为疲劳，乏力，盗汗，淋巴结肿大。

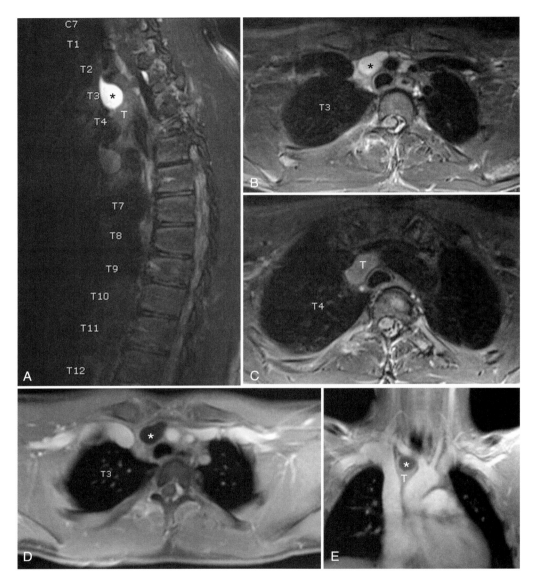

图 2-54　胸腺囊肿。A. 一背部疼痛患者的脊柱 T2 加权 MRI 矢状位图像显示胸腺（T）上方前纵隔见一边界清楚的均质囊性结构（星号）。B. 随访胸部 MRI 显示主动脉弓分支水平的双叶结构病灶存在 T2 高信号（星号）。C. 主动脉弓稍低水平，气管旁间隙内可见低信号软组织影为残余的胸腺（T）。轴位（D）和冠状位（E）造影剂增强梯度回波后对比磁共振成像显示未增强的囊性结构（星号），而周边的正常胸腺组织出现强化（T）。这证实了胸腺囊肿的诊断

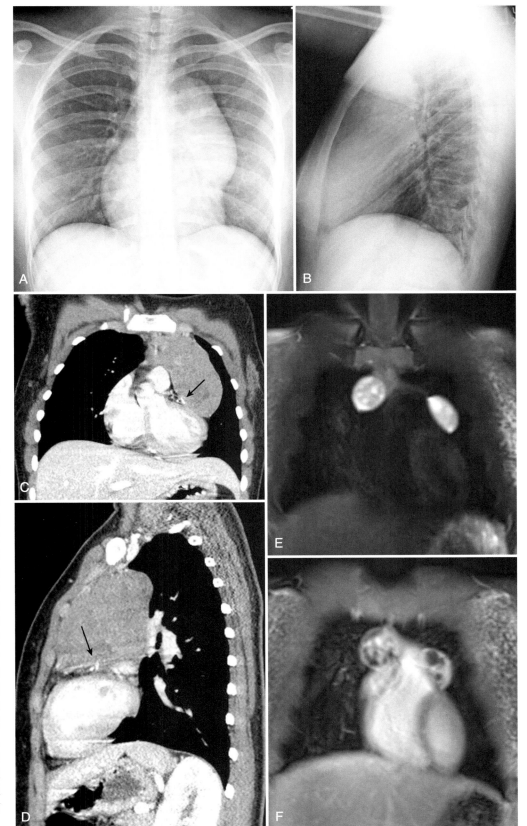

图 2-55 胸腺瘤青少年患者伴咳嗽和胸痛。A. 胸部正位片显示左纵隔边缘增宽伴一高密度分叶状的软组织肿块。B. 侧位片显示该肿块位于前部。冠状位(C)和矢状位(D)CT 图像显示轻度非均质的肿块影,沿其下缘有周边钙化(箭)。术后诊断为胸腺瘤。另一青少年冠状位 T2 脂肪饱和(E)及 T1 梯度回波(F)后对比磁共振成像显示前纵隔左右两侧可见一边界清晰、椭圆形肿块,后经病理证实为双叶的胸腺瘤。这些显示了相似的不均匀的 T2 高信号和增强

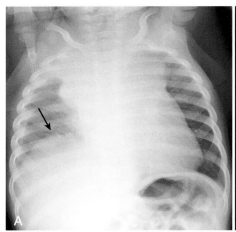

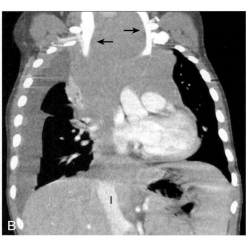

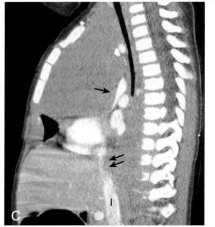

图 2-56 白血病 / 淋巴瘤综合征。A. 一名因咳嗽和喘息正进行抗哮喘治疗的 19 月龄患儿,胸部正位片显示气管两侧有一大而高密度的纵隔肿块。右肺通气不足并伴胸腔积液,右膈面明显抬高(箭)。冠状位(B)和矢状位(C)增强 CT 图像显示一大且均匀增强的前纵隔肿块,向上延伸至颈前部,致使血管结构向下外侧及后方移位(箭),气管前后径变小。右侧大量胸腔积液,在直立位胸片上显示为肺底部积液,仰卧位 CT 扫描图像显示积液由肺底部向肺上叶、中叶和肺两侧延伸。纵隔肿块沿右心缘向下延伸至腹膜后下腔静脉旁(D),使下腔静脉变窄(双箭)。D、E. 轴位 CT 图像显示纵隔肿块向后压迫无名静脉(箭,D)。大量胸腔积液周围可见异常的、增厚的、强化的胸膜,与肿瘤信号一致(星号)。这是 T 细胞淋巴细胞白血病的一个非常典型的表现

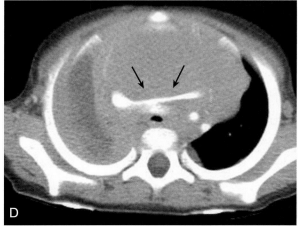

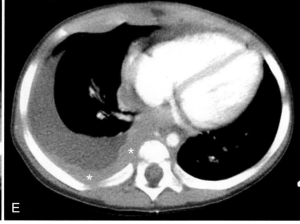

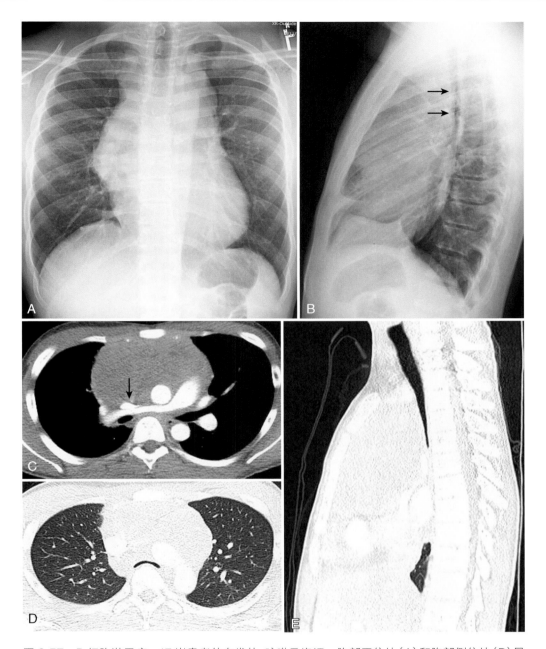

图 2-57　B 细胞淋巴瘤。17 岁患者伴有发热、咳嗽及盗汗。胸部正位片（A）和胸部侧位片（B）显示前纵隔存在巨大、分叶状的高密度肿块，气管穿行该肿块区域时前后径变小（箭）。C. 轴位增强 CT 显示肿块压迫上腔静脉并导致其后移（箭）。轴位（D）和矢状位（E）肺窗 CT 图像证实气管、隆突明显变窄

　　影响预后的重要因素有是否累及骨髓，未累及骨髓提示预后较好。肿瘤分期对指导治疗至关重要。CT 和 MRI 可用于诊断评估，闪烁扫描检查（枸橼酸镓 -67）和正电子发射断层扫描（PET）可用于评估治疗反应。治疗以化疗为主。

　　生殖细胞肿瘤　生殖细胞肿瘤（germ cell tumor）起源于原始生殖细胞，包括畸胎瘤，精原细胞瘤，非精原生殖细胞肿瘤（non seminomatous germ cell tumor，NSGCT）。这类肿瘤最常发生在性腺，性腺外最常见的部位是前纵隔。

　　纵隔生殖细胞肿瘤最常见的类型是成熟的畸胎瘤。这种肿瘤通常是复杂的囊性病变中含有软组织成分、脂肪和钙（图 2-58）。通常无明显临床症状，多偶然发现。恶性畸胎瘤较良性少见。它最常

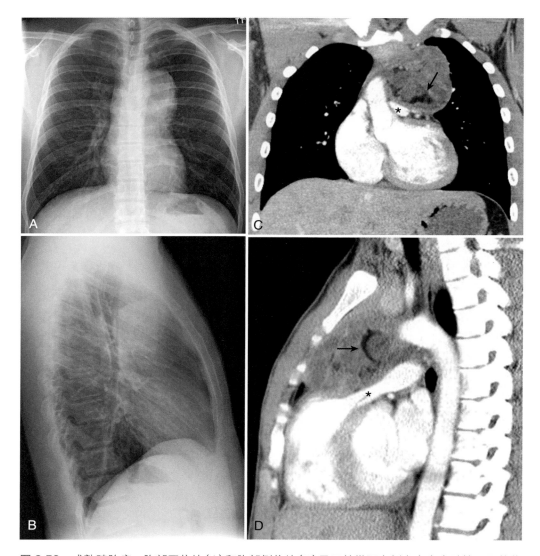

图 2-58　成熟畸胎瘤。胸部正位片（A）和胸部侧位片（B）显示前纵隔左侧有高密度肿块。冠状位（C）和矢状位（D）增强 CT 图像显示前纵隔密度不均肿块造成肿块效应（占位效应），主肺动脉干明显缩窄（星号）。该肿块内可见分叶状液体密度区,液体密度与胃液类似,此外也有多个脂肪密度区（箭）

发生于青春期男性并表现为大的有症状的包块（图 2-59）。最常见在骶尾骨区域,而仅有 10% 发生在纵隔。

　　精原细胞瘤是生殖细胞瘤中最常见的原发性纵隔恶性肿瘤,在青少年和成年男性中常见。这类肿瘤通常是体积较大的均质性软组织肿块,外观呈轮廓清晰的分叶状。精原细胞瘤常横跨中线,并对周边组织造成占位效应。

　　NSGCT 包括胚胎癌,内胚窦瘤,绒毛膜癌和混合生殖细胞瘤。大多数 NSGCT 患者临床症状明显,常表现为远处转移。在影像学上,这类肿瘤呈非均质影伴有出血和坏死病灶（图 2-60）。

　　中纵隔　中纵隔肿块的鉴别诊断包括淋巴结肿大、食管裂孔疝、支气管肺前肠畸形和血管畸形。对于淋巴结病变,通常考虑淋巴瘤和白血病等肿瘤。感染性包块也较常见,如肺结核、组织胞浆菌病、结节病等,以及免疫缺陷患者中的卡氏肺孢子虫等机会性感染。

　　前肠重复囊肿可与胃肠道（肠）、气道（支气管）或椎管（神经肠）相通,根据其连通方式,囊肿内可能为实性或充满气体,或者存在气液平面。右侧比左侧更为常见,通常与隆突有关。当呼吸道或食管

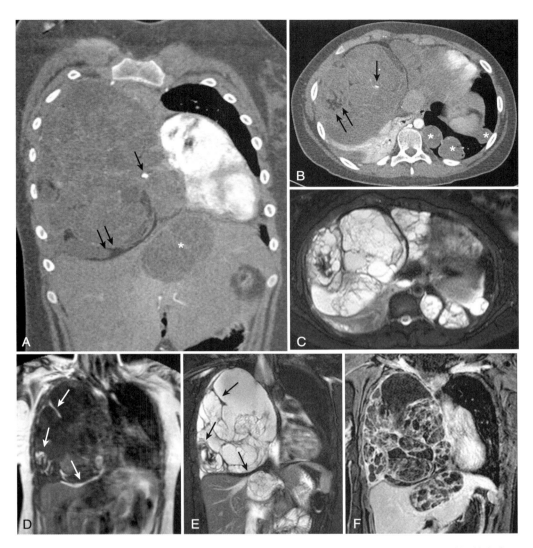

图 2-59 未成熟畸胎瘤伴转移。冠状位（A）和轴位（B）增强胸部 CT 显示巨大的肿块，其密度不均，以低密度为主，肿块充盈右半胸，并使心脏向左移位。肿块内有点状钙化（箭）以及与脂肪组织一致的低衰减区（双箭）。转移瘤位于肝脏（A，星号）和左下肺（B，星号）。C. 轴位 T2 加权脂肪饱和法磁共振成像显示病灶及其转移灶由多房囊肿组成。D. 冠状位 T1 加权。E. 冠状位 T2 脂肪饱和法。F. 冠状位 T1 加权与脂肪饱和图像对比，再次显示肿块的多房囊性特征，其中 T1 加权图像呈低信号，T2 加权图像信号增强，造影后仅边缘和间隔增强。注：肿块的脂肪部分在 T1 加权图像上显示高信号影（D，箭），脂肪饱和图像上显示低信号（E，箭）

存在明显压迫时则会出现相应的症状（图 2-34）。

一些血管异常也可能表现为纵隔肿块，包括血管环、肺动脉吊带、肩胛动脉弓（颈位主动脉弓）以及肺动脉高压时扩大的肺动脉等。在进行中纵隔肿块鉴别进行横断面检查时，应进行静脉造影。

后纵隔 后纵隔肿块占儿童纵隔肿块的 40%，其中约 90% 为神经母细胞瘤、节细胞神经母细胞瘤或神经节细胞瘤。神经母细胞瘤最为常见，也是三种恶性肿瘤中侵袭性最强、预后最差的一种。其

次为分化程度较高、预后较好的节细胞神经母细胞瘤。神经节细胞瘤最为少见。该病变见于较年长的儿童，是一种良性病变，预后良好。增大的纵隔肿块可导致椎体和肋骨的压力性侵蚀和移位，并可延伸至椎管内，导致脊髓受压（图 2-61）。如果后纵隔肿块向前延伸，也可能对纵隔结构造成显著的肿块效应（占位效应），而导致呼吸困难（图 2-62）。

神经肠源性囊肿是前肠重复囊肿的一种，是由于脊索与前肠完全分离失败所致。大多发生在后

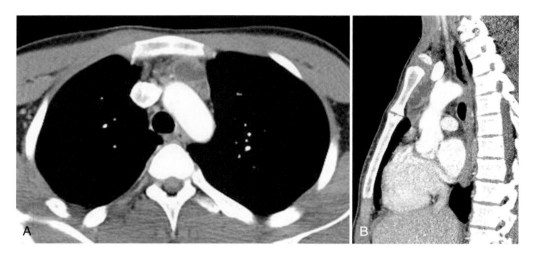

图 2-60　生殖细胞瘤。A. 轴位、B. 矢状位胸部增强 CT 图像显示前纵隔有一个较小得多叶囊性肿块,肿块周边有增强影。患者以副肿瘤综合征起病,临床表现为脑炎、神志改变、疲劳和头痛。手术切除后病理诊断为生殖细胞瘤

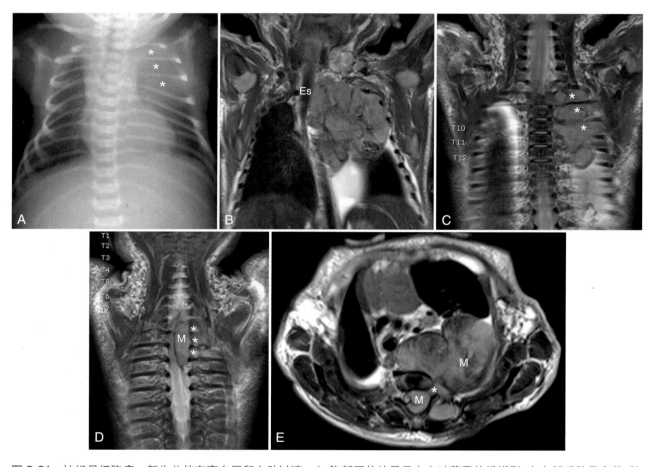

图 2-61　神经母细胞瘤。新生儿伴有高血压和心动过速。A. 胸部正位片显示左上叶薄雾状模糊影,左上部后肋骨变薄,肋间隙异常增宽(星号)。B、C. 冠状位 T2 加权磁共振成像显示一密度不均的后纵隔肿块压迫食管(B,Es)向右移位,并延伸至增宽的肋间隙(星号)。脊柱周边的冠状位(D)和轴位(E)T2 加权磁共振成像,显示肿块(M)中心位于左侧椎旁间隙,通过扩大的神经孔(星号)延伸至椎管,并压迫脊髓

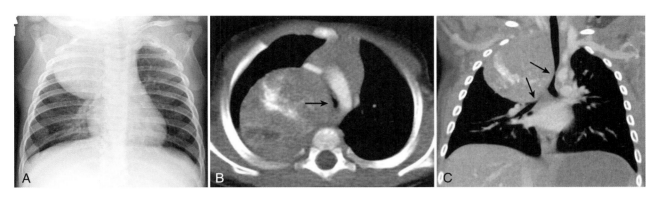

图 2-62　神经母细胞瘤。9 月龄患儿伴呼吸时杂音及喘息。A. 胸部正位片显示胸部右上方可见一高密度肿块影,压迫气管变窄并向左侧移位。轴位(B)和冠状位(C)增强 CT 图像显示右侧椎旁肿块部分钙化,并延伸至纵隔腔造成显著的肿块效应,压迫气管及右侧主支气管(箭)

纵隔。约有 2/3 的患者出现呼吸功能损害症状。如果囊肿延伸入椎管或与椎管相连,可能出现步态异常、背痛、运动或感觉障碍等神经系统症状。这些病变也可能与其他脊柱异常有关,包括脊柱裂、半椎体、椎体分节不全和椎体裂等。

原发性肺肿瘤

　　儿童原发性肺肿瘤很少见,绝大多数实质性肺病变表现为炎症、感染和反应性过程。儿童肺部最常见的良性肿瘤是炎性肌成纤维细胞瘤和错构瘤,最常见的原发性恶性肿瘤是类癌和胸膜肺母细胞瘤。

　　炎性肌成纤维细胞瘤　炎性肌成纤维细胞瘤(inflammatory myofibroblastic tumor)有多种同义词,包括浆细胞肉芽肿、炎性假瘤、组织细胞瘤等,在组织学上它由不同数量的组织细胞、淋巴细胞、浆细胞和梭形细胞组成,可表现为孤立性肺结节或多发性肺周围结节。大约 25% 的病灶存在钙化。随着时间的推移,肿瘤可能会保持稳定的外观。当病变累及纵隔或存在钙化时,其影像学表现可能与神经母细胞瘤、生殖细胞瘤或转移性骨肉瘤相似。该肿瘤手术切除后预后良好。

　　错构瘤　肺错构瘤(hamartoma)是一种含有正常肺的成分(脂肪、上皮组织、纤维组织和软骨),以异常、无序的方式排列的良性肿瘤。也是儿童中最常见的良性肺肿瘤。该病变生长缓慢,体积大小不一。大多位于周围肺组织,有不到 10% 的病灶发生在支气管内。患儿通常无症状,临床中被偶然发现。

　　胸片呈非特异性改变,表现为孤立的肺结节或肿块,部分可能含有钙化灶(图 2-63)。CT 对病变内脂肪和钙化灶的检出率较高,可作为诊断依据。病变通常边缘光滑或表现为分叶状。

　　错构瘤恶变很少见,大多数外周小病变的患者可密切追踪观察。对于有症状和 / 或病变迅速增大的非典型病例,建议手术切除。

　　类癌　类癌(carcinoid tumor)是一种罕见的起源于支气管和细支气管上皮组织的神经内分泌肿瘤,它是儿童时期最常见的原发性肺部恶性肿瘤。绝大多数肿瘤起源于主支气管、叶支气管或段支气管。临床表现根据病灶的部位而不同。中央型病变患者通常表现为与支气管阻塞相关的症状,胸片可表现为大叶性实变,但抗生素治疗后实变影无吸收好转(图 2-64)。因病变内血管丰富,约半数患者出现咯血。周围型病变患者一般无症状。

　　在影像上,中央型类癌表现为肺门或近肺门的肿块,其边界清晰,多为圆形或卵圆形。由于病变内血管丰富,造影后常可见明显、均匀的强化影。偏心钙化常见,尤以中央型病变明显。

　　类癌的预后取决于病变的组织学特点,典型的类癌预后良好,而非典型性类癌则预后较差,治疗包括完全手术切除。

　　胸膜肺母细胞瘤　胸膜肺母细胞瘤(pleuropulmonary blastoma,PPB)是一种罕见的发生于肺和胸膜的恶性胚胎间质瘤,它是儿童早期最常见的肺部恶性肿瘤,大多数患者年龄小于 6 岁。患儿通常表现为非特异性呼吸窘迫、呼吸道感染或自发性气胸。

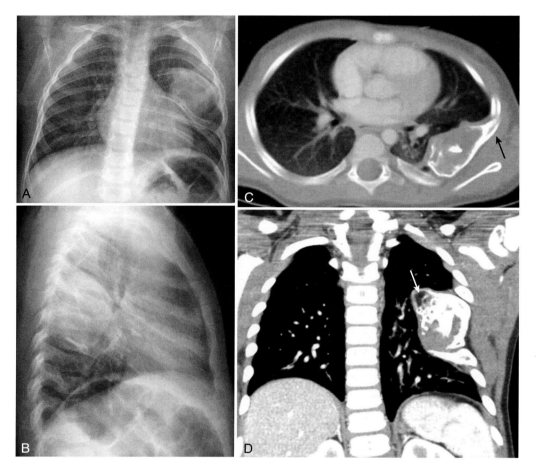

图 2-63 肺间质错构瘤。胸部正位片(A)和胸部侧位片(B)可见左胸的背侧有一个大而高密度的、内部钙化的病灶。病灶周围肋骨扩张并扭曲。轴位(C)和冠状位(D)增强 CT 图像显示一部分钙化的病灶,其内包含低密度脂肪区(D,箭),并累及邻近肋骨(C,箭)

典型的胸膜肺母细胞瘤位于肺胸膜周围,毗邻或累及脏胸膜(图 2-65)。胸膜肺母细胞瘤分为三种亚型:1 型以囊性为主,2 型为囊实混合性,3 型以实性为主。可伴有胸腔积液或气胸。病灶可转移至中枢神经系统和骨骼系统,转移以 2 型和 3 型病变为主。

治疗方法主要包括手术切除和化疗。

肺转移性肿瘤

在儿童人群中,肺转移性肿瘤远比原发性肺肿瘤更常见。肾母细胞瘤来源的转移最为常见,其次是骨肉瘤和尤因瘤。骨肉瘤转移可表现为骨化并伴有气胸(图 2-66)。肿瘤的肺转移通常通过肺动脉系统血运转移,但也可以通过淋巴管、气道或直接浸润转移。

新生儿特有的肺部疾病

见表 2-1。

婴儿呼吸窘迫综合征

婴儿呼吸窘迫综合征(infant respiratory distress syndrome,IRDS)又称为表面活性物质缺乏症或肺透明膜病(hyaline membrane disease,HMD),是新生儿呼吸窘迫最常见的病因,几乎全部发生于早产儿,极少数糖尿病母亲的足月儿和剖宫产婴儿偶尔会受到影响。本病的特征是广泛性肺泡不张所致肺充气不良。在早产儿中,I 型肺泡细胞约占肺泡表面积的 95%,而 II 型肺泡细胞仅占 5%。II 型肺泡细胞含有嗜锇性板层小体,负责合成和储存脂蛋白

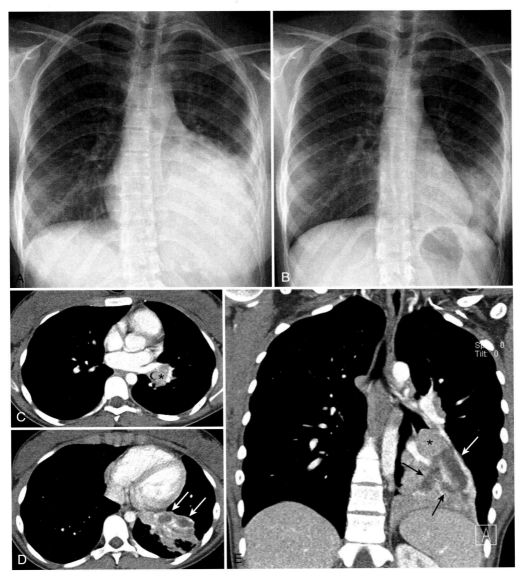

图 2-64 支气管内肿瘤。16 岁患儿伴随发热、左侧胸膜性胸痛。A. 胸部正位片显示左肺下叶一致密模糊影。该患儿最初诊断为肺炎和胸腔积液，抗生素治疗并引流后症状得到改善。B. 三个月后患儿出现咳嗽，胸部正位片显示左肺下叶仍可见模糊影，较前有好转。轴位（C、D）和冠状位（E）增强 CT 图像显示软组织肿块完全阻塞左肺下叶支气管（C、E，星号）。左肺下叶实变区内可见多发管状低密度影（D、E，箭），与扩张并充满液体的支气管影像一致。这种影像被称为"溺水肺"，与阻塞性支气管内肿瘤相关。手术切除左肺下叶支气管及肿块，病理诊断为类癌

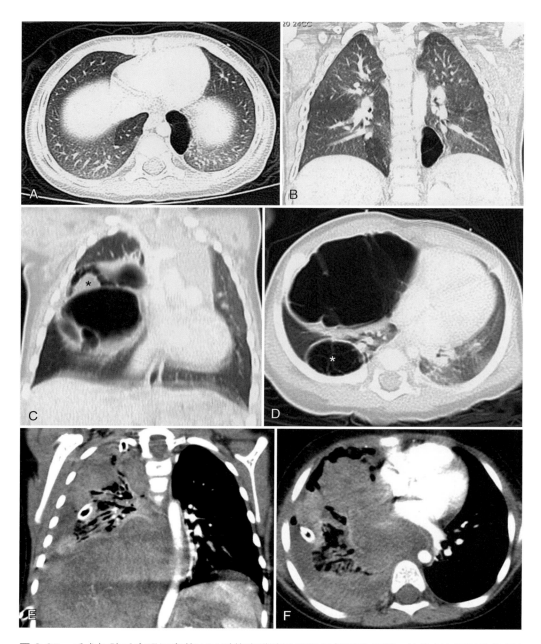

图 2-65　手术切除后病理证实的不同型的胸膜肺母细胞瘤（PPB）病例。轴位（A）和冠状位（B）CT 图像显示左下肺的后内侧可见单个充气空腔,其中央分隔很薄,符合 I 型 PPB 改变。另一名患者冠状位（C）和轴位（D）CT 图像显示右肺有一个结构复杂的、厚壁、含气病灶,其内包含有软组织成分和许多间隔的多房状（C,星号）,与 II 型 PPB 一致。一个卫星病灶显示在背侧（D,星号）。第三位患者冠状位（E）和轴位（F）增强 CT 图像显示一增强的分叶状软组织肿块,其完全包绕塌陷的右肺,符合 III 型 PPB 改变

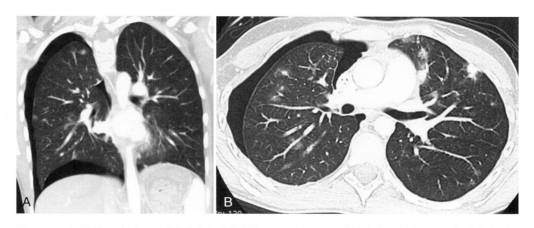

图 2-66 转移性骨肉瘤。冠状位(A)和轴位(B)CT 图像显示两肺均有大量结节影,右侧伴有气胸。肉瘤转移至肺部可累及胸膜表面而导致气胸

表 2-1 新生儿肺部疾病

	婴儿呼吸窘迫综合征	新生儿湿肺	胎粪吸入综合征	新生儿肺炎
既往史	早产	足月产 剖宫产	过期产 胎粪吸入	胎膜早破
起病时间(距出生)	出生数小时内	24~48h	12~24h	出生 6h 内起病
肺活量	减少	增加	增加	增加
影像学特征	弥漫性细颗粒状影	间质水肿	分布不均的粗颗粒结节影	肺门周边条索状影
胸腔积液	无	有	有	可能有
并发症	气胸 动脉导管未闭 间质性肺气肿	无	持续性胎儿循环	败血症
可能的治疗	肺泡表面活性物质		ECMO	ECMO

表面活性物质。肺泡表面活性物质能降低肺泡表面张力,增加肺顺应性,减少呼吸做功。肺泡保持扩张的能力是阻止肺水肿发展的一部分"驱动力"(斯塔林力)。表面活性物质的合成始于妊娠 24~28 周,并在整个胎儿期逐渐增加以达到出生时的正常水平。缺乏表面活性物质会导致肺顺应性下降,肺泡囊中受损或脱落的细胞以及渗出性的坏死物、黏液(蛋白质渗漏)堆积,这些堆积物的着色在显微镜下像透明软骨一样,因此被称为肺透明膜病。

羊水卵磷脂与鞘磷脂的比值用于产前预测婴儿发生婴儿呼吸窘迫综合征(IRDS)的可能性。在缺乏表面活性物质的胎儿中,这一比值会降低。临床上 IRDS 患儿多在出生的最初几个小时确诊。出生 8h 以后出现的呼吸窘迫通常与表面活性物质缺乏无关。

常见的影像学表现为肺容积降低,胸腔呈钟型,典型特征为肺组织呈磨玻璃样(细颗粒状)模糊影,肺血管显影不清(图 2-67)。空气支气管征常见并可能由肺门延伸至周围。胸腔积液少见。合并气胸或纵隔气肿提示预后不良。肺充气不良也可能见于患新生儿肺炎、肺出血、肺水肿的婴儿出现。没有气管插管的婴儿出现肺部过度充气,则基本可排除 IRDS 的诊断。

为防止 IRDS 患儿发生酸中毒和低氧血症,需进行辅助肺通气和氧疗,以保持肺泡扩张状态,维持适当的动脉血气水平。气管插管后常予持续正压通气[呼气末正压通气(positive end-expiratory pressure,PEEP),CPAP]或高频振荡通气支持,使典型的表面活性物质缺乏所致肺充气不良转变为相对过度充气。

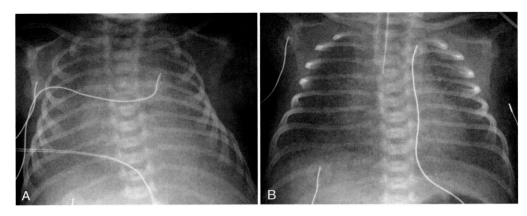

图 2-67 婴儿呼吸窘迫综合征。A. 早产儿呼吸窘迫时的胸片显示伴弥漫性细颗粒状模糊影的肺充气不良。B. 经气管插管及肺泡表面活性剂治疗后,肺通气改善,但仍有细颗粒状模糊影存在

除氧疗和利尿剂等支持治疗外,还经常使用外源性肺泡表面活性物质来增加肺顺应性,改善气体交换功能。表面活性物质的使用已被证实可降低 IRDS 患儿的死亡率。单次给药后,临床症状有时可明显改善。尽管治疗后肺实质可能变清晰,但使用肺泡表面活性物质后的效果在胸部影像上的表现可能会有不同(图 2-68)。

疾病初始症状之后,IRDS 患儿的很多影像学检查可以发现通气治疗的并发症,包括气漏、动脉导管未闭和慢性肺病。病变所致肺顺应性差,肺泡过度充气可能导致肺泡破裂,随后气体渗漏至肺间质,形成间质性肺气肿(pulmonary interstitial emphysema,PIE)。间质性肺气肿(PIE)最早可能发生在出生后 24h 内,早期出现的大多提示预后不良。绝大多数间质性肺气肿通常发生在出生后第 2 天或第 3 天,其典型特征是肺间质外周线条状影或气泡影,可能位于淋巴管内,单侧或双侧均可出现。

渗漏的气体可能会聚集或转移,导致纵隔气肿或外周肺间质破裂,气体进入胸膜腔导致气胸。由于婴儿影像检查时为仰卧位,空气上升到胸腔的最高点,因此气胸出现在纵隔旁和肺底,这就形成了一个尖锐纵隔影(图 2-69)。纵隔气肿的气体可能进入颈部,而心包内气体只能上升至心包顶部,投射在肺动脉水平上,并沿心脏下方延伸,由此可以区分纵隔气肿与心包积气。此外,下肺韧带附近也可出现肺泡外积气(图 2-69D)。

在早产儿中,动脉导管可能由于肺内压持续增高而保持开放甚至重新开放。通常在出生后第 5 天到第 7 天出现临床症状。与持续性胎儿循环(persistent fetal circulation,PFC)所致充血性心力衰竭相关的肺间质增厚可能使影像学表现复杂化。临床情况需依靠一系列影像学检查和随时评估明确。

约 10% 的早产儿在经过 28 天的通气支持后可能造成相关的肺实质损伤和间质纤维化。纤维化常伴有渗出性坏死,胸片上可见肺实质呈蜂窝状。这一阶段进展形成的疾病被称为支气管肺发育不良(bronchopulmonary dysplasia,BPD)(图 2-70)。

长期暴露在高氧浓度下会导致细胞水平的肺损伤。过去当早产儿在高压(CPAP,PEEP)下连续暴露超过 150h 即可诊断为 BPD。现在 BPD 的定义已经发生了改变。在慢性氧气暴露和呼吸支持环境下,Ⅰ型肺泡上皮细胞最早被破坏,伴有黏膜坏死、支气管周围水肿和出血。随着时间的推移,出现间质纤维化,囊性肺气肿改变和肺容积增加。至出生后 4 周(28 天)时,考虑为慢性病变。如果临床仍存在氧气依赖和呼吸症状,则被定义为 BPD 综合征。

在过去,BPD 的影像学表现根据疾病发展过程的病理变化分为 4 个阶段。该分类方案很好地反映了不成熟肺治疗后的变化过程。肺透明膜病(HMD)的影像学表现通常在第 3 天出现。第 7 天毛细血管渗漏导致间质水肿。利尿剂和肺泡表面活性剂可以迅速清除这些初始影像改变。因此,现在很少见到该疾病的晚期表现。分类体系有助于追踪 BPD 发展过程中的影像学改变。阶段如下:

- 第一阶段为出生时,可见典型的磨玻璃样颗粒状阴影。
- 第二阶段为出生后第 4 天到第 10 天之间,

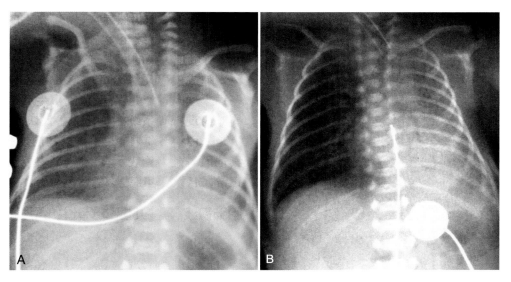

图 2-68　婴儿呼吸窘迫综合征。早产儿呼吸窘迫时的胸部正位片。A. 气管插管后、表面活性剂给药前的胸片显示肺容积降低，双肺可见细颗粒状模糊影，左肺较右肺明显。B. 使用表面活性剂 24h 后胸片显示肺通气明显改善，尤以右肺明显，可能与表面活性剂优先进入右主支气管有关

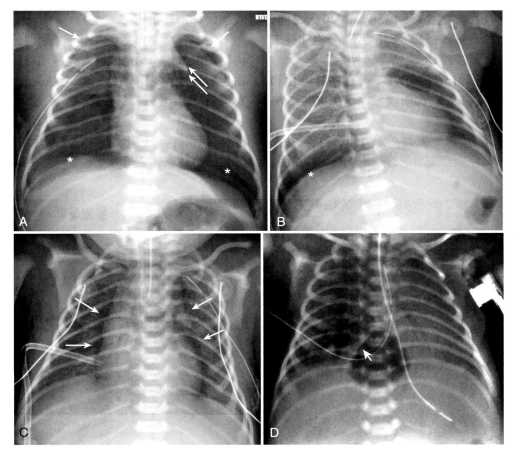

图 2-69　呼吸窘迫新生儿仰卧位气胸的特征性表现。A. 气管插管及右胸置管后最初胸片显示双侧气胸主要位于肺底以下（星号），双侧肺尖部相对气体量小（箭）。左前内侧气胸，可见被上抬的清晰胸腺影（双箭）。B. 更换新的胸腔置管后，气胸较前改善，但仍残留部分气体显露出半横膈膜沟，以右侧明显（星号）。C. 重新定位两根胸腔导管后，双侧气胸明显改善，仅有小部分气体，心脏纵隔影边界明显（箭）。D. 在另一患者中，气胸使得下肺韧带影显现

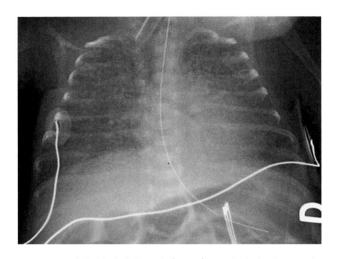

图 2-70 支气管肺发育不良（BPD）。一名出生后 44 天仍然需气管插管的早期早产儿，胸片可见双肺间质弥漫性粗颗粒状模糊影

肺实质密度增高，多与坏死性渗出相关。

• 第三阶段为出生后第 10 天到第 20 天之间，其特征是在发育不良的肺间质环境下，肺泡和终末气囊过度扩张导致肺部出现蜂窝样改变。

• 第四阶段为出生 1 个月后。存在纤维化和散在的囊性肺气肿改变，此阶段死亡率在 40%~50% 之间。

如果患儿存活下来，胸片影像可能会改善，甚至在 3 岁至 5 岁时恢复正常（10% 的 BPD 患儿）。然而，

肺功能相关参数仍然异常，仍有明显的限制性通气功能障碍，并持续至十余岁后。有 BPD 病史的患儿下呼吸道感染的发病率总体有增高。

肺成熟障碍综合征（Wilson-Mikity 综合征）是一种罕见的早产儿疾病，直到出生后第 2 周到第 4 周才出现呼吸系统症状。有些人认为该疾病实质上是一种不需要早期通气支持的前期肺透明膜病。其他人对此结论表示怀疑。该病患儿出生时胸片正常，随后几周出现典型 BPD 改变。

胎肺积液（新生儿湿肺）/ 新生儿短暂性呼吸急促

胎儿的肺部充满了羊水，分娩过程中，当婴儿通过产道时，部分胎肺液体从气道排出，部分通过咳嗽排出或被吸出，还有一部分被淋巴管和肺静脉吸收。这一过程减弱或延迟则会导致呼吸困难，出现新生儿呼吸窘迫。剖宫产、产程延长、产妇麻醉或产妇糖尿病、急产等都可能导致新生儿短暂性呼吸急促（transient tachypnea of the newborn，TTN）。

约 5% 的足月新生儿发病，性别分布无差异。典型的湿肺患儿在出生后 6h 出现呼吸急促，症状在生后第 1 天达到高峰，48h 后恢复正常。同时可发生轻度发绀、呼噜等。

胸片常显示间质水肿、间质积液、少量胸腔积液和轻度心影增大（图 2-71）。肺部通常呈过度充气。滞留的液体在 12h 开始清除，并应在 48h 内完全吸

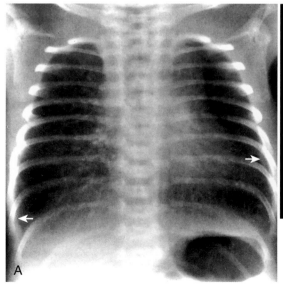

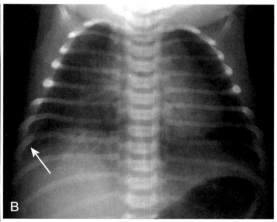

图 2-71 新生儿短暂性呼吸急促（transient tachypnea of the newborn，TTN）。A、B. 足月新生儿呼吸窘迫的胸片。表现出特征性的过度充气和纹理增加，同时可见少量胸腔积液（箭）。两例患者的所有异常改变均在 24~48h 内消失

收,胸片恢复正常。鉴别诊断应考虑发绀型先天性心脏病伴充血性心力衰竭、肺炎、胎粪吸入综合征和高血容量或持续性胎儿循环(PFC)。

胎粪吸入综合征

大约有 10% 的足月分娩合并羊水胎粪污染,其中约有一半会吸入胎粪污染的羊水,导致胎粪进入声门以下。50% 的病例出现临床症状。胎粪吸入综合征与围生期应激(缺氧、产程延长)有关,迷走神经反射可能引起胎儿在宫内排出胎粪。伴随胎儿呼吸窘迫促使胎粪吸入气道。

吸入的胎粪颗粒可能导致支气管阻塞和空气潴留(止回阀机制),以及化学性肺炎。可能发生继发感染。缺氧和血管痉挛导致肺动脉高压和 PFC 发生的风险增高。

胸片通常显示双侧、非对称性的过度充气和肺不张(图 2-72)。过度充气与胎粪吸入的止回阀机制有关,胎粪对支气管树的刺激作用导致肺不张。大约 25% 的患者出现气胸或纵隔气肿。

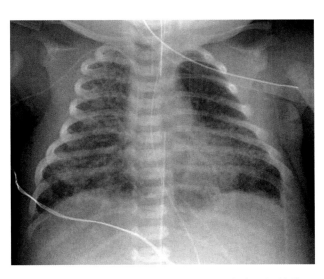

图 2-72 胎粪吸入综合征。一名因呼吸窘迫而插管的足月新生儿。影像显示肺过度充气,在右肺和左下叶可见条索状模糊影

治疗以支持治疗为主,包括抗生素的使用和氧疗。当氧合难以维持时,ECMO 可用于危重症病例。在肺炎的情况下,高频振荡通气对该病有帮助。由于肺内压持续增高,胎粪吸入综合征常常合并 PFC。

新生儿肺炎

新生儿肺炎可在宫内或围生期发生。易感因素包括产程延长、胎膜早破、胎盘感染和会阴部上行感染。最常见的致病菌为常经产道传播的 B 群 β - 溶血性链球菌。其他常见致病菌包括假单胞菌、肠杆菌、葡萄球菌和克雷伯菌。患儿临床表现为呼吸窘迫,可伴有代谢性酸中毒,并可能发展为休克。

新生儿肺炎的影像学表现常与新生儿短暂性呼吸急促(TNN)或早期肺透明膜病(HMD)相同,常见双侧肺间质斑片状浸润影(图 2-73)。常伴有积液,可能发展至脓胸(提示葡萄球菌或克雷伯菌感染)。

未经治疗的新生儿肺炎发病率和死亡率均高,因此早期确诊和及时使用适当的抗生素治疗至关重要。

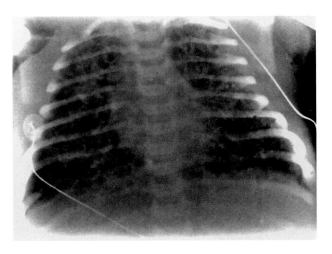

图 2-73 新生儿肺炎。呼吸窘迫新生儿的胸部正位片显示双侧弥漫性间质浸润模糊影,偶可见结节状影

持续性胎儿循环

持续性胎儿循环(persistent fetal circulation,PFC)是指出生后持续的右向左分流,尚无明确的病因。正常情况下,出生后 15h 动脉导管功能性关闭,解剖性关闭可能需要数天到数周的时间。宫内缺氧敏感性增加、胎儿肺血流改变、动脉平滑肌功能紊乱等都与此相关。该病变也可能只是一个过渡现象,如新生儿暂时性呼吸急促(TTN)。如果是这种情况,那么随着肺内压力的降低,正常循环也随时间推移以及心肺成熟度增加而逐渐占主导地位。之前讨论的任何新生儿肺功能异常都可能与持续性胎儿循环有关,可能继发于肺血管阻力增加。该病变没有特异性的影像学表现。

间质性肺疾病

特发性肺含铁血黄素沉着症

特发性肺含铁血黄素沉着症(idiopathic pulmonary hemosiderosis,IPH)是一种罕见的疾病,最常见于 7 岁以下的儿童。男孩和女孩发病率相同。其临床特征包括咯血、缺铁性贫血和不明原因的反复弥漫性肺泡出血三联征。

典型的影像表现为部分病灶融合或磨玻璃样模糊影,以肺门和下叶为主。在 CT 上,亚急性期可见磨玻璃样结节和斑块影,恶化时磨玻璃样变则更为弥漫,且伴病灶融合。在 T2 加权 MRI 上肺实质的信号减弱。

儿童肺含铁血黄素沉着症的鉴别诊断包括肺出血肾炎综合征[肺出血肾炎综合征(Goodpasture syndrome)]、与牛奶过敏相关的肺含铁血黄素沉着症(Heiner 综合征)和肺含铁血黄素沉着症伴心脏或胰腺受累。也可合并脑实质出血,常见于 Lane-Hamilton 综合征。

经痰液铁染色或肺活检可确诊。虽然这种疾病通常是致命的,但可以通过强化铁治疗和输血纠正贫血来延长生存期。

肺泡蛋白沉积症

肺泡蛋白沉积症(pulmonary alveolar proteinosis,PAP)是一种罕见的疾病,其特征是肺泡内脂类表面活性物质和蛋白质积聚,气体交换不良而导致进行性呼吸功能不全。这种疾病在儿童中主要有两种存在形式:先天性肺泡蛋白沉积症和一种往往不太严重的迟发性疾病。当发病在 1 岁之前时,该病与先天性胸腺淋巴组织发育不良有关。儿童出现腹泻、呕吐、发育不良和发绀等症状可能较呼吸系统症状更为常见。生长迟缓也很常见。

影像学显示两侧肺门周边对称性的肺野融合区,呈"蝙蝠征"(图 2-74A)。在 CT 上可见"铺路石"样阴影,在斑片状或不规则毛玻璃样背景下,小叶间隔平滑肌增厚(图 2-74B)。尽管不是病理诊断,但这个征象具有高度特异性。肺实变或肺纤维化可能在病程后期更明显。

诊断需采用支气管肺泡灌洗(bronchoalveolar lavage,BAL)。BAL 也被广泛用作一种治疗方法。虽然它与成人的长期生存率有关,但它在儿童中的作用尚不明确。

血管炎与胶原血管病

儿童肺血管炎通常发病年龄在十几岁。肉芽肿性多血管炎(granulomatosis with polyangiitis,GPA),以前被称为 Wegener 病,是儿童最常见的肺血管炎。其典型表现为上、下呼吸道坏死性肉芽肿性病变(图 2-75)。GPA 与抗中性粒细胞胞浆抗体有关。

儿童常见的胶原血管病(collagen vascular disease,CVD)包括幼年性关节炎、皮肌炎、硬皮病、系统性

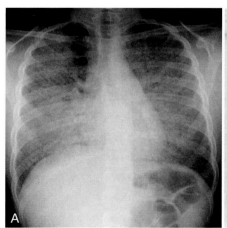
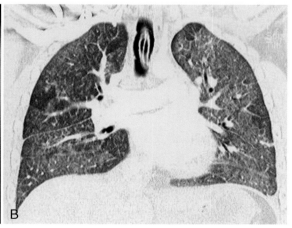

图 2-74 肺泡蛋白沉积症(PAP)。A. 一名患有慢性哮喘并反复感染的青少年,其胸部正位片显示整个肺野弥漫性间质增厚模糊影。B. 冠状位 CT 显示肺间质增厚和弥漫性毛玻璃样阴影。支气管肺泡灌洗显示灌洗液中有典型的脂质巨噬细胞,经肺活检证实为 PAP

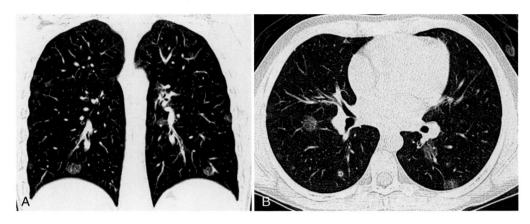

图 2-75　肉芽肿性多血管炎（GPA）。10 岁患儿，有贫血、血尿、蛋白尿，伴有肾小球肾炎，血液中检测到抗中性粒细胞胞浆抗体。冠状位（A）和轴位（B）CT 显示圆形结节状磨玻璃影，大小不等散在分布于肺实质，典型的 GPA 相关性表现

红斑狼疮和混合性结缔组织病。患有这些疾病的儿童可能会出现肺间质性疾病。肺受累最常见于硬皮病，并且与其发病率和死亡率密切相关。大多数胶原血管病发病机制都与自身免疫有关。

　　肺出血和肾小球肾炎可同时出现在 CVD 和血管炎性疾病，最常见的是 GPA 和系统性红斑狼疮（systemic lupus erythematosus，SLE）。随着时间的推移，弥漫性肺泡出血的患者 CT 影像会发生变化。"铺路石"样阴影往往是最先出现的影像学表现，肺出血反复发作，最终出现肺间质纤维化。CVD 晚期可能表现为蜂窝肺。肺动脉高压可能在晚期肺病出现，特别是硬皮病患者。

　　CVD 和血管炎的治疗旨在用糖皮质激素和化疗药物进行免疫抑制。

朗格汉斯细胞组织细胞增生症

　　朗格汉斯细胞组织细胞增生症（Langerhans cell histiocytosis，LCH）是儿童获得性囊性肺病最常见的病因。它是一种由一组称为朗格汉斯细胞的组织细胞不受控制地单克隆增殖引起的疾病，导致破坏性肉芽肿形成。患者通常在 1~3 岁之间发病，骨性病变最常见。预后取决于疾病的程度。与多部位受累相比，单部位受累的预后相对较好。肝、脾、肺和 / 或骨髓受累患儿的预后较差，需要更强化的治疗。肺朗格汉斯细胞组织细胞增生症患者可能出现呼吸急促、呼吸困难和喘息。在略大于 1/4 的患者中，肺朗格汉斯细胞组织细胞增生症可导致晚期肺病。

　　肺朗格汉斯细胞组织细胞增生症患者的早期胸片可以是正常的，或者可以表现为上叶为主的网状结节状病灶。LCH 的 HRCT 征象包括沿小叶中心、支气管或细支气管周围分布的肺小结节。囊肿的壁厚薄不一，呈蜂窝状结构扩张，随疾病进展而发展（图 2-76）。纵隔和肺门淋巴结肿大在儿童肺朗格汉斯细胞组织细胞增生症中很少见。

　　LCH 的治疗取决于疾病的程度。首选的治疗方法通常是糖皮质激素、长春新碱或两者兼有，治疗时间由反应程度决定。

　　先天性肺淋巴管扩张症　先天性肺淋巴管扩张症（congenital pulmonary lymphangiectasia）是一种罕见的发育异常，其特征是淋巴管扩张不伴有淋巴管增生。它几乎只出现在婴儿期和幼儿期。在胎儿期，胚胎淋巴管在妊娠 6~20 周时会缩小到新生儿预期的尺寸。但这个过程可能因肺静脉阻塞或淋巴系统发育异常而改变。约 1/3 的病例与能导致肺静脉阻塞的先天性心脏缺陷有关，如完全性肺静脉异位引流和左心发育不良综合征。

　　产前超声可见胎儿水肿。胸片与 TTN 的表现相似。或者可见结节状高密度影，伴有胸腔积液。在 CT 上也有类似的发现，包括肺门周围浸润和空气支气管征、间质和小叶间隔增厚以及胸腔积液（图 2-77）。淋巴显像可用于评估肺部放射性示踪剂的异常积聚和淋巴管的不对称性。

　　通常以支持性治疗措施为主，包括积极进行新生儿呼吸治疗。从既往病例上看，先天性肺淋巴管扩张症患者的临床预后通常很差。近年来，随着新

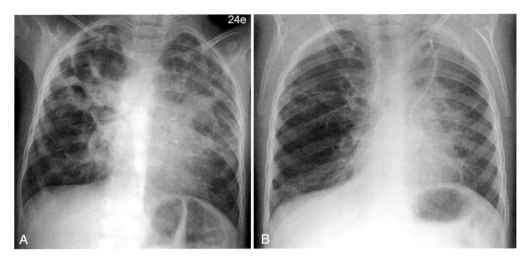

图 2-76 朗格汉斯细胞组织细胞增生症。A. 一名呼吸系统症状恶化的 3 岁儿童,其胸部正位片显示严重的肺实质病变,双肺组织被大小不等大疱所取代。B. 经试验性化疗方案治疗 6 个月后随访,胸片显示左肺明显改善,右肺广泛大疱样病变持续存在

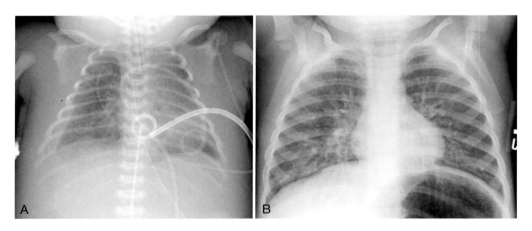

图 2-77 先天性肺淋巴管扩张伴努南综合征(Noonan syndrome)。A. 一个有胎儿水肿史,气管插管的新生儿,胸片显示弥漫性肺间质增厚、右侧胸腔积液和广泛性胸腹壁水肿。左胸和心包积液引流后留置两个猪尾导管。B. 2 岁氧气依赖患儿胸片显示肺过度充气伴间质弥漫性斑片状模糊影

生儿重症监护能力的提高,与本病相关的一些病症也逐渐得到改善。对于患有单一疾病的患者来说尤其如此。

婴儿期神经内分泌细胞增生症 婴儿期神经内分泌细胞增生症(Neuroendocrine cell hyperplasia of infancy,NEHI)是一种儿童间质性肺病,通常发生在 2 岁前,表现为呼吸急促、吸凹征和低氧血症。与其他儿童间质性肺病不同,糖皮质激素治疗对 NEHI 无效。因此,重要的是能够与其他疾病鉴别,

以避免不必要的糖皮质激素使用所致副作用。

NEHI 具有特征性的 HRCT 表现,马赛克式密度影伴空气滞留。至少有四个肺叶受到影响,典型的片状毛玻璃阴影最常出现在右中叶和舌叶(图 2-78);由于这种疾病往往具有非常特征性的影像学表现,肺功能检测和影像学发现都非常典型,活检不是临床必要的手段。大多数患者需要长年吸氧来进行支持治疗。

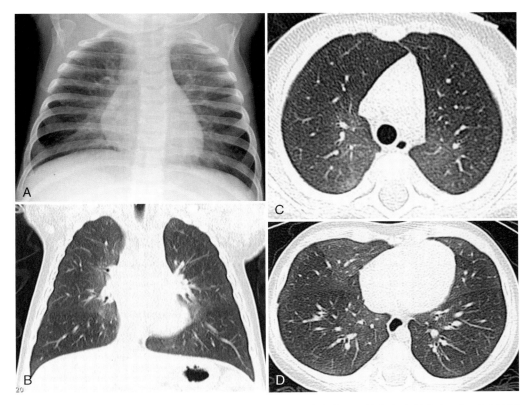

图 2-78　NEHI。6 月龄患儿伴有气促和缺氧,胸部正位片(A)和冠状位(B)、轴位(C 和 D)CT 影像显示肺过度充气,肺门周围可见模糊影。右中叶与舌叶与 NEHI 影像相符

（翻译：刘思兰，杨焯杰，彭力，熊洁；校对：黄寒，钟礼立）

推荐读物

Agrons GA, et al. From the archives of the AFIP: lung disease in premature neonates: radiologic-pathologic correlation. *Radiographics*. 2005;25:1047-1073.

Aukland SM, et al. High-resolution CT of the chest in children and young adults who were born prematurely: findings in a population-based study. *AJR Am J Roentgenol*. 2006;187:1012-1018.

Barlev DM, Nagourney BA, Saintonge R. Traumatic retropharyngeal emphysema as a cause for severe respiratory distress in a newborn. *Pediatr Radiol*. 2003;33:429-432.

Barnacle AM, Smith LC, Hiorns MP. The role of imaging during extracorporeal membrane oxygenation in pediatric respiratory failure. *AJR Am J Roentgenol*. 2006;186:58-66.

Bauman NM, Smith RJ. Recurrent respiratory papillomatosis. *Pediatr Clin North Am*. 1996;43:1385-1401.

Berdon WE. Rings, slings, and other things: vascular compression of the infant trachea updated from the midcentury to the millennium—the legacy of Robert E. Gross, MD, and Edward B. D. Neuhauser, MD. *Radiology*. 2000;216:624-632.

Bove T, et al. Tracheobronchial compression of vascular origin. Review of experience in infants and children. *J Cardiovasc Surg (Torino)*. 2001;42:663-666.

Brody AS. Imaging considerations: interstitial lung disease in children. *Radiol Clin North Am*. 2005;43:391-403.

Brody AS, et al. Computed tomography in the evaluation of cystic fibrosis lung disease. *Am J Respir Crit Care Med*. 2005;172:1246-1252.

Calvert JK, et al. Outcome of antenatally suspected congenital cystic adenomatoid malformation of the lung: 10 years' experience 1991-2001. *Arch Dis Child Fetal Neonatal Ed*. 2006;91:F26-F28.

Castellote A, et al. Cervicothoracic lesions in infants and children. *Radiographics*. 1999;19:583-600.

Chung CJ, et al. Children with congenital pulmonary lymphangiectasia: after infancy. *AJR Am J Roentgenol*. 1999;173:1583-1588.

Cleveland RH. A radiologic update on medical diseases of the newborn chest. *Pediatr Radiol*. 1995;25:631-637.

Cooper M, et al. Congenital subglottic hemangioma: frequency of symmetric subglottic narrowing on frontal radiographs of the neck. *AJR Am J Roentgenol*. 1992;159:1269-1271.

Curtis JM, et al. Endobronchial tumours in childhood. *Eur J Radiol*. 1998;29:11-20.

Donnelly LF, et al. CT findings and temporal course of persistent pulmonary interstitial emphysema in neonates: a multiinstitutional study. *AJR Am J Roentgenol*. 2003;180:1129-1133.

Donnelly LF, Frush DP. Localized radiolucent chest lesions in neonates: causes and differentiation. *AJR Am J Roentgenol*. 1999;172:1651-1658.

Donnelly LF, Frush DP. Langerhans' cell histiocytosis showing low-attenuation mediastinal mass and cystic lung disease. *AJR Am J Roentgenol*. 2000;174:877-878.

Donnelly LF, Jones BV, Strife JL. Imaging of pediatric tongue abnormalities. *AJR Am J Roentgenol*. 2000;175:489-493.

Eggli KD, Newman B. Nodules, masses, and pseudomasses in the pediatric lung. *Radiol Clin North Am*. 1993;31:651-666.

Ghaye B, et al. Congenital bronchial abnormalities revisited. *Radiographics*. 2001;21:105-119.

Helbich TH, et al. Evolution of CT findings in patients with cystic fibrosis. *AJR Am J Roentgenol*. 1999;173:81-88.

Herman M, Michalkova K, Kopriva F. High-resolution CT in the assessment of bronchiectasis in children. *Pediatr Radiol*. 1993;23:376-379.

Johnson AM, Hubbard AM. Congenital anomalies of the fetal/neonatal chest. *Semin Roentgenol*. 2004;39:197-214.

Kang DW, et al. Diffusion weighted magnetic resonance imaging in Neuro-Behcet's disease. *J Neurol Neurosurg Psychiatry*. 2001;70:412-413.

Kao SC, et al. Ultrafast CT of laryngeal and tracheobronchial obstruction in symptomatic postoperative infants with esophageal atresia and tracheoesophageal fistula. *AJR Am J Roentgenol*. 1990;154:345-350.

Kawashima A, et al. CT of posterior mediastinal masses. *Radiographics*. 1991;11:1045-1067.

Kim WS, et al. Congenital cystic adenomatoid malformation of the lung: CT-pathologic correlation. *AJR Am J Roentgenol*. 1997;168:47-53.

Klein MD. Congenital diaphragmatic hernia: an introduction. *Semin Pediatr Surg*. 1996;5:213-215.

Koplewitz BZ, et al. CT of hemangiomas of the upper airways in children. *AJR Am J Roentgenol*. 2005;184:663-670.

Kornreich L, et al. Bronchiectasis in children: assessment by CT. *Pediatr Radiol.* 1993;23:120-123.

Kramer SS, et al. Pulmonary manifestations of juvenile laryngotracheal papillomatosis. *AJR Am J Roentgenol.* 1985;144:687-694.

Kuhn JP, Brody AS. High-resolution CT of pediatric lung disease. *Radiol Clin North Am.* 2002;40:89-110.

Kuhn JP, Fletcher BD, DeLemos RA. Roentgen findings in transient tachypnea of the newborn. *Radiology.* 1969;92:751-757.

Kuint J, et al. Laryngeal obstruction caused by lingual thyroglossal duct cyst presenting at birth. *Am J Perinatol.* 1997;14:353-356.

Langston C. New concepts in the pathology of congenital lung malformations. *Semin Pediatr Surg.* 2003;12:17-37.

Leonidas JC, et al. Radiographic findings in early onset neonatal group b streptococcal septicemia. *Pediatrics.* 1977;59(suppl 6 Pt 2):1006-1011.

Liptak GS, et al. Decline of pediatric admissions with Haemophilus influenzae type b in New York State, 1982 through 1993: relation to immunizations. *J Pediatr.* 1997;130:923-930.

Long FR. High-resolution CT of the lungs in infants and young children. *J Thorac Imaging.* 2001;16:251-258.

Long FR, et al. Comparison of quiet breathing and controlled ventilation in the high-resolution CT assessment of airway disease in infants with cystic fibrosis. *Pediatr Radiol.* 2005;35:1075-1080.

Long FR, Williams RS, Castile RG. Structural airway abnormalities in infants and young children with cystic fibrosis. *J Pediatr.* 2004;144:154-161.

Lopez de Lacalle JM, et al. Congenital epulis: prenatal diagnosis by ultrasound. *Pediatr Radiol.* 2001;31:453-454.

McAdams HP, et al. Bronchogenic cyst: imaging features with clinical and histopathologic correlation. *Radiology.* 2000;217:441-446.

Meuwly JY, et al. Multimodality imaging evaluation of the pediatric neck: techniques and spectrum of findings. *Radiographics.* 2005;25:931-948.

Meyer JS, Nicotra JJ. Tumors of the pediatric chest. *Semin Roentgenol.* 1998;33: 187-198.

Miller E, et al. Role of 18F-FDG PET/CT in staging and follow-up of lymphoma in pediatric and young adult patients. *J Comput Assist Tomogr.* 2006;30:689-694.

Moeller KH, Rosado-de-Christenson ML, Templeton PA. Mediastinal mature teratoma: imaging features. *AJR Am J Roentgenol.* 1997;169:985-990.

Newman B. Congenital bronchopulmonary foregut malformations: concepts and controversies. *Pediatr Radiol.* 2006;36:773-791.

Newman B, et al. Congenital surfactant protein B deficiency—emphasis on imaging. *Pediatr Radiol.* 2001;31:327-331.

Nickoloff EL, et al. Pediatric high KV/filtered airway radiographs: comparison of CR and film-screen systems. *Pediatr Radiol.* 2002;32:476-484.

Olutoye OO, et al. Prenatal diagnosis and management of congenital lobar emphysema. *J Pediatr Surg.* 2000;35:792-795.

Orazi C, et al. Pleuropulmonary blastoma, a distinctive neoplasm of childhood: report of three cases. *Pediatr Radiol.* 2007;37:337-344.

Owens C. Radiology of diffuse interstitial pulmonary disease in children. *Eur Radiol.* 2004;14(suppl 4):L2-L12.

Panicek DM, et al. The continuum of pulmonary developmental anomalies. *Radiographics.* 1987;7:747-772.

Paterson A. Imaging evaluation of congenital lung abnormalities in infants and children. *Radiol Clin North Am.* 2005;43:303-323.

Rencken I, Patton WL, Brasch RC. Airway obstruction in pediatric patients. From croup to BOOP. *Radiol Clin North Am.* 1998;36:175-187.

Rosado de Christenson ML, et al. Thoracic carcinoids: radiologic-pathologic correlation. *Radiographics.* 1999;19:707-736.

Rosado-de-Christenson ML, Templeton PA, Moran CA. From the archives of the AFIP. Mediastinal germ cell tumors: radiologic and pathologic correlation. *Radiographics.* 1992;12:1013-1030.

Sakurai M, et al. Congenital diaphragmatic hernia in neonates: variations in umbilical catheter and enteric tube position. *Radiology.* 2000;216:112-116.

Shah A, et al. CT in childhood allergic bronchopulmonary aspergillosis. *Pediatr Radiol.* 1992;22:227-228.

Siegel MJ, et al. Normal and abnormal thymus in childhood: MR imaging. *Radiology.* 1989;172:367-371.

Slovis TL, et al. Thoracic neuroblastoma: what is the best imaging modality for evaluating extent of disease? *Pediatr Radiol.* 1997;27:273-275.

Strollo DC, Rosado de Christenson ML, Jett JR. Primary mediastinal tumors. Part 1: tumors of the anterior mediastinum. *Chest.* 1997;112:511-522.

Stroud RH, Friedman NR. An update on inflammatory disorders of the pediatric airway: epiglottitis, croup, and tracheitis. *Am J Otolaryngol.* 2001;22:268-275.

Svedstrom E, Puhakka H, Kero P. How accurate is chest radiography in the diagnosis of tracheobronchial foreign bodies in children? *Pediatr Radiol.* 1989;19:520-522.

Triglia JM, et al. Tracheomalacia associated with compressive cardiovascular anomalies in children. *Pediatr Pulmonol.* 2001;(suppl 23):8-9.

Valletta EA, et al. Tracheoesophageal compression due to congenital vascular anomalies (vascular rings). *Pediatr Pulmonol.* 1997;24:93-105.

Watts FB Jr, Slovis TL. The enlarged epiglottis. *Pediatr Radiol.* 1977;5:133-136.

Wittenborg MH, Gyepes MT, Crocker D. Tracheal dynamics in infants with respiratory distress, stridor, and collapsing trachea. *Radiology.* 1967;88:653-662.

Wood BP, et al. Exogenous lung surfactant: effect on radiographic appearance in premature infants. *Radiology.* 1987;165:11-13.

Zwiebel BR, Austin JH, Grimes MM. Bronchial carcinoid tumors: assessment with CT of location and intratumoral calcification in 31 patients. *Radiology.* 1991;179:483-486.

第3章
心脏成像

Jamie L. Frost ◆ Rajesh Krishnamurthy ◆ Laureen Sena

先天性心脏病

在美国,先天性心脏病(congenital heart disease,CHD)在所有活产婴儿中的发生率约为 1%,每年约 40 000 例。是婴儿出生缺陷相关死亡的主要原因。其中约 25% 是严重的先天性心脏缺陷,出生后第 1 年即出现症状。约 25% 的先天性心脏病患者最终死于疾病本身,约 25% 与先天性心脏病相关的死亡发生在出生后的第 1 个月。随着生存率的不断改善,依据不同类型的心脏畸形,目前约 69%~95% 的患者可存活到 18 岁。患有可纠正性先天性心脏病的患者人数不断增加,估计美国约有 150 多万患者。由于影像学诊断技术以及医疗和外科治疗手段的进步,CHD 患者的寿命延长。大多数先天性心脏病患者在胎儿期或出生后即被诊断,超声心动图是初始评估的主要手段。心导管造影是传统的诊断金标准,可提供关于心脏形态和功能的信息,包括肺血管阻力和心腔及血管血氧饱和度的数据。而 MRI 和 CT 在先天性心脏病的术前和术后的评估中起着越来越重要的补充作用。

先天性心脏病发生在心血管系统的胚胎发育过程中,是一个复杂的过程。本章将回顾心脏胚胎学和形态学的基本情况,并介绍 CHD 的分段诊断方法,以准确表达和帮助理解不同类型先天性心脏病的形态学和生理学改变。此外,本章将概述常见的 CHD 的解剖和生理,阐述 CT 和 MRI 横断面成像在先天性心脏病手术前后的重要作用。

胚胎学

对心脏胚胎发育的了解将有助于更好的理解先天性心脏病中的复杂畸形。根据定义,心脏胚胎学反映了人类心脏从受孕到妊娠第 8 周的发展过程。与其他器官不同,心脏在经历胚胎发展过程的同时仍发挥着器官的生理功能。

心脏的发育主要发生在妊娠的第 3 周和第 5 周。在胚胎第 18 天,心血管系统以心源性新月的形式出现于中胚层。一个纵形的心管在妊娠第 20 天开始发育,此时心脏开始跳动。随着细胞继续被添加到心管,心管经历了扭转过程。正常情况下,心管向右扭转,称为 D- 祥(D-looping)。心脏也可以向左扭转,这被称为 L- 祥(L-looping)。心脏的旋转在最终的右心室(right ventricle,RV)和左心室(left ventricle,LV)的空间关系中起着重要作用(图 3-1)。

一旦在妊娠 4 周内完成心管扭转,心脏循环先从右心房(right atrium,RA)到左心房(left atrium,

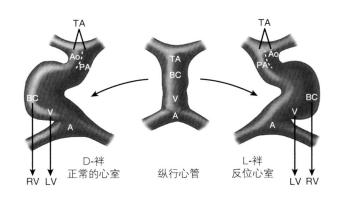

图 3-1 胚胎发育过程中原始心管的扭转。图示中心的纵行心管与静脉系统有一个共同入口进入共同心房(A),并继续发育心室(V),伴有称为心球(BC)的单一流出道与动脉干(TA)相连。心管向右扭转(D- 祥)产生正常的心室,或向左扭转(L- 祥)产生反位的心室。扭转后,心管将进一步重塑和形成分隔,以形成左心房(LA)和右心房(RA)以及 LV 和 RV,而动脉干的分隔将形成主动脉(Ao)和肺动脉(PA)

LA），再到 LV 到 RV 到动脉干。动脉干是通往主动脉和主肺动脉（main pulmonary artery，MPA）的共同流出道。在此期间，胚胎期主动脉弓也发育成为大动脉及其主要分支，以及动脉导管。心室扭转过程中，RA 与正在发育的 RV 对齐，而主动脉与发育中的 LV 对齐。在胚胎第 5 周，心脏进行分隔。室间隔由尖端向心底分隔心室，心房原发隔和继发隔的形成将 LA 和 RA 分开。房室管（atrioventricular canal，AVC）周围的心内膜垫组织将房室瓣分隔成三尖瓣和二尖瓣。同时，从心室的共同流出道，即动脉干，分隔成升主动脉和主肺动脉。在肺动脉瓣下形成右心室流出道的肌肉漏斗或圆锥，以及从发育中的心室流出的漩涡状血液，使左、右心室流出道和主动脉与肺动脉（PA）在正常发育时相互包裹（即在结构上不是平行的）（图 3-2）。胚胎第 7 周左右心脏分隔接近完成，但直到出生后动脉导管和房

间隔的关闭才最终完成左右心的完全分隔。

总之，心脏胚胎的发育过程主要发生在胚胎的第 3 周到第 7 周，包括从伴共同静脉流入的心脏纵行心管形成到发育中的左心室，和发育中的右心室形成共同的动脉流出。接着是心管向右（D）或向左（L）扭转，各心腔形态的形成和合流可供 RV 的流入和 LV 的流出，瓣膜形成和心腔室分隔。这一过程中的发育停止或任何阶段的发育缺陷都可能导致在出生时就能检测到的多种先天性心脏病。

心腔和大血管的识别

横断面成像分析先天性心脏病的第一步是准确识别心腔和血管的形态。右心房被认为是接受下腔静脉（inferior vena cava，IVC）和冠状窦血流流入的腔室，也可由宽基底的三角形附属物伴特征性的梳状肌延伸到房室交界处来识别。左心房可由一窄基底的管状、指状附属物来识别，以肺静脉的流入来辨别左心房并不可靠，因为肺静脉常可以部分或完全异位。心房的位置可以是正位（solitus，S），反位（inversus，I），或不确定（ambiguous，A）（图 3-3）。

右心室的特征如下：

1. 游离壁与室间隔之间的肌肉连接称为调节束。

2. 房室瓣在位置上略高于左心室的房室瓣。

3. 漏斗（或圆锥）的存在，产生一个肌性流出道，将起源于右心室的三尖瓣和半月瓣分离（图 3-4）。

左心室由其光滑的上间隔表面（没有任何肌肉附着物）和没有圆锥的情况来确定，因此由左心室产生的二尖瓣和半月瓣处于纤维连续性状态。

肺动脉是向肺发出分支的血管，而不是向躯体发出分支的血管。主动脉为发出冠状动脉和向躯体发出体动脉的血管。

先天性心脏病分段诊断

在先天性心脏病中，可能出现心房、心室和大血管的任何形态组合。在进行诊断之前，我们必须采取一种简单的、合乎逻辑的、逐步的方法来理解和描述疾病（图 3-5）。Richard van Praagh 的先天性心脏病分段诊断方法包括下列因素的判定：

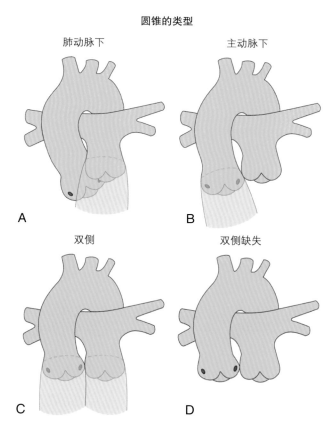

圆锥的类型

肺动脉下　　　　　主动脉下

A　　　　　　　　B

双侧　　　　　　双侧缺失

C　　　　　　　　D

图 3-2　圆锥或漏斗的类型。A. 正常心脏有一个肺下圆锥作为 RV 的一部分，而 LV 与主动脉对齐时通常没有圆锥。B. 大动脉转位使右心室与主动脉对齐时出现主动脉下圆锥。C. 当右心室发出两条大动脉时，出现主动脉下圆锥和肺下圆锥，如右心室双出口。D. 很少情况下出现圆锥完全缺失，如左心室双出口

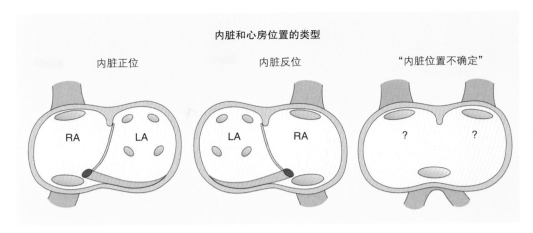

图 3-3　心房位置类型。图中描绘了左心房（LA）和右心房（RA）的三种可能的位置，分别是正位、反位或不定位。心房的位置并不总是与腹部内脏位置相关。心房不定位可能是没有房间隔的单心房，最常见于内脏异位综合征的患者

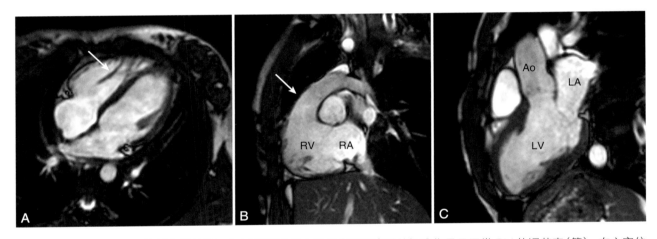

图 3-4　正常 RV 和 LV 的形态学特征。A. 四腔稳态自由进动（SSFP）磁共振成像显示正常 RV 的调节束（箭）。右心室位于左心室的右前方，左心室上间隔表面光滑。B. 通过右心室的长轴矢状斜位 SSFP 图像显示正常的三尖瓣和肺动脉瓣，它们被圆锥或漏斗分开（箭）。C. 垂直长轴 SSFP 成像显示正常主动脉瓣和二尖瓣，由于没有主动脉瓣下圆锥，它们呈纤维性连续。Ao，主动脉；LA，左心房；RA，右心房

1. 心脏三大段的形态：心房的位置、心室祥和大动脉的关系。

2. 每一段如何与相邻节段连接：这涉及分析连接心房和心室的房室通道，评估心室 - 心房的连接，包括连接心室与大动脉的圆锥（也称为漏斗）。潜在的房室连接有一致连接（（左心房到左心室，右心房到右心室），和不一致连接（LA 对 RV 和 RA 到 LV）；共同房室通道（common atrioventricular canal，CAVC）、左心室双入口、单侧房室瓣闭锁、房室瓣跨立和房室瓣骑跨。圆锥水平的变化有正常连接、大动脉转位（transposition of the great artery，TGA）、动脉干、右心室双出口（double-outlet right ventricle，DORV），以及罕见的左心室双出口（图 3-2）。对圆锥肌的描述很重要，因为它能导致流出道的狭窄并影响后续的手术治疗。

3. 房间隔、室间隔或心外血管的相关畸形：包括但不限于以下方面：房间隔缺损（atrial septal defect，ASD）、室间隔缺损（ventricular septal defect，VSD）、部分或完全性肺静脉异位连接（TAPVC）、双上腔静脉（superior vena cava，SVC）和主动脉缩窄。

4. 各段如何组合和连接以及相关的畸形和功能

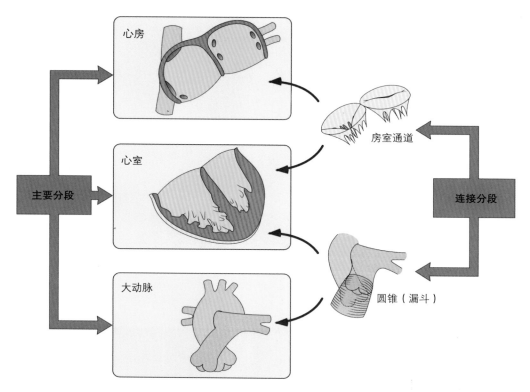

图 3-5　先天性心脏病分段诊断的步骤

举一个例子,使用分段诊断,患者被描述为合并肺动脉瓣狭窄和室间隔缺损的"先天性矫正型"{S,L,L} 大动脉转位(图 3-6)。将其分解为单独的部分包括:① S- 正位的心房、L- 左心室祥和 L- 错位的大动脉;②不一致的房室连接(LA 到 RV 和 RA 到 LV)和不一致的心室动脉连接(RV 到主动脉,LV 到 PA);③肺动脉瓣狭窄和 VSD;④平衡的(生理矫正的)循环。

内脏异位

采用结构化的方法有助于对先天性心脏病进行准确的解剖和生理诊断。无论是对内科还是外科,这种诊断方法能帮助医生选择更恰当的治疗方案。尤其适用于有复杂先天性心脏病的内脏异位综合征患者,或胸腹脏器异常偏向的患者。正常发育时,胸腹腔内脏器分布按左 - 右轴偏侧化,心脏位于胸腔左侧,心尖指向左侧,胃、脾位于左上象限,肝位于右上象限。这就是所谓的正位。全反位指的是胸部和腹部脏器及血管正常位置的完全镜像反位。异位症患者的胸腹部脏器和血管的位置不确定或不完全偏侧化,既不遵循内脏正位,也不

遵循内脏完全反位。内脏异位的确切发生率尚不清楚,约每 10 000~40 000 名新生儿中就有 1 例,可出现在 3% 的患有先天性心脏病及 30% 的有心脏错位的新生儿中。内脏异位患者的预后主要取决于相关心脏畸形的严重程度。

内脏异位包括发生在妊娠第 5 周时胸腹部早期胚胎发育出现的心脏、血管和内脏的异常。包括圆锥干的分离、心内膜垫的生长、左心房与肺静脉丛的分离、脾脏的形成、肠旋转和肺的分叶过程中的异常。圆锥干异常(如 TGA 或 DORV)、心内膜垫或完全性房室通道(CAVC)缺损、肺静脉和体静脉异常连接、心耳对称性的部分或完全性房间隔缺失、无脾或多脾、肠旋转不良和对称性肺叶(双右侧或双左侧形态)是内脏异位的基本特征。

在异位综合征中没有单一的病理特征。识别众多不同的先天性心血管异常,对了解完全双侧右偏向(也称为右侧异构或无脾综合征)和双侧左偏向(也称左侧异构或多脾综合征)之间的异位综合征的疾病谱是有帮助的。大多数异位综合征的患者都是处于这两个极端之间(图 3-7,图 3-8)。

右侧异构或无脾异位综合征的特征是双侧动脉上支气管和双侧三叶肺,无脾,中位横肝,胃的位

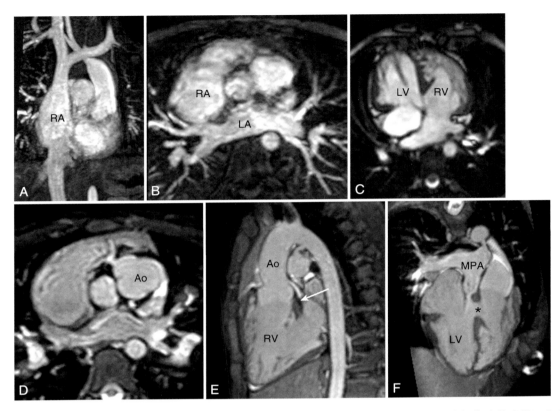

图 3-6　(SLL)合并室间隔缺损(VSD)和肺动脉狭窄的大动脉转位,描述先天性心脏病分段诊断方法的步骤。A. 三维磁共振血管成像(MRA)冠状位最大强度投影(MIP)显示上下腔静脉与右心房(RA)相连。B. 心房水平的轴位图像,显示左心房(M)位于左侧并接受肺静脉回流。C. 四腔稳态自由进动(SSFP)MR 图像显示 RV 有一个小梁间隔位于 LV 左侧,小梁间隔表面光滑。心脏是 L 襻。D. 来自 3D SSFP 的轴位 MIP 图像,显示主动脉(Ao)位于主肺动脉(MPA)的左侧和前部,或 L-错位。E. 矢状位斜位 SSFP 图像显示主动脉发自与右心室,主动脉圆锥(箭)将主动脉瓣和三尖瓣分开。F. 斜冠状位 SSFP 图像左心室流出道层面显示左心室与 MPA 相连,肺动脉下流出道狭窄,有 VSD(星号)

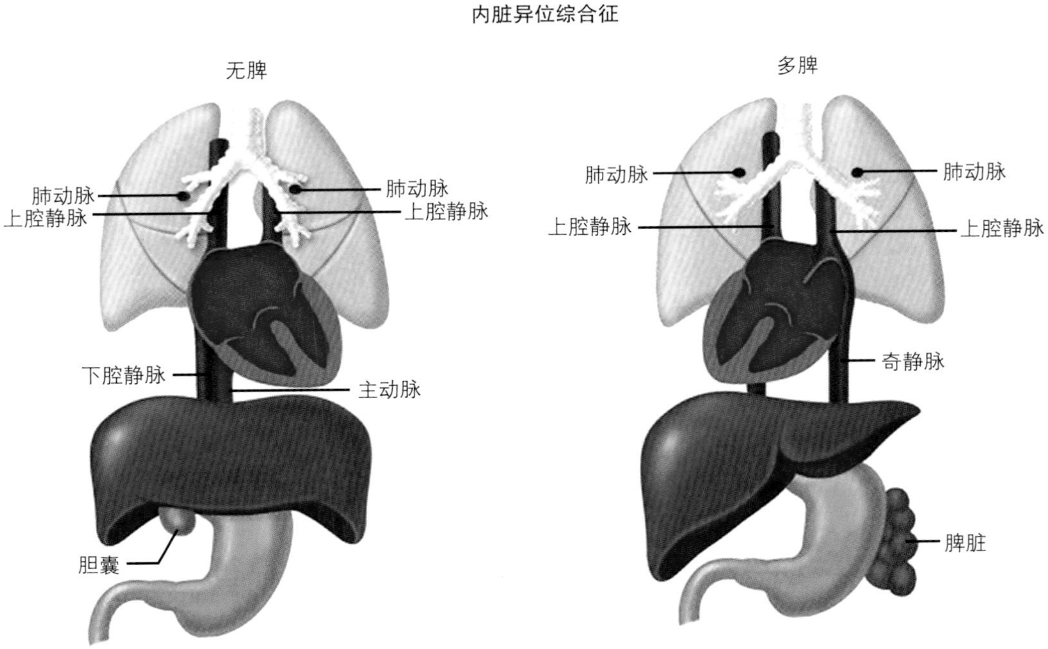

图 3-7　内脏异位综合征。图示描述了腹腔内脏和肺的双侧右侧异构(无脾)与双侧左侧异构(多脾)两个极端

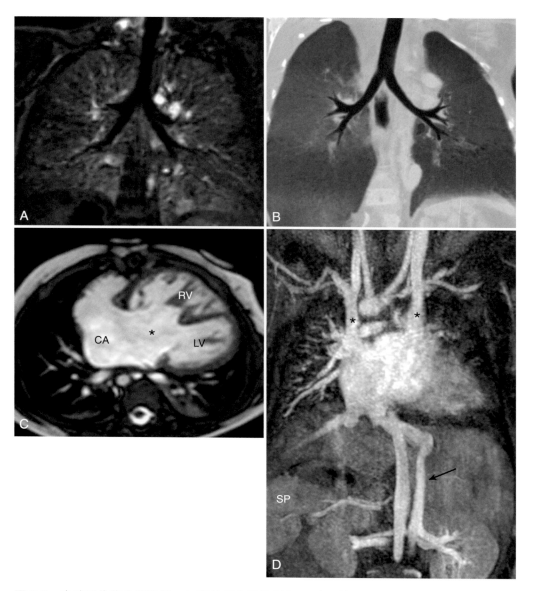

图 3-8　内脏异位综合征举例。A. 磁共振血管造影（MRA）冠状面图像，显示无脾综合征患者的双侧右侧支气管和水平裂，胃位于右侧。B. 冠状位 CT 显示多脾综合征患者的双侧左侧支气管。C. 多脾患者的四腔稳态自由进动图像显示一个平衡的共同房室通道缺损，有一个没有房间隔的共同心房（CA），可见大的室间隔缺损（星号）。D. 同一患者的 MRA 冠状位最大强度投影图像（C）显示中位肝、右侧胃和右上象限的脾（SP）。此外，还有双侧上腔静脉（星号）和一个不常见的左侧下腔静脉（箭）延伸至右侧，与肝静脉一起进入心房底部。LV，左心室；RV，右心室

置是变化的。复杂型发绀型心脏病可能与无脾异位综合征有关，包括房间隔的完全缺损导致的共同心房、CAVC、DORV 和 / 或肺动脉闭锁。

左侧异构或多脾异位综合征可见双侧动脉下支气管和双侧两叶肺、中线横行肝、可位于腹部任意一侧的多脾或副脾以及位置可变的胃。与无脾异位综合征类似，多脾异位综合征也可与心内缺损有关，但后者往往严重程度较轻。

异位综合征患者可能有多种不同的体、肺静脉异常连接，包括 TAPVC 和双侧 SVC。肝水平的离断 IVC 伴奇静脉连续在多脾综合征（左侧异构）中更常见，因为正常情况下 IVC 是右侧结构。

先天性心脏病的分段诊断方法是评估异位综合征的关键。该方法有利于准确评估复杂多变的形态特征，以指导制订最好的疾病管理和手术修复方案。

生理学分类

　　胸部 X 线片在评价心脏病的生理变化和制订出生后姑息治疗方案方面起着重要的作用,它能辨别与肺血流量增加相关的病变(左向右分流和无梗阻肺血流的动静脉血混合状态),由于右向阻塞引起的与肺血流量减少相关的病变,以及由于体循环(左向)阻塞引起的与肺静脉高压相关的病变(图 3-9)。混合状态常是由于病变存在共同心房或单心室导致大的分流所致。由于缺氧血和含氧血大量混合后进入体循环,临床上出现发绀的表现。

　　由于超声心动图对先天性心脏病具有更高的诊断准确性,使胸部平片在先天性心脏病形态学诊断中的作用变小。过去,我们将胸部平片与临床体查(杂音、发绀等)所获得的信息综合进行分析,对不同类型的先天性心脏病进行鉴别,并以此制订患者出生后的初始治疗方案。根据肺血流量的不同将先天性心脏病的 X 线影像表现分为以下几类:

　　Ⅰ. 肺血流量增加

　　A. 中央性左向右分流(无发绀)

　　1. 室间隔缺损(ventricular septal defect,VSD)

　　2. 房间隔缺损(atrial septal defect,ASD)

　　3. 房室间隔缺损 /CAVC

　　4. 动脉导管未闭(patent ductus arteriosus,PDA)

　　5. 较少见的病变:部分肺静脉异位连接(PAPVC)、主肺动脉窗、冠状动脉瘘

　　B. 外周性左向右分流

　　1. Galen 静脉畸形

　　2. 肝血管内皮瘤

　　3. 四肢末端大的动静脉畸形

　　C. 高循环状态,如甲状腺功能亢进和贫血

　　D. 混合状态,无肺血流梗阻(发绀)

　　1. 大动脉转位(transposition of the great artery,TGA)

　　2. 动脉干

　　3. 右心室双出口(double outlet right ventricle,DORV)

　　4. 单心室

　　5. 部分型肺静脉异位连接(无梗阻)

　　Ⅱ. 肺血流量减少

　　A. 法洛四联症(tetralogy of Fallot,TOF)

　　B. 肺动脉闭锁合并室间隔缺损

　　C. 伴有肺血流梗阻的混合状态(发绀)

　　1. 大动脉转位(TGA)TGA 合并肺动脉狭窄

　　2. 动脉干合并肺动脉狭窄

　　3. 右心室双出口合并肺动脉狭窄 / 闭锁

　　Ⅲ. 肺静脉充血和水肿

　　A. 左向梗阻性病变

　　1. 三房心

　　2. 左心发育不良综合征(hypoplastic left heart syndrome,HLHS)

　　3. Shone 综合征

　　4. 二叶主动脉瓣和主动脉狭窄

　　5. 主动脉缩窄

　　B. 高循环状态

　　C. 严重的左向右分流

　　Ⅳ. 肺血流量正常

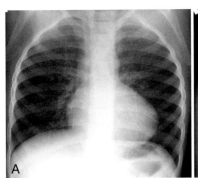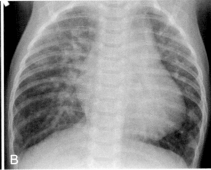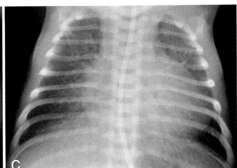

图 3-9　胸部平片所示先天性心脏病的生理学变化。A. 4 岁法洛四联症 / 肺动脉闭锁患者伴有轻度心脏扩大,心尖上翘,主肺动脉段凹陷,对称性肺血流严重减少。B. 3 个月患儿伴有大的房间隔缺损和室间隔缺损,中度心脏扩大和对称性肺血流量增加。C. 8 日龄严重主动脉狭窄患儿,中度心脏扩大伴肺间质水肿

A. 轻度左向梗阻性病变

B. 肺血流平衡的混合状态

C. 轻度右向梗阻—肺动脉瓣狭窄

先天性心脏病的治疗

姑息性治疗

先天性心脏病患者出生后是否需要即刻的缓解治疗取决于患者的临床和血流动力学状况。依据超声心动图和放射检查结果共同决定缓解治疗的手术类型。例如,对肺血流量增加的患者,可以考虑用肺动脉环缩术来减少肺血流量;对于因流出道梗阻导致的肺血流减少的患者,可以通过外科手术解除梗阻增加肺血流量或进行体循环动脉 - 肺动脉分流术,如改良的 Blalock-Taussig 分流术(BTS)来增加肺血流量(图 3-10)。患有先天性心脏病的老年人可能有经典的 BTS 或者 Waterston 或 Potts 分流,这些已不再常规使用。在治疗新生儿期血液混合状态,以平衡和优化肺和体循环血流。由左向梗阻引起的肺静脉高压是通过解除梗阻的原因来治疗的。

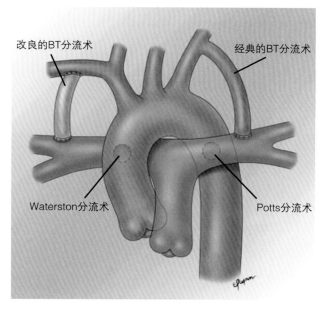

图 3-10 插图描绘了用于增加发绀患者肺血流量缓解的各种手术分流方式。参见附录中的"儿科心脏外科手术命名"一节

根治性治疗

在姑息治疗后,根据心室功能状况及分离缺氧和含氧血流的可行性决定是否进行根治性治疗。当有两个形态良好、大小正常、功能正常的心室,如 TOF、TGA、动脉干以及某些形式的 CAVC 和 DORV,可进行双心室修复,重新安排解剖结构,以恢复生理情况下的静脉回流以及通畅的体循环和肺动脉流出。

当只有一个大小正常、功能良好的右心室或左心室时,这个心室将被用作体循环心室,通过在体循环静脉和肺动脉或腔静脉肺动脉之间建立直接连接来缓解肺循环血流。这叫做单心室修补术(图 3-11)。单心室修复可以缓解的情况包括不平衡的共同房室通道、三尖瓣闭锁、左心发育不良、左心室双入口、DORV 和室间隔完整的肺动脉闭锁。有时,两个心室功能正常的情况下,由于无法分离缺氧和含氧血流,可能会成为单心室通路。这可能发生在某些形式的 DORV、跨瓣房室瓣和交叉房室瓣。本章的附录中提供了外科手术名称的列表(见儿科心脏外科手术命名一节)

CT 和磁共振成像的检查指征

在术前,由于声学窗不够理想,超声心动图对病变的描述不完全充分时,CT 和 MRI 被用来评价先天性心脏病。超声心动图评估可能是有限的,包括心外血管系统的异常,如主动脉缩窄、肺静脉异常连接、体循环静脉异常、肺动脉分支狭窄和冠状动脉起源异常。

在术后,影像学的目标相应的发生了变化。在形态学评估的同时,还需要关注心功能、血流和潜在术后并发症的信息。术后影像学检查的目的是评估心室和瓣膜功能,检查外科手术的移植物、导管和挡板的通畅性,并收集有助于必要的外科或导管介入时机选择的信息。术后影像学检查有助于指导后续治疗,通常包括评估复发性缩窄、确定在 TOF 修复手术后经导管或外科肺动脉瓣置换术的时间、调查 Fontan 手术后发绀的原因,TGA 心房修补术后体循环右心室的评估及分期单心室修补术前的筛选评价。MRI 和 CT 在术后和在年龄较大的患者中的作用随着声窗的减小而增加。

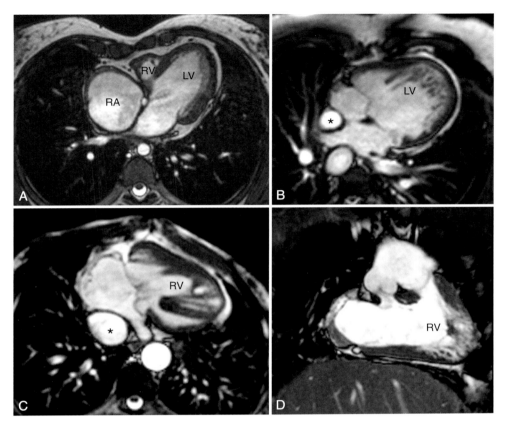

图 3-11 稳态自由进动磁共振图像显示单心室心脏的例子,通常需要单心室的姑息治疗。A. 三尖瓣闭锁。注意 RV 发育不全和脂肪填充了房室沟前面三尖瓣预期位置。B. LV 双入口。二尖瓣和三尖瓣都连接到单一的左心室。C. 不平衡的右侧优势房室通道。单个房室瓣与右心室对齐,后方可见发育不全的左心室。D. 右心室双出口。主动脉和主肺动脉均起源于右心室,可见双侧圆锥干。星号表示横截面上的 Fontan 通道。RA,右心房;RV,右心室;LV,左心室

常见的情况

左向右分流

　　体循环和肺循环之间的交通不会导致发绀,包括心内的左向右分流和大的体循环动静脉连接。前者的常见例子有 VSD、ASD、AVC 缺损和 PDA。少见的情况包括部分性肺静脉异位连接、主 - 肺动脉窗和冠状动脉瘘。外周性的左向右分流的例子是婴儿肝血管内皮瘤和大体循环动静脉畸形,比如大脑 Galen 静脉畸形和影响四肢的 Parkes-Weber 综合征。

室间隔缺损

　　VSD 是继二叶主动脉瓣后儿童第二常见的先天性心内病变,占 CHD 病例的 20%~30%。5% 的室间隔缺损与染色体异常有关,如 13、18 和 21 三体。许多小室间隔缺损可自行闭合。我们根据 VSD 的位置进行临床分类(图 3-12),很多情况下是否需要进行内科(预先)或外科干预治疗取决于 VSD 缺损的大小。

　　肌部室间隔缺损是指缺损发生在室间隔肌部(图 3-13)。可根据缺损在室间隔肌部的位置(中部,心尖部)进行分类。常用"瑞士奶酪样室间隔"来描述多发性肌部室间隔缺损。

　　AVC 型室间隔缺损是室间隔 AVC 部分存在缺损(图 3-13)。也被称为流入道室间隔缺损,多见于内脏异位的患者中。

　　流出道室间隔缺损是指缺损发生在室间隔的心室流出道、主动脉下区或肺动脉下区,有多种命名。圆锥室间隔缺损是一种发生在圆锥室间隔和肌间隔交界处的流出道室间隔缺损。圆锥室间

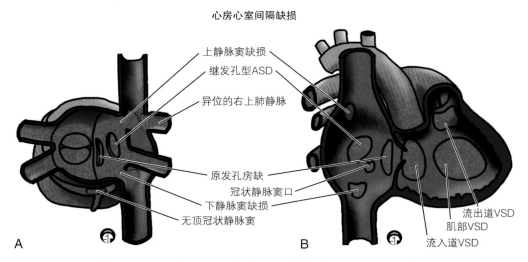

心房心室间隔缺损

图 3-12　ASD 和 VSD 示意图。A. 心脏后视图。B. 心脏右侧面

隔缺损靠近半月瓣,也被称为干下型室间隔缺损(subarterial VSD)。临床上,评估相关主动脉瓣脱垂和主动脉瓣反流非常重要。

严格意义上的膜部室间隔缺损是指仅有膜部缺损的小的 VSD。随着时间的推移,膜周部或膜旁室间隔缺损通常指缺损位于室间隔膜部并延伸到肌间隔、圆锥或流出道室间隔或 AVC 间隔区域。流出道室间隔缺损可能与房室流出道圆锥隔膜移位不良有关。这可能造成流出道梗阻。圆锥间隔的前向排列不良常导致 TOF 中的 RV 流出道梗阻(稍后描述),后向排列不良可导致 VSD 伴 LV 流出道梗阻和主动脉弓异常,如缩窄或完全主动脉弓中断。

室间隔缺损患者可在胸骨左下缘闻及明显的全收缩期吹风样杂音,临床表现为充血性心力衰竭(congestive heart failure,CHF)、反复的呼吸道感染,或生长发育迟缓。通常在出生第 1 个月后开始出现症状,此时生后肺血管阻力逐渐降至正常,继而出现分流量增加。在较大的儿童中,未经治疗的大的室间隔缺损可能导致肺血管阻力增加和肺动脉高压,如果切断分流,肺动脉高压可以缓解。在极少数情况下,可发生肺血管阻塞性疾病或发展为不可逆的肺动脉高压,最终导致逆向分流,出现右向左的过隔血流(以往称为"艾森曼格综合征"),临床出现青紫现象。一般而言,矫正性手术需在逆向分流发生之前进行。

在 VSD 患者,当肺血流与全身血流之比大于2∶1 时,常规胸部平片上可见明显的左向右分流改变。表现为肺血管增多,肺动脉增粗,心脏扩大(图3-13)。胸片可见明显左心室和左心房容积负荷增加的表现。肺血管阻力在出生后 1 个月逐渐降至正常,VSD 患者肺血流量进一步增加,出现肺血管充血和水肿的影像学征象。

多达 50% 的室间隔缺损可不需进行外科手术而自行闭合。有部分不适宜进行外科手术的室间隔缺损患者可以通过心导管治疗。

房间隔缺损

ASD 是儿童第二常见的心脏异常,占所有 CHD病例的 10%。ASD 也是最常见的可持续到成年的心内分流性疾病。女性的发病率是男性的 6~8 倍。ASD 按缺损的位置分类如下(图 3-12):

• 卵圆孔未闭(图 3-14),是正常情况下应相互融合的继发隔和原发隔融合失败所致

• 继发孔(Ⅱ)ASD(图 3-14),是最常见的类型(约占 60%),位于卵圆孔区的中间。通常是单独发生的异常

• 原发孔(Ⅰ)ASD(约占 30%),位于房间隔下部,与房室瓣相邻。原发孔 ASD 常见于共同房室通道缺损(稍后描述)。部分房室通道(AVC)缺损是指原发孔 ASD 伴二尖瓣裂

• 静脉窦型 ASD(5%),不累及房间隔,但可通过 RA 后壁(胚胎静脉窦的残余)和右侧肺静脉(通常位于 SVC 或 IVC 入口附近)之间的缺损出现左心房向右心房的分流。静脉窦型 ASD 常伴有部分肺静脉异位引流,可导致实质性的左向右分流

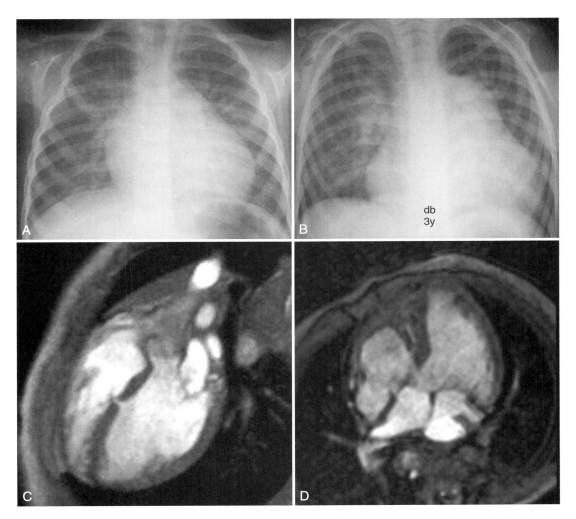

图 3-13 室间隔缺损（VSD）。A. 出生时的胸片显示心脏增大伴肺血增多。B. 同一患者 3 岁时胸片显示，肺动脉主干及中央分支明显增粗。肺动脉向外周延伸时被截断，与肺动脉高压相符。C. 长轴位磁共振图像显示肌间隔中部缺损或肌部室间隔缺损。D. 另一患者的四腔磁共振图像显示一个与房室瓣平面连续的流入道或房室管型室间隔缺损

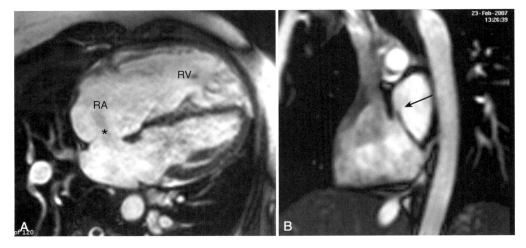

图 3-14 房间隔缺损的类型。A. SSFP 图像显示大的继发孔型 ASD（星号），左向右分流，导致右心房（RA）和 RV 扩张。B. 房间隔的矢状斜位 SSFP 图像显示卵圆孔未闭（箭）

• 冠状静脉窦间隔缺损（也称为无顶冠状静脉窦），并不累及房间隔本身，而是出现冠状静脉窦和左心房共同壁的缺损。左侧上腔静脉直接与左心房相连，并且冠状静脉窦完全无顶

临床上，ASD 患者通常无症状。当患者进入青春期或成年期时，可能会出现轻微的呼吸困难，或者在无症状患者可闻及胸骨左上缘粗糙的收缩期杂音。在婴儿时期，ASD 患者的胸部平片可表现正常。在儿童时期，可出现肺血流量增加和中央 PA 增粗。ASD 可导致 RA 和 RV 容量负荷增加并扩张，在胸部平片上表现为 RA、RV 轮廓突出（图 3-15）。由于无论是在收缩期还是舒张期，大量的血流从 LA 进入到 RA，起到快速降压的作用，因此，LA 通常不增大。

外科手术或介入封堵治疗前，进行 CT 或 MRI 检查可帮助确定 ASD 的位置和大小。横断面图像也有助于筛查是否同时存在肺静脉异位连接，这在体型大的患者中通过胸部超声心动图不易发现。

心脏 MRI 的血流速度图可用来量化心室体积和分流的大小（肺 - 体循环流量比，也称为 QP∶QS 比），如 VSD、ASD 和 PDA 等简单的左向右分流，以及存在肺和体循环血流不平衡的任何形式的 CHD。心室体积和分流分数的量化有助于保守治疗和外科治疗的决策选择。在有症状的患者中，大的分流将导致明显的心室扩张和 QP∶QS 大于 1.5∶1，此时，通常需要封堵缺损（图 3-16）。

共同房室通道

心内膜垫缺损和房室间隔缺损是 CAVC 的替代术语。房室结合部不能正常发育成两个不同的房室瓣、房间隔和室间隔。CAVC 指的是一系列缺陷，包括合并二尖瓣裂的原发孔 ASD（部分 CAVC），孤立的流入道 VSD（不完全 CAVC），合并原发孔 ASD 和 VSD 的共同 AV（完整 CAVC）（图 3-17）。共同房室瓣可对称分布于双心室，从而形成一个平衡的 CAVC，且两个心室的大小大致相等。当 AV 瓣排列不齐，或当瓣膜上的附属物阻碍了一侧心室的血流时，可导致一个心室大于另一个心室，继而出现不平衡的 CAVC（图 3-11C）。约 40%~50% 的 CAVC 患者有 21 三体（唐氏综合征）。完全性 CAVC 缺损常见于内脏异位综合征患者（图 3-8）。

常规胸部平片显示心脏右侧增大（RA 和 RV），肺部血流增加（图 3-17）。在 21 三体患者，可发现 11 对或 13 对肋骨或胸骨裂等骨骼异常。

矫正手术包括修补 ASD 和 VSD，并分离或重新悬吊瓣叶。

动脉导管未闭

PDA 占所有先天性心脏病的 8%~10%。约每 3 000 足月儿中有 1 例 PDA，女孩多于男孩（男女性别比为 1∶2），早产儿多见（50% 的患者出生体重小于 1 500g）。PDA 是由于生后胎儿动脉导管（第六主动脉鳃弓的远端残余）持续开放，导致胸降主动脉近端与 PA 之间的形成交通所致。少数情况下，动脉导管可连接于主肺动脉或肺动脉分支与锁骨下动脉或无名动脉之间（图 3-18）。

正常情况下，动脉导管在出生后 48h 出现功能性关闭，这是由于肺通气使动脉氧增加和前列腺素在肺内代谢导致循环中前列腺素减少。出生后 3 个月，95% 婴儿的动脉导管出现解剖性关闭。动脉内的低氧和 / 或胎儿前列腺素水平的升高将抑制导管的收缩和关闭。

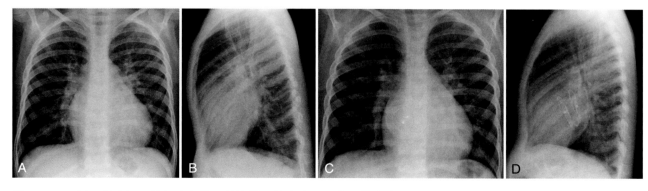

图 3-15　一例 5 岁房间隔缺损患者装置封堵前后的胸片。A. 在正位片上可见中央肺动脉对称性增粗。B. 侧位片上见右心室扩大，充盈胸骨后间隙。C、D. 导管介入术后，可以看到 Amplatzer 封堵器跨越房间隔

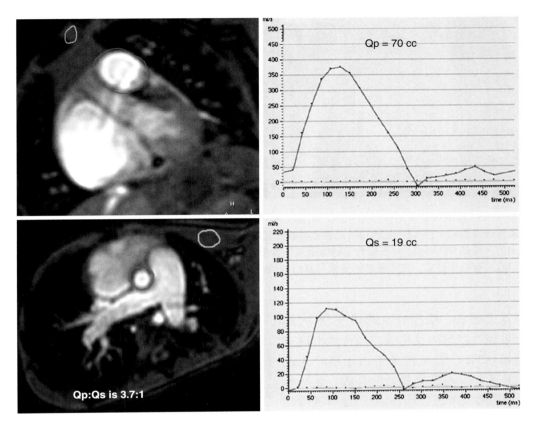

图 3-16　MR 成像的肺 - 体循环流量比计算。利用相速度摄像 MR 成像序列，通过 MR 流速图计算肺血流（Qp）与全身血流（Qs）的比值。通过测量主肺动脉和升主动脉的血流，发现此患者存在大量的体肺分流，Qp：Qs 比为 3.7：1

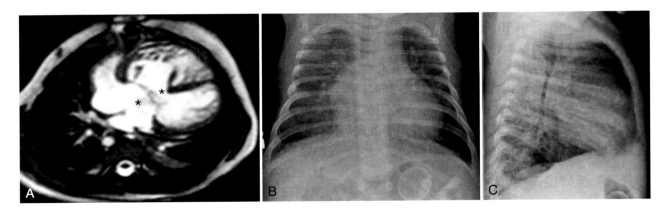

图 3-17　21 三体合并完全性共同房室通道缺损。A. 四腔平面上的稳态自由进动图像显示原发孔型房间隔缺损与单个房室瓣平面和流入道室间隔缺损（星号）直接相连。胸部正位片（B）和侧位片（C）显示心脏中度增大，右心房突出，肺血流量对称增加；有 11 对肋骨和胸骨过多分节

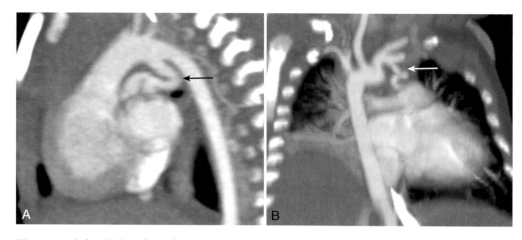

图 3-18 动脉导管未闭（PDA）病例。A. 肺动脉闭锁患者的矢状位斜位最大强度投影（MIP）CT 血管造影显示一巨大的 PDA（箭）从主动脉峡部延伸至左肺动脉。B. 斜冠状位 MIP-CTA 显示一小的弯曲的 PDA（箭），从左锁骨下动脉近端延伸至左肺动脉近端。这个患者有法洛四联症，右主动脉弓有镜像分支。左无名动脉是横弓发出的第一支

PDA 通常无症状。根据分流的程度，较大的 PDA 的临床表现可以是闻及机械样杂音到出现充血性心力衰竭（CHF）。25% 的患者由于早产儿表面活性物质缺乏导致动脉导管持续开放。动脉导管未闭可以用吲哚美辛进行药物治疗，也可进行外科手术治疗。

新生儿 PDA 患者的常规胸片可表现为心脏增大，肺血管增多和肺水肿。当同时存在肺表面活性物质缺乏或支气管肺发育不良时，这些改变可能难以评估。在早产儿中，由于血流量增加而肺动脉血管床少，将出现间质水肿。通常在患有 PDA 的早产儿，大约在出生后 7~10 天，随着肺血管阻力的下降，平片上可出现间质水肿的征象。

在影像上，外科治疗后的 PDA 可见手术夹或小的夹闭装置。闭合的动脉导管在 CT 上可能显示韧带样钙化。伴有开放动脉末端的部分关闭的动脉导管可以形成"隆起"或导管憩室，常偶然发现。或偶尔增大形成导管动脉瘤，并可自行消失。

部分肺静脉异位连接

在部分肺静脉异位连接（partial anomalous pulmonary venous connection，PAPVC）中，至少存在一支或多支肺静脉（但不是全部）回流至体循环静脉（SVC、IVC、无名静脉等），或直接进入 RA。从而出现左向右分流，导致 RV 的容量负荷增加，出现类似于 ASD 的病理生理改变。弯刀静脉是指右下肺静脉或整个右肺静脉在膈肌水平回流至 IVC。弯刀静脉合并右肺发育不全，并出现心脏向右侧移位（图 3-19），则成为弯刀综合征。

MRI 检查有助于发现是否存在异位肺静脉，异位连接的具体方式，是否存在相关血管阻塞，量化左向右分流（QP：QS）的程度，以及是否存在其他相关异常，如分支 PA 发育不全，肺体动脉供血，或其他肺发育异常，如马蹄肺、肺隔离症等。

混合状态

常见异常包括圆锥干异常，如 TGA、动脉干、右心室双出口（double outlet right ventricle，DORV）、完全肺静脉异位连接（total anomalous pulmonary venous connection，TAPVC）和单心室。

大动脉转位

大动脉转位（transposition of the great artery，TGA）是最常见的发绀型 CHD（占 5%）。右转位的 TGA（D-TGA）的发病率为 1/4 000 活产婴儿。有糖尿病母亲的婴儿患病例更高，且男孩明显多于女孩，男女性别比为 2.5：1。

在这种情况下，主动脉和肺主动脉起源于"错误"的心室，主动脉起源于右心室，而 PA 发自左心室，也被称为心室 - 大动脉连接不一致（图 3-20）。心房、房室连接和心室正常。一般主动脉位于肺主动脉的右前方（右转位）。约 50% 的 TGA 患者有完整的室间隔，25% 的患者有圆锥 VSD，25% 的患者

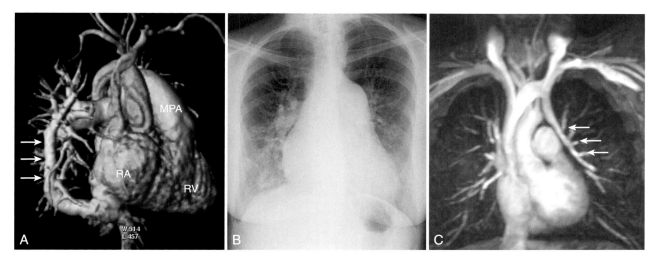

图 3-19　部分肺静脉异位连接病例。A. 磁共振血管造影（MRA）容积成像显示，一巨大的弯刀静脉（箭）将右肺大部分静脉血引流至下腔静脉，导致大量的左向右分流，右心房（RA）、RV、主肺动脉（MPA）和肺动脉分支扩大。B. 患者的胸片显示，相对于左肺，右肺发育不全，增大的心脏移位到了右胸。C. 冠状位最大强度投影 MRA 图像显示左上肺静脉异位（箭）引流至无名静脉

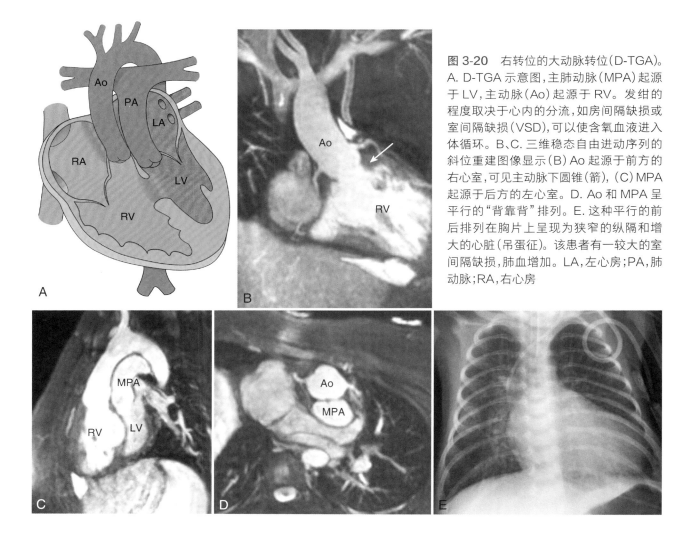

图 3-20　右转位的大动脉转位（D-TGA）。A. D-TGA 示意图，主肺动脉（MPA）起源于 LV，主动脉（Ao）起源于 RV。发绀的程度取决于心内的分流，如房间隔缺损或室间隔缺损（VSD），可以使含氧血液进入体循环。B、C. 三维稳态自由进动序列的斜位重建图像显示（B）Ao 起源于前方的右心室，可见主动脉下圆锥（箭），（C）MPA 起源于后方的左心室。D. Ao 和 MPA 呈平行的"背靠背"排列。E. 这种平行的前后排列在胸片上呈现为狭窄的纵隔和增大的心脏（吊蛋征）。该患者有一较大的室间隔缺损，肺血增加。LA，左心房；PA，肺动脉；RA，右心房

有 VSD 伴肺动脉狭窄。右心室主动脉瓣下的圆锥肌可以导致心室流出道狭窄,使主动脉血流减少,导致主动脉缩窄。

在 D-TGA,缺氧血和含氧血分别处于两个独立的循环系统中。缺氧血从全身返回 RA,流经 RV 和主动脉,然后回到身体外周。含氧血从 LA 和 LV 到肺后再返回 LA 和 LV。除非这两种平行的循环系统在心房、心室或动脉导管的水平上有交通,否则不能维持生命。

TGA 患者通常在生后 24h 内即出现发绀。缺氧血和含氧血通过 ASD、VSD 或 PDA 混合的程度以及肺血流量的大小决定了患者发绀的严重程度,并可在胸部平片上出现相应改变。肺血流量充盈可导致心脏扩大和水肿,但发绀程度较轻。而肺血流量少,尤其是合并肺动脉瓣狭窄时,胸部平片将显示肺血减少,但发绀明显。患者刚出生时心脏大小正常,但其后充足的静脉回流和缺氧含氧血的混合,分流增加很快导致了心脏的增大。TGA 中,由于主动脉和 PA 呈"背靠背"的平行排列,以及由于"应激"胸腺失去正常轮廓,影像上患者的纵隔轮廓狭长,常描述为"吊蛋征"(图 3-20)。

姑息治疗是通过球囊房间隔造口术(Rashkind 手术)建立一个大的 ASD,以改善血液的混合,增加静脉的回流,并使更多的来自肺静脉的含氧血通过 RV 到主动脉进入体循环。

TGA 永久性姑息的目的是通过手术重建血流流向,使体静脉的脱氧血能回流到 PA,而肺静脉的动脉血能回流至主动脉。实现这一目标的方法有两种。一种是在房间隔水平进行血流改向(Mustard 或 Senning 房间隔改造术),另一种是转换大动脉的位置(Jatene 大动脉转换手术)。大动脉转换是首选的手术方法,它需要同时进行冠状动脉转位和关闭 VSD。有左心室流出道梗阻时,左心室可通过 VSD 阻断至主动脉,并可用管道将 RV 与 PA 相连接。术后并发症包括新主动脉根部扩张、分支 PA 狭窄(图 3-21)和冠状动脉口狭窄或扭结。MRI 和 CT 对无创性追踪和诊断 TGA 术后并发症起着重要作用。

先天性矫正型大动脉转位

先天性矫正型 TGA 并不是一种混合状态,但其与 D-TGA 的解剖相似,故在本节中进行讨论。当心脏在宫内发育为 L- 袢而不是 D- 袢时,在发生心室 - 大动脉不一致的同时将发生房室的不一致,则会出现出生后的先天性矫正型或 {S,L,L}TGA(图 3-22)。心房形态正常,心室弧倒置,因此右心室位于左心室的左后方(L- 袢)。大动脉转位,主动脉从右心室的左前方发出(左转位),而心房处于正位,此时血液流经心脏发生了"生理性"的矫正。形态学上的 RV 接受从 LA 来的肺静脉回流,再流入主动脉;形态学上的 LV 接受从 RA 来的体静脉回流,

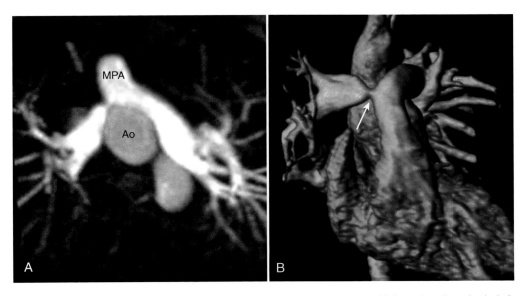

图 3-21 右转位的大动脉转位行动脉转换术后。A. 患者术后 MRA 轴位重建图像。主肺动脉(MPA)和主动脉(Ao)已进行转换,可见典型的术后改变,MPA 位于 Ao 的前方,PA 分支在 Ao 的两侧延伸至肺门。B. 在同一患者的 MRA 容积图像前面观上,可见右肺动脉近端严重狭窄(箭)

先天性矫正型大动脉转位

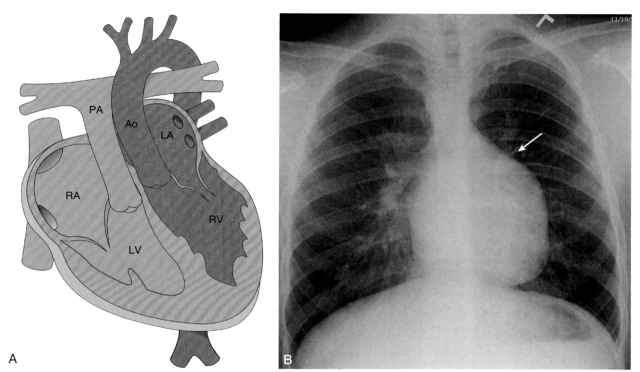

图 3-22 先天性矫正型左转位的大动脉转位(L-TGA)。A. 示意图显示 L-TGA 伴有 L- 袢心室以及房室和心室动脉不一致。RV 位于左侧且在 LV 的后方,发出左旋的升主动脉(Ao)。B. 导致主动脉平展与前后位胸片上,左上心缘轮廓突出(箭),常被误认为是扩张的左心耳。主动脉从左侧发出,走行至气管右侧,形成右位主动脉弓。LA,左心房;PA,肺动脉;RA,右心房

再流入肺动脉(图 3-6)。并发症包括 VSD(占 50% 以上)、三尖瓣畸形(功能不全、闭锁和 Ebstein 异常)、左心室流出道梗阻和 / 或肺动脉瓣狭窄,以及传导系统异常导致的心律失常。

生理矫正型的左转位 TGA(L-TGA)患者的临床表现取决于上述相关心内并发症的严重程度。如果不存在并发症或仅轻微病变,患者可能长期无临床症状,直至成年期被偶然发现。

常规胸片可正常,但可能出现左上心纵隔边界异常饱满,升主动脉起源于左侧右心室(图 3-22)。肺血管的减少往往是因为合并肺动脉瓣狭窄,且有较高发生率。由于 RV 无法承受整个生命周期中的体循环工作负荷,在晚期常会出现功能衰竭。MRI 在术前明确房室形态和连接,以及监测体循环右心室的功能方面起着重要作用。

部分研究中心开展了幼儿期 L-TGA 的"双转换"手术,包括心房转换和动脉转换手术,目的是使左心室成为体循环心室。这一术式的远期疗效尚不明确。

永存动脉干

永存动脉干(persistent truncus arteriosus,PTA)约占 CHD 的 1%~4%。21%~36% 的病例合并右位主动脉弓,11% 的病例合并主动脉弓中断。约30%~35% 的永存动脉干患者存在 22q11 微缺失[迪格奥尔格综合征(DiGeorge syndrome)]。动脉干依据肺动脉的起源、是否存在 VSD 和主动脉弓中断进行分类(图 3-23)。

永存动脉干是指起由单一动脉起源于心脏底部,其后再发出冠状动脉、体循环及肺循环。胚胎期原始动脉干分隔形成主动脉和肺动脉失败,2~6 个瓣叶的单一半月瓣发出单一动脉干,合并的 VSD 总是发生在半月瓣下方。

动脉干患者在婴儿期早期即出现发绀、生长发育落后、呼吸困难和心力衰竭。典型的胸片改变可见心脏增大、肺血增多;对心脏超声不能明确肺动脉结构的病例,术前的 CTA 和 MRA 检查可提供帮助(图 3-24)。

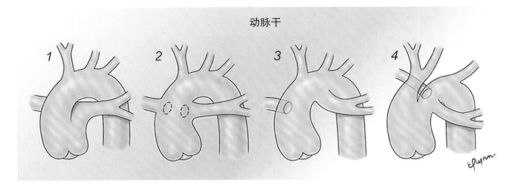

图 3-23　动脉干的分类。1 型：主肺动脉起源于升主动脉。2 型：肺动脉分支单独起源于升主动脉。3 型：一支肺动脉起源于升主动脉，另一支起源于导管样侧支。4 型：动脉干伴主动脉弓中断

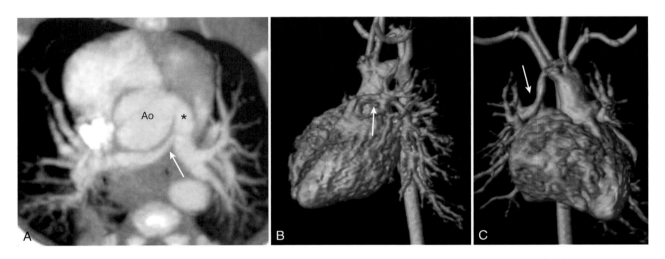

图 3-24　动脉干病例。A. 1 型：斜轴最大强度投影 CTA 图像显示主肺动脉（星号）起源于升主动脉（Ao）的左侧并分叉。右肺动脉近端狭窄（箭），左肺动脉内径正常。B、C. 磁共振血管造影容积图像显示：LPA（B）直接起源于近动脉干近端根部（箭），一导管样侧支血管（C,箭）从无名动脉发出供应肺门 RPA（A,由 Beverley Newman 博士提供）

治疗包括分配动脉干瓣膜到左心室，修补VSD，从动脉干分离肺动脉，通过带瓣膜的导管将其与 RV 连接，通常使用主动脉同种移植物。导管将随躯体的生长需要更换，MRI 对确定再次手术的时机起着重要作用。

完全肺静脉异位连接

完全肺静脉异位连接（total anomalous pulmonary venous connection，TAPVC）是指所有的肺静脉与体循环静脉存在异位连接。根据肺静脉引流到体循环静脉的部位不同，TAPVC 分为四种类型（心上、心内、心下和混合型）。心上型 TAPVC 在心脏上方连接，通常进入左无名静脉，占所有 TAPVC 病例

的 40%。心内型 TAPVC 通过冠状窦或直接进入心房与心脏相连，占 20%。心下型 TAPVC 在心脏下方连接，常与腹部的门静脉或肝静脉相连，占 35%。混合型 TAPVC 是最少见的类型，不到 5%；此类型中，肺静脉通常连接到两根或多根体循环静脉（如 SVC 和门静脉）。所有类型的 TAPVC 都有发生肺静脉梗阻的风险，以心下型和混合型中多见（图3-25）。

患有 TAPVC 的婴儿常在生后第 1 周即出现临床症状。由于所有的肺静脉血都回流到 RA，因此必须存在心内的交通，如 ASD，使得一些含氧血能流入左心进入体循环。如果肺血流量适度增加，且有足量的肺静脉血混合后通过房间隔缺损，则临床

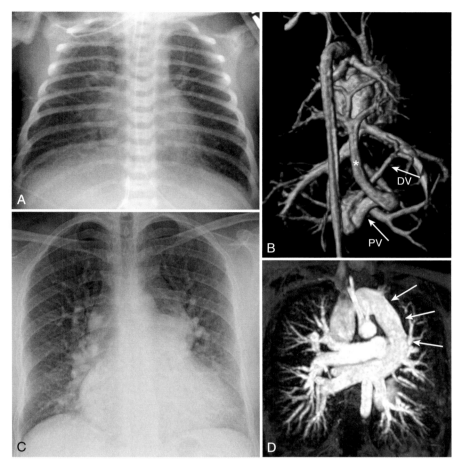

图 3-25　完全性肺静脉异位连接（TAPVC）病例。A. 一发绀新生儿的胸片显示弥漫性肺间质水肿，心脏大小正常。B. MRA 后容积成像显示心下型 TAPVC，所有肺静脉连接到肺静脉汇合处（星号）并与扩张的门静脉（PV，箭）相连。静脉导管（DV，箭）闭合，可有明显的肺静脉梗阻。C. 一成人胸片显示心脏增大，中央肺动脉增粗，上纵隔增宽。D. MRA 斜冠状位最大强度投影图像显示左、右肺静脉连接至大的垂直静脉（箭），延续为扩张的无名静脉。右侧可见上腔静脉。符合心上型 TAPVC

上可仅出现轻度发绀。随着肺静脉梗阻的加重，出生后会出现严重的发绀和肺水肿，此时必须进行干预治疗以维持生命。大约 1/3 的 TAPVC 患者合并有其他严重病变，包括内脏异位、右转位的 TGA 和 HLHS。梗阻型 TAPVC 患者的典型胸片改变可见心脏轮廓大小正常，严重肺充血和肺间质水肿。无梗阻的 TAPVC 患者，可见心脏扩大（RV 和 RA 增大），PA 段增粗，肺血增加。在无梗阻并心内混合良好的心上型中 TAPVC 中，年龄较大患者可见典型的"雪人"或 8 字型纵隔轮廓（图 3-25），但不见于婴儿和儿童。CT 和 MRA 检查有助于追踪显示异位肺静脉的整个行程，特别是混合型 TAPVC；并可评

估肺静脉梗阻。

治疗包括将异位的肺静脉重新连接到 LA 并修补 ASD。TAPVC 术后复发性肺静脉梗阻提示预后不良，MRA 和 CTA 是评估术后复发梗阻的重要方法。

右心肌梗死阻性病变

这一类的先天性心脏病有一个共同特征，就是存在不同程度右心肌梗死阻，以致右向左分流而出现发绀。常见疾病包括：法洛四联症、三尖瓣闭锁和 Ebstein 畸形。

法洛四联症

法洛四联症(tetralogy of Fallot,TOF)是儿童和成人最常见的发绀型 CHD,约占 8%~10%。其病理基础是圆锥间隔的向前、上和左侧偏斜,导致右心室流出道梗阻,圆锥室间隔或行列不齐的室间隔缺损,右心室肥厚,主动脉骑跨于室间隔上(图 3-26)。

如果右心室流出道梗阻较轻(1/3 的病例)且室间隔缺损较大,则婴儿可无明显发绀,即所谓的粉红色 TOF。随着年龄的增长,这些患者往往会发绀加重,运动中会出现典型的"蹲踞"现象,下蹲可以增加右心的体静脉回流,可有更多的血流进入肺部,以改善氧合。TOF 的极端情况是肺动脉闭锁。这种情况下,肺的血流取决于 PDA 或主 - 肺动脉侧支血管(major aorto-pulmonary collateral artery,MAPCA),以及在肺动脉血流受损时可供应肺而异常开放的肺胚胎血管(图 3-26)。

TOF 可与 21 三体、气管食管瘘、VACTERL 综合征(椎体畸形、肛门闭锁、心脏畸形、气管食管瘘和 / 或食管闭锁、肾发育不全和发育不良、肢体缺损)相关。

TOF 患者的典型胸部平片表现(图 3-27)包括:①肺血流量减少(也有"粉红 TOF"患者的血流量可能正常,甚至增加);②纵隔左缘肺动脉段轮廓消失或变小;③RV 肥大,心尖突出或上翘。胸腺由于应激而萎缩,在合并迪格奥尔格综合征的 TOF 患者胸腺缺如。高达 25% 的 TOF 患者有右位主动脉弓。这一系列改变使心脏呈靴形。合并肺动脉闭锁和MAPCA 的 TOF 患者可有异常分枝的肺血管生成(图 3-27)。

TOF 需手术矫正。手术的时机和方法取决于患者的解剖和生理(RV 流出道梗阻的严重程度和位置,肺动脉的大小,主 - 肺动脉侧支血管的存在,以及其他相关的心脏缺陷)。以往,对于严重的低氧血症患者,最初的姑息手术包括像 Potts 分流、Waterston 分流和 BTS 这样的中央主肺动脉分流术。目前大多数外科中心的治疗方法是在婴儿期进行完全矫正,修补 VSD,扩大 RV 流出道,PA 行人工或心包补片治疗。当出现肺动脉瓣闭锁时,则从 RV 到 PA 建立血管连接,通常使用的是同种主动脉移植物。

经环补片修补后,切开肺动脉瓣环,患者遗留无功能的肺动脉瓣,导致慢性肺动脉反流。逐渐发生进行性的右心室容量超负荷,出现右心室收缩和舒张功能障碍,左心室功能不全以及心律失常。许多患者在成年后需进行肺动脉瓣置换术。目前,在仅有轻度右心室流出道梗阻的患者应避免经环补片修复,但在有严重流出道梗阻的情况下,仍需进行经环补片修补术。

MRI 对术后监测右心室的大小和功能、确定肺动脉瓣置换术的最佳时机起着重要作用。同种移植物治疗患者通常需要进行 RV 到 PA 血管的再置换或经置换的血管行导管肺动脉瓣置换术。MRI和 CTA 有助于筛选出有狭窄的患者并确定最佳手术时机(图 3-28)。

三尖瓣闭锁

三尖瓣闭锁(tricuspid atresia)的患者三尖瓣完全缺如,RA 和 RV 之间没有直接交通(图 3-11A)。常伴有右心室发育不良,右心室发育不良的程度与是否存在 VSD 及 VSD 的大小相关。三尖瓣闭锁的婴儿在出生时即出现青紫,需要合并有 ASD 或VSD 才能存活。三尖瓣闭锁的"RV"缺乏流入部分,可能仅由漏斗或流出道组成。50% 以上的病例中,三尖瓣缺如合并肺动脉狭窄(甚至肺动脉闭锁),30% 的病例伴有 TGA。随着时间的推移,相关的VSD 可能会受到限制,产生肺动脉下或主动脉下狭窄。

三尖瓣闭锁患者的胸部平片显示肺血流正常或减少,由于 RA 增大,心尖呈"圆形",RA 轮廓突出,PA 段内陷,15% 的患者主动脉位于右侧。

姑息治疗的目的是维持肺血流。可通过前列腺素治疗维持 PDA 开放,或者手术建立改良的BTS。永久性姑息治疗包括单心室修补或 Fontan手术,5 年生存率约为 70%。

Ebstein 畸形(三尖瓣下移畸形)

Ebstein 畸形(三尖瓣下移畸形)少见,占所有CHD 的不足 1%。是三尖瓣形成的异常,导致隔瓣和后瓣的环形附着顶点移位(图 3-29),前瓣附着位置正常,但发育不良,呈帆状。畸形的瓣叶不正常贴合,导致明显的三尖瓣反流。部分右心室"心房化",心肌变薄。

当 Ebstein 畸形导致严重三尖瓣反流且合并ASD 时,将出现右向左分流,患者出生时或生后 1个月内出现严重发绀。轻度三尖瓣下移畸形的患

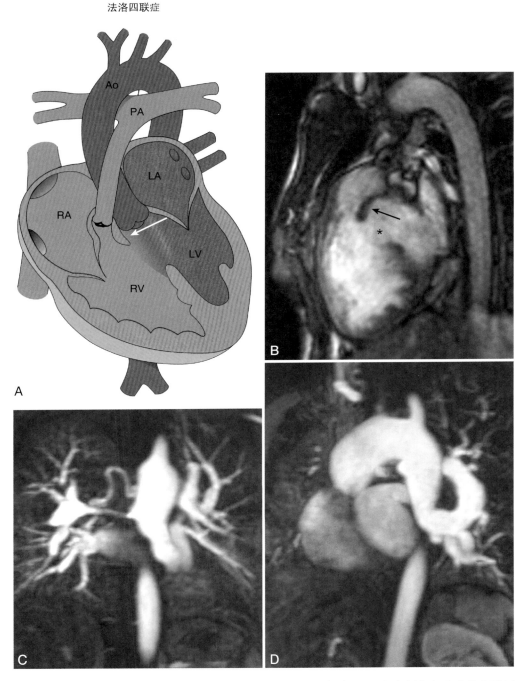

图 3-26　法洛四联症（TOF）。A. 示意图显示了由圆锥间隔（箭）向前、向左侧偏离造成的典型形态。这导致右心室流出道梗阻，圆锥室间隔或行列不齐的室间隔缺损（VSD），右心室肥厚，主动脉（Ao）骑跨于室间隔上。静脉血经室间隔右向左分流导致发绀。B. 右心室流出道的矢状斜位稳态自由进动图像显示圆锥间隔（箭）向前偏移，导致流出道变窄和 VSD（星号）排列不齐。肺动脉闭锁 TOF 患者的磁共振血管成像（C）冠状位和矢状位（D）最大强度投影图像显示，由于没有纵隔肺动脉分枝，降主动脉发出主要的主肺侧支动脉供应左右肺。LA，左心房；LV，左心室；PA，肺动脉；RA，右心房；RV，右心室

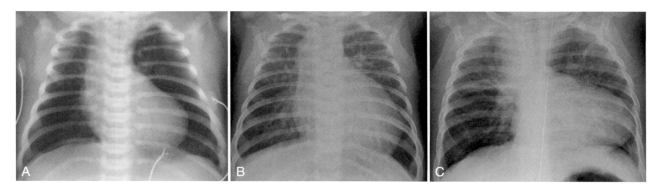

图 3-27 法洛四联症（TOF）患者的系列胸片表现。A. 严重的右心室流出道梗阻，导致肺血流（pulmonary blood flow，PBF）明显减少。B. 轻度的右心室流出道梗阻，PBF 正常或增多。C. 一例肺动脉闭锁、主 - 肺侧支形成的 TOF 患者右下叶 PBF 减少及的异常的血管分枝。所有这些患者都是右位主动脉弓，主肺动脉段凹陷，心尖上翘，符合典型的 TOF 改变

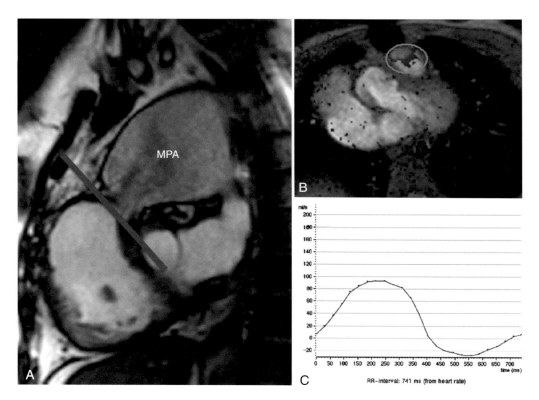

图 3-28 法洛四联症术后 MRI 评估。A."白血法"成像显示右心室流出道（right ventricular outflow tract，RVOT）再梗阻，主肺动脉（MPA）狭窄后扩张。在灰色实线标记的平面上描述 RVOT 流速图，如 B 所示为 RVOT 的横截面图像。在相位图像上标记 ROVT 区域，量化 ROVT 内的正向和反向血流的体积，得到约 35% 的肺反流分数，如 C 所示

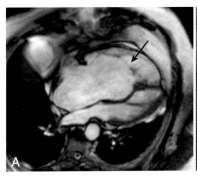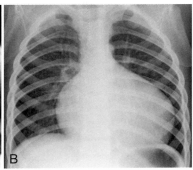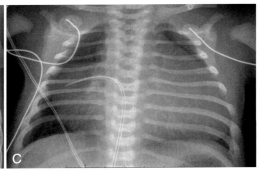

图 3-29　三尖瓣 Ebstein 畸形。A. 四腔稳态自由进动磁共振成像显示三尖瓣隔叶顶部移位,导致右心室部分"心房化"。注意帆状前叶(箭)。B. 严重 Ebstein 畸形 3 岁患者的胸片显示心脏增大,肺动脉肺门分支小,外周肺血减少。C. Ebstein 畸形患者右心房严重扩大引起的大的盒形心脏

者可能直至青春期后期甚至成年期才被诊断。

平片表现取决于右心扩张的程度。心脏轮廓可能呈"盒状",或类似于心包积液的表现(图 3-29)。由于存在三尖瓣反流和心房水平的右向左分流,中央肺动脉较小,肺血管床减少。

新生儿期重症 Ebstein 畸形采取姑息性治疗,包括体外膜氧疗,直到肺血管阻力降低,肺血流量改善。各型的预后不一,重症 Ebstein 畸形生后第 1 个月内的死亡率可达有 50%。

Ebstein 畸形在影像学上需与更罕见的 Uhl 畸形(羊皮纸样右心室)伴三尖瓣功能不全相鉴别。后者是由于右心室心肌的局部或完全缺失,导致右心室壁薄,右心室功能不良。

左心肌梗死阻性病变

主要的左心肌梗死阻性病变包括(从远端到近端)主动脉缩窄、先天性主动脉口狭窄、Shone 综合征、HLHS 和三房心。

主动脉缩窄

主动脉缩窄(coarctation of the aorta)有两种类型,包括累及主动脉峡部的离散型或称为局灶型,以及累及包括横向主动脉弓在内的较长主动脉节段的弥漫型(图 3-30)。局限型主动脉缩窄被认为是由于动脉导管向主动脉峡部壁延伸的导管组织的收缩和纤维化所致,导致左锁骨下动脉起源远端的局灶性狭窄。局限型主动脉缩窄约占所有先天性心脏病变的 5%。男性的患病率是女性的两倍。弥漫型主动脉缩窄常伴发其他左心室流出道梗阻,

如二叶主动脉瓣、主动脉瓣狭窄、Shone 综合征、HLHS 等。

患者的临床表现和外科手术时机取决于缩窄的严重程度。大多数患有局限型主动脉缩窄的儿童无临床症状,常由于高血压而被诊断。当动脉导管关闭,主动脉弓弥漫型狭窄的患者在新生儿期会出现心力衰竭。

胸部平片显示左心室增大,尤其在侧位片上,可以看到狭窄后的降主动脉近端扩张。当狭窄位于主动脉峡部时,它和狭窄前后的主动脉扩张段可使胸主动脉降部近端的轮廓呈现"3"字征(图 3-30)。在食管造影检测中(如今已不再用于诊断),可见其镜像改变,呈"反 3"或"E"字征。主动脉缩窄中还可见到肋骨切迹,但在 8 岁以下的儿童中少见。常见于第 4 至第 8 肋骨下缘,由于输送下半身血流的主动脉弓远端梗阻,导致作为侧支的肋间动脉扩张和肥厚,表现为肋骨压力性侵袭。多为双侧性,但合并有迷走右锁骨下动脉时,右侧肋骨切迹不可见。

对于主动脉缩窄的婴儿,超声心动图可以充分描述主动脉弓梗阻的程度,提供跨缩窄部位的压力梯度测量,以及发现伴高动力收缩的左心室肥厚。婴儿期 CHF 伴左心室收缩功能下降提示严重的主动脉缩窄。

当大龄儿童和青少年的超声心动图窗受限时,MRA 或 CTA 是最佳的无创检测方法,可以判断缩窄的解剖范围和严重程度以及是否存在侧支。当超声心动图利用率降低时,降主动脉速度编码磁共振电影成像可以用来评估缩窄远端的钝性血流,以改良的 Bernoulli 方程,利用跨缩窄部位的血流速峰

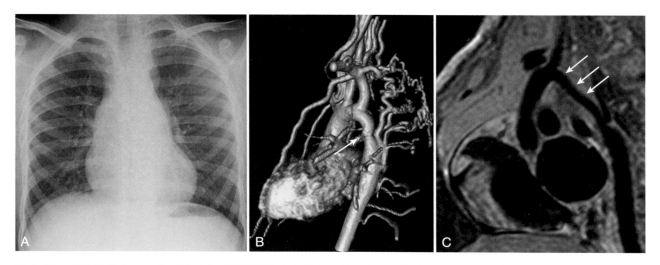

图 3-30　主动脉缩窄。A. 胸片显示主动脉峡部狭窄与其周围的狭窄前后扩张所产生的典型"3 字征"。B. 磁共振血管造影容积成像显示主动脉峡部(箭)的离散或局灶性狭窄,大量侧支血流流向胸降主动脉。C. 斜矢状位黑血法磁共振成像显示主动脉弓和峡部的长段弥漫性发育不全和延长(箭)

值可以计算狭窄处的压力梯度。

　　主动脉缩窄的外科治疗包括切除缩窄段,进行直接的端 - 端或端 - 侧吻合。对于更严重的弥漫型缩窄可能需要进行补片治疗。并不主张进行

锁骨下皮瓣的修复术,因为术后可能发生椎动脉盗血和上肢循环被破坏(图 3-31)。MRA 和 / 或 CTA 用于评估术后修复部位的复发性缩窄或动脉瘤形成。

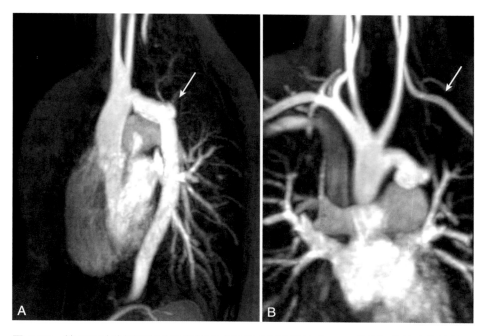

图 3-31　锁骨下动脉瓣修复主动脉缩窄术后锁骨下动脉盗血。A. 磁共振血管成像的斜矢状位最大强度投影(MIP)图像显示一个延长的横弓,峡部轮廓有一局灶性隆起(箭),考虑为缩窄修复术后的小动脉瘤。没有复发性狭窄的证据。B. 斜冠状位 MIP 显示右无名动脉和左颈总动脉起源于主动脉弓近端。左锁骨下动脉近端因用于缩窄修补而不可见。左锁骨下动脉远端(箭)由左椎动脉重建而成

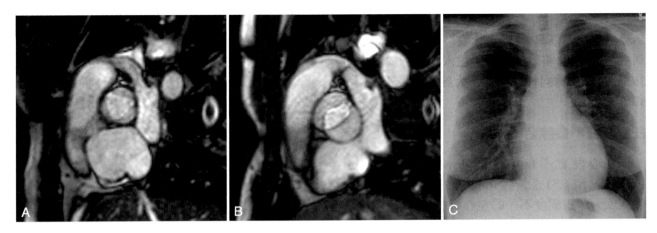

图 3-32　正常主动脉瓣和主动脉瓣狭窄。A. 主动脉根部的短轴稳态自由进动（SSFP）白血法成像显示正常三叶主动脉瓣在收缩期有三角形开口。B. 短轴 SSFP 白色血流成像显示典型的二叶主动脉瓣，收缩期瓣叶呈鱼嘴样开放。这种瓣膜有一个较大的孔口，没有明显的狭窄。C. 明显主动脉瓣狭窄患者的胸片显示升主动脉狭窄后扩张，使纵隔右侧明显突出

先天性主动脉狭窄

　　主动脉瓣异常是 CHD 最常见的形式。主动脉瓣狭窄最常见，表现为瓣膜发育不良或增厚，并常见二叶主动脉瓣（70%）（图 3-32）。左心室流出道梗阻可以是瓣膜下和 / 或瓣膜上的。主动脉瓣下狭窄可以是固定和局限性的，由纤维肌环或隔膜形成所致，或可能是活动和弥漫性的，有时被称为管型狭窄。在肥厚型梗阻性心肌病中，瓣膜下梗阻也可由室间隔肥大引起。

　　瓣膜上狭窄可能是散发或家族性的，也可能与 Williams 综合征有关（精灵面容、智力障碍和新生儿高钙血症）。由于窦管结合部纤维收缩，Williams 综合征患者的升主动脉可出现特征性的沙漏畸形（图 3-33），以及肺、肾和冠状动脉分枝狭窄。这些主动脉瓣异常所致的梗阻最终导致左心室压力超负荷。

　　患者出现临床症状的年龄与梗阻的严重程度成反比。临床表现轻重不一，可有新生儿期因严重狭窄出现 CHF，也可有大龄儿童或青少年仅有无症状性杂音。瓣膜狭窄随着年龄的增长呈进行性加重，其特征是在胸骨右上缘可闻及收缩期粗糙的杂音。

　　常规胸片的表现多样，可见在新生儿期因严重的主动脉口狭窄而出现的心脏扩大和水肿，也可在大龄儿童中表现为正常心脏大小。由于狭窄后扩张，纵隔右侧缘可显示升主动脉增粗（图 3-32）。MRI 可以帮助明确梗阻的位置、范围和性质，尤其对于瓣膜下或瓣膜上狭窄。

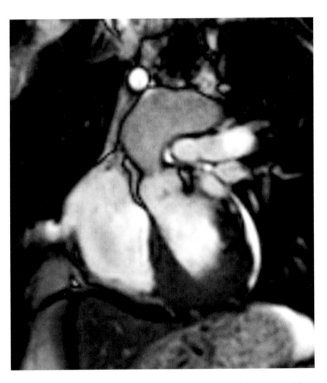

图 3-33　主动脉瓣上狭窄。1 例 Williams 综合征患者斜冠状位长轴稳态自由进动图像显示主动脉根部和升主动脉之间的窦管交界处局灶性狭窄和壁增厚

　　对新生儿严重的瓣膜狭窄，首先采用球囊扩张治疗。如果不成功，则行主动脉瓣切开手术。瓣膜下和瓣膜上狭窄的其他外科手术方法包括：

　　Konno 手术：用于主动脉瓣下狭窄，通过切除部分室间隔和插入补片扩大主动脉环和左心室流出道，随后用机械瓣或同种移植瓣膜替换主动脉瓣。

Ross 手术:用于主动脉瓣关闭不全和 / 或狭窄,切除主动脉瓣根部,将肺动脉根"移植"(自体移植)到主动脉位置,将冠状动脉再植入肺动脉或新主动脉根部,主动脉同种移植物作为导管连接于 RV 和 MPA 之间。

左心发育不良综合征

左心发育不良综合征(hypoplastic left heart syndrome,HLHS)是新生儿 CHF 的常见病因,出生时表现为严重程度不一的左心肌梗死,不足以维持体循环。HLHS 主要包括主动脉瓣和二尖瓣发育不全或闭锁,以及不同程度的 LA、LV、升主动脉和主动脉弓发育不全(图 3-34)。通常在心房水平有一左向右分流。在出生后 24h 内,胸片即可显示心脏呈球形增大并伴肺水肿改变。

HLHS 早期姑息性手术是 Ⅰ 期 Norwood 手术,包括多个步骤。将 MPA 结扎并分离,通过将肺动脉瓣作为新主动脉瓣,并补片增大以重建升主动脉。将 RV 变成体循环心室(Damus-Kaye-Stansel 手术)。通过进行房间隔切开术,肺静脉血液将回流至 RA 和 RV,放置 BTS 或小的 RV 至 PA 的连接导管以提供肺血流。Ⅰ 期 Norwood 手术的最终结果是 RV 同时对体循环及肺循环循环供血。Ⅱ 期手术包括上腔静脉肺动脉分流术(双向 Glenn),将 SVC 直接连接到肺动脉分支,并取下 BTS。Ⅲ 期手术涉及全腔静脉肺动脉分流术(Fontan 手术,其中 IVC 血液直接连接到 PA),这样整个体静脉系统将在不需要心室泵的情况下被动地回流至肺部(图 3-35)。

MRI 检查可用于明确 HLHS 患者在 Ⅰ 期 Norwood 手术前主动脉弓的状态,以及 Ⅱ 和 Ⅲ 期手术前肺动脉分支、肺静脉和体静脉的状况。同时,MRI 也有助于监测心室功能,筛查血栓形成情况,查找 Ⅲ 期或 Fontan 手术后发绀的原因。

Shone 综合征

shone 综合征是由 4 种潜在的左心肌梗死阻的畸形所组成:二尖瓣瓣上环,降落伞型二尖瓣伴单个左心室乳头肌(图 3-36),主动脉瓣下狭窄,以及主动脉缩窄。4 项畸形并不一定同时存在。新生儿时期需行外科姑息手术治疗。Shone 综合征患者可以进行双心室姑息手术,或与 HLHS 类似的单心室姑息手术。MRI 能准确量化左心室容积和功能,并能量化通过二尖瓣及主动脉瓣的血流量,帮助确定外科手术的选择。

三房心

三房心(cor triatriatum)是由于肺静脉未能完全并入 LA 所致。有孔的隔膜横贯于 LA,阻碍了肺的血液回流,导致肺静脉梗阻。其病理生理改变与二尖瓣狭窄相似。平片检查最初可显示肺间质水肿,但心脏大小正常。超声心动图检查可能不能确定,MRI 检查能显示 LA 被隔膜分隔为两个独立的腔室

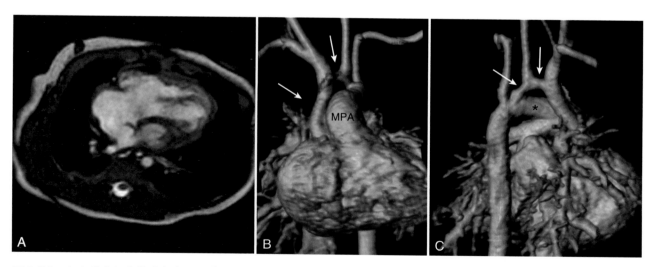

图 3-34 左心发育不良综合征(HLHS)。A. 四腔位白血法稳态自由进动图像显示左心室严重发育不全,RV 形成心尖。存在一个大的房间隔缺损,使肺静脉血能进入右心房、右心室和主肺动脉(MPA)。动脉导管未闭(PDA)可将动脉血从 MPA 引流到主动脉为体循环供血。另一 HLHS 患者的(B)前方和右侧位(C)投射容积再现(VR)磁共振血管造影图像显示升主动脉和横弓弥漫性发育不全(箭)。MPA 扩张,大的 PDA(星号)将动脉血从 RV 输送到主动脉及体循环

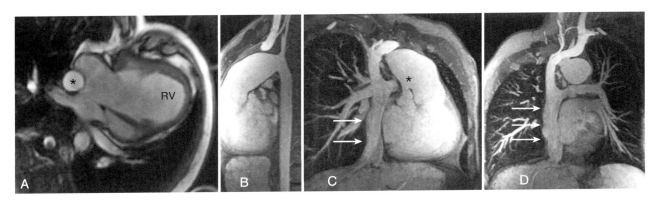

图 3-35　单心室姑息术后左心发育不良综合征状态。A. 四腔位稳态自由进动图像显示左心室发育不全,位于形成心尖的突出的 RV 的后方。见 Fontan 通路的横截面(星号)。B. 磁共振血管成像(MRA)的斜矢状位重建图像显示重建的主动脉弓。RV 通过重建的主动脉弓向全身供血,并通过自身升主动脉及主肺动脉之间进行 Damus-kaye-Stansel 吻合术,向升主动脉及冠状动脉供血。C. 在 MRA 的斜冠状位重建图像上可见这一变化(星号)。心外 Fontan 通路(箭)将下腔静脉连接至右肺动脉(right pulmonary artery,RPA)(C)和左肺动脉(left pulmonary artery,LPA)(D)。在右侧上腔静脉和 RPA 之间进行上腔静脉 - 肺动脉吻合术,使所有的体循环静脉血都直接回流进入肺动脉分支

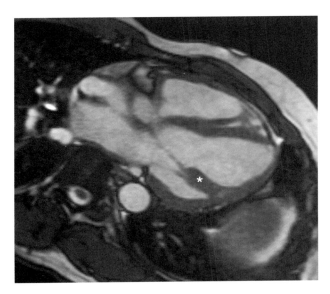

图 3-36　降落伞型二尖瓣。四腔稳态自由进动图像显示一种先天性二尖瓣狭窄,称为降落伞型二尖瓣。所有来自二尖瓣瓣叶的脉络膜均连接到单个乳头肌(星号),造成二尖瓣进入左心室的开口狭窄

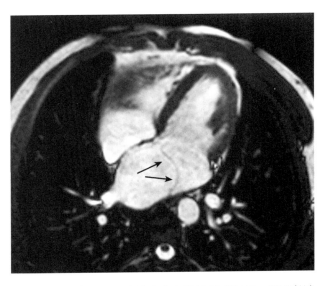

图 3-37　三房心。四腔稳态自由进动图像显示一隔膜(箭)将左心房分成两个腔,隔膜上有一个很小的开口。肺静脉回流明显受阻

(图 3-37),可诊断三房心。

其他病变

心包缺如和心包囊肿

　　心包缺如分为部分性和完全性心包缺如,以左侧部分性心包缺损最常见。右侧部分性心包缺如罕见。约 1/3 的病例合并有心内的缺损,如 PDA、ASD,或 TOF。也可与脐膨出、膈疝和心脏异位一起形成 Cantrell 五联征。

　　在小的、部分性心包缺如时,胸片可见左心耳和 MPA 区异常凸起。这些结构在心包缺损区突出形成疝的情况很罕见。在大的左侧心包缺损时,心脏旋转远离胸骨,主动脉结和 MPA 与肺组织分离,形成一个不寻常的心脏、纵隔轮廓(图 3-38)。大的

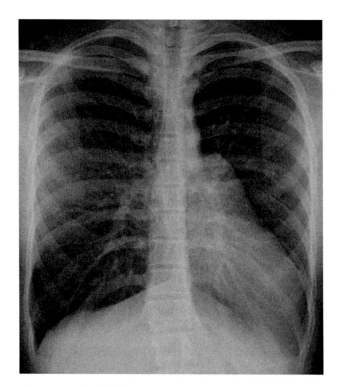

图 3-38 先天性左侧心包缺如。一位 17 岁儿童的胸片。心脏旋转进入左半胸。肺组织在主动脉结和主肺动脉段之间延伸

心包缺如常在胸片上偶然发现,没有临床意义。

心包囊肿有真性和假性之分。真性囊肿位于心包囊内,但与心包囊无直接交通。假性囊肿或憩室是壁层心包突所致,因此与心包腔直接相通。真性囊肿可以发生在心包的任何部位,最常见于右膈角(图 3-39)。

仅少数心包囊肿病例有临床症状,通常是偶然诊断。如果出现相应的呼吸困难或胸痛症状,则可行经皮穿刺抽吸或胸腔镜切除。

川崎病

川崎病(Kawasaki Disease)是一种以发热、皮疹、结膜炎和颈部淋巴结肿大为特征的皮肤黏膜淋巴结综合征。发病高峰在 1 岁和 3 岁之间。临床症状是由全身性血管炎所致,累及冠状动脉和心肌是其特征。冠状动脉血管炎可导致冠状动脉瘤形成和左、右冠状动脉近端狭窄。心肌梗死罕见,且症状隐匿。

常规胸片检查通常是正常的,只在少数重症心肌炎患者中可出现心脏增大。MRI 是川崎病患者连续随访的常选检查方法。它可以准确地评估冠状动脉和全身动脉瘤,冠状动脉近端明显狭窄,活动性血管炎,心肌损伤的存在(图 3-40)。当发现明显的冠状动脉狭窄时,可进行低剂量的冠状动脉 CTA 检查。必要时在进行冠脉搭桥手术前进行 CTA 检查。

疾病早期使用阿司匹林和静脉注射人免疫球蛋白能有效地预防动脉瘤的形成。

风湿性心脏病

风湿性心脏病是由急性风湿热引起的,是一种咽喉部的 A 组 β- 溶血性链球菌感染的迟发性并发症。可导致心肌或心瓣膜的长期损伤,在反复感染或未经治疗的病例中尤其明显。可引起心肌炎,并可出现二尖瓣(85%)和主动脉瓣(55%)受累。风湿性心脏病在西方国家罕见,但在发展中国家是常见疾病。它是获得性瓣膜功能不全和 / 或狭窄的最常见原因。

如果发生二尖瓣狭窄或二尖瓣反流,胸片常显示 LA 增大和左心耳突出。可见"心房双密度征"(图 3-41)。如果发生肺静脉高压,可出现充血性心力衰竭、肺间质水肿征象,并可见 Kerley B 线。

对儿童而言,疾病早期适当的抗生素治疗能有效地阻断病情的进展。对于已确诊的风湿性心脏病患者,则可能需要对受影响的瓣膜进行手术治疗。

附录

心脏位置

左位心:心脏位于左胸,心尖指向左(正常位置)。

中位心:心脏位于中线,心尖指向下。

右位心:心脏位于右胸,心尖指向右。

心脏异位:心脏部分或全部位于胸腔外。

右移位:心脏向右移位,心尖指向左,如左侧张力性气胸所见。

右旋:常见,心脏位于正常位置,心尖向右旋转。

右转:以往对内脏正位时右位心的描述名词,现已被孤立性右位心所取代。

孤立性左位心:内脏反位时的左位心;孤立性左位心及孤立性右位心时 CHD 的发病率高。

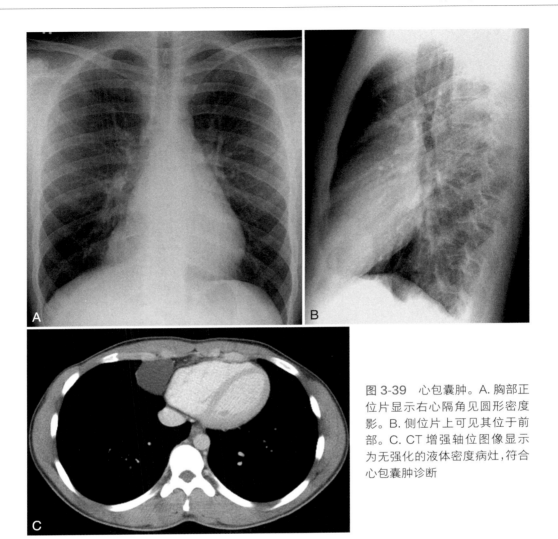

图 3-39　心包囊肿。A. 胸部正位片显示右心隔角见圆形密度影。B. 侧位片上可见其位于前部。C. CT 增强轴位图像显示为无强化的液体密度病灶,符合心包囊肿诊断

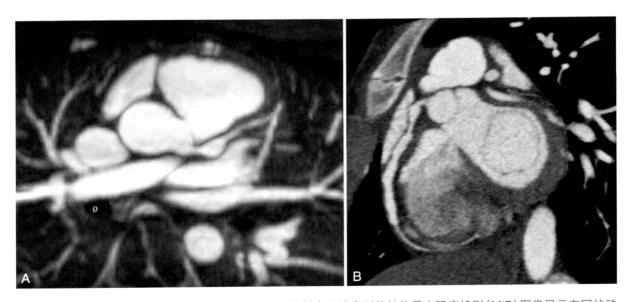

图 3-40　2 例川崎病患者的冠状动脉瘤。A. 增强三维梯度回波序列的轴位最大强度投影(MIP)图像显示左冠状动脉主干起源的局灶性增大和左前降支近端的局灶性动脉瘤。B. CTA 斜冠状位 MIP 图像显示右冠状动脉呈梭形、长节段、不规则扩张。(Cynthia Rigsby 医生提供)

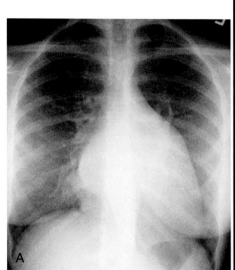
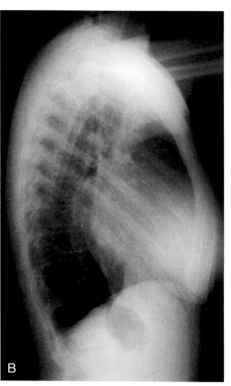

图 3-41　风湿性心脏病。正位（A）和侧位（B）胸片显示左心房和左心耳明显扩张。心尖向下移位与严重的二尖瓣狭窄和反流导致的左心室扩大有关

内脏位置与心房位置

此处的"位置"是指人体不成对的器官（肝、脾、胃）以及心房的位置。有以下 3 种可能：

内脏正位（S）：正常位置；肝在右，脾在左，RA 在右，LA 在左；

内脏反位（I）：正常位的镜像位；肝在左，脾在右，RA 在左，LA 在右；

内脏位置不确定（A）：既不是正位也不是反位；中线肝，无脾或多脾，共同心房或 RA 和 LA 形态不确定；也被称为内脏异位，常与复杂的 CHD 有关。

先天性心脏病的典型平片征象

文中已经描述了的征象：

吊蛋征：D-TGA；

雪人征：心上型 TAPVC 连接至无名静脉；

靴型心：TOF；

盒型心：Ebstein 畸形；

弯刀征：右肺部分肺静脉异位连接至下腔静脉；

鹅颈畸形：CAVC 中的左心室流出道延长；

"3"字及反"3"字征：主动脉缩窄。

儿科心脏外科手术命名

主 - 肺动脉分流术

适用于为肺血不足的病变增加肺血流。

BTS：发绀型心脏病的第一个姑息性手术；经典的 BTS 是指锁骨下动脉与 PA 的端侧吻合。

改良的方法是在锁骨下动脉和 PA 之间放置一个聚四氟乙烯（PTFE GORE-TEX）移植管（侧侧吻合）。

中央分流术：从升主动脉到肺动脉之间放置 PTFE 移植管。

Potts 分流术：降主动脉与左肺动脉直接吻合。

Waterston（Cooley）分流术：升主动脉与右肺动脉直接吻合。

大动脉转位术

Blalock-Hanlon 房间隔切开术：将房间隔后部

分离并切除的闭合式心脏手术,目前很少使用。

Rashkind 球囊房间隔造口术:一种导管手术,将较硬的球囊通过卵圆孔从 LA 拉到 RA,撕裂卵圆孔,形成更大的 ASD。

动脉转位术(Jatene 术):大动脉被分开和转换,使主动脉与 LV 相连,PA 与 RV 相连。冠状动脉转移到新主动脉根部。Lecompte 操作是指将肺动脉从原主动脉后方移位至新主动脉前方。

心房转换术:Senning 和 Mustard 术;也称心房内阻断术,这两种术式最终形成相同的生理改变,但使用的阻断材料和放置位置不同。移除固有的房间隔,建立新的阻隔将体静脉回流导向二尖瓣,进入左心室,从 PA 流出。肺静脉回流直接经三尖瓣,进入右心室,从主动脉流出。

TGA 合并 VSD 和肺动脉瓣狭窄的 Rastelli 术:"Rastelli"一词是指 RV 到 PA 的导管,手术最初是用来治疗伴 VSD 和肺动脉瓣狭窄的 TGA。修补VSD,连接 LV 与主动脉,通过导管连接 RV 与 PA。

单心室姑息治疗

Norwood 手术 - Ⅰ 期:最初用于 HLHS 的治疗,也适用于任何有体循环流出道梗阻的单心室病变。第一部分是 Damus-Kaye-Stansel 手术,其中升主动脉与 MPA 相连(使 RV 为体循环泵血),主动脉弓增大了。进行改良的 BTS 提供肺血流,切除房间隔,以确保血液在心房水平自由混合。

双向 Glenn 手术 - Ⅱ 期:通过连接 SVC 和肺动脉,将上半身体静脉的回流血液导向肺部。

Fontan 手术 - Ⅲ 期:基本概念是创造一条通路,使所有静脉血不通过心脏直接流入肺动脉。最初的 Fontan 手术是将右心耳与肺动脉相连。由于 RA 扩张和房性心律失常的发生率较高,因此发展了侧面隧道 Fontan 手术,仅利用部分心房作为 IVC 与肺动脉的连接。通常会在补片处开窗(小孔),作为静脉血液回流至心脏的"气孔"。这一术式中房性心律失常的发生率仍然很高,因此再进一步发展了心外导管 Fontan 术,以减少心房内的缝合,采用同种移植物在心外将 IVC 与 PA 相连。

鉴别诊断

PA 扩张:

- 肺动脉瓣狭窄
- 左向右分流(VSD、ASD、PDA)
- 肺动脉高压

PA 凹陷:

- TOF
- 肺动脉闭锁
- TGA

升主动脉扩张:

- 主动脉瓣狭窄
- 二叶主动脉瓣
- 马方综合征
- PDA

右位主动脉弓:

- TOF
- PDA
- DORV
- D-TGA
- 三尖瓣闭锁(罕见)
- 动脉干

（翻译:刘丽萍,黄丽;校对:黄寒,毛志群）

推荐读物

Allen HD, Driscoll DJ, Shaddy RE, et al., eds. *Moss and Adams' Heart Disease in Infants, Children, and Adolescents: Including the Fetus and Young Adults.* 7th ed. Philadelphia, PA: Lippincott Williams & Wilkins; 2008.

Araoz PA, Reddy GP, Higgins CB. Congenital heart disease: morphology and function. In: Higgins CB, de Roos A, eds. *Cardiovascular MRI and MRA.* Philadelphia, PA: Lippincott Williams & Wilkins; 2002:307-338.

Degenhardt K, Singh MK, Epstein JA. New approaches under development: cardiovascular embryology applied to heart disease. *J Clin Invest.* 2013;123:71-74.

Gaca AM, Jaggers JJ, Dudley LT, et al. Repair of congenital heart disease: a primer—part 1. *Radiology.* 2008;247:617-631.

Gaca AM, Jaggers JJ, Dudley LT, et al. Repair of congenital heart disease: a primer—part 2. *Radiology.* 2008;248:44-60.

Helbing WH, Ouhlous M. Cardiac magnetic resonance imaging in children. *Pediatr Radiol.* 2015;45:20-26.

Kellenberger CJ, Yoo SJ, Büchel ER, et al. imaging in neonates and infants with congenital heart disease. *Radiographics.* 2007;27:5-18.

Krishnamurthy R. Pediatric cardiac MRI: anatomy and function. *Pediatr Radiol.* 2008;38:S192-S199.

Krishnamurthy R, Chung T. Pediatric cardiac MRI. In: Lucaya J, Strife JL, eds. *Pediatric Chest Radiology: Chest Imaging in Infants and Children.* 2nd ed rev. Medical Radiology/Diagnostic Imaging. Berlin: Springer-Verlag; 2007.

Krishnamurthy R, Lee EY. Congenital cardiovascular malformations: noninvasive imaging by MRI in neonates. *Magn Reson Imaging Clin N Am.* 2011;20:xviii.

Rhodes JF, Hijazi ZM, Sommer RJ. Pathophysiology of congenital heart disease in the adult. Part II: simple obstructive lesions. *Circulation.* 2008;117:1228-1237.

Sommer RJ, Hijazi ZM, Rhodes JF Jr. Pathophysiology of congenital heart disease in the adult. Part I: Shunt lesions. *Circulation.* 2008;117:1090-1099.

Sommer RJ, Hijazi ZM, Rhodes JF. Pathophysiology of congenital heart disease in the adult. Part III: Complex congenital heart disease. *Circulation.* 2008;117:1340-1350.

Valsangiacomo Buechel ER, Fogel MA. Congenital cardiac defects and MR-guided planning of surgery. *Magn Reson Imaging Clin N Am.* 2011;19:823-840, viii.

Van Praagh R. Terminology of congenital heart disease: glossary and commentary. *Circulation.* 1977;56:139-143.

Van Praagh R. The segmental approach clarified. *Cardiovasc Intervent Radiol.* 1984;7:320-325.

第4章

胃肠成像

Stephanie DiPema ◆ Carlo Buonomo

对于成人放射科医生来说,患者的确切年龄没有重要意义。例如,一个30岁人的胸片和一个80岁的人会有所不同,但我们都在以同一类方法来查找病因。而对儿童放射科医生而言,情况就完全不同。当不知道患儿确切年龄时,解读影像常常会盲目无助。在本章小儿胃肠道(gastrointestinal,GI)影像的专题中尤其如此。比如,1天、1周、1个月或1岁的儿童,小肠梗阻就有不同的鉴别诊断。本章后面章节就有一个很好的经验之谈,即:除非有证据否定,否则所有3个月至3岁之间的小肠梗阻都需考虑是由肠套叠引起,而肠套叠从不发生在新生儿中。稍微夸张一点地说,在儿童GI放射学中,根据患者的年龄就可做出诊断。

因此,关于儿童胃肠道影像,本章是按年龄而不是按常见的解剖学或病理学展开的。我们认为,相比组织一场关于"发育异常"或"结肠疾病"的讨论,介绍新生儿的胃肠道放射学更实际。

本章侧重于传统放射和透视检查。对于透视的检查和解读,有时被描述为濒临消亡的技术。事实上,放射科住院医生对这些更传统的检查方式大多不自信。希望本章能证明这些检查方式是不可或缺的。

成像技术

普通平片

腹部不适的孩子,通常首先推荐普通平片检查。尽管临床医生可能将腹部超声或CT作为诊断的一线检查,但对于患儿特定的问题,平片仍可能与横断影像结合提供有助的信息。对急腹症的儿童,最常采取仰卧位和直立位的两种平片。对婴儿和病情严重或不合作的患者,可改用左侧卧位以取代直立位。如果常规体位不能排除梗阻,可以另行俯卧位平片检查。无梗阻患儿取俯卧位时,空气会上升到直肠。在某些临床情况下可仅拍摄俯卧位平片,如评估便秘、寻找被摄入的异物或导管的放置位置等。

正常肠气分布

新生儿出生时,胃中通常有空气。出生后的6个小时内,气体会充满胃和大部分小肠。随后气体应该很快或至多24h之内到达直肠。充满气体的肠道以多边形态均匀地分布在整个腹部和骨盆中(图4-1A)。

异常肠气分布

出生后1h胃内无空气应考虑到食管梗阻的可能,如食管闭锁(esophageal atresia,EA)。如果出现"双泡症"(图4-1B),提示胃和十二指肠近端扩张,需警惕上消化道梗阻。新生儿腹部平片上如果出现多个扩张的肠管,应警惕远端肠梗阻的可能(图4-1C)。新生儿肠梗阻将在后面的章节进一步讨论。

非动力性肠麻痹可能出现在婴儿和较大的儿童中,常见于手术后和肠胃炎等急性疾病。平片通常表现为小肠扩张,直立位或侧卧位平片上可见气液平面。

动力性肠梗阻常有机械性肠梗阻的解剖改变。除新生儿期外,相对常见的原因包括与急性阑尾炎相关的炎症、肠套叠(图4-2)、腹股沟疝、术后粘连和中肠扭转。

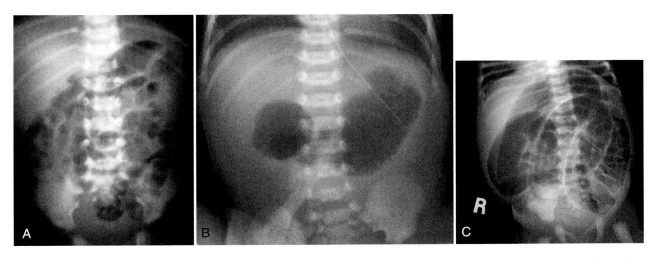

图 4-1　新生儿正常和异常的肠气形态。A. 正常的腹部平片显示空气均匀分布在没有扩张的大小肠道中。B. 腹部平片显示新生儿高位肠梗阻伴胃和十二指肠近端扩张。C. 腹部平片显示新生儿低位或远端肠梗阻时伴许多扩张的肠祥

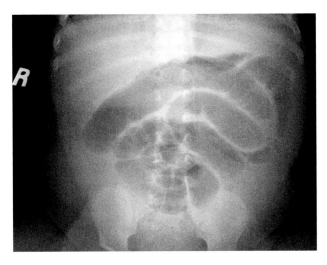

图 4-2　肠梗阻。腹部仰卧位片显示肠套叠所致的肠梗阻

腹部包块

平片能最先发现腹部或骨盆的肿块(图 4-3),可见异常软组织阴影或实质内脏轮廓增大、变形或边界不清晰的肿块,可见疾病相关的钙化。肠管可被肿块压迫或明显移位,也可见继发性肠梗阻。

气腹

腹部的游离气体通常由空腔脏器穿孔引起,也常见于手术后。少量游离气体可能在直立和侧卧位片上看到,但仰卧位平片上可能难以发现;大量游离气体可在仰卧位平片上轻易识别(图 4-4)。当肠壁内外两边都有空气时,可出现"Rigler"征。当镰状韧带周围出现游离气体时,可表现为"足球征"。

腹水

与成人类似,引起儿童腹水的原因很多。在新生儿中,尿性腹水可见于后尿道瓣膜,因集合系统阻塞导致穹窿破裂出现腹水。在肠梗阻或坏死性小肠结肠炎(necrotizing enterocolitis,NEC)中,肠穿孔后可出现腹膜炎。乳糜性腹水可由出生时的创伤引起,也可在术后发生。

无论何种病因,腹水的平片表现都是相似的。仰卧位可见肠祥中心化,肝缘模糊,腹膜后脂肪平面可能被结肠旁沟内的游离液体所覆盖。但超声和 CT 检测对腹腔少量游离液体的敏感性更高。

钙化

钙化在腹部平片上清晰可见。新生儿胎粪性腹膜炎的腹膜腔内可出现片状钙化(图 4-5),或胎粪性假性囊肿(图 4-6)。平片可能发现与新生儿出血有关的肾上腺钙化,肾结石、胆囊结石和阑尾肠石也常在平片上可见。如前所述,肿瘤钙化灶也可能在平片上首先被发现,甚至比临床表现出现得更早一些。

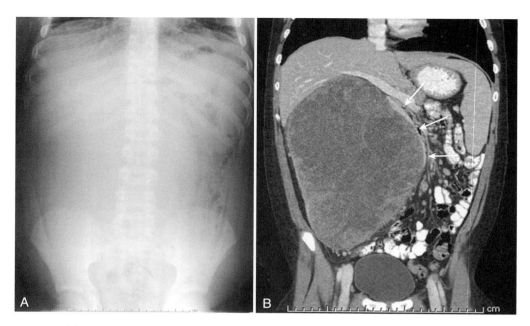

图 4-3 腹部肿块。A. 腹部平片示一个大的软组织肿块占据了右半腹和中腹的大部分。肠袢受压向左移位。B. 冠状位增强 CT 重建图像示右肾不均匀性肿块。受压、强化的肾实质在肿块周围伸展,表现"爪状征"(箭)。该患者最终诊断为 Wilms 肿瘤

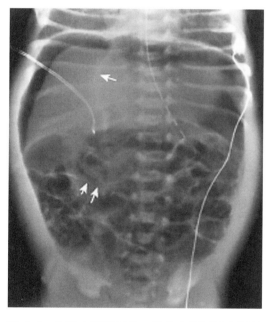

图 4-4 腹腔内游离气体。患儿有坏死性小肠结肠炎和腹腔游离气体,仰卧位腹部平片显示全腹部透亮影。注意,游离空气勾勒出镰状韧带("足球征")(箭),并且空气在肠壁的两侧("Rigler 征")(双箭)

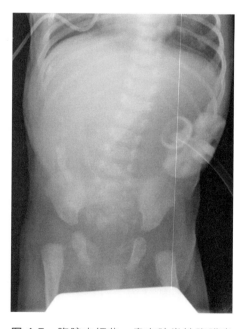

图 4-5 腹腔内钙化。患有胎粪性腹膜炎的婴儿其腹部平片显示肝右侧缘和骨盆有钙化团块。该患儿有一个胃造瘘管

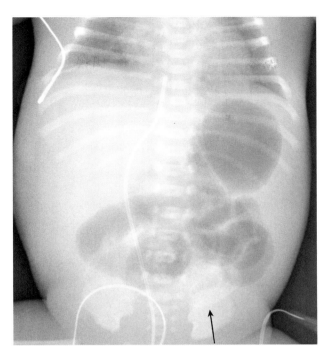

图 4-6 腹腔内钙化。患有胎粪性腹膜炎的婴儿腹部平片显示左下腹部有钙化的胎粪假性囊肿（箭）

透视检查

造影剂

钡剂常规用于小儿胃肠道造影，尤其是上消化道，但较少用于下消化道造影，因为它相对厚而黏稠，灌肠后很难从结肠中排出。钡剂应用的相对禁忌证是可疑的肠穿孔。钡剂进入腹膜腔或腹膜后可导致腹膜炎、肉芽肿形成和粘连。

还有一些水溶性造影剂。泛影葡糖胺／钠（泛影葡胺）是一种高渗水溶性造影剂。由于吸入泛影葡糖胺可以触发组胺或类似组胺物质的释放，而导致严重的肺水肿或误吸死亡，故不用于上消化道的常规诊断评估中。高渗、亲水性造影剂（如泛影葡胺）进入胃肠腔后吸水，有可能导致大量且有潜在危险的体液转移，这在新生儿中尤其如此。如果经口摄入，高渗剂最早可在十二指肠的第三段被明显稀释，从而限制了其在消化道其余部分中的诊断作用。这些高渗性的药物在某些临床情况下可在大肠中使用（待述）。通过适当稀释后，这些造影剂可以接近等渗。

碘酞葡胺的高渗性比泛影葡胺等药物小。它的碘含量相对较低，限制了其对上消化道细节的显影。但是，碘酞葡胺可在下消化道提供很好的显影，是灌肠的常规诊断造影剂。

相对低渗透性的水溶性试剂包括碘帕醇、碘佛醇和欧乃派克。它们含有足量碘，可充分显示上消化道，且渗透压低而防止了临床上明显的体液转移。它们适用于评估重症患儿胃肠道的解剖完整性，如坏死性小肠结肠炎。也适用于肠吻合术后穿孔风险较高的情况。但这些试剂最好用于以上或其他特定的情况。与不透射线的钡剂相比，它们的成本更高，而显影性较低。

常规检查

儿童患者常需进行上消化道检查。常见的适应证包括评估新生儿的上消化道梗阻，肠旋转不良伴或不伴中肠扭转以及解剖畸形，例如气管食管瘘（tracheoesophageal fistula，TEF）。这些将在本章的后续章节中详细讨论。

儿童患者常摄入稀释的钡剂进行上消化道检查。评估吞咽过程中喉部渗透性和气管吸入情况，评估食管和胃食管（gastroesophageal，GE）交界部的轮廓和蠕动形式，评估胃、十二指肠和空肠近端的解剖完整性。最重要的是，确定十二指肠空肠交界部（duodenojejunal junction，DJJ）的位置，以评估胃肠道的正常旋转和定位。正常情况下，DJJ 位于脊柱左侧胃后部，十二指肠球部水平（图 4-7）。正常

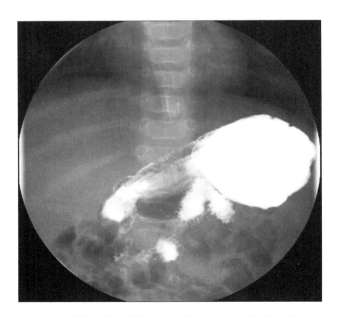

图 4-7 正常上消化道造影正位片显示，十二指肠空肠交界部位于椎体左侧棘突的左侧，十二指肠球部水平

的 DJJ 可能位于椎弓根左侧棘突上方稍内侧，或略低于十二指肠球部。十二指肠的 C 型弯曲很平滑，但可能表现出一定程度的波动或冗余。这些都是正常的变异；DJJ 本身的位置才是至关重要的。

双重对比检查对于胃肠道黏膜的评估有价值。但是很少在儿童患者中使用，且被认为意义不大。造影剂灌肠是儿童患者的另一种常规检查。这项检查最常用于评估新生儿的低位性肠梗阻，如先天性巨结肠、左半小结肠综合征、胎粪性肠梗阻和回肠闭锁。

如前所述，水溶性造影剂如碘酞葡胺等最适合用于诊断性灌肠。

灌肠通常是用一个小的直头导管插入低位直肠，这样远端病变就不会漏诊。造影剂注入整个大肠，理想情况下可回流至回肠远端。可对结肠的直径和轮廓进行评估，也可对狭窄或梗阻区域进行评估。

有时可进行治疗性灌肠。治疗性造影剂灌肠法可用于治疗新生儿囊性纤维化（cystic fibrosis，CF）导致的胎粪性肠梗阻和年长儿 CF 导致的远端肠梗阻综合征（distal intestinal obstruction syndrome，DIOS）。这些检查选择的造影剂是泛影酸葡甲胺 / 钠（泛影葡胺）。泛影葡胺的高渗导致液体转移到胃肠腔内，有可能缓解由黏稠的胎粪或大量粪便阻塞导致的肠梗阻。

另一种常用的儿童治疗性灌肠是用于肠套叠的空气灌肠。详见本章后述章节。

新生儿

新生儿肠梗阻

肠梗阻（intestinal obstruction）是新生儿期最常见的急腹症。上文中提到的新生儿肠梗阻几乎都会在出生后的一两天内出现症状。唯一例外的是中肠扭转性肠旋转不良。但即使是这种情况，也通常会在出生后的第一个月内出现症状。

新生儿肠梗阻通常分为高位或低位（框 4-1）。高位或近端梗阻包括发生于胃、十二指肠、空肠和近端回肠的肠梗阻；低位或远端梗阻包括发生于回肠远端和结肠的肠梗阻。但并没有一个精确的位置可以用来区分"高位"和"低位"肠梗阻。在本节

文末，我们就会明白为什么这种看似模糊的分类不仅有必要而且非常有用。

两种类型的梗阻临床表现类似。婴儿可能出现伴有胆汁的呕吐、腹胀、胎粪排出延迟或缺失，或喂养不良。幸运的是，高位肠梗阻和低位肠梗阻之间的区别几乎可以通过一张腹平片来确定。空气是一种极好的造影剂，在出生时被吞咽，要么从胃肠道的另一端流出，要么在梗阻点停止。高位肠梗阻的新生儿有一个、两个或多个充气扩张的肠袢，而低位肠梗阻的新生儿有很多充气扩张的肠袢（图 4-1）。这一区别至关重要，因为几乎所有高位肠梗阻的婴儿都需要手术。而低位肠梗阻的婴儿首先需要造影剂灌肠。灌肠通常能找到病因，有些时候还是治疗性的。

低位肠梗阻

如前所述，所有具有梗阻症状和体征的新生儿都要进行腹部平片检查。放射科医生常遇到这样的要求，"我们有一位新生儿患胆汁性呕吐，想要作上消化道检查以排除肠扭转"，正确的答复应该是"让我们先做一张普通的平片吧，之后再决定进一步做哪项检查。"如果平片显示大量肠袢扩张，则婴儿可能是低位或远端梗阻，需要灌肠行下消化道造影，而不是上消化道的检查。我们无法仅通过一张平片来确定梗阻的确切位置是远端小肠或是结肠，但造影剂灌肠可确定。

框 4-1　新生儿肠梗阻的鉴别诊断	
高位梗阻	低位梗阻
十二指肠闭锁	先天性巨结肠病
十二指肠狭窄	小左结肠 / 胎粪堵塞综合征
十二指肠蹼	结肠闭锁
环状胰腺	胎粪性肠梗阻
肠旋转不良伴中肠扭转	回肠闭锁
空肠回肠闭锁	肛门直肠畸形

灌肠时应使用水溶性造影剂。可以使用一种相对稀释的离子试剂，例如用于膀胱造影术的试剂，而不需要使用更昂贵的非碘试剂或钡剂，因为我们不需要了解新生儿肠黏膜的细小变化。实际上，水溶性灌肠剂对胎粪堵塞 / 左小结肠综合征或胎粪性肠梗阻（稍后讨论）的婴儿可能有益。此外，

根据我们的经验,使用钡剂作为造影剂将降低成功治疗胎粪性肠梗阻的机会。诊断性灌肠时应使用小口径导管插入直肠处,以免遗漏远端病变。

低位肠梗阻的鉴别诊断不多(框 4-1),有三种情况涉及结肠:先天性巨结肠,小左结肠/胎粪堵塞综合征和结肠闭锁。两种情况涉及回肠远端:胎粪性肠梗阻和回肠闭锁。即使在一家患者很多的儿童医院,影像科医生在多年的工作中也可能只遇到这些疾病。

肛门直肠畸形,例如肛门闭锁,当然能引起低位梗阻,临床诊断相对而言较容易。这些患者通常不需要术前影像学检查。直肠肛管畸形将在本节的最后章节进行讨论。

造影剂灌肠最重要的鉴别诊断是有无小结肠。小结肠是指口径很小的结肠。必须是整段结肠很小,而不仅仅是一小部分。对结肠"小"的评价是主观的,需要一定的经验(图 4-8)。小结肠是未使用的结肠。出生后结肠的口径取决于到达该段的肠液量。如果结肠内的肠液很少或没有,即成为小口径。如果存在近端小肠梗阻(如十二指肠闭锁),则结肠口径正常,因为在闭锁端与结肠之间的小肠有足够的长度,可产生正常量的肠液。因此,大部分情况下有小结肠的新生儿通常有高度的远端小肠梗阻:通常是回肠闭锁或胎粪性肠梗阻。但有两个例外:全结肠巨结肠病(稍后讨论)和极早产。所有的极早产儿都有与发育不良相关的小结肠。对这些小婴儿进行造影剂灌肠没有意义。

先天性巨结肠病

先天性巨结肠病(hirschsprung disease)是一种先天性肠壁神经节细胞缺失,导致结肠弛缓功能障碍,继而导致肠梗阻的疾病。肠道的无神经节节段是连续的,从肛门向近端延伸,没有"跳跃区"。

先天性巨结肠发病率男孩较女孩多。除了相对罕见的全结肠或全肠道病变外,它不属于遗传病,除 21 三体综合征外,它通常与其他先天异常无关。

新生儿先天性巨结肠的腹部平片表现为典型的低位肠梗阻。与所有可能患有低位肠梗阻的新生儿一样,下一步是进行造影剂灌肠。灌肠的典型发现是一个"移行带",从未扩张的无神经节的远端肠管到相对扩张的、正常神经支配的近端肠管(图 4-9)。该移行带最好从侧面示图进行观察,特别是在充盈早期阶段。在大多数患有先天性巨结肠的婴儿中,移行带是渐进的而不是突变的,因此表现可能比较轻微。

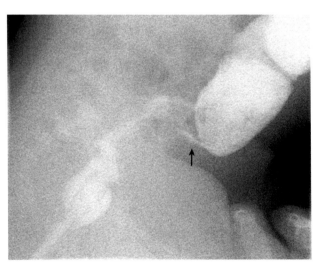

图 4-9　先天性巨结肠病(HSP)。造影剂灌肠的侧位片显示了从狭窄的,无神经节支配的直肠向较大的,正常神经支配的乙状结肠的移行带(箭)

造影剂灌肠最常见的移行带在直肠乙状结肠交界处,这也是最常见的组织病理学移行带。影像学和病理学移行带之间的相关性很高,但并非完全符合。在进行最终的治疗之前,有必要进行术中活检证明有无神经节细胞的缺失。

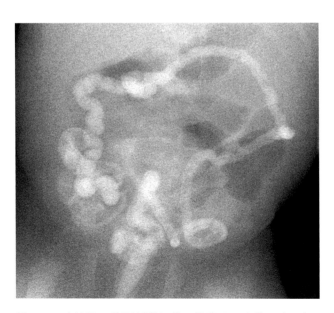

图 4-8　小结肠。造影剂灌肠的正位片显示全结肠小口径。该婴儿诊断为胎粪性肠梗阻

要记住一个有用的概念:直肠乙状结肠指数。在正常检查中,所有视图上直肠直径均应大于乙状结肠的直径。因此,直肠直径与乙状结肠直径之比(直肠乙状结肠指数)应大于 1。在先天性巨结肠中,该指数相反,乙状结肠直径大于直肠(图 4-10)。注意到这种简单的改变可以防止先天性巨结肠病的漏诊。

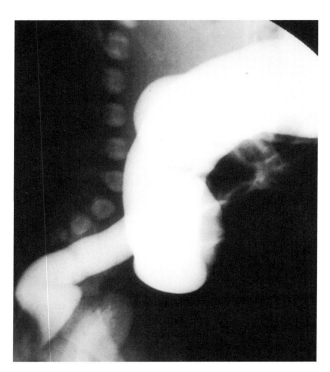

图 4-10　先天性巨结肠病(HSP)。造影剂灌肠的侧位片显示直肠乙状结肠指数异常。乙状结肠的直径大于直肠的直径

先天性巨结肠病其透视的另一表现是直肠呈"锯齿状"外观,与无神经节段肠管不规则收缩有关。灌肠后也可能会出现造影剂的延迟排泄。这些表现远没有移行带那么具有敏感性和特异性。小部分婴儿可能出现小肠结肠炎的临床和影像学表现,可能提示病情严重。

在罕见的全结肠或全肠先天性巨结肠病的患者中,灌肠造影的表现多样,可能包括真正的移行带(其放射学移行带与病理学移行带相对应),伪移行带(放射学移行带和病理学移行带不相对应),短结肠或小结肠。

先天性巨结肠病患儿的灌肠检查结果可能是正常的,但不常见。需注意的是,它是导致低位肠梗阻的唯一病变,而灌肠结果可能正常。因此,除非经活检证实,任何具有低位肠梗阻和正常灌肠结果的婴儿都应考虑有先天性巨结肠病。

胎粪堵塞 / 小左结肠综合征

胎粪堵塞综合征(meconium plug syndrome)也称为小左结肠综合征(small left colon syndrom),其病因尚不清楚。它通常被认为是结肠功能不成熟所致。婴儿母亲如患有糖尿病或因子痫而接受硫酸镁治疗,其发病率增加。但是,许多婴儿并没有明显的危险因素。他们一般均有低位肠梗阻的临床表现,但通常比其他原因引起的肠梗阻症状轻。

造影剂灌肠显示正常口径的直肠,小口径的乙状结肠和降结肠,以及在降结肠脾曲处与相对膨胀的横结肠的突变移行带(图 4-11)。没有这些影像学改变,放射科医生无法诊断胎粪堵塞 / 小左结肠综合征。如果直肠口径不正常,与左结肠一样小,则应怀疑是先天性巨结肠病(图 4-12)。移行带必须在降结肠脾曲部,而在其他部位提示可能为先天性巨结肠病。胎粪"堵塞"可能存在或不存在,新生儿结肠中胎粪的含量对诊断意义极小。需再次提醒注意的是,小结肠可能涉及整个结肠,而不仅

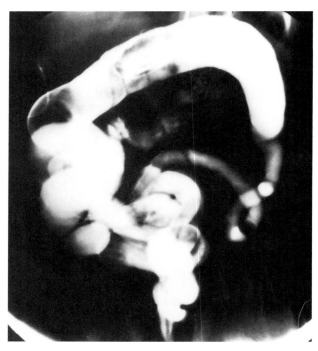

图 4-11　左小结肠综合征。造影剂灌肠的正位片显示了小的乙状结肠和降结肠,在降结肠脾曲附近有一个移行带,通向扩张的横结肠和升结肠。直肠管径正常

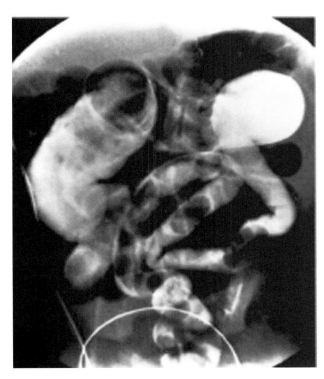

图 4-12　HSP。造影剂灌肠的正位片显示，直肠与左小结肠的口径相同。在左小结肠综合征患者中，直肠管径是正常的

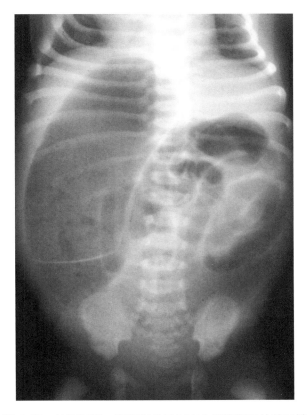

图 4-13　结肠闭锁。腹部平片显示在右半腹梗阻处的肠袢不成比例扩张

仅是左结肠。

许多肠道功能不成熟的婴儿在灌肠后病情会有所改善，甚至在透视台上排出典型的"便秘的胎粪"。如果婴儿没有好转，则应进行直肠活检以排除先天性巨结肠病。

结肠闭锁

结肠闭锁（colonic atresia）与空回肠闭锁一样，是由胎儿期血管损伤引起的。患有结肠闭锁的新生儿可能合并其他肠段闭锁。

平片显示低位肠梗阻，通常在闭锁节段近端有不成比例的肠袢扩张（图 4-13）。当肠梗阻患儿的平片上在任何平面出现这种肠袢时，都应怀疑闭锁。造影剂灌肠可显示在闭锁水平突变移行区远端的小结肠。

胎粪性肠梗阻

胎粪性肠梗阻（meconium ileus）是一种几乎仅在患有 CF 的婴儿中出现的肠梗阻。它是由回肠末端异常黏稠的胎粪浓缩引起的。通常在产前即可做出诊断。胎儿的母亲在产前超声检查中发现有许多扩张的肠袢时，可以产前检测是否有引起 CF 的基因突变。如果产前未被诊断，那么有新生儿低位肠梗阻表现时需鉴别胎粪性肠梗阻。在灌肠中发现胎粪性肠梗阻，应立即进行 CF 评估。

造影剂灌肠显示为小结肠。如前所述，小结肠实质上将鉴别诊断局限于胎粪性肠梗阻或回肠闭锁。在未扩张的末端回肠中，存在充盈缺损（胎粪异常颗粒），并伴有近端小肠的进行性扩张，可诊断为胎粪性肠梗阻（图 4-14）。

在 30%~50% 的新生儿中，胎粪性肠梗阻可能是"复杂"的。在这些患儿中，大量扩张的远端小肠可能自发性扭曲，导致节段性肠扭转，最终可能导致局部缺血和穿孔。发生穿孔时，胎粪溢出到腹膜腔内，并几乎立即钙化。平片显示胎粪性腹膜炎，肝脏周围，两侧及骨盆深处可见钙化层（图 4-5）。肠穿孔时，胎粪性腹膜炎可出现除胎粪性肠梗阻以外的其他表现。有时可见大量肠道坏死物、积液和碎屑形成的胎粪性假囊肿，其边缘可能会钙化（图 4-6）。有些患者甚至可能腹部无气体充盈。在某些情况下，婴儿的平片可能没法区别复杂胎粪性肠梗

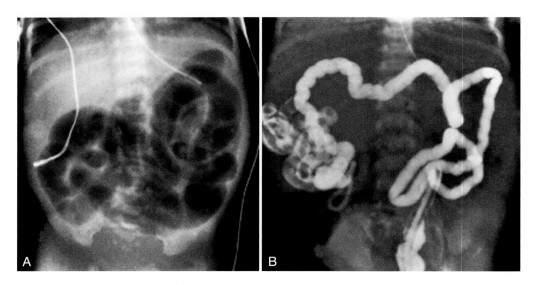

图 4-14 胎粪性肠梗阻。A. 腹部平片显示多个扩张的肠管,提示低位肠梗阻。B. 造影剂灌肠的正位片显示小结肠。在未扩张的回肠末端中有胎粪颗粒,诊断为胎粪性肠梗阻

阻与非复杂胎粪性肠梗阻。

　　一旦诊断为胎粪性肠梗阻,放射科医生可能会进行治疗性灌肠。尽管 1969 年就引进了应用泛影葡胺进行水压灌肠的技术,但就其最佳的操作方法仍未达成共识。我们发现泛影葡胺比其他水溶性造影剂更有效,且半强度泛影葡胺的功效与全强度一样。泛影葡胺的渗透压极高,其作用机制可能是通过将水转移至肠道内,分解浓缩的胎粪。根据我们的经验,导致该治疗失败的最大原因是前期诊断性钡剂灌肠。如前所述,这是建议使用水溶性造影剂对新生儿进行所有诊断性灌肠的原因之一。放射科医生的目标应该是注入的造影剂可反流至扩张的远端小肠。在患儿病情稳定的情况下、如灌肠治疗有进展,可尝试多次安全实施。

　　需要反复强调的是,该治疗只能在医疗中心有经验丰富的放射科医师和新生儿科医师共同参与的情况下进行。即使是稀释后的泛影葡胺也极具高渗性,可能引起体液转移,导致严重脱水,电解质紊乱甚至死亡。如前所述,只有在临床上病情稳定并且有一定治疗性进展的婴儿中才能反复尝试。灌肠治疗进展不佳可能提示婴儿有复杂胎粪性肠梗阻。在非复杂胎粪性肠梗阻的婴儿中,灌肠治疗通常有效,穿孔罕见。

回肠闭锁

　　回肠闭锁(ileal atresia)可能是由于宫内缺血性损伤或机械性梗阻所致,如与胎粪性肠梗阻相关的宫内肠扭转。平片显示低位肠梗阻,常伴有不成比例的肠袢扩张。造影剂灌肠显示为小结肠。与胎粪性肠梗阻不同,梗阻点不一定在回肠末端。如果幸运的话,在造影剂灌肠时,反流超过回盲瓣,就能在梗阻部位附近发现小口径回肠(图 4-15)。

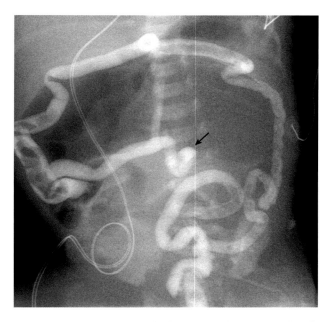

图 4-15 回肠闭锁。造影剂灌肠的正位片显示了小结肠伴反流至闭锁部的小口径回肠远端(箭)。注意在闭锁部近端有扩张的,无造影剂的肠道。回肠末端无胎粪,排除了胎粪性肠梗阻的诊断

肛门直肠畸形

　　肛门直肠畸形（anorectal malformation），常被误称为肛门闭锁，可能是胎儿时期泌尿生殖系统（genitourinaiy，GU）和后肠结构异常分离的结果。这种分离失败会导致直肠闭锁以及在泌尿系统和消化系统之间出现持续可变的通道。类似于呼吸系统和胃肠道系统分离失败，导致的 EA 和 TEF（待描述）。

　　畸形是按闭锁直肠的位置与耻骨直肠肌之间的位置关系来分类的。在耻骨直肠肌上方的闭锁被归为"高位"，在耻骨直肠肌下方的闭锁被归为"低位"。病变可根据闭锁端的解剖结构进一步分类。在大多数具有高位病变的婴儿中，闭锁直肠的末端位于 GU 道。男孩通常在尿道后部；女孩通常在阴道。在低位病变中，通常有一狭窄或被遮挡的会阴部瘘口（"真"肛门闭锁），多不与 GU 道相通。

　　术前影像检查的作用有限，应筛查常见的相关的肾脏和脊柱的异常。结肠造口术后，可通过造影检查来观察男孩尿道的预期瘘管（图 4-16）。在女孩，这类瘘管在临床上很明显。MRI 可以清楚地显示盆底的肌肉组织。

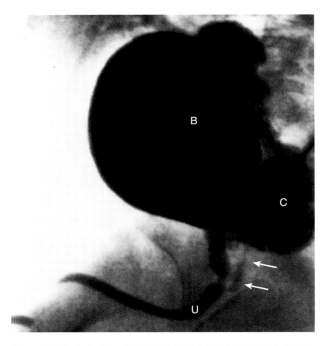

图 4-16　肛门闭锁。造影剂检查的侧位片显示膀胱（B）和结肠影（C），肛门闭锁的男孩其尿道后部（U）和直肠（箭）之间有连通

高位肠梗阻

胃梗阻

　　先天性胃梗阻罕见，可见于小胃或幽门狭窄。幽门狭窄虽然是婴儿期胃出口梗阻的极其常见的原因，但几乎从来不发生在小于 1 周的新生儿中。新生儿胃扩张大多因十二指肠梗阻所致而非胃梗阻。

十二指肠梗阻

　　十二指肠是肠道闭锁最常见的部位。十二指肠闭锁（duodenal atresia）比十二指肠狭窄或十二指肠蹼更常见。导致这三种疾病的原因是相同的，均由于胎儿期十二指肠从实体到肠管的发育过程受阻所致。约有 30% 的十二指肠梗阻婴儿为 21 三体患儿。

　　十二指肠闭锁会导致十二指肠完全梗阻，十二指肠狭窄或蹼可导致十二指肠部分或完全梗阻。环状胰腺可伴发十二指肠闭锁、狭窄或蹼。环状胰腺是胰腺的胚胎腹侧部分持续存在形成，该部分围绕着十二指肠的第二部分并造成梗阻。

　　大多数十二指肠梗阻的婴儿在出生后数小时内就会出现胆汁性呕吐，因为十二指肠闭锁，狭窄或蹼的梗阻部位通常位于 Vater 壶腹的远端。十二指肠闭锁通过腹部平片即可诊断。"双泡症"提示空气在扩张的胃和十二指肠近端（图 4-17）。如果没有远端气体，则可诊断为十二指肠闭锁。如果有远端气体，诊断通常为十二指肠狭窄或蹼，但也可能是肠旋转不良伴中肠扭转（见下文）。这些病例通常在平片检查之后即需考虑手术治疗，在术中可进一步明确诊断。

　　由于存在完全性肠梗阻，因此对在平片上有双泡症和没有远端气体的婴儿没有理由进行造影。这时空气是最好的造影剂。相比而言，对于不完全性肠梗阻的患儿，外科医生可能会要求行上消化道造影检查以区分十二指肠狭窄、蹼和中肠扭转。进行鉴别诊断很重要，因为十二指肠狭窄和蹼是不需要立即手术的，而中肠扭转是外科急症。许多外科医生还会要求进行造影剂灌肠以排除其他远端闭锁。

　　在十二指肠狭窄的上消化道造影中，造影剂显示十二指肠第二段的狭窄（图 4-18）。如有十二指肠蹼，可见在十二指肠第二段管腔内有一个薄的、曲线状充盈缺损（图 4-19）。通常，在有十二指肠狭

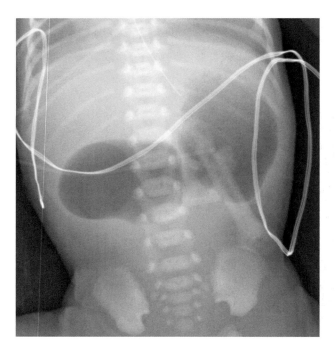

图 4-17　十二指肠闭锁。腹部平片显示"双泡征"伴扩张的胃和十二指肠。无远端肠气

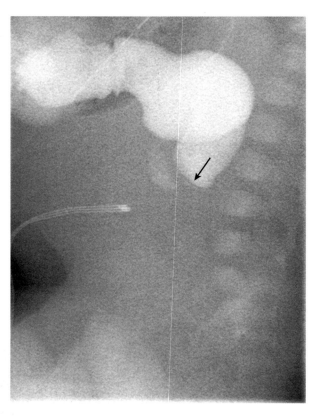

图 4-19　十二指肠蹼。上消化道右侧卧位图像显示十二指肠的第二段有曲线状充盈缺损（箭）

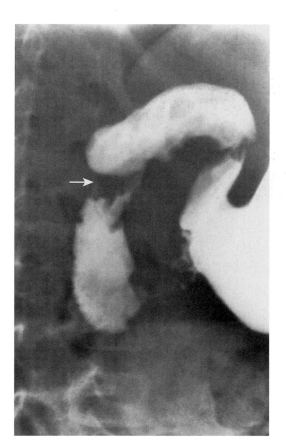

图 4-18　十二指肠狭窄。来自上消化道造影的正位片显示了十二指肠第二段的局灶性狭窄（箭）

窄或蹼的婴儿中，上消化道会显示出部分或完全的十二指肠梗阻。切记，十二指肠闭锁、狭窄或蹼引起的梗阻多发生在十二指肠第二段。而中肠扭转引起的梗阻则发生在第三段。

肠旋转不良

　　肠旋转不良（malrotation）伴中肠扭转（midgut volvulus）是造成十二指肠梗阻最重要的原因，也是唯一的外科急症。在胎儿正常的发育过程中，肠袢旋转到某个位置，使肠系膜有一个较长的根干，从左上象限的 Treitz 韧带延伸到右下象限盲肠。如果这一发育过程在任何阶段终止，肠袢就会位置异常，肠系膜根部变短而发生异常固定（图 4-20）。这样肠道就可能在这个较短的根干周围发生扭曲，短肠系膜周围异常固定的肠扭曲称为中肠扭转。"中肠扭转"一词不应与常用术语"扭转"互换使用，因为"扭转"只是简单地表示内脏，空腔或其他结构的扭转。中肠扭转是一个在儿童中特发的外科学和影像学病变，伴有肠旋转不良和异常固定，整个中肠以肠系膜上动脉（superior mesenteric artery，

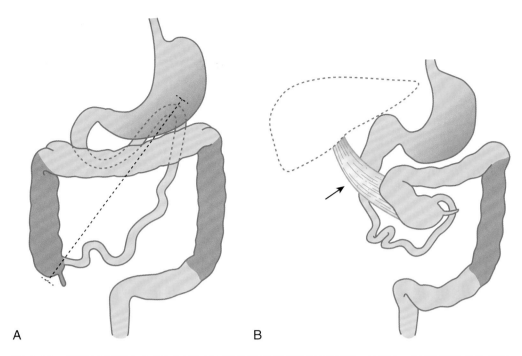

图 4-20　肠道正常固定点（粗点线）（A）和位置异常（B）的示意图。注意 Ladd 带（箭）从位置异常的盲肠延伸到肝脏，横过十二指肠

SMA）为中轴线发生扭曲。这首先导致十二指肠梗阻（因此有典型的胆汁性呕吐症状），其次导致肠系膜血管阻塞，最终导致肠缺血和肠坏死。

大多数中肠扭转患儿在出生后第一个月内发病，最常见于出生后第一周，也可见于任何年龄段。患儿可表现为反复出现的胆汁性呕吐，也可能是完全正常，也可能在血管闭塞时出现危重病情。

中肠扭转患者的平片反映了潜在的病理解剖结构。早期或间歇性扭转的患者通常平片正常。但即使平片正常，所有胆汁性呕吐的婴儿都需要行上消化道检查。十二指肠梗阻程度较高的患儿的平片可能显示胃出口梗阻或十二指肠完全或不完全梗阻。在肠缺血的患儿中，平片可能显示出肠麻痹甚至是不含气的腹部。

肠系膜固定不正常的患者可能有不正常的腹膜内纤维带，即 Ladd 带（图 4-20）。Ladd 带通常从固定不良的盲肠延伸至十二指肠并与肝脏相连，可夹住并阻塞十二指肠。十二指肠第三段的任何阻塞都应视为中肠扭转和外科急症。Ladd 带需由外科医生诊断，而不是放射科医生。

上消化道造影（UGI）仍是疑似旋转不良患者的首选检查。因其简单、安全，具有高度敏感性和特异性。造影剂可选用钡剂，它可以通过患儿的鼻

胃管（nasogastric，NG）最有效地注药。必须注意检查的细节，DJJ 应在正位片（anteroposterior，AP）和侧位片中显示，需注意患者在 AP 位摄片时是完全伸直平躺在透视台上的。当 DJJ 不在左侧椎弓根的左侧和／或在十二指肠球部水平时，可诊断为上消化道旋转不良（图 4-21）。DJJ 的位置不正确意味着异常固定。如果有肠扭转，则在中线十二指肠第

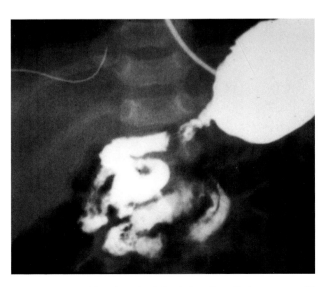

图 4-21　肠旋转不良。上消化道造影的正位片显示了异常的十二指肠空肠交界部位于中线上

三段,造影剂将显示完全或不完全阻塞,很少会看到典型的"螺旋状"扭转(图 4-22)。

当 DJJ 的位置在上消化道造影中有任何不确定时,造影剂应追踪到盲肠。肠旋转不良时,空肠通常位于右侧,盲肠比正常位置高且近中线居多。但在近 20% 的肠旋转不良患者中,盲肠位置是正常的。因此,肠旋转异常最具体的标志是 DJJ 位置异常。值得一提的是,儿童有肠管扩张时,DJJ 可能被压向下,导致假性肠旋转不良。

近年来,横断面成像,特别是超声检查,在肠旋转异常的评估中应用越来越多。超声定位肠系膜上动脉(superior mesenteric artery,SMA)和肠系膜上静脉(superior mesenteric vein,SMV)的位置有助于肠旋转不良的诊断。

多数肠旋转不良患者存在 SMA/SMV 反向关系,SMA 位于右侧,SMV 位于左侧(与正常相反)(图 4-23)。但也有大约 1/3 的肠旋转不良患者 SMA/SMV 关系正常。

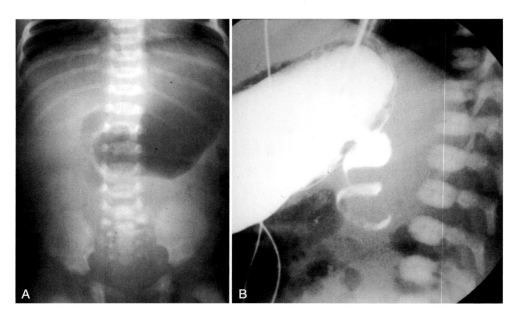

图 4-22　中肠扭转。A. 腹部平片显示胃和十二指肠近端扩张。B. 上消化道造影的侧位片显示了中肠扭转的"螺旋状"外观

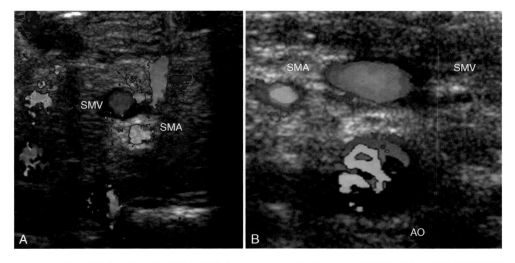

图 4-23　肠系膜上动脉 / 肠系膜上静脉(SMA/SMV)关系。A. 正常肠旋转患者的腹部横断面超声图像显示 SMA 在左侧,SMV 在右侧。B. 相似的超声图像显示肠旋转不良婴儿的 SMA/SMV 呈反向关系。SMA 在右侧,SMV 在左侧

空肠或近端回肠梗阻

　　与十二指肠闭锁不同,空肠闭锁(jejunoileal atresia)是由宫内血管病变引起的。空肠或近端回肠闭锁的婴儿表现为胆汁性呕吐。平片可见少量肠管扩张、梗阻,但较低位肠梗阻少见。与其他部位闭锁的情况一样,在接近闭锁水平处可能有不成比例的肠袢扩张(图 4-24)。

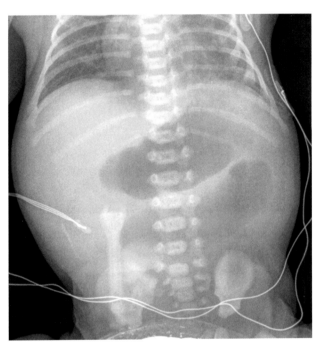

图 4-24　空肠闭锁。腹部仰卧正位片显示一些肠管扩张,提示空肠闭锁

　　空肠或近端回肠闭锁的疑似患者,根据症状和平片检查可以直接手术。造影剂检查意义不大。术前可行造影剂灌肠,以评估远端其他部位的闭锁。近端空肠闭锁时灌肠将显示相对正常口径的结肠,而更远端的闭锁可见小结肠。

食管闭锁和气管食管瘘

　　食管闭锁(esophageal atresia,EA)是一种常见的先天性异常。由于胚胎时期气管和食管不能正常分离所致。在大多数病例中,食管的近端和中部 1/3 的交界处有闭锁,并以 TEF 形式与气管连通。到目前为止,最常见的 EA 类型是具有远端瘘管的闭锁,即从远端(食管后)食管到气管的瘘管,通常位于气

管隆突附近。其他少见的类型包括没有瘘管的闭锁,有近端或远端瘘管(或两者都有)的闭锁,或没有闭锁的瘘管(H 型瘘)(图 4-25)。大约一半的 EA 患者与 VACTERL[椎体(vertebral)、肛肠(anorectal)、心脏(cardiac)、气管食管(tracheoesophageal)、肾脏(renal)、四肢(limb)]系列异常相关。其中合并心脏畸形最常见。

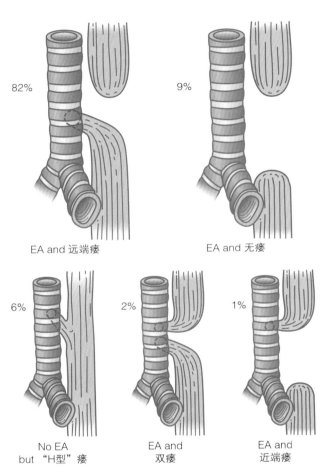

图 4-25　示意图显示了食管闭锁(EA)和气管食管瘘(TEF)的类型。最常见的类型是 EA 伴远端 TEF。其他类型都不太常见

　　如今,EA 通常在产前就可以诊断。由于胎儿无法吞咽羊水,在宫内会发现羊水过多。对于未进行产前诊断的婴儿,EA 患者会在出生后不久出现流口水、发绀、咳嗽和窒息,并且无法插入鼻胃管(nasogastric,NG)。生后胸部平片检查可发现缠绕在食管近端囊内的 NG 管。有肠气提示远端有 TEF(图 4-26),没有肠气提示孤立的 EA。

　　通常仅靠胸部和腹部平片就足以对 EA/TEF 婴儿进行术前评估。透视检查("pouch-o-grams")

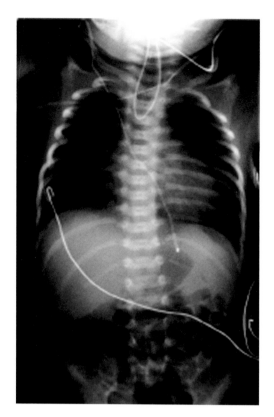

图 4-26 食管闭锁（EA）和气管食管瘘（TEF）。胸腹正位片显示胃管盘绕在食管近端囊腔内。肠内有空气,提示有 TEF 存在

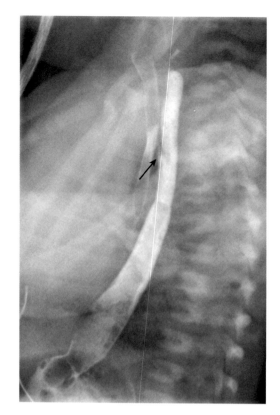

图 4-27 H 型气管食管瘘（TEF）。食管造影的侧位片显示有造影剂影的 TEF（箭）

仅用于难以诊断的病例,一般很少做。为了识别术后并发症如吻合口漏,狭窄和复发性瘘管,术后影像学检查至关重要,但这些检查通常仅在专科中心进行。

特别需注意的是没有 EA 的 TEF,即罕见的"H型" TEF。患儿可能在儿童后期出现咳嗽,表现为进食后的窒息和反复发作的肺炎。这些症状多与误吸或 GE 反流有关,而不是相对罕见的 H 型 TEF 的存在。根据我们的经验,大多数 H 型瘘管可在改良的吞钡检查（视频透视吞咽检查）中发现,这也是疑似吞咽功能障碍和误吸病例需做的检查。标准钡餐食管造影术中如有充分的食管扩张,通常可以确诊,但也有例外。诊断不需要通过食管中的 NG 管注入造影剂。H 型瘘管通常从食管的前壁向上延伸到在胸腔入口处的气管（图 4-27）。

脐膨出和腹裂

脐膨出（omphalocele）和腹裂（gastroschisis）是最常见的先天性腹壁畸形,两者的病因完全不同。脐膨出可能是由于腹壁闭合发育失败所致,表现为中线缺损,任何腹部器官都可能膨出。膨出的器官被羊膜囊和腹膜所覆盖,脐带在脐膨出的顶端嵌入羊膜和腹膜。大部分脐膨出婴儿都伴有其他的先天性疾病。染色体异常和先天性心脏疾病较常见。脐膨出也是 11p 部分三体综合征的表现之一。

与之不同的是,腹裂可能是子宫内血管意外导致的脐外侧缺损的结果,脐部本身正常。腹裂时通常只有肠管通过缺损膨出。膨出的肠管没有被羊膜或腹膜覆盖,因此暴露在羊水中。与羊水的直接接触会损害肠道,并导致狭窄或闭锁。与脐膨出的婴儿不同,腹裂的婴儿通常不合并其他先天性疾病。

除非用于评估是否伴有其他先天畸形,脐膨出无须常规进行术前影像学检查。而对于腹裂和有腹部症状的儿童,常需要进行手术后的造影剂影像检查。脐膨出和腹裂都会伴有肠旋转不良,但由于肠管不可避免的粘连,很少发生肠扭转。

坏死性小肠结肠炎

坏死性小肠结肠炎(necrotizing enterocolitis，NEC)是新生儿重症监护病房中常见的早产儿危重疾病。只有 10%~15% 的 NEC 发生于足月或晚期早产儿。足月儿 NEC 的发生可能与先天性心脏病或先天性巨结肠有关。NEC 多发生于胎龄小于 34 周的婴儿，NEC 的起病时间与出生时的胎龄成反比。妊娠 34 周后出生的婴儿通常在出生后的第一周左右出现 NEC，而妊娠 34 周前出生的婴儿可能直到出生后的第二周或第三周才出现 NEC。

NEC 的病因还不完全清楚。可能是包括微生物、不成熟的免疫系统、血液 / 肠道屏障，以及牛奶基质(通常与早期喂养有关)在内的多种因素相互作用的结果。大部分临床病例提示，微生物在 NEC 的发病中起着重要作用。但目前为止，没有一种特定的或一致的微生物被认定为是致病的。NEC 可累及胃肠道的任何部分，但最常见于回肠远端及右半结肠。NEC 最终的病理改变是出血 / 缺血性坏死。

NEC 的临床症状和体征是非特异性的，包括腹胀、喂养不耐受、呕吐和便血。可很快发展为多器官系统衰竭和休克，其死亡率可高达 40%。

对于疑似 NEC 的患儿，腹部平片是首选检查。对于病情较重的婴儿，仰卧位平片应伴有水平射束平片，可以是侧位(仰卧位水平投照)或者左侧卧位平片，以便评估是否有游离气体。水平射束侧位片的优点是不需要移动婴儿。而侧卧位片或更容易发现游离气体。

NEC 需要依靠临床症状、体征和影像学表现进行诊断。遗憾的是，影像学表现可能与临床表现一样是非特异性的，特别是在早期或疑似 NEC 时。NEC 患儿最常见的影像学表现是肠道弥漫性肠管积气。需要注意的是，大部分正常婴儿肠道内的空气比大龄儿童特别是成年人的要多。空气相对充足的原因可能是，婴儿吸吮乳房或奶瓶时吸入了空气，或者在接受平片检查时因哭吵而吸入空气。在健康的婴儿中，肠道内的气体在平片上呈多边形均匀地分布于整个腹部，没有气体稀少缺乏的区域，也没有不对称的局部扩张(图 4-28)。在有明显肠道扩张的新生儿，包括 NEC 患儿，都可能表现为肠内气体的均匀分布。但大多数新生儿重症监护病

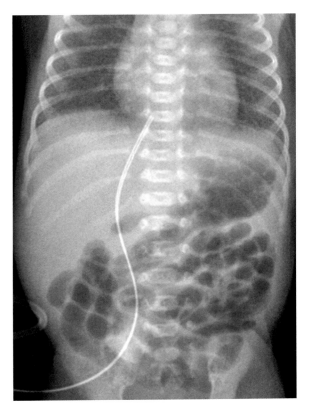

图 4-28　新生儿正常肠内气体分布。腹部平片显示空气在整个肠道内均匀分布。脐静脉导管终止于下腔静脉 - 右心房交界处

房内表现为弥漫性肠内气体扩张的早产儿并不是NEC，而只是肠道蠕动障碍，这几乎是早产的必然表现。持续气道正压治疗的婴儿也常会有肠扩张。早期 NEC 的一个较特异的征象是肠内的气体扩张失去正常的对称分布，极有可能与局灶性炎症有关(图 4-29)。出现持续数小时至数天的单个扩张肠袢("固定肠袢征")可能是较晚期 NEC 的表现(图4-30)。但这种不对称的肠道气体分布对 NEC 而言仍然是非特异性的表现。

当临床症状符合，影像检查存在肠壁内积气或称肠壁气肿，可考虑诊断 NEC。据报道，肠壁气肿的发生率差异很大。它可出现在 NEC 的绝大多数病例中，但不是全部。肠壁气肿的范围和分布与NEC 的临床严重程度不一定相关。但在疑似 NEC患儿，最初的平片上即出现广泛的肠壁气肿是预后不良的指征。更为复杂的是，肠壁气肿的改善并不意味着临床状况的改善。

肠壁气肿可累及胃肠道的任何部分，最常见于远端小肠和结肠。壁内气体可能是黏膜下气体，呈

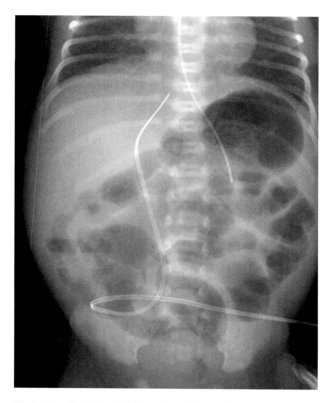

图 4-29　早期坏死性小肠结肠炎（NEC）。腹部平片显示肠道气体分布不对称

"泡状"或囊状，也可能是浆膜下气体，呈线形（图 4-31）。黏膜下积气容易和粪便相混淆。在没有进食的婴儿中，"泡状"外观可能是由肠壁气肿引起；

但实际上，要鉴别肠壁内积气与粪便通常比我们想象的困难。

超声可以检测到少量的肠壁内积气，而这些气体在平片上并不明显。气体可有回声，使肠壁呈斑点状。通常表现为模糊或有点"脏"的阴影。超声检查可能有助于评估当临床高度怀疑 NEC 而平片无特异性改变的情况。

NEC 的另一个特征性的改变是门静脉积气，可出现于多达 1/3 的病例中。虽然并不绝对，但它通常提示为晚期 NEC。在平片上，它表现为肝脏上的分支状透光区（图 4-32）。门静脉积气通常是短暂的。它在腹部平片上的"消失"并不一定意味着临床症状的改善。与肠壁气肿一样，门静脉积气在超声上更明显，表现为在小的门静脉分支内可见高回声病灶。

NEC 的发病率和死亡率取决于肠道的出血性 / 缺血性坏死的程度，患儿可出现肠穿孔、脓毒症和休克。新生儿科医生和放射科医生面临的挑战是确定哪些患儿可能出现穿孔，哪些通过手术可以预防腹膜炎发生。至少，我们希望可以找出所有发生穿孔的患儿。对这些病例手术治疗是必需的并可挽救生命。遗憾的是，如同早期 NEC 的影像征象是无特异性的一样，晚期 NEC 的征象同样也是非特异性的，或不敏感的。显然，NEC 中的 N 有时被认为是代表"非特异性"。

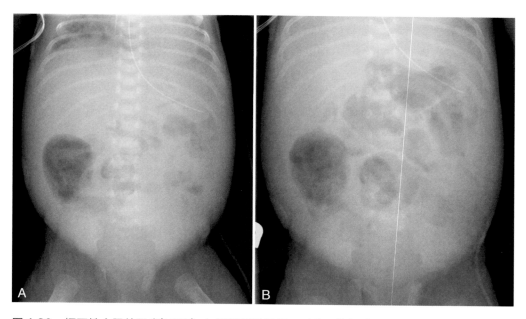

图 4-30　坏死性小肠结肠炎（NEC）。A. 腹部平片显示不对称肠管气体伴右半腹部肠管扩张。B. 几天后，这个扩张的肠道"固定袢"仍然保持不变

唯一被普遍接受的手术指征是腹腔内游离气体。在大多数情况下,水平投射的平片检查对发现游离气体非常敏感。但是,只有一半到 3/4 的 NEC 穿孔的患者可以见到游离气体,即使在侧卧位或侧位片上也是如此。

在仰卧位平片上识别游离气体是很重要的。这可能是临床疑似 NEC,但穿孔表现不明显的患儿所拍摄的唯一平片。大量的游离空气通常很容易看到,腹部整体透亮度增加,勾勒出镰状韧带("足球征")等结构(图 4-4)。少量的游离气体可能聚集在"莫里森袋"(肝肾隐窝)中,并在平片上显示为右上腹部的三角形透光区(图 4-33)。任何气体如果不确定在肠管内都应考虑游离气体。证实游离气体有点复杂,因并非所有的"游离"气体在左侧卧位都会上升到肝脏上方,或在侧位片(仰卧位水平投照)上积气都会在肝脏的前方。在腹胀的小婴儿中,以肠壁两侧可见气体的征象("Rigler 征")(图 4-4)来判断肠穿孔并不可靠,因为多个气 - 肠界面可能会使人对管腔内和管腔外气体产生误判。

其他征象有时也被认为可以预测穿孔或即将穿孔,如腹水(如超声章节所见)或前面讨论的"固定肠袢征"(图 4-30)。但在未明确有游离气体前很少进行外科干预。

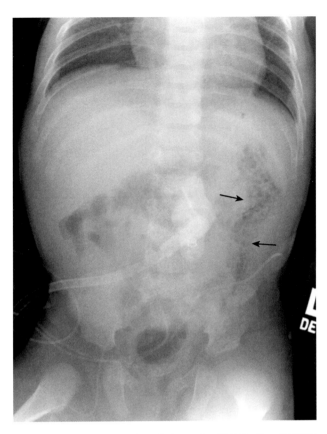

图 4-31　坏死性小肠结肠炎(NEC)。肠壁气肿。腹部平片显示左半腹线状形"泡状"透明影(箭),提示壁内积气

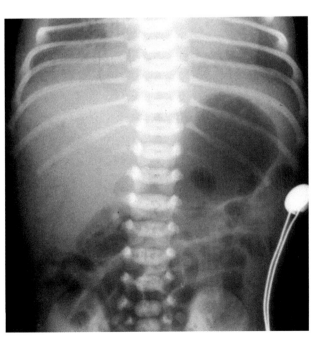

图 4-32　坏死性小肠结肠炎(NEC)。门静脉积气。腹部平片显示肝脏上有分支状透亮区

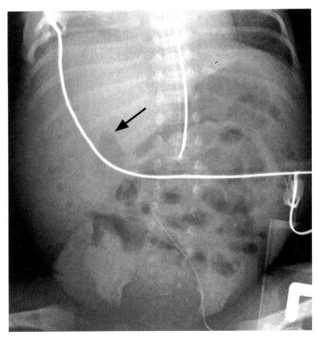

图 4-33　坏死性小肠结肠炎(NEC)。游离气体。正位仰卧位腹部平片显示右上腹有三角形透亮区,代表了肠穿孔时"莫里森袋"(箭)中的空气

总之,早期或疑似 NEC 最常见的平片表现是弥漫性肠腔积气。这一表现是非特异性的,也可以出现在许多没有或不会发生 NEC 的早产儿中。NEC 的特征性改变为肠壁气肿和门静脉积气。除非是广泛的肠壁气肿,否则并不一定意味疾病已经发展到了晚期,而且,肠壁气肿的消失也并不一定意味着病情的好转。门静脉积气通常是病情严重的指标,但只出现在少数病例中,并常是短暂性的。游离气体是肠穿孔的唯一特异性征象,但它并不是总能在腹部平片上检测到,即使在水平投射平片上也是如此。超声能更敏感地发现肠壁气肿和门静脉积气,但它是否对 NEC 患儿的临床预后有影响仍待观察。

NEC 最重要的并发症是肠狭窄和短肠综合征。后者是进行广泛肠切除的后遗症,这是 NEC 存活婴儿中一个越来越普遍和重要的问题。大约 20% 经内科或外科治疗的 NEC 婴儿会出现肠狭窄。狭窄可以发生在肠道的任何部位,常见于左结肠脾曲附近。患者通常在 NEC 发生数周至数月后出现肠梗阻,可能仅在喂养时出现临床表现。对怀疑有 NEC 相关肠道狭窄的婴儿应进行造影剂灌肠检查(图 4-34)。

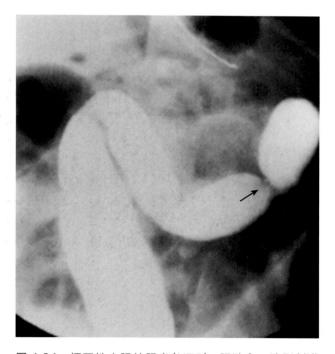

图 4-34 坏死性小肠结肠炎(NEC)。肠狭窄。造影剂灌肠的正位片显示降结肠的局限性狭窄(箭)

除 NEC 外,超早产儿还可能出现孤立性肠穿孔。穿孔发生在回肠末端,与其他炎症部位无关。患者通常在出生后的第 1 周出现气腹,而没有系统病变的表现。高达 40% 的病例可发展为腹膜炎、脓毒症,甚至死亡。因动脉导管未闭而使用吲哚美辛的患儿其发病率增加。

婴幼儿

肥厚性幽门狭窄

在肥厚性幽门狭窄(hypertrophic pyloric stenosis,HPS)患者中,由于幽门环肌的增生和肥大使得幽门管增厚和延长。最终导致胃出口梗阻。HPS 是 2~6 周婴儿呕吐的常见原因,很少见于在 1 周前或 3 个月后的婴儿,男孩比女孩更常见,且有较强的遗传倾向,目前原因不明。

HPS 的婴儿通常表现为持续剧烈的非胆源性呕吐,多描述为"喷射性呕吐"。超声是对疑似 HPS 儿童的诊断手段。一般使用高频线性探头着重对右上腹部进行检查,胆囊可作为识别幽门窦区的标志。超声通常很容易显示幽门区低回声增厚的幽门肌层组织,即确定 HPS。在幽门中线纵向图上测得肌层组织厚 3mm 或 3mm 以上可诊断为 HPS(图 4-35)。延长的幽门管长度也需常规进行测量,在 HPS 患儿中通常大于 16mm。幽门管长度对诊断 HPS 比肌层厚度的特异性低,只有在肌层厚度大于或等于 3mm 时才能作出 HPS 的诊断。

通常情况下 HPS 的诊断很简单,但也存在一些潜在的难度。空腹情况下,给宝宝进食一小瓶糖水可以使幽门的可视度更佳。然而,如果胃过度扩张,幽门的位置可能比预期的更向后移位,使得它很难被定位。这时改变患者体位或胃管减压可能会有帮助。一过性幽门痉挛也可能被误认为是幽门增厚;在实际操作中,当观察到幽门通道开放,有胃内容物进入到十二指肠,即可排除 HPS 的诊断。

尽管 HPS 需要外科手术治疗,但它不属于外科急诊。对于幽门厚度处于临界值的婴儿,如果对 HPS 的诊断有疑问,可以进行数天的临床观察后重新影像检查。

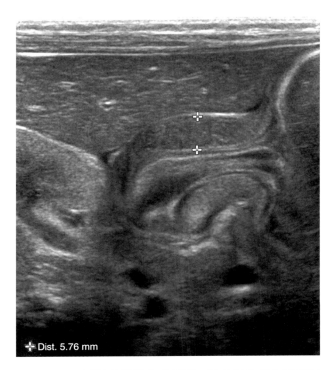

图 4-35 肥厚性幽门狭窄（HPS）。经幽门的纵向超声图显示幽门肌组织异常增厚。测量肌层厚度径线是从浆膜到黏膜。幽门通道也异常延长

肠套叠

肠套叠（intussusception）是指一段肠管套入与其相邻远端的肠腔内。在儿童中，90% 以上的肠套叠是回结肠类型（图 4-36）。肠套叠导致肠梗阻，如果不及时治疗会导致肠缺血和坏死。

肠套叠的最常见年龄是 3 个月至 3 岁，大多发生在 6 个月至 1 岁的婴儿，新生儿罕见，男孩多于女孩。儿童时期发生的肠套叠往往是特发性的，一般认为，儿童远端小肠中的淋巴组织大而丰富，是肠套叠的"触发点"。只有 10% 的儿童肠套叠病例能找到的病理性的诱因。罕见的新生儿期肠套叠几乎都有病理性的触发因素；5、6 岁以后，随着年龄的增长，存在病理性触发因素的概率增高。显然不能说在特定的年龄后一定存在病理性的诱因，但基本可说，5 岁的儿童大多更可能发生"特发性"肠套叠，而 10 岁儿童则更有可能由病理性的诱因导致继发性肠套叠。在年幼的儿童中，病理性的诱因通常是良性的，最常见的是梅克尔憩室。在年长儿童中，病理性的诱因通常是恶性的，常见于淋巴瘤。

肠套叠的临床表现包括间歇性的腹痛、呕吐和

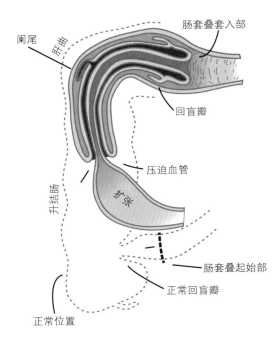

图 4-36 肠套叠。回肠结肠套叠的示意图

血性大便。大便一般呈果冻样改变。婴儿肠套叠常表现为嗜睡，严重时甚至出现昏睡。

肠套叠是一种急症，需要相关科室共同协调处理。外科会诊是必需的。外科医生必须判断是否让放射科医生先尝试复位，并作好一旦复位失败可立即手术的准备。

放射科医生的任务明了：及时发现所有肠套叠的患儿，并尽可能安全、成功地进行治疗。对疑似肠套叠的儿童通常首先以腹部平片进行评估。但近年来许多中心已有充分的理由将超声作为诊断肠套叠的首选。超声波没有辐射，且对肠套叠的诊断具有很高的敏感性和特异性。可以非常清楚地观察到一段肠管内陷到另一段肠管内（图 4-37）。超声检查的同时有可能发现引起肠套叠的病理性诱发因素，能帮助制订适宜的治疗方案（图 4-38）。肠套叠的一些超声特征可能有助于预测复位的成败。

但仍有几个理由让我们在儿童中对疑似肠套叠的患者使用腹部平片进行评估。首先，尽管目前我们没有腹部平片在肠套叠诊断中的一致标准与共识，但根据经验，肠套叠患者的腹部平片一般都会有异常发现，而这些异常发现通常具有诊断意义。这些患儿可进行复位，而不需要进一步诊断检查。其次，超声是一种非常依赖于操作者的检查方法。虽说肠套叠诊断对小儿放射科医生或超声技

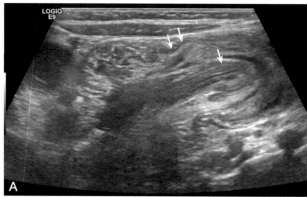

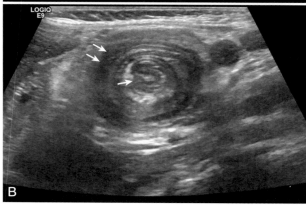

图 4-37　肠套叠。纵向（A）和横向（B）超声图显示一段套叠的管腔（箭）陷入另一段套叠的管腔（双箭）所涉及的肠祥肠壁水肿增厚

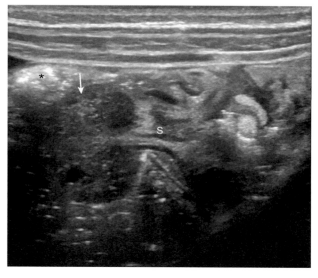

图 4-38　肠套叠。超声显示带蒂息肉（箭）（S）作为病理性的诱发部位，伸入套叠的肠管中（星号）

术员来说可能很容易，但对于经验不足的人来说可能不易。最后，超声检查对"排除肠套叠"的作用相当有限，更多的是用于怀疑肠套叠时进一步查找

病因。因为有这些潜在的局限性，对于有腹部症状的儿童，一些有针对性的超声图可能不足以真实地反映状况。虽然正常的平片也不能排除所有重要的腹腔内病变，但它仍有助于评估。

肠套叠的诊断方法主要应根据放射科医生、科室和各自医疗机构的优缺点进行选择。无论采取何种方法，最重要的是避免漏诊。为实现这一目标，有时需要超声检查，但它常用于确定平片的正确解读。由于种种原因，并非所有肠套叠的儿童都能获得超声检查。根据我们的经验，大多数病例的漏诊或延误是因为未能发现平片上的表现而造成的。

肠套叠的平片表现可以通过其病理解剖学改变来解释。如前所述，在正常的腹部平片中，空气是均匀分布的。肠套叠患儿的盲肠和右结肠的空气常被肠套叠所代替，通常为回肠远端。因此，在大多数患者中，盲肠和右结肠不会有空气（图 4-39）。这是肠套叠最敏感的影像学表现。偶尔可见小肠位于盲肠预期位置的右下腹部。这一表现被称为"回肠外侧位"，它大大增加了平片诊断肠套叠的特异性（图 4-40）。在许多病例中，可以看到肠套叠团块，前缘被空气勾勒出来（"月牙征"），这进一步增加了平片的特异性（图 4-41）。多达 1/4 的肠套叠患者会出现小肠梗阻（图 4-2）。小肠梗阻显然不是肠套叠的特征性表现，但根据经验判断，3 个月至 3 岁之间的患儿若发生小肠梗阻，应推断为肠套叠，除非有证据证明是其他病因。

平片上如有充满空气和粪便的全盲肠即可排除回肠结肠套叠。如果检查的目的是要求"排除"肠套叠，则必须明确检查结果是否为正常平片。阅片时必须注意不要把外侧的小肠误认为盲肠。

一旦诊断为肠套叠，就可以着手准备复位。多年来，最广泛使用的方法是在透视引导下使用钡剂或水溶性造影剂进行水压灌肠复位。现在大多数儿童中心的常规是采用在透视指导下的空气灌肠复位。在世界许多地方，使用超声引导下的水压灌肠复位，这种方法在美国并没有广泛应用。故本书中的讨论将仅限于空气灌肠复位。

当肠套叠患儿在放射科时，应由放射科医师负责处理。许多肠套叠患儿病情严重，有脱水、心动过速，甚至低血压。对于血流动力学不稳定的儿童，不应尝试去复位。即使是稳定的患者，在没有足够的医护人员在场的情况下，也不应该开始空气灌肠复位。需说明的是，患病不是灌肠复位的禁忌证。

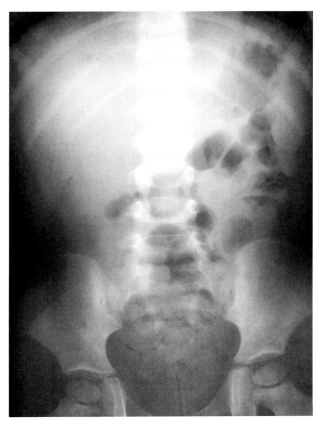

图 4-39 肠套叠。仰卧位腹部正位片显示在右下腹部肠道气体稀少

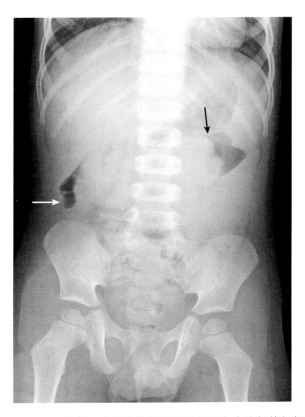

图 4-41 肠套叠。仰卧位腹部正位片显示左上腹部软组织肿块（黑箭），由肠气勾勒（"新月征"）。还要注意右下腹部肠气稀少和"回肠外侧位"（白箭）

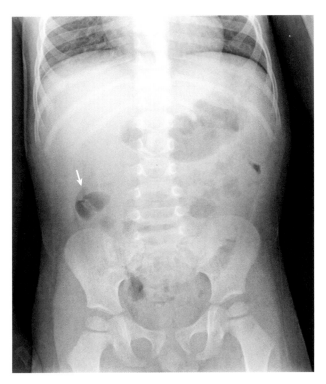

图 4-40 肠套叠。仰卧位腹部正位片显示"回肠外侧位"（箭）

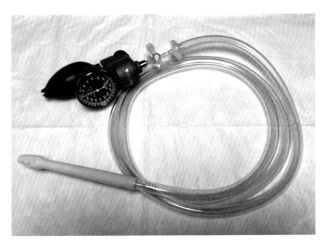

图 4-42 肠套叠复位装置。空气复位装置照片，包括一个无液压力计和一个吹气器与带有灌肠接头的塑料管连接

相反，它是需作灌肠复位的最好理由。没有特别的复位指南适用于所有机构和所有患者。需由放射科医生评估患者，决定需要给予多少帮助。肠套叠不能复位不一定就是失败，可能是尝试复位时没有适当水平的医疗专业能力和足够的支持所致。

目前公认的灌肠复位的禁忌症是腹膜炎和气腹。气腹在肠套叠患者中非常罕见。尽管如此，我们仍需在尝试复位前获取水平投射平片。

虽然腹膜炎和气腹是仅有的绝对禁忌症，有些临床和影像学改变可能提示成功复位的概率减低。其中包括症状持续时间较长、直肠大量出血、小肠梗阻，以及在多普勒超声检查中受累肠管缺乏血流。超声显示腹水"困"在肠套叠内也与复位成功率低有关。虽然这些不是灌肠复位的禁忌症，但这些因素的存在确实会影响用怎样的力度尝试复位。

几乎所有肠套叠的儿童都可以尝试复位。在足够的医疗支持建立后，应向患者的父母或监护人详细解释该程序。应该清楚说明，另一种替代复位的方法是手术。复位中可能发生小概率穿孔（有待讨论）。最重要的是需表明，复位的过程是痛苦的。镇静药不会常规使用，因为这会增加操作流程的延长和潜在的并发症。正如大多数儿童放射科医生所知道的，复位一般是在患儿哭闹和紧张［瓦尔萨尔瓦动作（Valsalva maneuver）］的情况下完成的。大多数父母会理解并接受这些情况。

经过适当的评估、解释和准备，即可进行空气灌肠复位。空气复位系统是可商业购买的，各中心有的差别不大。复位装置由两部分组成：与血压计相似的可重复使用的无液压力计和吹气器，以及一个带有灌肠插管和过滤器的一次性管子（用于保护压力计和吹气器）（图 4-42）。操作中有几个技术要点，在进行治疗性肠套叠复位时，应尽可能使用最大的管子，将其深而安全地插入直肠。这与诊断性肠梗阻灌肠时相反，其要点是需使用最小的管子并插入刚进肛门的位置。在整个尝试复位的过程中，保持密封至关重要的。这通常通过结实的胶带和持续用手挤压臀部来完成。大多数肠套叠可在相对较低的压力下复位。当孩子处于休息状态时，通气压力不应超过 120mmHg。当患者紧张或哭泣时，压力可能上升较高。常是在这种"Valsalva 手法"中，复位得以实现。

肠套叠通常发生在肝曲附近，该部位可以看到肠腔内的充盈缺损（图 4-43A）。肠套叠复位后，空气自由流入小肠。在完全复位之前可能会发生空气回流，但这种"细流"空气通常很容易与完全复位时发生的"急流"空气区分开来（图 4-43B）。应在复位后进行侧卧位平片检查，以排除灌肠中未发现的穿孔。空气灌肠操作有一个学习上升的过程。但只要有一点经验，其实相当简单。

有些复位是非常困难的。没有公认的指南来决定何时终止灌肠复位。在我们的医疗机构中，通常会对病情不严重、没有复位率低或穿孔的高危因素（有待讨论）、且复位有进展的患儿进行持续空气灌肠复位。有些医疗机构的放射科医生和外科医生可能会采取更激进的方法。

关于空气灌肠复位成功率的报道差异很大，取决于几个因素，包括患者群体、复位成功的定义

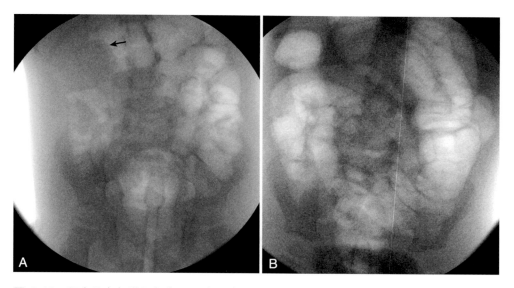

图 4-43　肠套叠空气灌肠复位。A. 在正位透视图显示肠套叠（箭）靠近肝曲附近。B. 复位后的透视片显示之前的肿块消失伴空气反流到小肠

和处理方法的力度。经验丰富的儿童放射科医生应该有 80%~90% 的成功率。如前所述,不足 10% 的儿童肠套叠是继发性的由诱发病变所致。大多数的继发性肠套叠明显不能复位。在进行空气灌肠之前,仔细的超声检查是检测诱发病变的最佳手段。

大约 10% 的肠套叠病例在空气灌肠复位后会复发,而手术后的复发率较低。大多数复发发生在复位后的数小时至数天内。复发的原因可能是多重的。发生复发性肠套叠的儿童与单次发作的儿童相比,并不存在诱发病变的可能性更高。复位的成功就是没有诱发病变的最好证明。

空气灌肠复位最重要的并发症是穿孔。部分穿孔发生在坏死的肠道,复位后方显露出来。还有部分则发生在正常的肠道,可能是由于气压伤所致。关于穿孔率的报道差别很大,但一般都不足 1%。在小于 6 个月的婴儿和症状持续时间较长的婴儿中穿孔的发生率相对更高。

大多数在空气灌肠复位中肠穿孔的婴儿预后都很好。穿孔可导致张力性气腹,但发生率极低。如果不治疗,会导致静脉回流减少和心血管衰竭。张力性气腹通常发生在操作过程中没有能识别游离气体。如果发现大量游离气体和 / 或出现临床病情加重,必须立即用 18 号针头插入肚脐上方的腹部中线,对腹部进行减压。

食管异物

孩子们经常吞下异物,如硬币、纽扣、小玩具、电池和别针。在大多数情况下,异物能顺利通过胃肠道。如果不能通过,异物最常在食管中嵌顿。异物依序递减地可能停在食管的胸廓入口段、主动脉弓 / 左主干支气管的水平和 GE 交界处。

大多数食管异物嵌顿的儿童有急性症状。吞咽困难、流口水、呕吐和胸痛常见。在长时间食管异物嵌顿的幼儿中,主要症状可能是呼吸道症状,可伴有气道梗阻的表现。特别是当异物嵌顿导致食管穿孔和纵隔炎时,由于出现气管炎症反应呼吸道症状更明显。

大多数摄入的异物是不透 X 线的。硬币是最常被吞食的物品之一。平片是怀疑有吞食异物的儿童影像诊断的首选。进行从口腔到肛门的整个胃肠道检查以寻找异物很重要。需要胸部和腹部的正位片,以及颈部和上胸部的侧位片。通常情况下,食管中的硬币在正位片呈圆形、扁平的物体,在侧位片上可显示其边缘(图 4-44)。气管吸入硬币少见,平片上表现正好相反。需特别注意区分纽扣电池(如照相机、助听器和手表中的电池)和硬币,

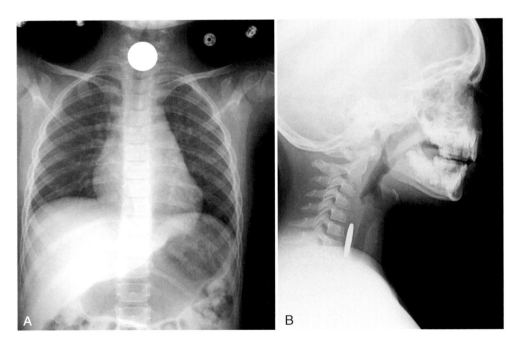

图 4-44　食管异物。图示一枚硬币嵌顿在颈部下段食管。A. 正位片上可见一扁平圆形的物体。B. 侧位片上见边缘轮廓

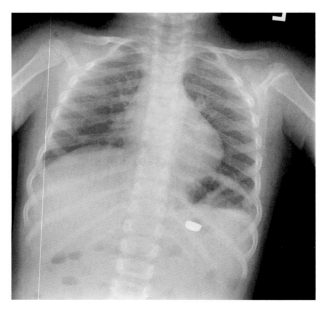

图 4-45 吞入的电池。电池的双层结构可以将它与硬币区分开来

因为电池可对食管造成严重的化学伤害。电池的阴极和阳极端有一个分层,一般会具有典型的双层结构(图 4-45)。

当有食管异物时,平片有助于评估气管和食管周围的炎症情况。在侧位片上可以看到气管变窄或气管和食管之间的距离增加。

如果平片呈阴性,但仍怀疑有食管异物,可使用水溶性造影剂进行食管造影。水溶性食管造影也可用于异物取出困难的病例中以评估是否有食管穿孔。

对于嵌顿时间较长的食管异物,使用静脉和/

或口服造影剂进行 CT 扫描,有助于发现并发症,如纵隔炎、气管食管瘘或主动脉食管瘘。

胃扭转

胃正常由胃膈韧带、胃肝韧带、胃结肠韧带和胃脾韧带牢固地固定在周围的器官上。胃扭转并不常见。当胃固定不稳时可发生胃扭转,可能发生在膈疝、膈膨升或无脾畸形等情况中。

胃扭转(gastric volvulus)可分为两种类型:器官轴性和肠系膜轴性胃扭转(图 4-46)。器官轴性胃扭转在儿童时期很少见。这种情况是胃绕长轴旋转。胃的大弯在上面,小弯在下面。一般发生在胸腔内,是裂孔疝的后果。

肠系膜轴性胃扭转在儿童时期更常见。此时,胃从右向左沿垂直于其长轴的轴旋转。胃窦从上向前经过,位于预期的 GE 交界处附近,GE 交界处被向下拉。梗阻可能发生在关闭环状结构中的幽门和 GE 交界处。

肠系膜轴性胃扭转临床呈急性表现。典型的症状是腹痛和呕吐。平片显示胃扩张、气液平面和胃窦阻塞处的"喙"样改变(图 4-47)。需要外科治疗。

胃肠重复畸形和梅克尔憩室

胃肠重复畸形(gastrointestinal duplication)是一种囊性结构,内衬消化道上皮,并附着于邻近的肠道。重复囊肿和邻近的肠道共享肌壁和血液供

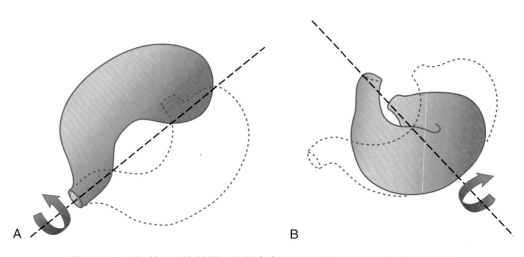

图 4-46 胃扭转。器官轴性胃扭转(A)和肠系膜轴性胃扭转(B)的示意图

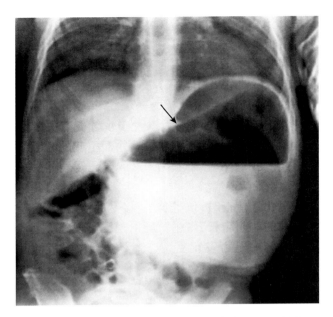

图 4-47 肠系膜轴性胃扭转。腹部正位片显示胃膨胀,可见气 - 液平面。胃窦被旋转到胃食管交界处的预期位置。阻塞的窦部呈"喙"形(箭)

回肠远端和食管。其临床表现和症状取决于所处的位置。有些重复畸形并无症状。食管重复畸形可能导致气道受压。小肠重复畸形可导致肠梗阻,或压迫邻近肠管,或发生该部位的肠套叠。任何部位的有内衬胃黏膜的重复畸形都可能出现溃疡,导致出血和穿孔。

通过超声检查可以确立重复畸形的诊断,超声上常显示一囊性肿块,并具有特征性的"肠道信号",表现为内层的黏膜回声和外层的低回声肌肉层(图 4-48)。CT 和 MRI 有时有助于食管重复畸形的诊断,但也是非特异性的,通常表现为邻近食管的充满液体的球形肿块。

尽管病因不同,梅克尔憩室和胃肠重复畸形仍有一些共同的临床和影像学特征。梅克尔憩室是最常见的卵黄管残留所致病变,卵黄管在胚胎期用于连接中肠和卵黄囊。它位于回肠反肠系膜边缘,靠近回盲瓣。像其他真正的憩室和类似的重复畸形一样,梅克尔憩室包含肠壁的所有分层。与重复畸形一样,也可能有异位黏膜,最常见是胃黏膜。与胃肠重复畸形不同的是,梅克尔憩室与正常肠管相通。

应。囊肿很少与附着的肠腔相通。重复囊肿的内衬黏膜可能是"异位的",它与邻近肠道不同。异位黏膜最常见的类型是胃黏膜和胰腺黏膜。重复畸形是根据它所附着的肠而命名的,而不是根据它的黏膜。

重复畸形可位于消化道的任何部位,最常见于

梅克尔憩室可以引起两种类型的临床症状。在婴儿和幼儿中,憩室可能从其所在的位置翻转,诱发局部的肠套叠(如前所述)。而在年龄较大的儿童中,可能出现与憩室内异位的胃黏膜相关的胃

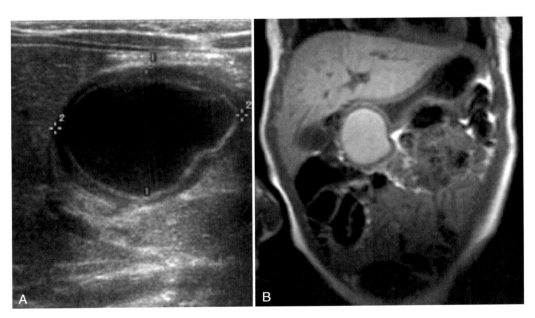

图 4-48 胃重复畸形。A. 腹部右上象限的超声图显示一囊性肿块,内有黏膜层回声,外有低回声肌肉层("肠道信号")。B. 同一患者的 T2 加权磁共振冠状位图像显示腹部右上象限有一充满液体的囊肿

肠道出血。

梅克尔憩室通常在超声检查中被诊断,多见于肠套叠患儿,可见梅克尔憩室为管状充满液体的结构,具有肠道特征(图 4-49)。在无肠套叠的儿童中,很难将梅克尔憩室与周围正常肠组织区分开。当憩室内有胃黏膜时,用锝(^{99m}Tc)核素显像会呈阳性。仅 1/4 的梅克尔憩室内衬胃黏膜,但它几乎可以在所有肠道出血的患儿中发现。

胃食管反流和食管裂孔疝

儿童放射学教科书传统上用许多篇幅来描述胃食管反流。在 21 世纪,其实这样的强调并不合理。大多数儿童放射科医生都认为影像学在反流的诊断和治疗中几乎或根本没有作用。为什么还

要用几段内容来讨论这个问题?主要是因为我们仍经常被要求"排除反流"。

胃食管反流是婴儿期常见的问题。有些胃内容物的反流在婴儿中是正常的,这就是所有家长都熟悉的"吐奶"。当吐奶成为病理性时,婴儿可能会出现发育迟缓、营养不良,以及与食管炎有关的情绪激惹,或因吸入反流的胃内容物而引起的呼吸系统疾病。我们不应该对"吐奶"的健康婴幼儿进行检查,据多年来经验可以看到,当对这类的婴儿进行上消化道检查时,孩子越小,接受的钡剂越多,透视观察的时间越长,则越可能出现反流现象。上消化道造影中是否发现反流与实际生活中的反流几乎没有相关性,并且也不能预测是否会演变成病理性反流。

上消化道造影常用于已确认存在病理性反流,需"排除解剖异常"的儿童。经验告诉我们,潜在的解剖结构异常可能引起反流,比如由蹼、狭窄或肠旋转不良引起的不完全阻塞。而反流也可导致结构的异常,如食管狭窄。

最常被怀疑引起反流的解剖学异常是裂孔疝(hiatal hernia)。小的滑动性裂孔疝常见于成人反流,但在儿童早期并不常见。新生儿可发生非常大的裂孔疝。他们的表现很典型。在胸片上,疝可表现为一巨大的、含气的心脏后肿块,几乎无一例外地延伸至右半胸(图 4-50)。进行造影剂造影检查可发现一般是滑动型疝,GE 接头处常位于横膈上方。可见食管扭曲,且胃也存在一定程度的扭曲。

患有巨大疝的婴儿通常会出现难以控制的呕吐。这类疝需与常见的 Bochdalek 疝或罕见的

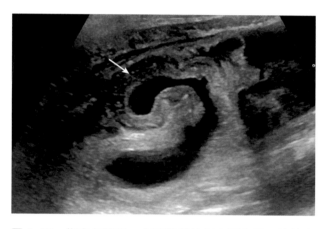

图 4-49 梅克尔憩室。右下腹部的超声图像显示管状充满液体的结构(箭),具有厚壁和典型的"肠道信号"

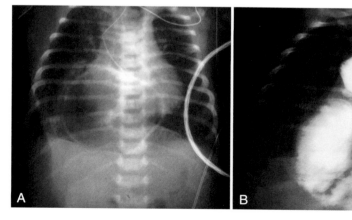

图 4-50 食管裂孔疝。A.2 周婴儿的胸片显示右半胸有一巨大的充满气体的结构。B. 上消化道序列的正位片显示这个充满气体的结构是胃。胃食管交界处位于横膈之上,食管扭曲

Morgagni 疝相鉴别。

年长儿

远端肠梗阻综合征

远端肠梗阻综合征(distal intestinal obstruction syndrome,DIOS),以前(在我们看来,更准确和有益)被称为"类胎粪性肠梗阻/肠石性肠梗阻(meconium ileus equivalent)",是一种特殊的小肠梗阻类型,发生在年长儿童和患有囊性纤维化的成人。在某种程度上类似于新生儿胎粪性肠梗阻,梗阻是由不正常的黏稠大便在回肠和右半结肠浓缩所致。在 CF 患者中,从常见的便秘表现到 DIOS 有一个临床和影像的连续性。结合临床表现,平片显示大量的粪块可确诊 DIOS。在更晚期的病例中,平片将显示小肠粪便聚集和明显的梗阻(图 4-51)。囊性纤维化患者也可因其他因素导致小肠梗阻,比如阑尾炎和术后粘连。因此,除非平片显示有便秘和梗阻,否则不应作出远端肠梗阻综合征(DIOS)的诊断。当诊断不明确时,CT 检查能提供帮助(图 4-52)。

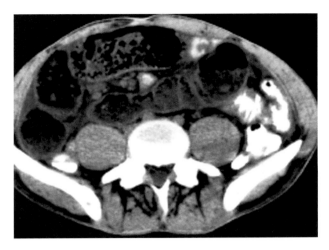

图 4-52　远端肠梗阻综合征。囊性纤维化患者的腹部 CT 轴位图像证实,小肠积粪是肠梗阻的源由

远端肠梗阻综合征的初始治疗通常是使用泛影葡胺或口服结肠"清洁"液。对于难治性病例或不能耐受口服药物的患者,用泛影葡胺灌肠可能非常有效。其治疗作用和它在胎粪性肠梗阻中一样。这两种情况下,使造影剂回流到回肠末端很重要。

阑尾炎

在美国,每年有多达 9 万名儿童患阑尾炎。这是婴儿期和儿童期最常见的需要腹部手术的疾病。虽然儿童阑尾炎的发病高峰在青春期,但约 10% 的病例发生在 2~5 岁的儿童。典型的临床表现包括下腹痛、呕吐、发热和白细胞增多。儿童阑尾炎的临床表现往往不典型,常出现诊断延迟。此外,5 岁以下儿童的阑尾穿孔风险比年龄较大的儿童高 9 倍以上。在这类患者中,高度怀疑是早期诊断的关键。

急性阑尾炎多由肠腔梗阻诱发,可由阑尾的肠石、淋巴组织增生、寄生虫感染或罕见的类癌性阑尾肿瘤引起。梗阻导致腔内压增高、黏膜缺血、细菌过度生长和侵袭,最终导致阑尾穿孔。

超声检查是对疑似阑尾炎儿童进行初步评估的常用方法。用高频线性探头、逐步按压技术对右下腹部进行有针对性的探查。使用 5 兆赫弯曲探头通过扩张良好的膀胱对骨盆进行额外探查,可能有助于识别骨盆深处的阑尾。从肝和右肾到髂嵴的右侧面进行探查可显示盲肠后阑尾。

超声诊断阑尾炎的直接标准包括腰大肌前方

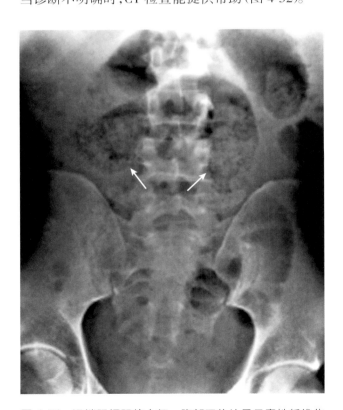

图 4-51　远端肠梗阻综合征。腹部正位片显示囊性纤维化患者肠管扩张、小肠粪便聚集(箭)和相关的肠梗阻

或后方伴或不伴阑尾肠石的充满液体的、扩张的（直径 >6mm）、不可压迫的管状结构。阑尾炎的继发征象包括阑尾周围积液、阑尾周围高回声脂肪，以及右下腹或骨盆深部的局灶性炎性肿块。彩色多普勒超声检查中显示阑尾和肠系膜充血是对诊断有帮助的发现（图 4-53）。

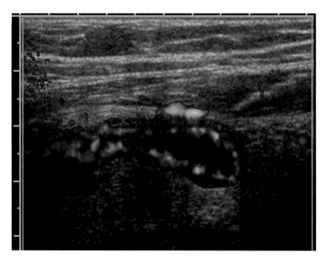

图 4-53　7 岁患儿伴急性阑尾炎，伴有右下腹疼痛和发热。右下腹多普勒矢状位图显示扩张、充满液体的阑尾，伴明显的黏膜充血

超声检查是一种广泛使用并安全便宜的检查方法。对小儿阑尾炎的诊断有较高的特异性（约94%）。超声波的主要缺点是敏感性相对较低（88%），因此，除非明确探查到正常的阑尾，否则阴性结果不能排除阑尾炎。在已发表的文献中，阑尾的发现率差异很大，从最高的 98% 到最低的 22%。因此，如果临床高度怀疑阑尾炎，而超声显示阴性时，不能排除急性阑尾炎的可能。CT 检查常用于临床症状和体征持续存在而超声检查阴性的患者。尽管所用检查方案各有不同，报道的 CT 诊断儿童急性阑尾炎的敏感性和特异性都一致性的高（分别为94% 和 95%）。

CT 上正常阑尾的大小变化很大，有时直径可达 10mm。这种程度的扩张在功能性 CF 患者中不少见。正常的阑尾通常充满气体或粪便。CT 上看到正常的阑尾可排除阑尾炎的诊断。在没有阑尾炎继发征象的情况下，CT 上无法识别阑尾同样可认为阑尾炎检查结果阴性。

当有炎症时，阑尾呈扩张的、厚壁、盲端管状结构，增强后有强化。可能并存一个或多个阑尾石。常可见阑尾炎的继发征象，包括肠系膜缆绳征、肠系膜脂膜炎、游离腹水和盲肠壁增厚。阑尾穿孔时，可形成局灶性炎性蜂窝织炎，阑尾本身可能不再能识别。

影像检查对及时、准确的诊断儿童急性阑尾炎以及发现急性腹痛的其他病因具有重要的作用。一个有效的检查方案应该包括超声和 CT 检查。如果超声检查不确定或不能显示阑尾，则应进行增强 CT 检查。无论单独实施或结合临床实践指导，该检查方案都具有高的灵敏度、特异性和整体准确性，至少可达 94%。

MRI 在小儿阑尾炎中的作用正在体现。无论是否使用造影剂，MR 检查可能成为疑似阑尾炎病例中除 CT 外的另一选择（图 4-54）。

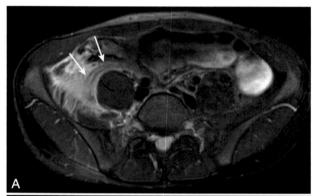

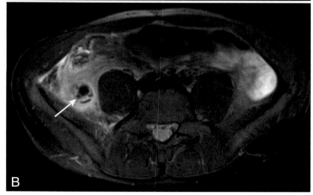

图 4-54　16 岁急性阑尾炎患者，2 天腹痛病史。A. 骨盆MR T2WI 轴位图像显示，位于右侧腰肌上扩张、厚壁阑尾（箭）。阑尾的中段到远端部分边界模糊。周围有大量水肿和炎症改变。B. 略低层面，在阑尾尖附近可见一个大的阑尾石（箭）。手术证实，该患者为急性坏疽性阑尾炎并局部穿孔

（翻译：潘丽，张亮；校对：毛志群，黄寒）

推荐读物

Applegate KE, Anderson JM, Klatte EC. Intestinal malrotation in children: a problem-solving approach to the upper gastrointestinal series. *Radiographics*. 2006;26:1485-1500.

Berdon WE, Baker DH, Santulli TV, et al. Microcolon in newborn infants with intestinal obstruction. Its correlation with the level and time of onset of obstruction. *Radiology*. 1968;90:878-885.

Berdon WE, Slovis TL, Campbell JB, et al. Neonatal small left colon syndrome: its relationship to aganglionosis and meconium plug syndrome. *Radiology*. 1977;125:457-462.

Buonomo C. Neonatal gastrointestinal emergencies. *Radiol Clin North Am*. 1997;35:845-864.

Daneman A, Kozlowski K. Large hiatus hernias in infancy and childhood. *Australas Radiol*. 1977;21:133-139.

Daneman A, Navarro O. Intussusception. Part 1: a review of diagnostic approaches. *Pediatr Radiol*. 2003;33:79-85.

Daneman A, Navarro O. Intussusception. Part 2: an update on the evolution of management. *Pediatr Radiol*. 2004;34:97-108, quiz 187.

Epelman M, Daneman A, Navarro OM, et al. Necrotizing enterocolitis: review of state-of-the-art imaging findings with pathologic correlation. *Radiographics*. 2007;27:285-305.

Herliczek TW, Swenson DW, Mayo-Smith WW. Utility of MRI after inconclusive ultrasound in pediatric patients with suspected appendicitis: retrospective review of 60 consecutive patients. *AJR Am J Roentgenol*. 2013;200:969-973.

Maxfield CM, Bartz BH, Shaffer JL. A pattern-based approach to bowel obstruction in the newborn. *Pediatr Radiol*. 2013;43:318-329.

Navarro O, Daneman A. Intussusception. Part 3: diagnosis and management of those with an identifiable or predisposing cause and those that reduce spontaneously. *Pediatr Radiol*. 2004;34:305-312, quiz 369.

Saucier A, Huang EY, Emeremni CA, et al. Prospective evaluation of a clinical pathway for suspected appendicitis. *Pediatrics*. 2014;133:88-95.

Sharma R, Hudak ML. A clinical perspective of necrotizing enterocolitis: past, present, and future. *Clin Perinatol*. 2013;40:27-51.

Strouse PJ. Disorders of intestinal rotation and fixation ("malrotation"). *Pediatr Radiol*. 2004;34:837-851.

Teele RL, Smith EH. Ultrasound in the diagnosis of idiopathic hypertrophic pyloric stenosis. *N Engl J Med*. 1977;296:1149-1150.

第**5**章
肝胆、胰腺和脾脏影像

Erica L. Ridesel ◆ George A. Taylor

肝脏和胆道

解剖学和胚胎学

　　肝脏、胆囊和胆道起源于内胚层细胞,内胚层细胞在妊娠 4~10 周时,由原胚肠的十二指肠区域形成憩室。较大的头支(肝部)形成肝脏,而较小的尾支(胆囊部)形成胆囊和胆囊管,肝内胆管和肝外胆管分别独立发育,在 12 周后结合。在出生时,肝脏约占体重的 5%(200g),胆汁分泌开始于妊娠期 12~16 周之间。胎儿肝脏有造血功能,健康婴儿的肝脏造血功能在生后 6 周时停止。

　　肝脏通常位于右上腹,在内脏异位综合征的患者中可能位于中线且较对称(图 5-1)。这可见于约 80% 的无脾综合征和约 50% 的多脾综合征患者中。

　　肝脏 70%~80% 的血液由门静脉系统供应。门静脉分支、胆管分支、肝动脉分支相互平行进入各肝叶的中心,被称为门管三联。肝的副叶很少见。肝右叶向下呈舌样伸长,称为 Riedel 叶,是一种正常变异。

发育异常

胆道闭锁

　　大于 2 周的婴儿出现黄疸应考虑有肝脏疾病的可能。新生儿黄疸的临床鉴别诊断很广泛,它可能与败血症、溶血、感染(巨细胞病毒、甲型肝炎和乙型肝炎、风疹)和代谢异常[抗 α_1- 胰蛋白酶缺乏症、囊性纤维化(cystic fibrosis,CF)]有关。在排除这些病因后,新生儿肝炎和胆道闭锁(biliary

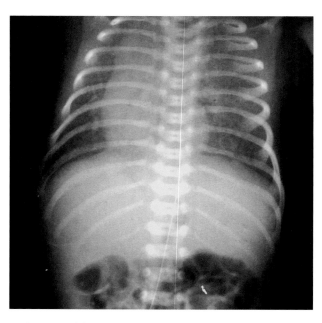

图 5-1　腹部平片显示异位综合征患者的肝脏在正中

atresia)占余下新生儿高结合胆红素血症病例的 2/3 以上,一般认为两者部分临床症状相同,如胆汁瘀积性黄疸和肝大。

　　胆道闭锁在美国比较少见,婴儿发病率为 1/20 000~1/10 000。进行性的胆管炎导致肝外胆管纤维化和闭塞,有时会累及肝内胆管。胆道系统的破坏会导致慢性胆汁瘀积,最终导致肝纤维化和胆汁性肝硬化。胆管闭塞可能在出生时即存在,也可能在出生后不久发生。关于其病因有许多假说,但确切的原因仍不清楚。

　　Kasai 系统是胆道闭锁最常用的分类方法,它是依据病变位置进行分类(图 5-2)。胆道闭锁的诊断需要依靠明确的胆道系统影像。术中胆管造影被认为是评估胆道系统的常规标准,并需要肝活检在显微镜下评估以确定肝内胆管是否受累。这些

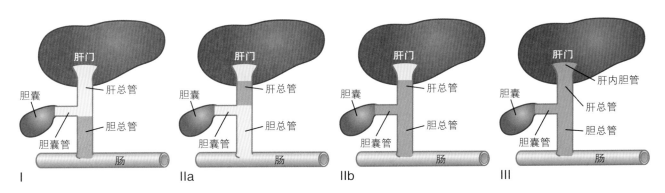

图 5-2　Kasai 胆道闭锁分型

有创检查对婴儿来说是有风险的,因此常首先采用超声检查和肝胆显像以确定是否需更多的相关检查。

　　超声检查可显示"三角索征":在肝门区可探及异常的三角形或管状纤维组织高回声光带,即闭锁的肝总管(图 5-3)。因为该结构紧邻门静脉,有时纵向超声图可见门静脉右支前壁相对增厚,大于 4mm 可以考虑为肝门三角征阳性。

　　25% 的胆道闭锁患者存在胆囊缺如。如果胆囊存在,一般也不正常。超声评估喂食前后的胆囊可能有帮助,因为胆道闭锁的异常胆囊在禁食和刚进食后不会出现预期的大小变化。超声还可以帮助确定其他导致胆汁瘀积的原因,如胆总管囊肿或者其他肿块导致的胆道阻塞。

　　肝胆亚氨基二醋酸(^{99m}Tc-IDA)动态显像常常是诊断胆道闭锁的另一影像检查选择。在正常肝脏中,放射性示踪剂在静脉注射后 10~15min 内被肝细胞吸收并排泄入胆道。当存在胆道闭锁时,示踪剂不能排出而将停留在肝实质内。因此当出现 24h 内示踪剂排泄不足,则提示胆道闭锁的可能(图 5-4)。但这一表现是非特异性的,它也可出现在其他一些导致胆汁瘀积的疾病中。新生儿肝炎时,由

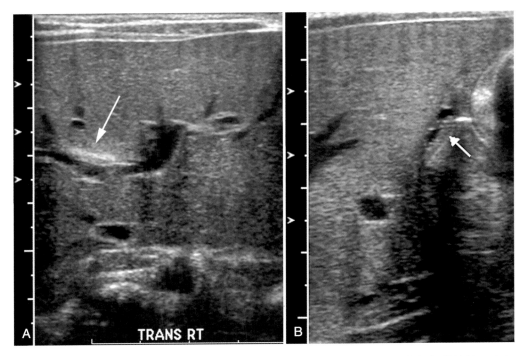

图 5-3　2 月龄患儿伴胆道闭锁。A. 横断面超声显示门静脉右支前方有纤维组织的管状回声条带(箭)。B. 矢状位超声图显示小胆囊(箭)

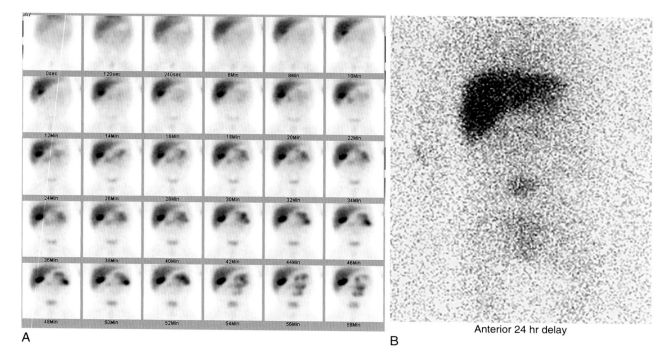

图 5-4 胆道闭锁。A. 正常肝胆亚氨基二醋酸（HIDA）扫描的前位图像显示示踪剂依次排入小肠。B. 患胆道闭锁的 3 月龄婴儿，示踪剂给药 24h 后，肝胆 HIDA 扫描显示没有示踪剂排入肠道

于肝细胞功能差，也可导致胆汁排泄延迟。因此接受肝胆扫描的婴儿通常在检查前 5 天使用苯巴比妥进行预处理来增强肝细胞功能，降低假阳性率。对于没有接受过苯巴比妥预处理的婴儿，如果检查结果显示 24h 内没有示踪剂排入小肠，则可在给予熊去氧胆酸后 48h 和 72h 内重复成像。

胆道闭锁需采取手术治疗，在出生后 40~60 天之前行手术治疗预后较好。手术常选择肝门空肠吻合术（Kasai 手术）。方法是将肝外异常的胆管分支与肝脏分离，肝脏表面切口与小肠的 Roux-en-Y 肠段吻合。这样可以直接从肝脏中引流出胆汁。3 个月以上的婴儿，由于肝内胆管受累及肝纤维化严重导致 Kasai 手术效果不佳。这些患儿，和 Kasai 手术后仍不能有效改善胆汁瘀积的患儿，肝移植是唯一的治疗选择。

胆管囊肿

胆管囊肿（choledochal cyst）是胆管系统的局部囊性扩张。据推测，由于先天性胰胆管汇合异常，形成共同的通道使胰酶反流入胆管，导致局部胆管炎症狭窄，形成近端胆管的囊性扩张或局部外膨。胆管囊肿在女性中的发病率是男性的 4 倍，在东亚人群中发病率较高。

胆管囊肿是导致新生儿胆汁瘀积性黄疸的极少见病因，如果在这个年龄中发生，应同时排除胆道闭锁。

在较大年龄患儿中，胆管囊肿的典型表现包括腹痛、黄疸、右上腹可触及腹部肿块，这些表现约出现在不到 60% 的患者中。实验室检查常显示直接胆红素升高。大多数患者在 10 岁之前出现症状。

先天性胆总管囊肿分为四种类型（图 5-5）。最常见的是 1 型（约占 80%~90%），局限于肝外胆管，呈囊状扩张；2 型为胆总管侧壁出现的憩室样扩张（约占 2%）；3 型是发生在胆总管末端十二指肠开口附近的局限性囊性扩张，常延伸至十二指肠肠腔；4 型是肝内和肝外胆管都存在囊性扩张。

超声是一种有效的影像学诊断方法。囊肿表现为在肝门或肝下区域的无回声结构，与胆囊界限清楚，直接与胆道相通（图 5-6）。可见近端胆总管增粗或肝内胆管扩张。如果怀疑有胆总管囊肿，应仔细辨别整个胆道系统，以确定疾病的严重程度。当胆总管囊状扩张明显，胆汁瘀积可继发胆道结石。MRI 和 CT 的表现与超声相似，并能更好地显示肝内相关病变。肝胆管显像可有助于确认囊肿

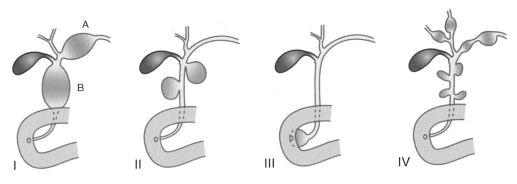

图 5-5　胆总管囊肿的分型

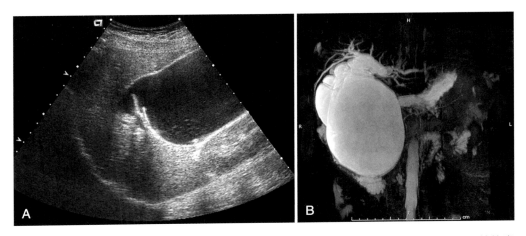

图 5-6　16 岁的胆总管囊肿患者,有上腹痛且可触及腹部肿块。A. 矢状位超声图显示胆总管囊性扩张。B. MRCP 成像证实为Ⅳ型胆管囊肿伴肝内中央胆管扩张

与肝胆管树之间的交通,但很少能提供额外的解剖信息。

Caroli 病

Caroli 病有两种,都是罕见的遗传性疾病。常见的一型是常染色体显性遗传病,表现为肝内胆管的囊性扩张,无胆道梗阻的表现。患者可能从婴儿期到青年期出现发热、间歇性腹痛和肝大。这种 Caroli 病可并发胆管炎、形成结石,但胆管癌罕见。

第二种称为 Caroli 综合征,是一种更为复杂的常染色体隐性遗传病,与先天性肝纤维化和常染色体隐性遗传性多囊肾有关。PKHD1 基因的一系列突变是肝肾异常的遗传基础,导致胆道和肾的集合管畸形。

Caroli 病在横断面影像上有特征性表现,肝内胆管呈梭形或囊状扩张(图 5-7),同时可以看见典型的"中央点征",是指门静脉周围有扩张的胆管围绕形成的征象。这些可以通过超声、MRI 和 CT 看到。Caroli 综合征患者的影像学表现还包括:肝大、胆管分支的扩张、肝纤维化。肝纤维化会逐渐导致门脉高压以及相关的临床症状。

抗生素可用于治疗并发的感染,熊去氧胆酸可预防结石的形成。内镜下支架置入及肝移植可选择性用于部分患者的治疗。

获得性疾病

胆石病和胆总管结石

胆结石(gallstones)在儿童中很常见。在婴儿中,胆盐分泌减少与肝脏未成熟有关,而未成熟的胆汁结合途径是导致胆色素结石和胆泥形成的原因。诱发因素包括早产儿使用利尿剂(呋塞米)、全肠外营养、长时间禁食和肠肝循环改变,也可出现在短肠综合征患儿中。这些情况中的结石通常可自行消退。

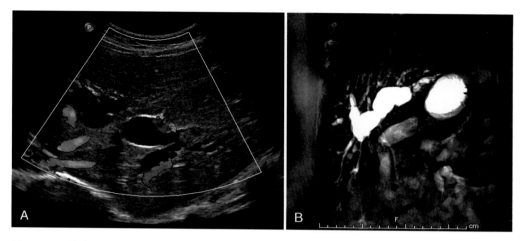

图 5-7　9 岁患儿 Caroli 病伴胆汁瘀积和常染色体隐性遗传多囊肾。A. 横断面彩色多普勒超声显示肝内胆管囊状扩张。B. MRCP 斜面成像证实肝内胆管扩张且呈串珠状

在年龄较大的儿童中，大约 40% 的胆石病是特发性的。而溶血性疾病所致胆石病，如镰状细胞贫血和珠蛋白生成障碍性贫血，约占剩余病例中的 30%。其他疾病包括影响回肠的炎症性肠病、CF、肥胖和短肠综合征（肠手术后）也与胆石形成有关。这些疾病中，肠肝循环的中断起了重要作用。

值得关注的是，高达 50% 的儿童患者表现为无症状胆结石，而另一大部分患者会出现非特异性的间歇性腹痛。由于导致了胆囊管或胰管的梗阻，儿童胆结石最常见的并发症是急性结石性胆囊炎和急性胰腺炎。

虽然高达 50% 的胆结石可在常规腹部平片中显影，但超声仍被认为是评价胆结石的最佳成像方式，其检测胆石症的准确率超过 95%。腔内碎片 / 沉淀物、胆管结石在超声检查中均能良好显像。由于在肠气干扰时观察结石会有困难，所以胆总管下段结石唯一的间接征象通常是胆总管扩张。

尽管大多数胆囊结石在 CT 与平片上可同样显影，但有些结石与胆囊内的胆汁呈等密度，因此在 CT 上容易被漏诊。

胆结石在 MRI 上表现为 T2 低信号灶与 T2 高信号的胆汁背景成反差。磁共振胰胆管成像（MRCP）也可以评估结石，显示胆囊或胆道内的充盈缺损。对于无症状的患者，处理通常是定期超声复查。有症状的胆囊结石患者应该去除胆石。内镜逆行胰胆管造影术（ERCP）通常是对有症状而无潜在疾病诱因的患者常用的治疗方法（注：译者认为 ERCP 是影像检查方法，并不是胆囊结石的治疗方法）。如果 ERCP 不成功，则应行腹腔镜下胆囊切除术。

胆汁淤积

未钙化的胆道碎屑（胆泥）是一种常见的由胆汁瘀积引起的短暂现象。诱发因素包括胆道阻塞、长时间禁食、肠外营养和溶血。尽管通常无症状，胆汁淤积（biliary sludge）的发生率可能与结合胆红素的急剧但短暂的升高有关。超声检查中，胆泥具有中等的回声，通常缺乏声影。它可能形成液 - 碎屑平面，也可能积聚成局部回声的"团块"（胆泥）（图 5-8）。

胆泥通常可以随患者体位的变化而移动。在一般情况下，胆泥不需要特殊的处理。常规超声随访监测有助于记录结石的消退或进展。

胆囊炎

急性胆囊炎在儿童中的发病率远低于成人。但由于伴发严重的并发症和较高的缺血和穿孔风险，该疾病在年幼儿童中的死亡率接近 30%。根据胆囊颈部或者胆囊管内是否有结石性梗阻，胆囊炎可以分为结石性胆囊炎和非结石性胆囊炎。两者均可出现胆囊扩张、胆囊内压升高和胆汁瘀积。胆汁瘀积导致胆囊黏膜化学性损伤，胆囊壁进行性水肿、缺血、坏死。严重者可发生胆囊穿孔。50% 以上的婴幼儿及较小年龄儿童胆囊炎为无结石性胆囊炎，与严重的革兰氏阴性细菌、巨细胞病毒和 EB 病毒感染相关（图 5-9）。

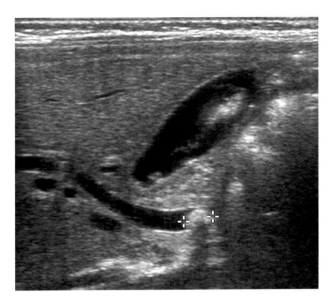

图 5-8　15 天婴儿伴总胆红素迅速升高和胆汁沉积。矢状位超声图显示胆泥在胆囊腔内漂浮,扩张的胆总管中有一个阻塞的球形胆泥(游标)

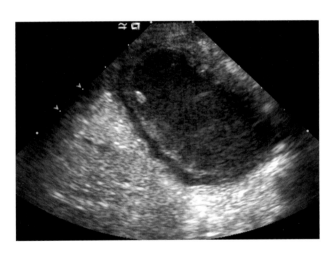

图 5-9　9 月龄婴儿尿脓毒症导致无结石性胆囊炎。胆囊横向超声图显示胆囊增大、壁增厚,并填充有碎屑

超声是诊断急性胆囊炎的首选影像学方法,儿童胆囊炎的超声表现与成人相似。梗阻性胆道结石常位于胆囊颈部、胆囊管、胆总管。超声墨菲征(Murphy sign)阳性有助于诊断,但这在儿童中并不可靠。胆囊壁增厚(>3mm)和胆囊周围渗液是急性胆囊炎重要的继发表现。另一继发表现为邻近的肝实质水肿。

对胆囊壁增厚的评估需谨慎,因为它可出现在多种病变情况中。胆囊壁增厚的鉴别诊断较多,包括餐后假性胆囊壁增厚、急性或慢性胆囊炎、急性

肝炎的继发改变、心力衰竭引起的水肿,以及与低蛋白血症导致的第三组织间隙相关的水肿。

急性胆囊炎的 CT 和 MRI 表现与超声相似。MRI 对于检测胆囊壁、肝和胆囊周围肠系膜的炎症可能更敏感。MRCP 对胆道的评估可查看在胆囊颈或胆囊管内沉积的结石。虽然在过去经常使用 CT,但由于有辐射暴露,目前不推荐在有该病临床指征的儿童患者中使用。

肝胆管扫描(hepatobiliary scanning)在儿童的胆道梗阻中不常用。它通常在临床高度怀疑而超声检查难以明确诊断时考虑使用。儿童急性胆囊炎最常见的阳性表现是给示踪剂后 40min 胆囊不显像。

治疗包括对症支持治疗,静脉使用抗生素,有时在确定手术前行经皮胆囊引流术。

胆囊积水

胆囊积水(hydrops of gallbladder)的特征是胆囊明显扩张但无继发炎症。它发生在短暂的、自限性无结石的胆汁流出受阻的情况。在影像学上,积水胆囊常比邻近的右肾还大,但维持正常的壁厚,无明显充血或囊周积液。在川崎病中,胆囊积水和急性胆囊炎有可能同时发生,可能是由于胆囊的血管直接损伤所致。

胆管炎

反流性胆管炎(ascending cholangitis)可能由多种原因引起,包括结石、寄生虫感染、免疫缺陷、肿瘤引起的胆道阻塞。它也可能作为胆道闭锁手术(Kasai)的并发症发生。硬化性胆管炎是一种自身免疫性疾病。超过 80% 的原发性硬化性胆管炎(primary sclerosing cholangitis,PSC)患者有炎症性肠病,大约 1/3 的患者有自身免疫性肝炎。其他与硬化性胆管炎相关的疾病包括朗格汉斯细胞组织细胞增生症和 CF。患者通常在 10~20 岁的时候出现黄疸、肝大和腹痛。

超声、CT、MRI 均可见胆总管及肝内大的胆管扩张和管壁不规则增厚。PSC 患者的超声检查也显示高回声的门管三联征、胆囊壁增厚和结石。增强 CT 可以看到胆管壁的异常增强。在许多儿科中心,MRI 和 MRCP 是疑似 PSC 患者的常选影像学检查方法。这些方法能很好地显示肝实质信号异常的局灶区域,并可见胆总管及肝内扩大的胆管呈串

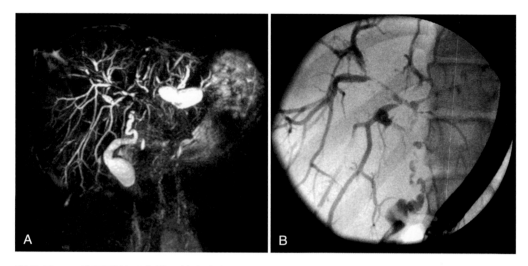

图 5-10　15 岁原发性硬化性胆管炎患者伴有克罗恩病和急性腹痛。A. MRCP 显示肝内胆管有不规则的串珠状改变。B. 内镜逆行胰胆管造影术（ERCP）的斜位图像证实多个肝管狭窄且呈不规则的串珠状

珠样改变（图 5-10）。在年龄较大的儿童中，MRCP 对 PSC 的敏感性大于 85%，特异性大于 90%

单独使用熊去氧胆酸或联合免疫抑制治疗可能暂时抑制该疾病的进展。然而，多达 1/3 的 PSC 患者最终需要肝移植。

肝实质病变

肝脏感染性疾病

病毒性肝炎　病毒性肝炎（viral hepatitis）是健康儿童中最常见的弥漫性肝脏疾病。在新生儿中，巨细胞病毒和乙型肝炎病毒是导致肝脏慢性炎症、纤维化和最终肝硬化的最常见病原体。在年龄较大的儿童中，虽然巨细胞病毒，单纯疱疹病毒，水痘-带状疱疹病毒和 EB 病毒均可引起病毒性肝炎，但最常见的病原是甲型、乙型和丙型肝炎病毒。

病毒性肝炎的诊断需要临床和实验室检查相结合。病毒性肝炎的临床表现因病原体而异。甲型肝炎表现为流感样症状和发热，有时伴有黄疸。在儿童中，甲型肝炎通常是自限性的，临床症状可能不明显。乙型和丙型肝炎均可引起急性疾病，也可进展为慢性肝炎，并有可能发展为肝硬化和肝细胞癌（hepatocellular carcinoma, HCC）。

在疾病早期的影像学检查中，肝脏通常是正常的。随着病情的进展，超声检查可发现肝大，肝实质有一定程度的回声增强和分布不均。在重症肝炎中，肝实质的弥漫性回声减低与门管三联征的相对高回声，形成典型的"星空"样改变。超声还会发现其他包括肝门淋巴结肿大和胆囊反应性炎症改变，包括胆囊壁增厚和胆囊周围积液。CT 表现为轻度肝大，肝实质不均匀，门脉周围密度减低，胆囊壁增厚。T2 加权 MRI 图像显示门脉周围出现高信号。而急性肝炎的影像学表现都是非特异性的，需要结合临床判断。

在一些儿童中，即使肝脏没有基础病变，病毒性肝炎也可导致暴发性肝衰竭，其特征是肝功能严重受损，肝细胞坏死。坏死区域体积缩小，可有病灶内出血或炎性细胞浸润。

化脓性脓肿　多种病原体可引起化脓性脓肿（pyogenic abscess），最常见的病原体为革兰氏阴性需氧和厌氧微生物，如大肠埃希菌和克雷伯菌，以及革兰氏阳性微生物，如金黄色葡萄球菌和肺炎链球菌。

最常见的侵入途径是在腹腔内感染如阑尾炎或结肠炎时，细菌经门静脉入肝内。脓肿通常为单发，且多见于肝右叶。在感染早期，可以看到一团微小脓肿，最终合并成一个大的化脓性脓腔。在败血症的情况下，细菌也可能通过肝动脉系统进入肝脏，导致多发性肝脓肿。在 ERCP 或胆道手术后，胆道也可能成为细菌的入肝途径，由此产生的脓肿多位于肝内中央或肝内胆管旁。肝外伤后产生的

肝坏死组织也可能并发感染。

在横断面影像上,脓肿可表现为单一、界清的均匀性病灶,也可能是边界模糊的、不均匀的、变形的肝实质区域(图 5-11)。当脓肿较大时,可见内部分隔和碎片。彩色多普勒超声可见周围血管信号增加,CT 和 MRI 可见周围强化影,脓腔内缺乏血流。产气病原菌感染时,在肝脓肿内可发现气体。可能有周围薄层环状的肝水肿。

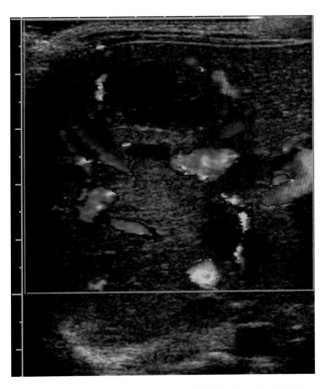

图 5-11　3 周患儿伴脓毒症,大肠埃希菌感染引起的脓肿。彩色多普勒超声显示右肝横断面混杂的分隔的囊性病变,周围充血,中心无血流信号

化脓性肝脓肿的治疗因大小而异。较小的脓肿(<3cm)通常使用静脉抗生素治疗。较大的单个或者比较集中的脓肿通常需要经皮肝穿刺置管引流。当穿刺置管引流无效,或治疗脓肿病因需要时,则考虑进行外科引流。

真菌感染　免疫缺陷患者发生全身播散性真菌病时,肝脏真菌感染常见。在儿童中,这包括化疗和骨髓或器官移植后的患者。最常见的致病真菌是白色念珠菌,典型的表现是微脓肿累及多个器官,包括肝脏、脾脏并偶尔在肾脏。其他不太常见的致病真菌包括曲霉菌属、球孢子菌属、隐球菌属和组织胞浆菌属。免疫缺陷患者中,消化道定殖是念珠菌传播的基本途径,免疫缺陷患者的黏膜炎症将有利于病菌的扩散。

值得注意的是,当患者中性粒细胞减少且不能产生足够的免疫反应时,各种形式的影像学检查对肝脏真菌病的诊断都是有限的。对于这些患者,特别是对临床高度疑似且常规抗生素治疗无效反应不佳的患者,在中性粒细胞计数正常后复查影像学检查是很重要的。

肝脏念珠菌感染后有四种超声特征,代表了肝脏感染的不同阶段。"双环征"和"牛眼征"或"靶标"常出现在感染的活动期。在病程后期最常见表现的是弥漫性肝内均匀低回声微小(<4mm)病灶,提示微脓肿的形成(图 5-12)。点状回声病灶一般提示愈合或真菌感染治愈。

在 CT 平扫上的表现包括多个低密度影的病灶,大小不一,一般在 2~20mm 之间。微脓肿通常中央强化,但周围也可有强化。

与超声一样,肝脏真菌病在 MRI 上的表现因感染期和治疗期的不同而变化(图 5-12)。一些作者认为 MRI 在肝源性真菌病的诊断方面优于 CT,其灵敏性为 100%,特异性为 96%。因此,评估儿童患者的真菌病,许多机构现在使用限定的 MRI 检查方案包括快速获取 T2 加权序列,以取代 CT 成为快速成像评估真菌病患儿的方法。更全面的 MRI 检查方案应用于治疗后的疾病随访。

寄生虫感染　虽然寄生虫病在发达国家很少见,但全世界有近 10 亿人感染。三种最常见的感染——蛔虫病、棘球蚴病和阿米巴病——在世界许多地方都很流行。

蛔虫病是一种流行于热带和亚热带地区的寄生虫感染。当寄生虫卵被不小心吞入时,就会发生这种情况:虫卵在肠道内发育成幼虫,然后发育成细长的铅笔状蠕虫,穿过肠壁,进入门静脉系统,最终进入肝脏。临床症状取决于感染的阶段。胆道梗阻发生时,在超声下可以发现肝内胆管扩张。有时,可在胆管或门静脉内发现虫体(图 5-13)。

棘球蚴病或棘球蚴病较为常见。它是南美洲、中东和地中海地区的地方病。从受污染的土壤或水中摄取虫卵后,棘球蚴的保护层被胃酸分解,幼虫通过黏膜进入门静脉系统。然后,幼虫在肝脏内沉积,慢慢长成棘球蚴囊。子囊,是一种特征性的改变,沿内囊边缘的生发囊形成(图 5-14)。当他们

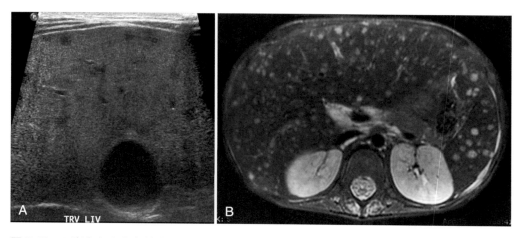

图 5-12 5 岁白血病儿童伴有发热和中性粒细胞减少,念珠菌感染所致的微脓肿。A. 肝脏横断面超声图显示多个低回声结节。B. 轴位 T2 加权 MRI 显示肝脏和脾脏有无数 T2 高信号病变

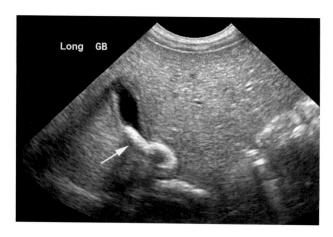

图 5-13 2 岁胆道蛔虫病患者伴有反复右上腹疼痛和黄疸。胆囊水平的横断面超声图显示胆囊管中有线性回声的蠕虫(箭)

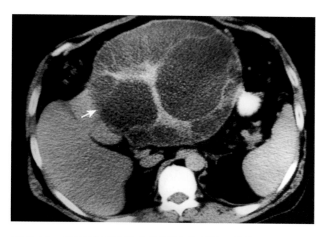

图 5-14 棘球蚴感染患儿伴肝脓肿(箭)。轴位 CT 图像可见一个大而混杂的囊性病变,并伴有多个子囊

增大后,棘球蚴囊易破裂。在"包裹的破裂"中,内囊膜与外囊分离,形成"漂浮"的内膜。如果破裂过程不被包裹,囊性内容物会溢出到腹膜腔内,导致腹膜的播散。

棘球蚴的根治需要将整个囊肿及其内容物清除。由于担心囊肿破裂和囊液溢出,通常初期不进行手术切除。初期治疗包括经皮穿刺引流和阿苯达唑联合抗寄生虫治疗。随后就是完全性手术切除。

阿米巴脓肿(amebic abscess)的影像学表现是多样的。其征象常与化脓性脓肿相似。两者均多见于肝右叶,且常在边缘靠近肝包膜。阿米巴脓肿的治疗以药物为主。甲硝唑是常规药物,常在 24~72h 内快速起效。

肝脂肪变性

肝脂肪变性(hepatic steatosis)是由肝细胞内的甘油三酯过度累积引起。它是儿童慢性肝病最常见的病因。当超过肝脏总重量 5% 的组织被脂肪代替时,就可以做出肝脂肪变性的病理诊断。青少年比年幼儿童更容易出现肝脂肪变性,男孩的患病率高于女孩。肥胖和胰岛素抵抗是肝脂肪变性最常见的危险因素。在美国,随着儿童肥胖的增加,疾病的总发病率也在增加。肝脏的脂肪浸润可能是局灶性的,也可能是弥漫性的。局灶性脂肪沉积通常位于沿镰状韧带区域和胆囊窝。局灶性脂肪沉积区域边界清晰。

血红蛋白沉着病 / 铁沉积(hemochromatosis

deposition） 铁负荷过多可由三种基本机制引起,包括肠道吸收过多、反复输血或先天性代谢缺陷。由于体内铁离子浓度超过了铁蛋白与铁的结合和储存能力,未结合的铁离子在肝脏、脾脏、胰腺和骨髓细胞的细胞质中聚集,导致细胞损伤。新生儿遗传性血红蛋白沉着病是新生儿铁贮积病的一种形式,在宫内就已发生肝脏病变,出生后几小时内就可出现明显症状,并有暴发性肝功能衰竭的表现。

超声和 CT 上的实质改变是非特异性和非诊断性的。MRI 是目前最有价值的无创诊断手段。当肝实质内的铁离子含量增加时,T2 上的信号强度和梯度回波序列下降,出现"黑色"肝脏(图 5-15)。原发性疾病的治疗包括定期的静脉放血,而继发性疾病的治疗包括铁螯合剂治疗。

酪氨酸血症Ⅰ型 酪氨酸血症Ⅰ型(tyrosinemia type Ⅰ)是一种罕见的疾病,由富马酰基乙酰乙酸水解酶缺陷引起。这一缺陷导致肝内致病代谢物的累积,导致 DNA 损伤和肝细胞癌的发生。患者可出现急性肝功能衰竭,慢性肝病或急性神经系统代谢失调。多达 42% 的患者在出生后一年内出现临床症状。常有肾脏肿大。当在婴儿期早期出现肝硬化时,应考虑这一疾病。2-[2- 硝基 -4-(三氟甲基)苯甲酰]环己酮 -1,3- 二酮(NTBC)早期治疗有效,NTBC 可以阻止肝脏中碱性烷基化代谢物的形成。

糖原贮积症 糖原贮积症(glycogen storage disease)Ⅰ型(von Gierke 病)是一种常染色体隐性遗传疾病,由葡萄糖 -6- 磷酸酶缺陷引起,导致糖原在肝脏、肾脏和肠道中贮积。该病可在婴儿期表现为低血糖、肝大和肾肥大。已有肝腺瘤和肝细胞癌发生的报道。

超声和 CT 常见肝脏肿大,并可见肝内结构回声或密度不均匀。在 CT 上肝脏可为高密度或低密度,很少有结节样改变。

肝脏肿瘤

原发性肝脏肿瘤相对少见。约占所有小儿肿瘤的 0.5%~2%。与成人类似,儿童肝脏最常见的肿瘤是转移性瘤,通常来自神经母细胞瘤、Wilms 肿瘤或淋巴瘤。在所有儿童原发性肝肿瘤中恶性病变约占 2/3。可以根据患者的年龄、血清肿瘤标志物(如甲胎蛋白)和影像学特点对肝脏肿瘤进行鉴别诊断。

良性病变

血管瘤 血管瘤(hemangioma)是在出生后 6 个月内最常见的肝肿块,近 50% 的病例在出生后 1 个月有表现。女孩比男孩多见。良性血管肿瘤由内衬内皮的血管增生形成。

50% 以上的患者伴发皮肤血管瘤。血管瘤可分为婴儿型或先天性血管瘤。婴儿型通常在出生后开始生长,第二年后慢慢消退。先天性血管瘤在出生时就存在,并进一步细分为在出生后 14 个月内消退的快速消退先天性血管瘤和无消退先天性血管瘤,这两种瘤的临床病程与婴儿型相似。

大多数血管瘤表现为上腹部无痛性肿块。但也可发生严重的临床并发症:高血流量病灶可并

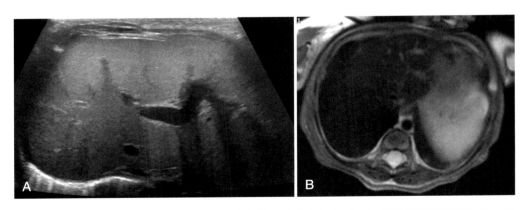

图 5-15 6 周婴儿患原发性血红蛋白沉着症合并胆汁瘀积和肝炎。A. 肝脏横断面超声图显示肝大,肝脏弥漫性回声增强。B. 脂肪抑制的轴向 T2 加权磁共振图像显示铁沉积导致肝脏信号明显减弱

发高心排出量型充血性心力衰竭,肿瘤产生的碘甲状腺原氨酸脱碘酶可引起的甲状腺功能减退。偶尔可见卡萨巴赫 - 梅里特综合征(Kasabach-Merritt syndrome),出现瘤内消耗性凝血功能障碍。该类血管瘤患者的甲胎蛋白水平很少有升高。

肝血管瘤的影像学表现多种多样。典型的多灶性病变较小且相对表现均匀。较大的局灶性病变常呈不均质,伴有出血、梗死和异常钙化。弥漫性病变导致肝脏明显增大,被大的血管性肿块所取代(图 5-16)。肝动、静脉通常增粗,肿瘤内及周围有丰富的供养和引流血管。病变部位的增强 CT 或 MRI 可以观察到早期向心性强化和延迟的中心强化。

普萘洛尔联合或不联合糖皮质激素治疗肝血管瘤疗效显著。同时需对充血性心力衰竭和甲状腺功能减退进行对症治疗。

间叶性错构瘤　间叶性错构瘤(mesenchymal hamartoma)是幼儿第二常见的肝脏良性肿瘤,仅次于血管瘤。患者的发病年龄中位数为 11 个月,大多数发生在 2 岁之前。男性患者较女性略多。间叶性错构瘤没有特异的实验室标记物。血清甲胎蛋白水平通常在正常的年龄范围内,由此可与肝母细胞瘤进行鉴别。

间叶性错构瘤为单发的、多囊的、有分隔的肿块。囊肿大小不一,充满胶状或透明的液体。少数情况下肿瘤可能是实性的或带蒂。在 75% 的病例中,肿块出现在右肝叶。组织学上,间叶性错构瘤由肝间充质、胆管、肝细胞、炎症细胞和造血细胞混合组成。影像学表现取决于肿块内囊肿或间质(间充质成分)的占比情况(图 5-17)。在超声检查中,肿瘤的囊性部分可能存在与胶状成分相关的低水平回声。尽管在彩色多普勒内可以看到血管,但总

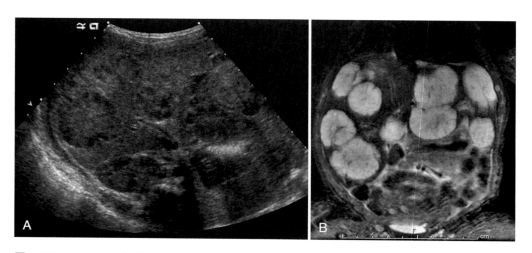

图 5-16　12 天婴儿患先天性肝血管瘤伴充血性心力衰竭。A. 肝脏横断面超声图显示多个结节,结节周围边缘的低回声提示血管扩张。B. 轴位 MRI 快速自旋回波反转恢复序列显示肝脏内有多个高信号血管瘤

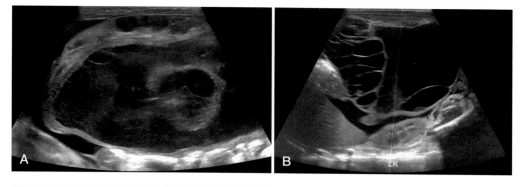

图 5-17　新生儿间叶性错构瘤表现为腹部大肿块。横断面(A)和肝脏下侧矢状面(B)超声图显示肝脏边缘有多个分隔的囊性肿块,内部有回声。常规的治疗方法是手术切除

的来说肿瘤内血管很少。增强 CT 显示一混杂的囊性肿块,伴有囊壁和间质细胞的强化。在 MRI 上,肿块的囊性部分显示 T2 高信号,因为囊内含水量高,并且由于囊内存在蛋白质物质而导致多变的 T1 信号。与 CT 检查一样,会有轻度的囊壁和实性间质成分的增强。

局灶性结节性增生　局灶性结节性增生(Focal Nodular Hyperplasia,FNH)在幼儿中不常见,多见于青少年和成人。约占 20 岁以下儿童所有原发性肝肿瘤的 2%。在儿科年龄组中,男女患病比例为 1:4。肿瘤通常是由于其他原因在影像学或外科探查中偶然被发现。

FNH 的典型表现为单发、边界清楚、分叶状、实性病变,常位于包膜下。中央可见纤维化的星状灶(图 5-18)。组织学检查显示瘢痕中央有扩张的血管,瘢痕周围有良性增生的含有胆管的肝细胞良性小叶。

在超声检查中,与正常肝实质相比,FHN 表现为均匀、边界清楚、有不同回声的肿块。当存在中央瘢痕时,相对于肿块的其余部分,中央瘢痕呈高回声。在平扫 CT 上,FNH 边界清楚,与周围正常肝脏呈等密度至略低密度。中央瘢痕呈低密度。静脉注射造影剂后,FNH 典型表现为早期、均匀的强化,在静脉后期与肝脏呈等密度。虽然 FNH 的 MRI 表现是多种的,静脉注射肝细胞选择性造影剂,钆基造影剂,如钆塞酸二钠(eovist)后的延迟扫描,可能有助于鉴别病变内是否存在正常肝细胞。这些药物被正常肝细胞吸收,通过胆汁排出。在延迟扫描时(注射后 20min),正常肝实质和含肝细胞的病灶中(如 FNH)均有造影剂摄取。使得 T1 加权图像上有较高的信号。不含肝细胞的病灶在注射这些造影剂后表现为低信号。

恶性病变

肝母细胞瘤　肝母细胞瘤(hepatoblastoma)是儿童最常见的原发性肝脏肿瘤,约占所有肝脏肿瘤的 75%。患者通常在 18 个月到 3 岁之间出现无症状腹部肿块。几乎所有患者都有甲胎蛋白水平明显升高。在 11p 部分三体综合征、偏侧肥大和家族性腺瘤性息肉患者中发病率升高。

肝母细胞瘤是一种起源于上皮和间叶细胞的肿瘤。通常是一个孤立的、大的(>10cm)、边界清楚的病灶,表面有结节,最常见于肝右叶(图 5-19)。据报道,多达 15% 的患者存在肝脏多灶性病变。多达 50% 的病例可见钙化,病灶内还可见出血或坏死。超声检查可发现肿瘤内的血管分布。门脉和肝血管应仔细检查血管内是否有肿瘤栓子。肝母细胞瘤在 CT 平扫上通常呈低密度灶。使用造影剂后,病灶相对于正常肝脏有轻度增强,延迟显像后,肿瘤相对于正常肝脏呈等密度或者低密度。在 MRI 上,大部分病变在 T1 加权图像上呈低信号,在 T2 图像上呈高信号。在 T1 和 T2 加权图像上,病灶内纤维化区域均表现为低信号带。典型的肝母细胞瘤表现为不均匀强化。

大约 10% 的患者在诊断时已发生转移。常累及局部淋巴结和肺,很少累及骨骼和大脑。

根治一般依靠原发肿瘤的完全切除。多达 85% 的肝可以安全切除,并在手术后 3~4 个月内观察到肝脏的再生。化疗增加了长期生存的机会。在分期较低的肿瘤中,采用多模式治疗可使生存率达到 90% 以上。当肝母细胞瘤为多灶性、不可切除或确诊时已经转移时,生存率显著下降。甲胎蛋

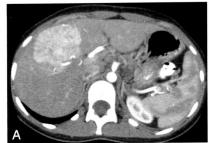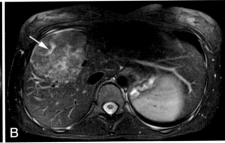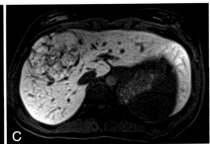

图 5-18　15 岁女孩偶然发现局灶性结节增生。A. 轴位增强 CT 图像显示一分叶状、不均匀强化的肿块。B. 脂肪抑制轴位 T2 加权 MR 图像,显示一不均匀高信号的肿块,中央有高信号的瘢痕(箭)。C. 静脉注射钆塞酸二钠注射液 20min 后获得的脂肪抑制轴位 T1 加权的 MR 图像显示,病灶内肝细胞有造影剂聚集

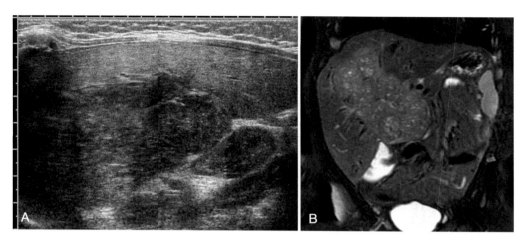

图 5-19　5 月龄大腹部肿块患儿诊断为肝母细胞瘤。A. 矢状位超声图显示右肝叶一复杂的、不均匀的低回声实性肿块,压迫周围肝实质。B. 脂肪饱和 T2 加权磁共振冠状位图像显示不均匀高信号肿块延伸至肝门,导致肝内胆管扩张

白水平可用于衡量疾病对治疗的反应。重要的是,甲胎蛋白水平通常在出生时升高,在 6 个月大时达到成人水平。

对于无法切除的原发性肝脏恶性肿瘤,肝移植是一个可行的选择。与挽救性的治疗措施相比,早期肝移植预后好很多。

肝细胞癌　肝细胞癌(hepatocellular carcinoma, HCC)是儿童中第二位的肝脏恶性肿瘤。与肝母细胞瘤不同,HCC 更常见于年龄较大的儿童和青少年,发病高峰在 12~14 岁之间。患者表现为腹胀和右上腹可触及肿块。80% 的患者血清甲胎蛋白水平升高。大多数患者有潜在的肝硬化。导致儿童患者肝硬化的因素包括胆道闭锁、婴儿胆汁淤积、病毒性肝炎、肝糖原贮积症、血红蛋白沉着症、抗 α_1- 胰蛋白酶缺乏症、威尔逊病,以及用 Fontan 分流手术治疗后的单心室疾病。

在超声上,较小的病灶(<3cm)通常表现为局限的低回声病灶,而较大的病灶表现为不均匀或高回声。高达 40% 的病变内呈有钙化。肿瘤侵犯门静脉和 / 或下腔静脉可导致癌栓。

在 CT 多期扫描中,HCC 在动脉期表现出明显的强化,除持续性包膜增强外,在延迟成像上可快速廓清。在 MRI 上,HCC 在 T1 加权图像上表现为低信号至等信号,在 T2 加权图像上表现为等信号至高信号。增强模式与 CT 上所见相似,早期动脉期增强肿块,随后快速廓清和表现为持续包膜强化。

HCC 的手术治疗取决于病变是局部的还是多灶的,以及是否存在潜在的肝病。只有 30%~40% 的病例能完成复杂的手术切除。肿瘤对化疗的反应通常很差。即使进行了完整的手术切除,长期生存率也只有 30%。

横纹肌肉瘤　胆道横纹肌肉瘤(biliary rhabdomyosarcoma)几乎只发生于儿童。它仅占所有儿童肝肿瘤的 1%。腹胀和黄疸是最常见的症状。实验室评估通常显示直接胆红素和碱性磷酸酶升高,甲胎蛋白水平正常。胆道横纹肌肉瘤在诊断时肿块通常已非常大,最常累及肝外胆管并继发侵犯肝内胆管。有时可能在胆管腔内见到肿瘤的息肉样或葡萄状突起,类似于膀胱的葡萄状横纹肌肉瘤。

影像学表现因为肿瘤的大小和位置的不同而变化,缺乏特有的特征。胆管通常扩张。可能存在门静脉的肿块效应,但不存在肿瘤的血管侵犯或肿瘤血栓的形成。在 CT 和 MRI 上,肿瘤可能是均匀的或不均匀的,并有不同的强化图像(图 5-20)。MRCP 尤其有助于证实胆管受累。

完整的手术切除是理想的治疗方式,但只有 20%~40% 的患者能做到。手术、放疗和化疗等多模式治疗方式的发展显著改善了预后,在确诊时有局灶疾病的患者存活率达到 78%。

转移病灶　肝脏由于其丰富的血管供应,是恶性肿瘤转移的常见器官。在儿童中,肝脏转移的最常见肿瘤是神经母细胞瘤(特别是 1 岁以下 Ⅳ-S 期的儿童)和 Wilms 肿瘤。由淋巴瘤和白血病引起的肝脏病变少见。

转移瘤的超声表现可以是多样的,从局灶性低

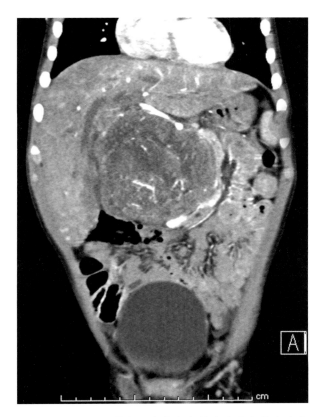

图 5-20　2 岁胆道横纹肌肉瘤患者伴有腹痛和黄疸症状。冠状位增强 CT 显示一个起源于肝门的巨大的,不均匀强化的肿块

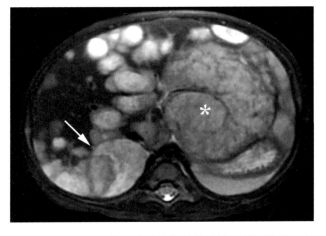

图 5-21　6 周婴儿伴肝脏肿大的转移性神经母细胞瘤。上腹部轴位 T2 加权脂肪抑制显示肝脏多个 T2 高信号转移性结节,在肝左叶有一个大的转移灶(星号)。右侧肾上腺可见原发肿瘤(箭)

回声病变到弥漫性实质浸润。值得注意的是,转移病灶的超声检查假阴性率高达 20%。CT 是查看转移瘤病灶更敏感的一种影像学检查方式。MRI 检查中,大多数肝转移在 T1 加权像上表现为低信号,在 T2 加权脂肪抑制图像上,即使非常小的转移灶也可以清楚地显示为高信号(图 5-21)。弥散加权成像可能有助于小转移灶的检测。

胰腺

解剖学与胚胎学

　　胰腺由腹侧和背侧的原基发育而来,而原基来自十二指肠的内胚层上皮(图 5-22)。在妊娠 4 周左右背侧的原基芽从十二指肠背侧发育而来。在妊娠 5 周左右腹侧原基芽从十二指肠腹侧发育而来,与胆管处于同一水平。

　　在妊娠第七周,随着胃肠道旋转到最后位置,腹侧的胰腺原基也在逆时针旋转。它在腹腔内向后和向左移动,到达其在中腹部的最后位置。

　　两个胰腺原基连接成一个腺体,腹侧原基形成钩突和胰头后部,较大的背侧原基形成胰头前部、胰体和胰尾。每个胰腺芽形成各自的导管系统。背侧胰管引流尾部、体部和胰头的前部,而腹侧胰管引流胰头的后部和钩突。当两个胰腺原基连接的同时,它们的导管系统也相互融合。腹侧胰管通常是主要的引流途径,与背侧胰管的远端结合形成主要的胰腺管道(主胰管)。它通过十二指肠大乳头流入十二指肠。背侧胰管的近端部分可能消失或存留形成辅助的胰腺管道(副胰管),通过十二指肠小乳头引流胰头的前部。

正常胰腺

　　胰腺在出生后第一年呈指数增长,在儿童后期增长较慢。儿童的胰头比胰体更突出,这不应该被误认为是病理性的。儿童的胰管通常比成人稍粗,正常儿童胰管宽度可达 1.5~2mm。胰管增大应结合临床病史、体查和实验室检查进行综合分析,因为它可能和急性胰腺炎相关。

　　在超声检查中,正常的小儿胰腺边缘清晰,其回声与肝脏相当或略高于肝脏。在早产儿中,胰腺可能具有特别高回声,可能与该年龄的腺体组织相对缺乏有关。胰腺在出生后的 3~4 年内回声逐渐减弱到正常成人水平。

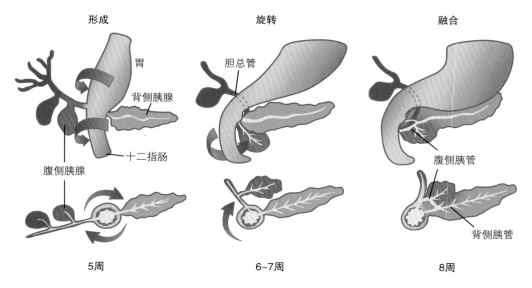

形成　　　　　　旋转　　　　　　融合

胃

胆总管

背侧胰腺

十二指肠

腹侧胰腺

腹侧胰管

背侧胰管

5周　　　　　　6~7周　　　　　　8周

图 5-22 胰腺的胚胎发育

在 1.5T 成像时,正常胰腺与肝脏在 T1 和 T2 加权像上的 MRI 信号相等。在 3.0T 成像时,正常胰腺的信号强度增加。随着孩子年龄的增加,胰腺信号强度也会增加。由于周围肠系膜脂肪的缺乏,胰腺 CT 扫描在婴幼儿中的应用价值有限。

发育异常

先天性短胰腺

当胰腺腹侧或背侧原基发育不全时即出现先天性短胰腺(congenital short pancreas)。前面章节已描述先天性短胰腺与单纯多脾症的联系,以及先天性短胰腺与多脾症、双侧二叶肺、肠旋转不良及先天性心脏病的联系。这些联系被认为与中腹部的胰腺和脾脏的发育有关。

随着背侧胰腺芽发育的失败,只留下较小的腹侧胰腺。胰腺颈部、体部和尾部缺失,只剩下部分头部和钩突。患者出现腹痛、胰腺炎或糖尿病,后者与胰头相对缺乏胰岛细胞有关。

在超声、CT 或 MRI 的横断面影像中,只发现一个大小不等的小球状胰头(图 5-23)。治疗的重点是对症治疗,如缓解腹痛症状,治疗糖尿病及其并发症。

胰腺分裂症

胰腺分裂症(pancreas divisum)是胰腺最常见

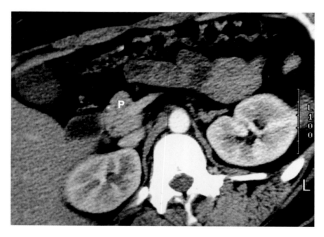

图 5-23 先天性短胰腺(P)。表现为一个小的球状胰头,体部和尾部缺失

的解剖变异,约占总人口的 5%~10%。可发生主胰管的腹侧管道和副胰管的背侧管道之间未融合或不完全融合。因此,大部分胰腺分泌物经副胰管引流至十二指肠小乳头,只有胰头和钩突经主胰管引流至十二指肠大乳头。尽管胰腺分裂可能无临床表现,但十二指肠小乳头的功能性狭窄可导致局限于腺体背部(体部和尾部)的急性胰腺炎。

值得注意的是,无论是否存在先天性导管畸形,主胰管负责引流胰尾区域,副胰管将胰液引流至十二指肠小乳头,胆总管则总是引流至与主胰管汇合的十二指肠大乳头。

MRCP 可显示两个分离的胰管以明确诊断。

"交叉征"描述了胆总管通过副胰管与主胰管汇合（图 5-24）。对于有症状患者的治疗方法包括十二指肠小乳头括约肌切开术和导管支架置入术以改善胰腺的引流。

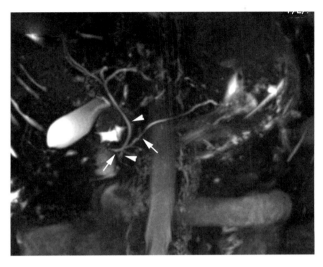

图 5-24　16 岁胰腺分裂症患者，复发性胰腺炎。MRCP 冠状位图像显示胆总管（箭头）通过副胰管（箭）与主胰管汇合

环状胰腺

环状胰腺（annular pancreas）是指胰腺组织环绕包绕十二指肠第二段（降部）。胰腺组织可部分（75%）或完全（25%）包绕十二指肠。这种异常被认为是由于胰腺腹侧原基旋转不完全或胰腺腹侧原基尖端在正常旋转开始前异常固定到十二指肠所致。需要注意的是，高达 70% 的环状胰腺婴儿与其他先天性畸形有关，包括气管食管瘘和先天性心脏病等。

大约一半的环状胰腺患者在新生儿期会出现高位十二指肠梗阻。在上消化道评估中，十二指肠的第二段可见一环形压痕。

超声显示扩张的、充满液体的十二指肠被呈同心圆的胰管包绕。在部分环状胰腺的患者中，可见十二指肠前有多余的胰腺组织及异常的胰管分支。

MRI 结合 MRCP 是影像学的检查方法，它可显示十二指肠周围完整或部分的环状胰腺组织以及环绕的胰腺导管。治疗方法为行梗阻旁路手术，包括十二指肠造口术或腹腔镜胃空肠吻合术。

胰腺受累的系统性疾病

囊性纤维化

囊性纤维化（cystic fibrosis，CF）是白种人最常见的危及生命的隐性遗传病。它是由囊性纤维化跨膜传导调节器（CFTR）蛋白功能缺陷引起的，造成氯和钠在细胞膜上的转运障碍，水从细胞扩散到黏膜层障碍，以及产生高黏滞度的上皮分泌物。主要影响肺和胰腺，85% 的 CF 患者存在胰腺外分泌功能不全。富含蛋白质的外分泌液在胰管中变得黏稠和浓缩，导致胰管阻塞。残留的胰酶损伤胰腺实质，最终导致脂肪替代和腺体纤维化或弥漫性腺囊肿。CF 患者胰腺受累的程度轻重不一，患者主要表现为吸收不良的症状和体征，伴大便量多和脂肪泻。CF 相关的糖尿病在 CF 患者中也很常见，约 35% 的患者出现此病，发病高峰在 18 岁至 24 岁之间。

当胰腺实质被脂肪所替代时，超声检查提示弥漫性回声增强。腺体纤维化区域出现低回声。胰腺也可能萎缩，有或无脂肪替代。脂肪化的胰腺在 CT 和 MRI 上都能清晰的显示出来。

在胰腺囊肿中，腺体完全被多个肉眼可见的囊肿所替代（图 5-25），这并不常见。其发病机制包括导管阻塞，造成导管扩张和囊肿形成。肉眼可见的囊肿在所有的影像学中都表现为单纯性的。CF 其他少见的胰腺表现还包括弥漫性腺体钙化和单个或多个大的实质性囊肿。

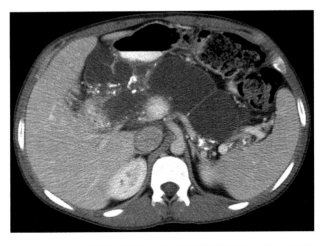

图 5-25　23 岁囊性纤维化患者伴胰腺囊肿。轴位增强 CT 图像显示胰腺完全由囊肿替代

Shwachman-Diamond 综合征

Shwachman-Diamond 综合征(Shwachman-Diamond syndrome, SDS)是一种罕见的常染色体隐性遗传病，也是儿童胰腺外分泌功能不全的第二常见病因。SDS 与不同程度的骨髓功能障碍和骨骼异常有关。除了干骺端发育不良外，还可出现间歇性中性粒细胞减少和全血细胞减少。

在这种疾病中，胰腺发生真性的脂肪瘤样病。这导致胰腺完全被脂肪替代且腺体增大。尽管胰腺外分泌功能几乎完全丧失，但导管结构仍保留完整，并能在超声和 MRI 成像中清楚的显示。

胰腺脂肪替代也可见于肥胖和长期使用糖皮质激素的患者。

11p 部分三体综合征

11p 部分三体综合征［又称贝 - 维综合征(Beckwith-Wiedemann syndrome)］是以脐膨出、巨舌和偏身肥大为特征的经典三联征。在该综合征中，可以看到不同程度的器官肥大，胰腺也可能受累。约一半的婴儿由于胰岛细胞增生的高胰岛素血症导致低血糖。虽然低血糖通常是短暂的，但胰岛细胞可持续增生。由于细胞生长模式异常，11p 部分三体综合征的患者发生腹部脏器恶性肿瘤包括胰腺母细胞瘤的风险增加。因此，他们从小需接受常规腹部超声检查随诊。

胰腺囊肿

真性先天性胰腺囊肿(pancreatic cysts)罕见。大多见于女性。孤立的先天性囊肿可表现为上腹部无症状性肿块，或表现为邻近结构受压的相关症状。胃出口梗阻可导致呕吐，胆道梗阻可导致黄疸和高胆红素血症，在肠系膜局部缺血的情况下可出现上腹部疼痛。先天性囊肿通常是单房囊肿，大小可从几毫米到几厘米不等。

先天性胰腺多发囊肿可视为希佩尔 - 林道病 / 综合征(von Hippel-Lindau disease/syndrome, VHL)的一部分，发病率高达 30%。胰腺囊肿可能是疾病的首发表现。受累范围可从单个囊肿到多个囊肿取代正常胰腺实质。VHL 囊肿通常为单纯性囊肿，但周围可能有钙化。其他 VHL 的腹部表现包括肝、脾、肾和肠系膜囊肿。需注意的是，VHL 患者有并发肾腺瘤和肾细胞癌的风险。

约 10% 的常染色体显性遗传性多囊肾病患者存在胰腺囊肿，这是一种外显率为 100%，但临床表型多样的遗传性疾病。尽管肾囊肿是本病的主要特征，但囊肿也可见于肝、脾、胰腺和肾上腺。

在儿童中报道的有囊性胰腺病变的其他疾病包括皮样囊肿、畸胎瘤和肠重复畸形。

获得性疾病

急性胰腺炎

急性胰腺炎(acute pancreatitis)可发生在包括婴儿在内的所有年龄组。近年来，小儿急性胰腺炎的发病率增加，接近成人的发病率。这可能是由于多种原因引起胰酶过早激活，从而导致胰腺实质的自动消化和破坏所致。随后的炎症反应可能涉及邻近和远处的组织和器官。急性胰腺炎最常见的病因见表 5-1。

表 5-1　儿童急性胰腺炎的病因

常见的

- 创伤(10%~40%)
- 胆管疾病 / 梗阻(10%~30%)
- 特发性(13%~34%)
- 药物:L- 天冬酰胺酶、硫嘌呤、丙戊酸(<25%)

少见的

- 系统性疾病:脓毒症、溶血性尿毒症综合征、系统性红斑狼疮(<30%)
- 感染(<10%)
- 遗传性疾病(5%~8%)
- 代谢性疾病(2%~7%)

罕见的

- 自身免疫性胰腺炎
- 胰胆管解剖异常:胰腺分裂、环状胰腺

患者通常表现为上腹部疼痛，常伴有恶心和呕吐，发热不常见。急性胰腺炎目前采用的实验室诊断标准是血清淀粉酶和脂肪酶水平升高 3 倍或 3 倍以上。近 25% 的急性胰腺炎患者存在明确的潜在原因，对于病因不明的患者应考虑腹部钝性损伤的可能。对于转氨酶水平升高或高胆红素血症患者需考虑胆石性胰腺炎。

超声是检测儿童胰腺异常的主要影像学检查方法。胰腺炎的超声重要表现包括其局部或弥漫性腺体肿大（图 5-26），伴有异常回声。胰周积液也是急性胰腺炎的常见表现，超声很容易对其进行评估。超声诊断胰腺炎的特征性改变是胰管扩张（图5-26）。7 岁以下儿童的正常胰管直径小于 1.5mm，15 岁以下儿童的正常胰管直径小于 2mm。

急性胰腺炎的 CT 表现包括胰腺局灶性或弥漫性肿大，腺体不均匀增强，胰腺边缘轮廓不规则或粗糙，胰周脂肪层模糊及条状软组织密度影，筋膜

增厚，腹腔或腹膜后积液。MRI 和 MRCP 是评价胰腺炎及其并发症的较好手段。胰周水肿和炎症反应在 T2 加权序列中显示最清晰。

小儿急性胰腺炎的预后略好于成人，与初始淀粉酶和脂肪酶的水平无关。

急性胰腺炎的并发症

急性胰腺炎可并发假性囊肿、脓肿形成或胰腺坏死（图 5-26）。在急性胰腺炎中，胰腺假性囊肿发生率高达 10%。假性囊肿与胰腺实质和胰管破裂、

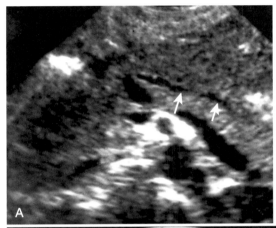

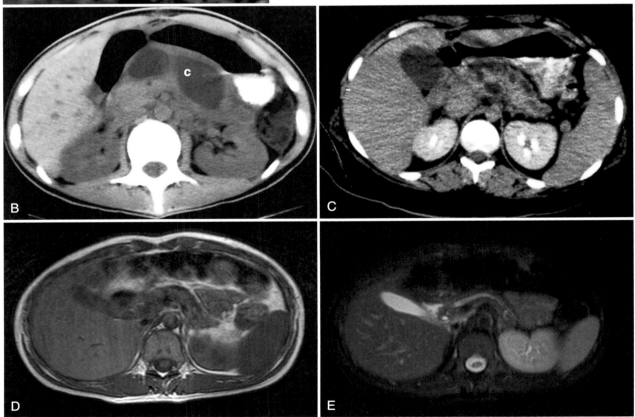

图 5-26　胰腺炎。A. 横向超声图显示胰腺弥漫性肿大伴胰管扩张（箭）。B. 轴位计算机断层（CT）扫描显示胰腺内有多房性假性囊肿（c）。C. 轴位增强 CT 显示慢性胰腺炎时多处坏死。D、E. 轴位磁共振图像显示缩小的、结节状胰腺，伴胰管扩张

胰酶外渗有关。这些酶破坏邻近组织,形成由厚纤维壁包裹的积聚液体。胰腺假性囊肿(pancreatic pseudocysts)是儿童外伤性胰腺损伤的常见并发症。

急性胰腺炎伴胰腺坏死是一种严重的情况,并有致病率和死亡率的增加。在超声上,坏死的胰腺组织表现出弥漫性的低回声。然而,坏死胰腺组织的全貌可在增强 CT 或 MRI 上得到最好的呈现,常表现为不规则的无强化坏死区域(图 5-26)。

急性胰腺炎的并发症可能涉及邻近结构,包括横结肠炎、反应性左侧胸腔积液、脾静脉或左肾静脉血栓形成,或脾动脉炎性假性动脉瘤形成。

急性胰腺炎通常以支持治疗为主,目的是控制疼痛并通过禁食和肠外营养来减少胰腺分泌。假性囊肿和胰腺脓肿通常采用内镜或经皮引流治疗。

慢性胰腺炎

慢性胰腺炎(chronic pancreatitis)在儿童中不常见。它可见于与导管阻塞、炎症性肠病、CF 和 SDS 相关的解剖结构异常的患者。

儿童慢性胰腺炎的影像学表现与成人相似。横断面影像可表现为胰腺实质不均一或萎缩,胰管或胆总管不规则扩张和胰腺钙化(图 5-27)。MRCP 可更好地评估主胰管及其分支胰管,有时可代替 ERCP。

遗传性慢性胰腺炎是慢性胰腺炎的一种罕见类型,其特点是发病年龄小,病情进展缓慢,影像学上与其他慢性胰腺炎无明显区别,对于这类患者需临床怀疑遗传性慢性胰腺炎。

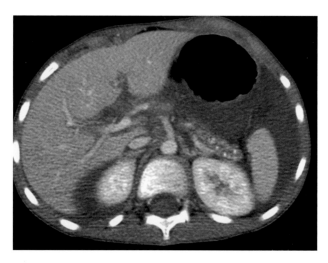

图 5-27　7 岁遗传慢性性胰腺炎患者伴反复腹痛。轴位增强 CT 扫描显示胰尾萎缩,胰管扩张和一些粗糙的钙化灶

自身免疫性胰腺炎是一种由炎性淋巴浆细胞浸润引起的慢性疾病。其典型表现是整个腺体呈腊肠状肿大;然而也可见局灶性或节段性受累。

胰腺肿瘤

儿童时期的原发性胰腺肿瘤很少见。胰腺肿瘤(pancreatic tumors)可分为三大类:外分泌性、内分泌性或囊性肿瘤。与原发性肿瘤一样,胰腺转移瘤很少见。偶尔可见于神经瘤、淋巴瘤(尤其是 Burkitt)和其他侵袭性原发性肿瘤。白血病浸润时可发生胰腺明显肿大。

外分泌性肿瘤　最常见的儿童外分泌性肿瘤是胰腺母细胞瘤,但它占胰腺上皮性肿瘤的不足 1%。东亚人种发病率相对较高,男孩的发病率是女孩的两倍。它与 11p 部分三体综合征紧密相关。平均发病年龄为 4 岁,但从新生儿期到成年期均可见。其症状是非特异性的,通常包括上腹部疼痛、纳差、呕吐、腹泻、体重减轻和可触及的腹部肿块引起的梗阻性黄疸。高达 55% 的患者有甲胎蛋白水平升高。肿瘤也可能分泌促肾上腺皮质激素。

横断面影像学检查通常显示孤立的、大而边界清晰的多叶形肿块,可发生在胰腺的任何部位。它可能完全替代腺体或向外生长。可见继发性胰管或胆管梗阻。病变在超声图上的表现通常为异质性,可见局灶性低回声区。CT 表现为肿块呈低衰减和轻度强化斑片影,常见钙化灶。MRI 表现为 T2 加权高信号和 T1 加权低至中等信号。肿瘤可以发生局部浸润,但很少出现转移。当发生转移病灶时,预后很差。

内分泌性肿瘤　胰腺腺瘤或胰岛细胞瘤分为功能性或非功能性。功能性肿瘤根据肿瘤内主要细胞分泌的激素类型进一步分类,包括胰岛素瘤、胃泌素瘤、血管活性肠肽瘤和高血糖素瘤。这类肿瘤约占儿童胰腺恶性肿瘤的 20%,而成人仅占 5%。

胰岛素分泌性肿瘤(胰岛素瘤)一般较早发病,伴有继发于高胰岛素血症的临床症状。出生后不久可出现癫痫或不明原因的低血糖。良性的胰岛素瘤占 90% 以上,而良性的胃泌素瘤仅有 50%。

胰岛素瘤和胃泌素瘤通常体积较小,在影像学上很难发现。在超声上呈低回声。在 MR 上,T1 加权像呈低信号,T2 加权像呈高信号。增强后表现为富血管性。

胰腺内分泌性肿瘤可能与特定的综合征有关,

如多发性内分泌肿瘤综合征 I 型。这是一种高度外显的常染色体显性遗传病。肿瘤通常出现在下列至少两个器官：垂体、甲状旁腺、肾上腺（皮质）、甲状腺和胰腺。胰腺受累通常是多灶性的。胰腺内分泌性肿瘤也可见于 VHL 病。

囊性肿瘤　在所有年龄段的患者中，囊实性乳头状瘤占胰腺非内分泌性肿瘤的 3% 以下。这种肿瘤好发于 20~30 岁女性，以及亚裔和非裔人群。大约 20% 的病例发生在 10~20 岁儿童中。囊实性乳头状瘤通常表现为疼痛和腹部可触及肿块。

常见的超声和 CT 特征包括一个大的、界限清楚的病灶，其中有可变的实性、囊性和坏死成分，偶尔可见钙化。在 MRI 上，由于出血性坏死或碎片，可见中心 T1 高信号区域。对纤维囊或残余被压缩的胰腺组织通常表现为低信号边缘。在 T2 加权图像上，信号强度变化很大（图 5-28）。

由于胰腺囊实性乳头状瘤与其他胰腺肿瘤在实验室指标和影像学表现上有重叠表现，通常很难做出明确的诊断。儿童的预后优于成人。儿童中诊断时伴转移灶的较少，并且手术切除后局部复发概率较低。因此，对于儿童患者，外科手术治疗一般用损伤较小的方法。

脾脏

解剖学与胚胎学

脾脏在妊娠第五周左右由肠系膜背侧的间充质发育而来。当肠系膜背侧在腹腔内旋转时，脾脏进入左上腹。

在胎儿发育过程中，脾脏是造血的主要来源。出生后，脾脏主要作为次级免疫器官和部分血管内皮系统的一个血液过滤器。需注意的是，脾脏保留了在成年期产生血细胞的能力，在极度贫血的情况下，它可以被刺激作为髓外造血的来源。

在组织学上，脾脏由血管和淋巴组织组成，称为"红髓"和"白髓"。红髓由充满血液的血窦组成，血窦是血液的过滤器，是铁、红细胞和血小板的储存场所。白髓是红髓内及其周围的淋巴组织，分为富含 T 细胞的血管周围淋巴鞘和内含 B 细胞、巨噬细胞的生发中心。

脾脏在腹部通过腹膜韧带固定，腹膜韧带将脾脏连接到左肾、胃、膈肌和横结肠。

发育异常

副脾（splenules），也被称为多生脾脏或副脾脏，是在胚胎发育过程中无法与较大的脾脏融合的小结节样脾脏组织。可在 16% 的腹部 CT 扫描患者和 30% 的尸检患者中发现副脾结构，一般认为是正常的解剖变异。副脾的大小和数目可能不同。它们通常位于脾门内，沿胃脾韧带的方向，也可能位于腹部的任何地方。它们的影像学表现与正常脾实质在超声、CT 和 MRI 上的表现相似。

无脾（asplenia）和多脾（polysplenia）通常是内脏异位综合征的一部分（图 3-7，图 3-8）。在内脏异位的无脾患者中，存在右侧脏器结构"重复"。患者可能有双侧三叶（右侧）肺、大的中位肝和胃的位置不确定。脾脏小而不发育，或可能是完全无脾症。内脏异位性无脾症更常见于合并复杂先天性心脏病的患者。

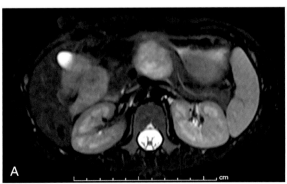
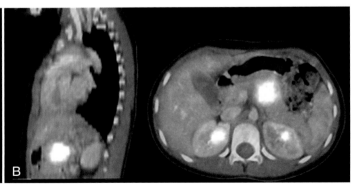

图 5-28　7 岁女孩腹痛，诊断为胰腺囊实性乳头状瘤。A. 脂肪抑制轴位 T2 加权 MRI 显示胰腺体部有高信号肿块。B. 矢状位和轴位融合 PET-CT 显示胰腺肿块代谢活跃

无脾症也可发生在梗死后,最常见于镰状细胞贫血患者。失去脾脏功能的患者很容易生存。然而,鉴于脾脏在先天免疫中的作用,无脾症患者被认为存在"免疫功能低下"。

当脾脏离开左上腹的正常位置而出现在其他地方时称作游离脾。重要的是,游离脾与脾血管保持着联系。错位的脾脏有很长的血管蒂,这容易引起血管扭转和梗死。在脾扭转中,可以看到典型"漩涡"状扭曲血管结构,及显示异常增强的脾脏(图5-29)。治疗行脾固定术,脾梗死病例需行脾切除术。

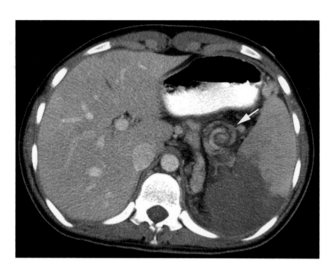

图 5-29 15 岁脾扭转患者伴急性左上腹疼痛。轴位增强CT 图像显示脾脏部分缺血伴脾门血管扭转(箭)

脾性腺融合症是一种罕见的先天畸形,异位脾组织结节与左侧性腺融合,男性包括左侧睾丸、附睾或精索,女性为左侧卵巢。超声是评估阴囊和子宫附件的首选影像学检查方法。异位脾组织是一个椭圆形或圆形的软组织肿块,外观与正常脾实质相似并血管丰富。

获得性疾病

脾肿大

脾脏肿大可能提示潜在的病理过程,需要进一步研究。超声是最初评估脾脏肿大的影像学方法。脾脏应测量最大头尾径,该测量值应与已建立的年龄正常值进行比较。儿童一般来说,平均脾脏长度(以厘米为单位)=6+1/3 年龄。

病毒感染是目前儿童脾肿大最常见的原因。众所周知,人类疱疹病毒和巨细胞病毒与脾肿大有关,但许多其他常见的病毒感染也可能是其原因。病毒感染所致脾脏肿大为轻到中度,且为暂时性。肿大的脾脏在超声上通常保持正常、均匀的显影。

儿童脾肿大的其他原因包括自身免疫性疾病如青少年类风湿关节炎和炎症性肠病,门静脉高压,镰状细胞病(sickle cell disease,SCD)的脾脏阻断危象,贮积病如戈谢病(Gaucher disease)或尼曼 - 匹克病(Niemann-Pick disease)以及白血病和淋巴瘤。

小脾脏

小脾脏不太常见,主要见于镰状细胞病患者的慢性脾梗死。脾脏可能缩小到很小的尺寸(<1cm)或完全性自体梗死。慢性梗死的脾脏可能存在密集钙化灶,因此很容易在 X 线或 CT 上被发现。在MRI 中,一个小的慢性梗死的脾脏在 Tl 和 T2 加权像上的信号强度减低,与铁沉积或钙化相关。

感染或脓肿

由于正常人白髓中吞噬性免疫细胞丰富,化脓性脾脓肿几乎总是出现在免疫功能低下的患者中。念珠菌感染在脾脏机会性感染中最常见。脾脏可见多个微脓肿,肝脏也常受累。其外观与肝脾真菌感染相似(图 5-12)。

由组织胞浆菌、巴尔通体(猫抓热)、耶氏肺孢子虫、土拉弗朗西斯菌(土拉菌病)和新生儿TORCH(弓形虫、其他病原体、风疹、巨细胞病毒、单纯疱疹病毒)感染引起的肉芽肿性感染也可能累及脾脏。在感染的急性期和亚急性期,脾脏肉芽肿在影像学上有不同的表现。愈合的肉芽肿通常钙化,常见于年长儿童和成人影像学检查时的偶然发现。

肿瘤

血管瘤是脾脏最常见的原发性良性肿瘤。它可能是孤立的,也可能被视为全身性血管瘤病综合征的一部分,如 Klippel-Trenaunay-Weber 综合征。该肿瘤通常无症状,多偶然发现。大的脾脏血管瘤很少见,且可能造成卡萨巴赫 - 梅里特综合征(Kasabach-Merritt syndrome),伴有血液淤滞引起的贫血、血小板减少和凝血功能障碍。脾血管瘤横断面影像学表现与肝血管瘤相似。

脾脏错构瘤是一种非肿瘤性实体性病变,由正常的红髓和白髓混合组成。它是典型的孤立性病变,但可能与身体其他部位的错构瘤相关。也可见于结节性硬化患者中。大多数脾脏错构瘤是通过影像学检查偶然发现的。在超声和 CT 上,可见实性肿块,与周围正常脾组织边界清晰(图 5-30)。在 MRI 上,错构瘤在 T1 加权像上与正常脾组织呈等信号,在 T2 加权像上呈非均匀高信号。

脾囊肿

真性脾脏囊肿通常是一种表皮样囊肿,它有一个产生中央液体成分的内膜。真性脾囊肿占所有孤立性脾囊肿的 10%~25%。获得性假性脾囊肿更常见,约占孤立性脾囊肿的 80%。假性脾囊肿通常发生在外伤后脾脏局灶性血肿处。这些病变缺乏细胞内衬,取而代之的是一个薄的纤维包膜。

先天性囊肿和获得性囊肿的影像学表现几乎相同。两者在横切面影像学上都表现为孤立的、单纯性的、边界清晰的囊性病变。表皮样囊肿可能有薄的、无血管的间隔,可能含有胆固醇结晶、炎性碎片或出血。外伤后囊肿可能有密集的边缘钙化。

外伤

概论

儿童外伤每年导致 50 多万人入院,2 万人死亡。腹部是继头部损伤后第二常见的受伤部位,大约 80% 的腹部损伤是由于钝器伤而不是穿透伤造成的。儿童腹部外伤最常见于作为乘客的机动车事故,其次是汽车 - 行人事故、坠落伤和自行车伤。在幼儿中,尤其是婴儿中,非事故性外伤是钝性损伤的一个重要原因。在这一年龄段中,肋骨是柔韧的,容易受外力变形。因此不成熟的胸壁对上腹部器官的保护相对较少,在没有肋骨骨折时,也可能出现肝、脾和肾损伤。

有些体征可能与潜在的腹部损伤有关,因此被用作钝性创伤影像的临床判断指标,包括腹部压痛、束腰带状瘀斑、肉眼血尿以及血流动力学不稳定。穿过下腹或左右两侧的束腰带状瘀斑是肠、膀胱和腰椎损伤的一个特异性高危体征。

在北美地区,CT 是血流动力学稳定儿童钝器伤后腹部和骨盆损伤评估的影像学方法。它可以准确地检测和描述实质和空腔脏器的损伤。同样能显示腹腔内和腹膜外的游离液体,更重要的是,可以辨别活动性出血的部位。

CT 评估儿童外伤主要包括评估内脏和骨骼损伤,鉴别损伤严重程度,是否需要密切监测、手术或血管内干预治疗,以及估计相关的失血量。有 50% 发生腹部钝器伤的患儿的 CT 检查结果改变了最初临床评估后的处理方法。

CT 检查前患儿应是血流动力稳定的状况。快速静脉注射造影剂后,应该获得从肺基底部到耻骨联合的图像。额外的平扫和多期造影剂增强扫描增加了辐射暴露,并且几乎没有增加诊断价值。对于腹部钝器伤,口服造影剂不作为常规使用。

超声检查对检测腹水具有较高的敏感性和特异性,仍广泛应用于受伤儿童的筛查。然而,它在检测和鉴定实质器官损伤以及确定积液性质的价

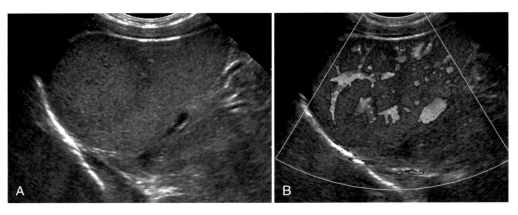

图 5-30　2 周龄婴儿患脾脏错构瘤伴脾肿大。A. 脾脏的矢状超声图显示一与正常脾实质等回声的软组织肿块,周围有低回声晕。B. 矢状位彩色多普勒超声显示错构瘤内有明显的肿瘤血管

值有限（血液、尿液或肠道内容物）。在血流动力学不稳定的患者中超声检查确实有潜在优势。快速床旁超声检查可作为诊断性腹腔灌洗的快速、无创替代检查。静脉内超声造影剂的应用已被证明可提高超声对软组织损伤评估的准确性；然而，尚不推荐将其作为评估儿童钝器伤的首选检查。

脾损伤

脾损伤是儿童和成人最常见的腹腔脏器损伤之一，占所有外伤性内脏损伤的 45%。脾脏损伤可导致脾实质挫伤或复杂性撕裂伤，伴有或不伴有包膜下血肿。可伴有邻近结构的相关损伤，如左肾和左肺。约 75% 的脾损伤可观察到腹腔积血。

脾小叶或间隙可能与撕裂伤相似。这些正常的变异通常有光滑、连续的轮廓，不同于脾撕裂伤的不规则轮廓。

美国创伤外科协会（表 5-2）制订了一个常用的脾脏损伤量化分级标准。该量表的制订是基于损伤的解剖范围，包括实质性损伤的程度、血管蒂的受累程度、囊膜的完整性和囊膜下积液程度（图 5-31）。在儿童中，脾脏损伤的严重程度不能预测手术治疗的必要性。大多数脾损伤无论严重程度如何都可以通过非手术治疗，因为出血通常是自发停止的。然而，损伤分级量表经常被用作管理患者决策的指南，涉及住院治疗强度和住院时间，以及可

能需要的活动限制。

一般认为影像随访对患者的管理及预后没有明显的作用，通常是没有必要的。需注意的是，外伤后脾动脉假性动脉瘤是一种罕见但危险的并发症，可发生在任何程度的脾损伤后。儿童患者中的假性动脉瘤形成远少于成人，且儿童的大多数病变都会自行消退或自行填塞。其他脾外伤后遗症包括脾组织植入和假性囊肿形成。

肝损伤

在钝性损伤中，肝脏是儿童第二常见的损伤器官。肝裂伤表现为非强化、线性或分支状的异常实质区域。可能存在相关的实质性或包膜下血肿（图 5-32）。左叶损伤通常更严重、更难发现，常与胰腺和十二指肠损伤有关。由于尾状叶位于后部，其很少出现损伤。

大约 2/3 的肝损伤病例与腹膜积血有关。腹腔积血可遍及整个腹腔，包括骨盆。肝动脉假性动脉瘤是一种罕见的并发症，可能随着时间的推移而进展。

门静脉周围低密度区不一定表示肝损伤。这一表现常常代表着门静脉周围淋巴管扩张，与液体复苏后发生的血管内第三组织间隙丧失有关。

与脾脏损伤一样，CT 分级标准也被用来量化肝脏损伤的严重程度，对非手术医学决策非常有

表 5-2　美国创伤外科协会脾脏损伤分级标准

等级	损伤	损伤描述
1 级	血肿	被膜下血肿 <10% 表面积
	撕裂伤	实质撕裂深度 <1cm
2 级	血肿	被膜下血肿占表面积的 10%~15%
	撕裂伤	实质内血肿直径 <5cm
		实质撕裂深度 1~3cm，不累及小梁血管
3 级	血肿	被膜下扩张性血肿或被摸下血肿 >50% 表面积
	撕裂伤	被膜下或实质内血肿破裂
		实质内扩张性血肿或血肿 >5cm
		实质内撕裂深度 >3cm 或累及小梁血管
4 级	撕裂伤	撕裂伤累及段或脾门造成游离的无血管脾块（>25% 总体积）
5 级	撕裂伤	完全性脾实质包膜撕裂
	血管损伤	脾门撕裂全脾无血管

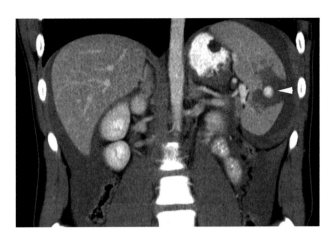

图 5-31 16 岁足球运动员，4 级脾裂伤伴活动性出血。冠状位 CT 增强图像显示脾裂伤含造影剂的血液（箭头）活动性外渗

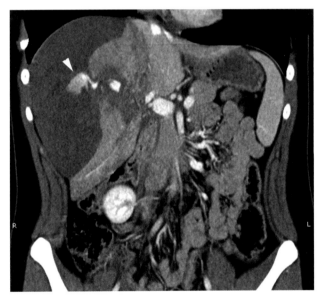

图 5-32 在 16 岁儿童机动车车祸中肝脏撕裂。冠状位增强 CT 图像显示一个巨大的包膜下血肿使肝脏变形，含造影剂的血液（箭头）活动性外渗

用。大多数肝损伤无须手术干预即可安全治疗，分级量表不能用于预测手术治疗的必要性。

腹部钝器伤很少与胆道损伤相关。当出现胆道损伤时，其表现可能包括胆道出血、胆管瘤形成或胆管破裂。腹部钝器伤造成的胆囊损伤在小儿极少见。

胰腺损伤

胰腺体部损伤在儿童中相对少见，通常是由于

胰腺直接压向脊柱所致，这可能发生在自行车车把造成的损伤和坠落伤中。由于胰腺体积小，周围肠系膜脂肪缺乏，横断片段紧密，CT 上直接损伤征象可能显示不佳。胰腺损伤和继发性胰腺炎的间接影像学征象包括胰腺水肿（图 5-33）、局灶性或弥漫性腺体增大、胰周和 / 或肠系膜脂肪浑浊、肾前筋膜增厚和腹水。

在 CT 上，肾旁前间隙或小网膜囊内不明原因的胰周积液是胰腺损伤的最敏感征象。但这一异常也可能出现在第三组织间隙液体流失、十二指肠损伤和高位肾损伤。

胰周积液可能在胰腺损伤后很快形成。尽管自发吸收相当常见，但约 50% 的病例会出现胰腺假性囊肿。假性囊肿最常见于胰腺实质内或胰周肾旁前间隙。约 50% 的病灶会自发吸收，剩下的 50% 需经皮或外科引流。

超声是判断胰周积液大小和范围的首选方法。MR 和 ERCP 可用于胰腺损伤的初始评估和后续影像学检查中，特别适用于胰管横断损伤的患者（图 5-33）。

在胰管损伤的情况下，非手术治疗包括禁食、肠外营养和留置胃管。对于脊柱左侧的损伤，可进行远端胰腺切除术。

肠道和肠系膜

肠道和肠系膜损伤发生在 6%~16% 的儿童钝器伤中。肠破裂通常发生在小肠的中下段，可能是直接作用于腹部的力量，在肠的固定部分和活动部分之间的剪切损伤或是肠内压力急剧增加导致肠破裂的结果。严重的肠和肠系膜损伤通常与机动车车祸、自行车车把撞击伤、非事故性创伤和坠落伤有关。束腰带状瘀斑合并急性腰椎过度屈曲（意外的）骨折与肠和肠系膜损伤有很强的相关性。非事故性损伤应始终纳入有轻微钝器伤和肠穿孔病史儿童的鉴别诊断中。

由于缺乏临床表现或临床表现不典型，CT 检查对早期确诊有重要意义。延迟诊断可导致肠缺血、腹膜炎，甚至少部分患者可因脓毒症而死亡。

与肠破裂和肠系膜损伤相关的最常见 CT 表现是不明原因的腹水，特别是在没有实质器官损伤或骨性骨盆骨折患者中有大量的游离液体存在（图 5-34）。虽然腹水的表现是非特异性的，但它可能是

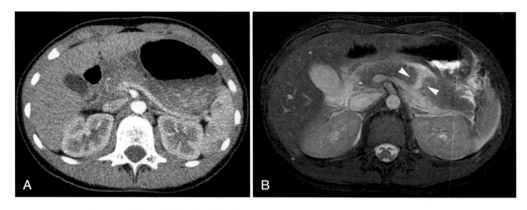

图 5-33　12 岁儿童因自行车车把撞击伤致胰腺撕裂伤。A. 轴位增强 CT 图像显示胰腺弥漫性水肿。B. 轴位 MRI 稳态梯度回波序列显示胰腺完全横断（箭头）

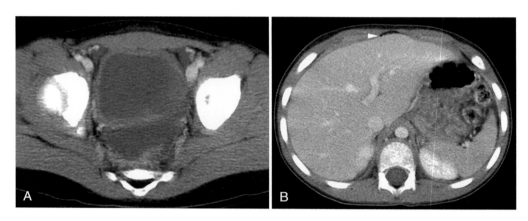

图 5-34　5 岁儿童在一次机动车车祸中受伤致空肠穿孔。A. 骨盆轴位 CT 图像显示"不明原因的"腹水。B. 肝脏轴位增强 CT 图像显示肝脏前方有少量游离气体（箭头）

约 50% 的儿童钝器伤后严重肠道损伤时 CT 上的唯一表现。不明原因腹水的存在应被视为潜在严重肠系膜损伤的重要标志。

肠道或肠系膜损伤在 CT 上的表现包括口服造影剂外渗、肠系膜血管突然终断和肠系膜血管外渗，但这些表现不常见于儿童。气腹是一种高度特异性且相对常见的征象，见于 20%~30% 的儿童肠道损伤（图 5-34）。但需注意，没有气腹并不能排除严重肠道损伤的可能。在外伤患者中还可见到其他 CT 表现，如肠壁局灶性增厚、肠系膜积液或浑浊，但对肠道损伤的特异性较低。

新一代 CT 扫描仪的使用，使肠和肠系膜损伤的诊断敏感度提高至 80%~95%。但报道的特异性仅 48%~84%，这仍给临床诊断带来了挑战。对于有持续性腹部症状和创伤高风险的患者，复查 CT

扫描可提高肠损伤的检出率。

低灌注综合征

严重外伤后出现部分代偿性低血容量休克的儿童可能在 CT 上有一组特征性的表现，称为低灌注综合征。低灌注综合征的患儿 CT 表现包括积液的肠管弥漫性扩张，肠壁、肠系膜、肾脏、主动脉和下腔静脉异常强化，以及主动脉和下腔静脉口径缩小（图 5-35）。较少见的 CT 表现包括门脉周围低密度区，肾上腺、胰腺和肠系膜明显强化，胰腺和脾脏增强减低，腹膜和腹膜后积液以及肠壁增厚。

低灌注综合征是血流动力学不稳定的一个标志，也是预后不良的一个预测因素。有这一系列 CT 表现的儿童死亡率接近 80%。

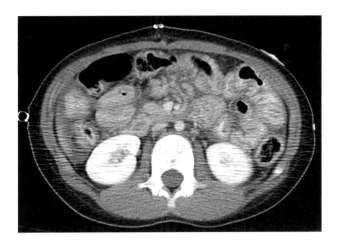

图 5-35 6 岁儿童机动车车祸中受伤致低灌注综合征。轴位增强 CT 显示主动脉和下腔静脉管径缩小；肠腔积液，肠管增厚及腹水

（翻译：刘河，刘沁；校对：毛志群，李浩）

推荐读物

Bai HX, Lowe ME, Husain SZ. What have we learned about acute pancreatitis in children? *J Pediatr Gastroenterol Nutr.* 2011;52:262-270.

Bixby SD, Callahan MJ, Taylor GA. Imaging in pediatric blunt abdominal trauma. *Semin Roentgenol.* 2008;43:72-82.

Brofman N, Atri M, Epid D, et al. Evaluation of bowel and mesenteric trauma with multi-detector CT. *Radiographics.* 2006;26:1119-1131.

Cagini L, Gravante S, Malaspina GM, et al. Contrast enhanced ultrasound (CEUS) in blunt abdominal trauma. *Crit Ultrasound J.* 2013;5(suppl 1):S9.

Chung EM, Cube R, Lewis RB, et al. Pediatric liver masses: radiologic-pathologic correlation part 1. Benign tumors. *Radiographics.* 2010;30:801-826.

Chung EM, Lattin GE, Cube R, et al. Pediatric liver masses: radiologic-pathologic correlation part 2. Malignant tumors. *Radiographics.* 2011;31:483-507.

Coley BD, ed. *Caffey's Pediatric Diagnostic Imaging.* 12th ed. Philadelphia, PA: Elsevier-Saunders; 2013.

Debray D, Priente D, Urvoas E, et al. Sclerosing cholangitis in children. *J Pediatr.* 1994;124:49-56.

Feldstein AE, Perrault J, El-Yussif M, et al. Primary sclerosing cholangitis in children: a long-term follow-up study. *Hepatology.* 2003;38:210-217.

Hansen K, Horslen S. Metabolic liver disease in children. *Liver Transpl.* 2008;14:391-411.

Karabulut N, Elmas N. Contrast agents used in MR imaging of the liver. *Diagn Interv Radiol.* 2006;12:22-30.

Lynn KN, Werder GM, Callaghan RM, et al. Pediatric blunt splenic trauma: a comprehensive review. *Pediatr Radiol.* 2009;39:904-916.

Mortelé KJ, Segatto E, Ros PR. The infected liver: radiologic-pathologic correlation. *Radiographics.* 2004;24:937-955.

Nijs E, Callahan MJ, Taylor GA. Disorders of the pediatric pancreas: imaging features. *Pediatr Radiol.* 2005;35:358-373.

Paterson A, Frush DP, Donnelly LF. A pattern-oriented approach to splenic imaging in infants and children. *Radiographics.* 1999;19:1465-1485.

Rozel C, Garel L, Rypens F, et al. Imaging of biliary disorders in children. *Pediatr Radiol.* 2011;41:208-220.

Rumack CM, Wilson SR, Charboneau WJ, et al., eds. *Diagnostic Ultrasound.* 4th ed. Philadelphia, PA: Elsevier-Mosby; 2011.

Sharma OP, Oswanski MF, Kaminski BP, et al. Clinical implications of the seat belt sign in blunt trauma. *Am Surg.* 2009;75:822-827.

Siegel MJ, ed. *Pediatric Sonography.* 3rd ed. Philadelphia, PA: Lippincott Williams & Wilkins; 2002.

Skandalakis JE, Gray SW, eds. *Embryology for Surgeons.* 2nd ed. Baltimore, MD: Williams & Wilkins; 1994.

Turkbey B, Ocak I, Daryanani K, et al. Autosomal recessive polycystic kidney disease and congenital hepatic fibrosis. *Pediatr Radiol.* 2009;39:100-111.

第6章
泌尿生殖系统影像

Rama S. Ayyala ◆ Cassandra Sams
George A. Taylor ◆ Jeanne S. "Mei-Mei" Chow

本章为放射科住院医师介绍小儿泌尿生殖系统影像。将侧重于儿童常见或特有的疾病和先天性畸形。常见于成人的疾病在本章中不作详细介绍。本章的目的不仅是描述泌尿生殖系统疾病,而且是传输一个系统性的影像方法来评估这些疾病。大多数泌尿生殖系统的影像都是从超声开始的,影像规则应该始终遵循"辐射防护与安全最优化(as low as reasonably achievable)以合理达到最低水平"(ALARA)的原则。

成像技术

超声

超声是评估儿童泌尿生殖系统的首选影像检查。它易得,易操作,可快速和有效地评估肾脏和膀胱。它没有电离辐射,是儿童最佳的影像工具,然而,超声的缺点之一是无法获取功能信息。此外,超声的图像质量取决于操作者,从而在检查中产生可变性。

影像的参数是根据儿童的年龄和体型来优化的。肾脏和膀胱成像时患者呈仰卧位(图6-1)。俯卧位是儿童附加影像的常规,因为肾脏不被肠道气体所遮挡,有些儿童俯卧时更舒适,因此更顺从。超声探头的选择在儿童中是根据患者体型而定,高频线性探头通常用于新生儿,低频弯曲探头用于较年长的儿童(图6-2)。

彩色多普勒声像图配合灰阶超声可以提供有关动态和血管的信息。这可以有效地描述特定的病理情况,如结石性输尿管梗阻引发的无输尿管喷射或者睾丸扭转时的无血流状况。动脉和静

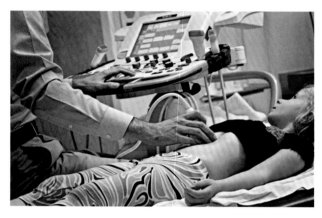

图6-1　超声是评估儿童泌尿生殖系统的首选影像方式,因为它易使用、易得到、无创、无电离辐射暴露

脉多普勒波形分析有助于评价肾动脉狭窄(renal artery stenosis,RAS)和肾静脉血栓形成(renal vein thrombosis,RVT)等病变。

产前超声图像可提供有关肾脏和膀胱有价值的信息。产前超声筛查可最早提示先天性泌尿生殖系统异常存在的可能,并对诸如肾盂输尿管结合部梗阻(ureteropelvic junction obstruction,UPJO)、膀胱外翻和多囊性肾发育不良(multicystic dysplastic kidney,MCDK)等疾病进行早期诊断。出生后影像学检查与产前影像学检查相结合对患者的诊断和治疗有很大帮助,应尽可能地实施。大多数先天性异常通常在出生后的第一个月内不需要紧急评估。但对后尿道瓣膜症疑似病例例外,如有后尿道瓣膜症,应在出生后尽快到医院里进行影像学评估和检查(图6-3)。

超声造影剂在国际上已在成人中普遍使用,如今在美国可用于儿童。造影剂的排泄性尿道超声检查是一种潜在应用。

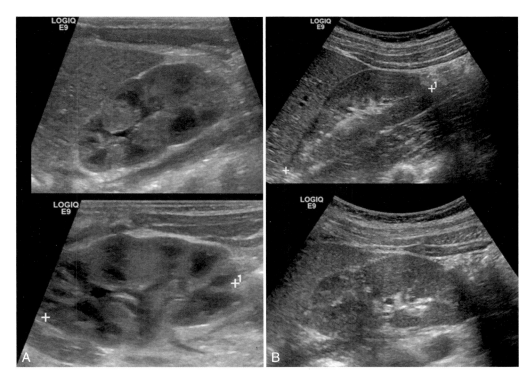

图 6-2　肾脏的超声表现基于患者年龄和用于评估肾脏的超声探头而异。A. 使用线性探头对一名 2 月龄的婴儿进行肾脏超声检查,结果显示胎儿的肾叶缘和低回声的髓质锥体。这些都是婴幼儿肾脏的正常特征。考虑到这个孩子的年龄小,体量小,高频线性探头是理想的评估工具。B. 使用弯曲探头对 8 岁儿童进行肾超声检查。不再显示低回声的髓质锥体,肾脏的外部轮廓光滑,低频弯曲探头为年长儿童肾脏图像提供了更大的可视范围和更好的穿透力

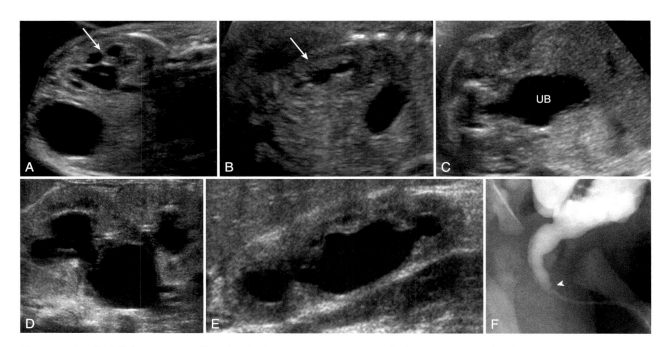

图 6-3　后尿道瓣膜症。A、B. 冠状面胎儿超声图像显示双侧肾积水(箭)。C. 胎儿膀胱(UB)以典型的锁孔形态扩张。D、E. 出生后即刻肾超声显示双侧肾积水,肾皮质变薄。F. 膀胱尿道造影的排尿图像显示后尿道扩张,位于后尿道瓣膜(箭头)上方,膀胱呈不规则的小梁状外形

X 线透视检查

排泄性膀胱尿道造影

排泄性膀胱尿道造影(voiding cystourethrography,VCUG)是评价儿童泌尿生殖系统的常用影像学检查方法。与超声图像不同,VCUG 可以评估解剖结构和功能,是评估反流及下尿路解剖和功能的最佳检查方法。

在膀胱无菌插管导尿后,通过重力灌注造影剂。8F 鼻饲管通常用于插管,因为它通常适合新生儿尿道的直径,并且可显示一个不透 X 线条带以便观察。当向膀胱内注入造影剂时,需获得早期充

盈图像,以评估输尿管囊肿或其他潜在的充盈缺损(图 6-4)。膀胱容量可以根据儿童的年龄来预估,并可指导造影剂的灌注量。膀胱充分充盈后,获取膀胱双侧斜位,以观察膀胱 - 输尿管结合部。这在膀胱输尿管反流(vesicoureteral reflux,VUR)的病例中特别重要,可显示输尿管的插入位置。在 VUR 病例中,以肾脏为中心的腹部 AP 图像显示所观察到的反流最高级为标准。国际反流分级系统将反流从轻度(1 级)到重度(5 级)(图 6-5)。

如检查名称所示,所有患者在检查中均应排尿。这不仅对尿道的评估至关重要,还能提高仅在排尿时出现反流的检出。因为男性比女性更容易出现尿道异常,所以获得整个男性尿道的侧位片非常重要,特别是对后尿道瓣膜症的评估。对 1 岁以

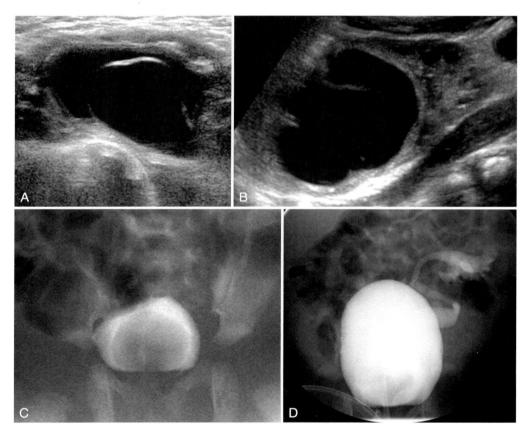

图 6-4 一名产前诊断为单侧肾积水的 3 周男婴,超声和排泄性膀胱尿道造影(VCUG)显示完全重复的集合系统。A. 膀胱的横断面超声图像显示输尿管囊肿,可见一薄壁囊性结构位于膀胱左侧壁。虽然输尿管囊肿可以在单一的集合系统中看到,但它们通常与肾重复畸形的上极相关,尤其是女孩。B. 同一患者左肾的矢状位图像。肾重复畸形上极肾盂积水明显和发育不良,伴有肾皮质高回声。下极超声表现正常,无肾积水,皮质髓质分化正常。C. 获得 VCUG 早期充盈期图像上显示膀胱中央有一个巨大的卵圆形充盈缺损,与超声所见的输尿管囊肿相吻合。在这种情况下,在 VCUG 上难以确定一个巨大的异位输尿管囊肿位于哪一侧。D. 随后在同一个 VCUG 过程中获取的一张局部片显示造影剂从膀胱反流到扩张、迂曲的左输尿管和扩张的下极肾集合系统。扩张的集合系统有一个"下垂"的外形,这是因为下极肾盏的显示和梗阻、扩张的肾上极的占位效应产生

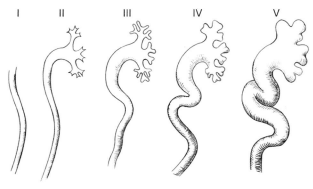

反流分级

图 6-5　国际反流分级系统。反流的标准分级为 1~5 级，其中 1 级最轻，反流仅限于输尿管，5 级最严重，伴有输尿管迂曲、肾盂肾盏扩张。放射性核素膀胱造影分级系统为 1~3级（由 Robert L. Lebowitz, MD. 提供）

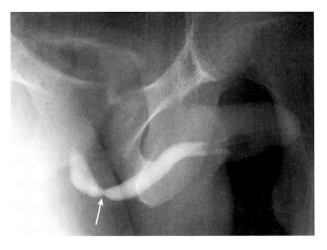

图 6-6　17 岁男性，既往儿童期有骑跨伤和尿道球部复发性狭窄病史。逆行尿道造影的图像显示尿道球部明显狭窄（箭），狭窄附近有轻度扩张。在本例中，一根 10F 的 Foley导管插入尿道。3ml 空气注入 Foley 球囊。球囊停在舟状窝里以固定导管

下的儿童评估需进行连续循环式检查，这需要在三个独立的充盈和排泄循环中获取影像。研究表明，这提高了 VUR 检验的灵敏度。还应获得肾和输尿管的排尿后图像，以准确评估反流造影剂的排出，从而评估并发梗阻的可能性。另一项可用于评估VUR 的研究是放射性核素膀胱造影（radionuclide cystogram, RNC），稍后将在核医学部分介绍。

逆行尿道造影

　　逆行尿道造影（retrograde urethrogram, RUG）是一项有造影剂的检查，用于评估男性前尿道形态。最紧急的适应证是评估外伤后的急性尿道损伤。尿道可能因骑跨伤或骨盆骨折而受损，患者出现尿道口滴血和 / 或无法排尿。当患者出现尿流量减少、排尿困难或排尿踌躇时，也可使用 RUG 来进行评估尿道狭窄。狭窄通常与先前的创伤有关，感染有关病例在儿童中很少见。RUG 也常用于评估术后尿道，如尿道下裂或尿道上裂修复后（图 6-6）。

　　患者以陡斜位时，将一根小导管插入前尿道，并在封堵远端尿道时注射造影剂。为防止造影剂在加压注射时泄漏，Foley 导管球囊可在舟状窝部充气或用手指的外部压力或用拉链钳，这使尿道直到外括约肌部都达到理想的扩张，显示其光滑的锥形轮廓。

生殖系统显像

　　对于两性生殖器不明的患者，需对会阴进行仔细的检查。根据会阴的外观，可通过适当的孔口灌

注水溶性造影剂，以判别患者的体内解剖结构。这项检查有助于特殊临床病例，如两性生殖器不明［即区分女性先天性肾上腺增生（congenital adrenal hyperplasia, CAH）和男性严重尿道下裂］或泄殖腔畸形。

核医学

　　核医学检查与超声和 VCUG 一起用于泌尿生殖系统异常的检查，因为这些检查具有提供有关泌尿道功能信息的优势。放射性核素膀胱造影（RNC）是 VUR 的敏感测试。肾皮质显像可用于肾实质功能的评估，利尿肾图用于评估尿路扩张，特别是区分梗阻性和非梗阻性病因。

放射性核素膀胱造影

　　与 VCUG 相似，这项检查需要在膀胱内注入造影剂（在本例中为锝 -99m- 高锝酸盐），并在膀胱充盈和排尿期间对肾脏和膀胱进行动态成像以评估膀胱输尿管反流（VUR）（图 6-7）。对于 RNC，反流分级为 1~3 级，而不是用 VCUG 的五级国际反流分级系统。尽管 VCUG 提供了更好的解剖清晰度，但RNC 通常具有较低的辐射剂量，或许还具有更高的灵敏度。VCUG 与 RNC 的适应证因各医疗单位而异。通常膀胱输尿管反流患者先使用 VCUG 进行检查，然后再用低剂量的 RNC 进行随访检查。由

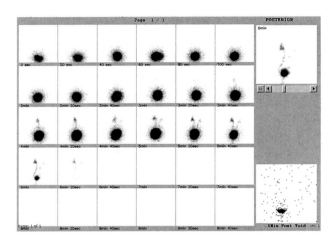

图 6-7　本例是一名 2 岁儿童的放射性核素膀胱造影（RNC），用于随访先前排泄性膀胱尿道造影所见的膀胱输尿管反流。后位 RNC 图像显示放射性示踪剂延伸至双侧输尿管和肾集合系统，符合双侧 RNC 2 级反流（RNC 分级：1 级——反流仅限于输尿管，不涉及集合系统；2 级——反流到达集合系统；3 级——反流位于扩张的集合系统和扩张的、迂曲的输尿管中）

于只有 VCUG 能在排尿时提供尿道影像，故男性应首先使用 VCUG 进行检查。

肾皮质显像

肾皮质显像可以显示具有功能的肾组织数量。皮质示踪剂锝 -99m- 二巯基丁二酸（technetium-99m-dimer-captosuccinic acid, DMSA）可达到显示肾皮质的理想效果。摄取见于肾皮质，肾髓质和肾窦内则相对摄取较少。

该检查的适应证包括评估因感染或慢性反流导致的肾瘢痕（图 6-8）。也可用于急性肾盂肾炎的

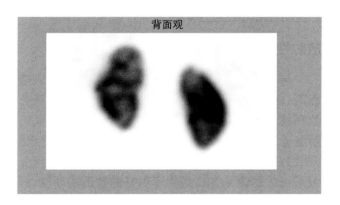

图 6-8　肾皮质显像显示肾盂肾炎。3 岁女孩 2 个月前被诊断为双侧肾盂肾炎。锝 -99m- 二巯基丁二酸扫描显示左肾和右肾上极的多个摄取相对减少的皮质区域，提示有持续性肾盂肾炎或由此形成的瘢痕

皮质感染定位。急性肾盂肾炎可表现为一个无相关体积减小的局部放射性缺损病灶。感染痊愈 6 个月后的随访影像有助于评估瘢痕，局部放射性缺损病灶伴有相关的体积减小。

先天性异常，如异位肾、马蹄肾或异位融合肾，可以通过肾皮质显像看到，因为可以确定肾实质和解剖位置（图 6-9）。由于 MCDK 没有肾功能，所以肾显像有助于区分 MCDK 与严重肾积水。

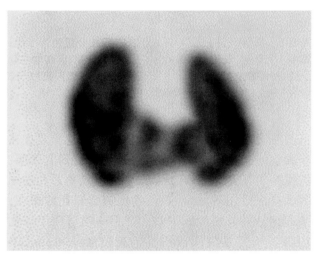

图 6-9　马蹄形肾。5 月龄患儿伴反复尿路感染。锝 -99m-二巯基丁二酸锝扫描显示肾脏下方峡部融合，形成马蹄形肾

利尿肾图

与肾皮质显像相比，肾显像可评估尿液的形成和肾脏的排泄。可使用锝 -99m- 巯乙甘肽（technetium-99m-mercaptoacetyltriglycine, MAG3）或锝 -99m- 二乙烯三胺五醋酸（technetium-99m-diethylene triamine pentaacetic acid, DTPA）进行此项检查。MAG3 是首选药物，尤其是在肾功能受损的患者中，因为它具有较高的首关代谢。

本检查旨在区分梗阻性和非梗阻性尿路扩张。静脉注射示踪剂后，对肾脏进行成像，以显示皮质摄取、尿液形成和尿液排泄。如果在肾脏集合系统中发现尿路扩张，则使用呋塞米（1mg/kg，最大一次剂量 40mg）利尿。计算利尿剂生效后肾盂和输尿管的尿排泄率，并与正常标准（通常为对侧肾）进行比较，计算一半量示踪剂通过肾盂输尿管结合部（UPJ）所需的时间（$t_{1/2}$）。小于 10min 的 $t_{1/2}$ 为正常的，大于 20min 的 $t_{1/2}$ 为异常。$t_{1/2}$ 在 10~20min 之间的意义不确定。

在婴幼儿中,由于肾盂容量大,排尿量相对较低,梗阻性和非梗阻性尿路扩张的诊断鉴别困难。因此,动态图像的评价很重要,它可以评估肾脏的功能,评估利尿剂在给药前后肾积水的变化,以及显示肾脏的整体排泄曲线(图 6-10)。

计算机断层扫描

CT 非常易得,图像可以快速获取,减少了 MRI 可能需要的镇静需求。然而,CT 在儿童中应用需慎重,因为它有使患者暴露于电离辐射的缺点。在对儿童进行 CT 扫描时,应始终遵循 ALARA 原则。只有在必要时才扫描,而且应该使用儿童扫描协议

程序。低辐射剂量儿童扫描协议目前在儿童医院已成为常规,从而减少每次检查的电离辐射暴露量和对儿童总体潜在的风险。超声是儿童尿路的主要影像方式,而不是 CT。然而,在某些临床情况下 CT 是有帮助的。尽管超声是评估肾结石的首选,在需要进一步证明时 CT 平扫是有帮助的(图 6-11)。CT 动脉造影(CTA)和 CT 静脉造影(CTV)可以提供有关肾脏灌注和排泄的详细信息。增强 CT 有助于评估肾实质,也有助于发现潜在的肾脏肿块。延迟增强成像显示造影剂通过泌尿系统排出,使输尿管和膀胱更加显而易见。在创伤情况下这可能特别有用。不同于成年人常用的多期扫描方式,针对特定临床问题,对儿童定制单期扫描方法即可。

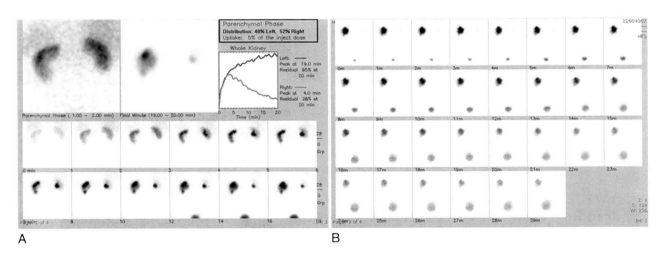

图 6-10　左肾盂输尿管结合部梗阻(UPJO)。一名 17 岁间歇性腰痛的男孩的锝 -99m- 巯乙甘肽利尿肾图。A. 初始影像显示双侧肾脏的放射性示踪剂摄取正常。右肾表现出正常的活动高峰时间及尿液的形成和排泄。左肾表现为尿液的形成和排泄的延迟,肾盂扩张。B. 给药呋塞米后,左肾集合系统出现延迟性自发排泄,伴有间歇性的利尿梗阻参数(肾排空半衰期 18min)。手术显示间歇性 UPJO 的原因是横跨的血管压迫

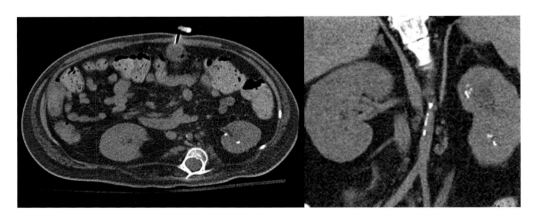

图 6-11　肾结石的 CT 扫描。24 岁,有肾结石病史,碎石后持续腰痛。轴位和冠状位 CT 平扫图像显示左肾多发高密度病灶,即泌尿系结石。有集合系统轻度扩张。患者有胃造瘘管

磁共振成像

除了前面提到的 CT 的适应证外,在超声作为最初的筛查方式之后,MRI 是评估泌尿生殖系统最常用的横截面检查。与 CT 类似,MRI 可有多个层面显示泌尿生殖系统的解剖细节。磁共振成像的其他优点包括无电离辐射暴露和极好的软组织对比分辨率。磁共振成像的主要缺点之一是扫描时间长,这就需要对一些儿童进行镇静或麻醉。肾功能不良的儿童患者不应接受静脉注射钆类造影剂,因为存在肾源性系统性纤维化的风险,这是能影响皮肤和各类器官的一种罕见疾病。在这些患者中,对肾脏的 MR 评价仅限于非增强扫描。

磁共振尿路成像(MRU)用于评估泌尿生殖系统解剖细节和功能信息。在传统的 T1 和 T2 加权成像后,还需在静脉注射钆造影剂后进行延迟成像序列。这种成像技术不仅有助于评估肾脏、膀胱和血管系统,而且还可以测量肾脏的功能参数,如肾小球滤过率和肾功能的差异。

X 线平片

X 线平片通常不作为肾脏和膀胱初步影像学评估的一部分。然而,儿童患者可能会出现弥散、模糊的腹部症状,这可能使临床医生选择 X 线平片。KUB(肾脏、输尿管和膀胱)平片提供了腹部的全视图,并且易于使用和快速获得。

根据患者的年龄和体格,在 L1-L2 水平,双侧椎旁区可见正常肾影的轮廓。有时由于结构叠加的密度,肾阴影可能难以见到。正常肠气形态的移位伴有异常的软组织阴影,提示可能存在腹腔肿块,包括起源于肾脏的肿块。对钙化或肾结石等高密度可能在 X 线平片上能得到最好的评估。尽管并非评估泌尿生殖系统的首选,但 X 线平片常常用作为与其他成像方式结合的辅助手段。

儿童正常泌尿生殖系统

肾脏

肾脏的影像学表现在不同年龄的儿童中是不同的,从新生儿期到成年期都有典型的特征。在超声上,婴儿的肾脏通常有明显的低回声的髓质锥体,切勿将这一现象误认为肾积水扩张的肾盏。随着时间的推移,肾锥体的回声与周围皮质的回声变得更加一致。胎儿期叶状肾缘见于婴儿期,随着时间的推移,肾缘变得更平滑。在青少年中也可能看到存留的低回声锥体和胎儿期的肾脏分叶缘(图 6-12)。

成人肾脏的皮质与肝脏和脾脏相比通常是低回声的,而儿童肾回声更加多变,且随年龄而变化。在几个月大的早产儿和足月儿中,正常的肾脏与邻近的肝脏或脾脏相比可能有更强回声。在之后的生长中,正常肾脏可能与邻近脏器呈等回声或相对低回声(图 6-13)。异常回声和 / 或皮质髓质分化减少是医学肾病的征象。

肾脏也是随着孩子的成长而生长。有不同儿童年龄对应的正常肾脏大小的图表可查。双侧肾脏的生长应该相对对称,左肾通常比右肾稍长。如果肾脏比预期的增大或减小,或者它们的大小异常不对称,则应增加对潜在肾脏病理性改变的怀疑。

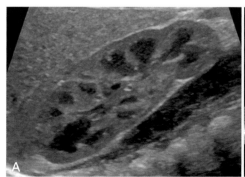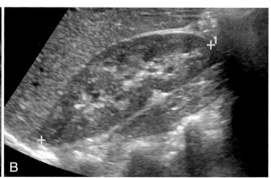

图 6-12 不同年龄段肾脏的正常超声:两个不同患者的矢状位超声图像显示了从婴儿到儿童后期肾脏外观的变化。A. 在新生儿中,肾脏的轮廓呈分叶状是由于正常的胎儿分叶肾缘,并有低回声的肾锥体。B. 在儿童后期,肾脏的轮廓变得光滑。肾锥体较少低回声,肾实质回声更均匀

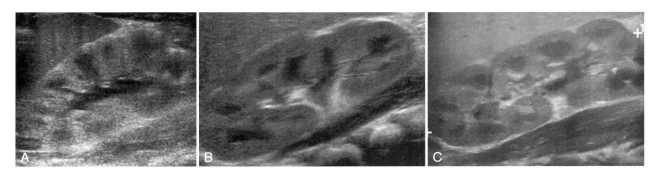

图 6-13 婴儿的正常肾回声：婴儿的正常肾回声与邻近的肝脏或脾脏相比是多变的。肾脏可以（A）高回声，（B）等回声，或（C）相对于邻近脏器低回声。图示所有婴儿肾功能正常

儿童肾脏的正常 CT 和 MRI 表现，无论是否为增强扫描，都与成人非常相似，在 T1 加权像上，肾皮质与脾的信号强度相似，髓质锥体相对较低。在 T2 加权像上，肾实质整体呈高信号（图 6-14）。由于尿液的存在，可以在集合系统和输尿管中看到液体信号。在这些影像学检查中可能看到胎儿分叶肾缘，不应被误认为是肾瘢痕。

通过各种影像学检查，肾集合系统可得到很清晰的描述。在过去，静脉肾盂造影（IVP）是经常使用的。如今，CT 和 MRU 已基本取代 IVP。在正常的单系统肾中，应有 9~12 个肾盏。

输尿管

正常的输尿管是由肌肉组织构成，以蠕动促进尿液顺流。在动态显像上，可以间歇性地看到正常蠕动的输尿管。它在异常扩张时更为常见。超声显示扩张的输尿管呈薄壁、无回声的管状结构。扩张的输尿管通常可见于肾盂的近端及远端。应该看到输尿管的插入位置，以判断其是否正常或异位。由于肠道气体的掩盖，在超声上可能很难见到扩张的中段输尿管。后前位可能有助于绕过肠道干扰。另外，以肾脏为声窗的冠状位取像可以更好地显示中段输尿管。如果不能通过超声来确定可能的输尿管异常，横断位影像可以清楚地看到整个输尿管行程。例如，在磁共振成像上，扩张的输尿管在强化延迟期显示为 T2 明亮的管状结构。

膀胱

正常膀胱位于骨盆中间，耻骨联合上方，腹直肌后方，女性子宫正前方，男性直肠正前方。膀胱在所有的影像学检查中通常表现为一个充满液体的结构。预估膀胱容量可根据患者年龄计算，年龄较大的患者膀胱容量较大。膀胱壁应是薄的，但在炎症或源于膀胱出口梗阻的肥大情况下可能变厚。

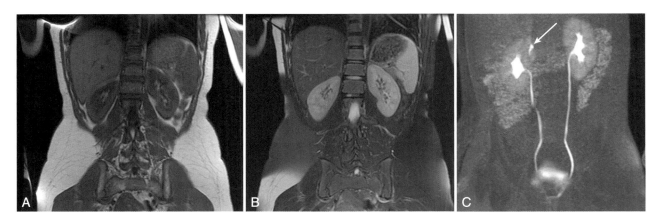

图 6-14 泌尿生殖系统的 MRI。冠状位 T1（A）和冠状位 T2（B）显示肾脏的正常 MRI 表现。在 T1 显像上，肾实质与脾脏信号相似。T2 时肾实质呈高信号。C. 另一患者的冠状位 MRU 图像显示尿路成像期，集合系统和输尿管内可见造影剂。这名女性出现持续的尿漏。她右肾上极的异位输尿管（箭）异位插入阴道，导致她经常尿湿

在排尿后或不完全膨胀的膀胱图像中,由于多余的、塌陷的组织,膀胱壁可能显示增厚。

尿道

女性尿道比男性尿道短。较长的男性尿道解剖上分为前尿道和后尿道。前尿道由阴茎部和尿道球部组成,后尿道由膜部和前列腺部组成。前列腺尿道穿过前列腺,膜部尿道穿过泌尿生殖膈,精阜是前列腺尿道后壁的一群密集组织(图6-15)。这个组织包含三种不同结构的孔口:①中线前列腺囊,中肾旁管(Müllerian duct)残余;②成对射精管;③前列腺的许多管道。后尿道瓣膜位于精阜的底部,男性尿道可(同时)用RUG和VCUG进行评估。RUG只用于评估前尿道,有助于对于狭窄或破裂的显示。VCUG可显示充盈造影剂的前尿道和后尿道,这是唯一能显示后尿道瓣膜的检查。

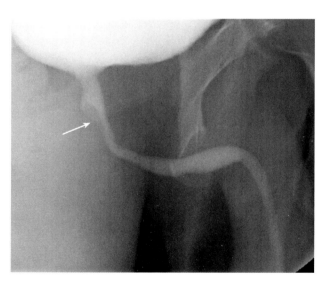

图6-15　男童排泄性膀胱尿道造影图像显示了男性尿道的正常解剖结构。精阜(箭)是前列腺尿道后壁的一个组织丘,前列腺导管、成对射精导管和单个中线前列腺囊通过。当出现后尿道瓣膜时,其位置刚好低于精阜

先天性肾脏和输尿管异常

胚胎学

虽然对泌尿生殖系统胚胎学的深入讨论超出了本文的范围,但胚胎发生的某些要点对于理解先天性畸形的发展具有重要意义。肾前体,即前肾,是一个在妊娠第四周形成并在妊娠第五周逐渐退化的短暂性结构。中肾由此形成原始肾和中肾管。当原始肾退化时,中肾管又称沃尔夫管(Wolffian duct)仍存在。其最终形态因发育中胎儿的性别而异。在两种性别中,中肾管形成膀胱和输尿管的一部分(稍后讨论)。女性的中肾管会退化,而男性的中肾管则与精囊、附睾和输精管的发育有关。

肾的最终形态是由从中肾管中长出的芽发育而成。输尿管芽或憩室与后肾胚芽相互作用形成肾脏。输尿管芽发育成肾集合系统。后肾芽形成肾实质。

从前肾到最终肾的转变发生在骨盆。到妊娠第九周,肾脏上升到腹膜后的典型位置(图6-16)。

肾异常

发育、上升和融合的异常

在任何早期的发育步骤中发生意外都有可能导致特定的先天性异常。如果输尿管芽不能从中肾管中发育出来,就可能发生肾缺失。虽然单侧肾缺失可能在一些综合征中发生但不常见,它通常是一个良性的病变。女性中与中肾旁管相关的异常很常见,这将在本章的后续女性生殖道异常的章节中讨论。双侧肾缺失是无法存活的,因伴有严重的羊水过少和肺发育不全。在子宫里,肺的发育与肾脏的发育有着紧密的联系。正常的肺发育取决于是否有足够的羊水,羊水主要由肾脏产生的胎儿尿组成。因此,如果胎儿肾功能明显受损,羊水分泌不足则难以使肺正常发育。

如果肾不能正常上升,它会滞留在盆腔成为异位的盆腔肾。肾脏也可能比正常肾升得更高形成一个胸肾,但十分罕见,这是一个良性的现象,但可能在胸片上无法确认而引起关注。

如果出现异常的后肾胚芽结合,就会发生肾融合。当肾的下极在中线融合时,它们就无法正常上升,形成马蹄肾(图6-9)。连接下极的软组织带称为峡部。这种异常,通常是影像学检查中偶然发现的。然而,马蹄肾在相对较轻的创伤中容易出现尿潴留、结石形成和损伤(图6-17)。马蹄肾是否易患恶性肿瘤仍然是有争论的。

如果后肾胚芽在中线外融合,将导致交叉融

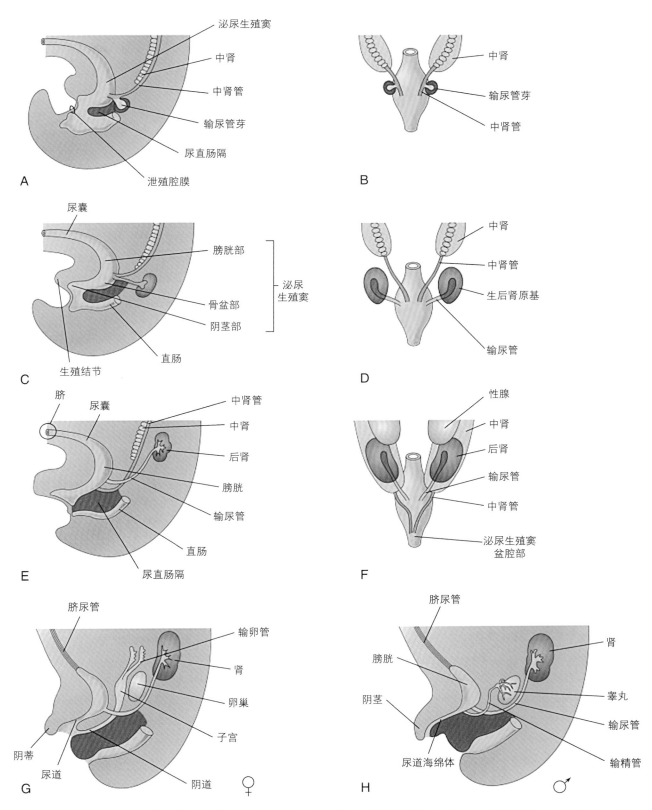

图 6-16　妊娠 5 周至 12 周的男性和女性泌尿系统发育(自上而下)。图示泄殖腔分成泌尿生殖窦和直肠,中肾管吸收,膀胱、尿道和尿囊的发育,以及输尿管位置的变化。A、C、E、G、H. 胚胎尾端侧视图。B、D、F. 背视图。G、H. 所示的阶段是在妊娠 12 周左右发生的(来自 Moore KL. The Developing Human:Clinically Oriented Embryology. 9th ed. Philadelphia, PA:Elsevier;2011)

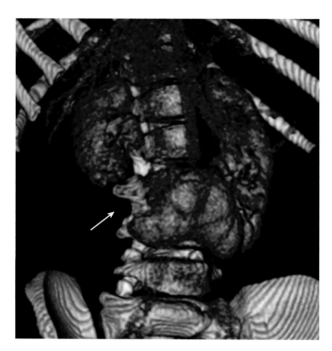

图 6-17　马蹄肾断裂。这位 10 岁的男孩因车把伤到中腹部。CT 三维重建图像显示马蹄肾右侧完全离断。箭所指为裂口

合异位肾。交叉融合异位肾有多种表现,这取决于肾脏融合的部位和融合肾块能够上升的高度(图 6-18)。这种情况通常是偶然发现的,对肾功能没有明显影响。如果在融合异常的情况下进行手术,应密切注意供血动脉和引流静脉,因为这些结构通常是有变异的。

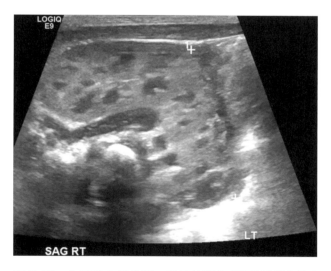

图 6-18　交叉融合异位肾。产前诊断为"肾脏异常"的 3 月龄婴儿。在腹部的矢状超声图像上,两个肾部分融合在一起。卡尺标出与右肾下极融合的"左肾"。值得注意的是即使融合肾的轮廓异常,但它的皮质髓质分化是正常的。交叉融合异位肾功能一般是正常的

多囊性肾发育不良

MCDK 是一种发育不良、无功能的肾脏,由多个囊肿组成。这些囊肿随着时间的推移逐渐退化,留下微小的软组织残留。MCDK 可能在胎儿期表现为位于肾脏位置的复杂囊性结构,在出生后表现为腹部肿块。虽然这种情况大多涉及整个肾脏,但也可见到 MCDK 节段形式。

对于多囊肾的病因提出有两种不同的发生机制。一是输尿管芽异常诱导后肾芽,导致肾实质发育异常。第二种是妊娠早期肾盂或输尿管近端闭锁,导致发育中的肾脏严重梗阻。

在影像学检查中,鉴别重度肾积水与 MCDK 是非常重要的。肾积水的肾脏可能会恢复一些功能,而 MCDK 则不会。这种不同是通过肾脏内观察到的囊状结构是否相通来确定的。肾积水时,"囊肿"(代表严重扩张的肾盏)间沟通,而在 MCDK 中则不沟通。由于单一、静态图像可能导致误诊,超声电影图对评估这种结构关联至关重要。

如果 MCDK 表现出非典型的特征或不退化时,可进行 DMSA 扫描。MCDK 没有放射性示踪剂的皮质摄取,而即使是严重的肾积水也可以看到微弱的放射性示踪剂摄取(图 6-19)。

输尿管畸形

肾盂输尿管结合部与膀胱输尿管结合部梗阻

先天性输尿管梗阻最常见于 UPJ 和输尿管膀胱结合部(UVJ)。先天性 UPJO 最常见的原因是输尿管上段发育异常,导致固有狭窄。交叉血管的外部压迫也是一个原因,尽管这种情况很少见。内源性异常所致梗阻的患者出现症状更早。通常引起肾积水的固定性梗阻首先在产前超声上发现。有交叉血管的患者有间歇性梗阻,往往在儿童或青春期出现反复腹痛。肾脏只有在梗阻发作时才有肾积水,否则常常表现正常。在疼痛性梗阻期间应进行影像学检查,以显示肾积水。

出生前,UPJO 可能表现为肾积水。出生后,如果严重梗阻,由于肾盂明显扩张,可表现为明显的腹部肿块。年龄较大的儿童甚至成人可能会出现间歇性腹部或腰部疼痛、反复感染或高血压。最常见的诊断方法是超声。可见肾盂扩张和肾积水,而输尿管远端管径正常(图 6-20)。用 MAG3(闪烁)

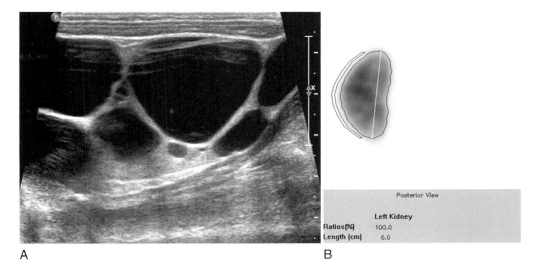

图 6-19　多囊性肾发育不良（MCDK）。产前诊断为 MCDK 的 1 月龄的婴儿。A. 患者右肾的矢状超声图像显示大小不等的囊肿取代了肾实质。未见正常肾实质。值得注意的是，严重的肾积水可以有类似的静态图像特征。超声电影图是鉴别重度肾积水和 MCDK 的关键。B. 锝 -99m- 二巯基丁二酸肾扫描的后位图。仅见左肾摄取，符合右侧 MCDK 无功能的诊断。即使严重的肾盂积水也会有部分放射性示踪剂的摄取

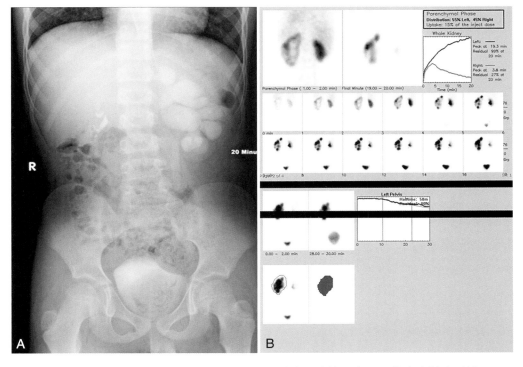

图 6-20　先天性肾盂输尿管结合部梗阻。12 岁男性患间歇性腰痛。A. 静脉注射造影剂 20min 后的静脉肾盂造影（IVP）。正常的右肾将造影剂排出到正常大小的集合系统中，而左侧集合系统明显扩张，左肾盏明显扩张。虽然左侧输尿管可见，但在 UPJ 处管径突然变窄，与 UPJO 相符。造影剂在膀胱内部分充盈。膀胱穹窿左侧的凹陷是由于邻近粪便填充的肠管所致。B. 利尿肾图（MAG3）的后位图。初始图像显示放射性示踪剂摄取相对对称，肾脏大小不对称，随后可见放射性示踪剂在扩张的左侧集合系统中积聚。相关的图表显示在给呋塞米之前左肾的排泄量很小，给药后的延迟图像显示放射性示踪剂的排泄量仍然很小，与梗阻相符

利尿剂闪烁显像可以确定是否有真正的梗阻。根据临床医生的判断,可以用 CT 或 MR 进行横断面显像,以判断梗阻的原因是否为交叉血管导致。近年来,动态 MRU 作为一种可确定是否需要手术的工具越来越受到重视。这种情况的治疗方法通常是肾盂成形术,切除固有狭窄的输尿管段,在肾盂和输尿管之间建立吻合。

先天性 UVJ 梗阻(UVJO)更加罕见。原发性巨输尿管多见于单系统肾脏。在这种情况下,输尿管远端的功能性梗阻阻碍了从输尿管流入膀胱内尿液的正常压力,导致输尿管积水。原发性巨输尿管70% 以上随时间的推移而改善,因此患者很少需要手术。尽管 UVJO 的输尿管通常插入膀胱三角区,但 UVJO 也可能与输尿管插入的异常部位有关。对于单系统和重复畸形的上极输尿管都是如此。

其他形式的梗阻可能发生在输尿管的任何地方。这些比 UVJO 更罕见。可以出现输尿管中段瓣膜,也可以出现右输尿管走行于 IVC(输尿管前腔静脉)后的腔静脉后输尿管。后一种异常会导致尿路影像(如 IVP 或 MRU)显示输尿管向内侧移位。

膀胱输尿管反流

UVJ 的另一个先天性畸形是 VUR,认为是由于输尿管远端插入膀胱壁时的宽度和长度异常引起的。在这种异常情况下,正常的 UVJ 功能失效,使尿液从膀胱逆行到输尿管。随着时间的推移而损害肾脏,主要因为反复感染所致。肾脏损伤程度与反流程度直接相关。VUR 常在评估感染或产前肾积水中被发现,临床上可能无症状。

VUR 最常见的检测和分级方法有两种:VCUG和 RNC。在美国,VCUG 是最常用的方法。这项技术在本章前面的"影像技术"一节中有描述。反流和梗阻偶尔在 UPJ 或 UVJ 中同时出现。如果同时存在反流和梗阻,则不能使用标准系统对反流进行分级。反流的造影剂因为与残留的尿液混合,在进入一个扩张、梗阻的集合系统时会出现稀释。在延迟影像中,梗阻近端的造影剂会持续显影,这在UPJO 中最常见。因此延迟影像对于反流并存梗阻的诊断很重要(图 6-21)。

反流的治疗因患者的年龄、反流的严重程度和医生个人的偏好而有很大的不同。治疗方案包括应用抗生素预防密切观察和手术。通常对婴儿和幼儿的低级别反流采用观察。随着患者的发育成

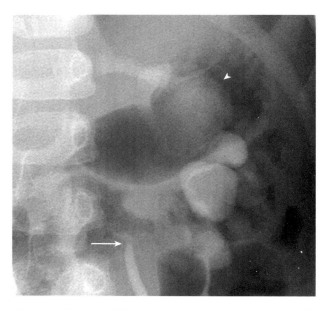

图 6-21　这名 10 岁儿童患有间歇性腰痛和尿路感染。排泄性膀胱尿道造影显示在肾盂输尿管结合部(UPJ)出现反流并停滞(箭)。造影剂在扩张的集合系统中被稀释,延迟影像显示滞留(箭头)。这个患者有反流并伴有 UPJ 梗阻。反流不能用 1~5 分来分级,因为集合系统的扩张不仅仅反映了反流,也反映了梗阻

熟和成长,UVJ 往往变得正常,反流也会消失。对于难治性病例,可进行输尿管手术再植或输尿管口黏膜下注射合成材料(如 Salix 制药公司的 Deflux)。手术形成的 Deflux 结节可能类似于膀胱内的软组织肿块,不应误为恶性肿瘤。Deflux 有时会钙化。在 UVJ 中类似于输尿管远端结石。明确 Deflux 注射史有助于避免误诊(图 6-22)。

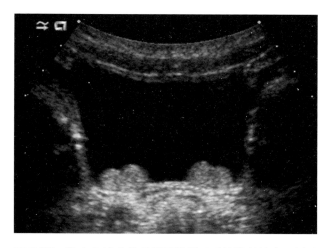

图 6-22　这名 8 岁女性接受了黏膜下反流注射治疗双侧反流。膀胱的横截面图像显示沿膀胱后壁有两个分叶状的回声结节,代表 Deflux 的注射。有此手术史,以上发现不应与其他软组织肿块相混淆。偶尔这些结节会钙化,类似输尿管远端结石

集合系统重复畸形

重复的集合系统是由一个来自中肾管的双输尿管芽或两个独立芽与后肾相接的形成的。集合系统重复畸形的表现有一系列的不同变化。在其一端，可能只存在重复的肾盂，及一条输尿管从肾中引出。这通常是一个偶然的发现，没有临床意义。

在集合系统重复畸形系列表现的另一端，可以看到完全性重复畸形，有两个不同的肾部分和各自独立的输尿管，分别插入膀胱的不同位置。

当有完全性输尿管重复畸形时，上极输尿管异常插入正常孔口的下内侧。下极输尿管与单系统输尿管相似，插入正常位置。这种关系最初是由病理学家 Weigert 和 Meyer 描述的，这就是 Weigert-Meyer 规律。

上极输尿管的插入位置总是在正常下极输尿管的内下方，但插入的确切位置不同。它可能插入膀胱，可能向下延伸至膀胱括约肌水平。在女性中，插入点可能在尿道括约肌下方，进入远端尿道、阴道或会阴。在男性，插入部位可能包括尿道，但总是靠近外括约肌和中肾管衍生物。上极输尿管插入的形态也可能异常，易发生梗阻和反流。上极异位输尿管可导致输尿管口囊肿，这是梗阻的常见原因。输尿管口囊肿是输尿管远端膀胱内部分的扩张，是一个薄壁、卵圆形突入膀胱腔内的结构（图6-4）。在女性中，与肾上极相关的输尿管口囊肿更常见。它们也可出现在单系统肾脏，更常见于男性。

重复畸形最常见的初始检查方法是超声。当看到一条带状的正常肾实质将肾窦脂肪分开时，提示存在重复集合系统（图6-23）。如果肾重复畸形无其他异常，则无须进一步检查。不完全性输尿管重复也可能存在。

当影像学发现集合系统重复畸形的上下极有独立功能时，很可能是完全重复。这可表现为下极肾积水，上极正常。特别是在女性中，输尿口管囊肿的存在也提示有集合系统重复畸形。

怀疑输尿管完全重复畸形的患者应使用VCUG 进行进一步评估。RNC 在这些患者的初始检查中没有作用，因为它不能提供充分的解剖细节。输尿管口囊肿在膀胱内有极少量造影剂时最易看到，表现为卵圆形的充盈缺损（图6-4）。由于其壁薄，一旦膀胱充盈，输尿管口囊肿就会塌陷或消失。它也可能表现为外翻或内陷，类似于膀胱憩

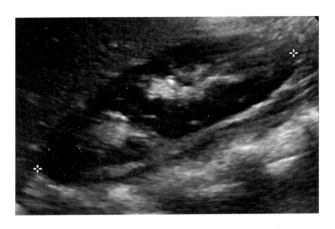

图 6-23　7 岁女性患腹痛。左肾的矢状位超声图像显示一条带状的肾实质使高回声的肾窦分开。上半部和下半部表现相似，也就是说，这两部分都不是肾积水或者瘢痕。这种表现与不完全性输尿管重复畸形最为相符。这通常是一个偶然的发现，没有临床意义

室。因此早期的充盈图像对于准确检测是必不可少的。

反流情况应该仔细评估。下极反流是完全性重复输尿管畸形中常见的现象，这可能被误认为是反流进入单一集合系统，尤其是在没有超声等影像学检查可供比较的情况下。这种不透光集合系统的某些特性有助于区分重复系统下极的反流和单系统肾脏的反流。在单系统肾中，当反流造影剂延伸到集合系统水平时，应充盈 9~12 个肾盏，肾盏的纵向方向应指向对侧肩。如果造影剂填充的肾盏较少，且肾脏纵轴指向同侧肩（图6-24），则应考虑存在具有下极反流的集合系统重复畸形。下

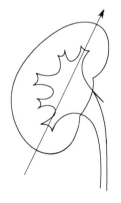
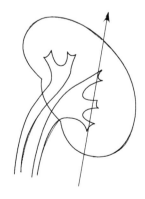

图 6-24　排泄性膀胱尿道造影显示肾盏轴线；该轴线是从肾集合系统的最低至最高肾盏画出的一条线，单系统肾通常指向对侧肩。当只有孤立性的下极反流时，只有下极肾盏是不透光，并且这些肾盏的轴指向同侧肩（由 Robert L. Lebowitz.MD. 提供）

极反流的图像类似于"下垂的百合花"（图 6-25）。这种形态与上极的肾盂积水的占位效应和肾盏朝向同侧肩有关。反流很少发生在重复系统的上极。

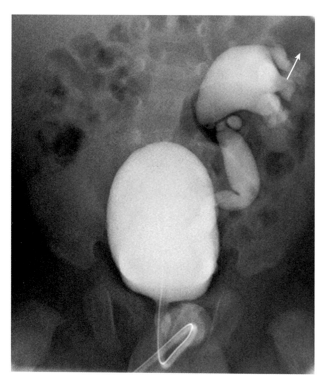

图 6-25　下极反流。这张排泄性膀胱尿道造影图显示一个反流至重复集合系统的下极，肾盏轴指向同侧肩（箭）。肾盏的形状类似于一个下垂的百合花

功能成像，无论是核医学或 MRU，都有助于评估上下极的功能程度，也有助于评估梗阻情况。通常，输尿管异位越严重，相应的上极发育不良和功能障碍越严重。下极可能因发育不良或反流而导致功能减退或形成瘢痕。

集合系统重复畸形伴上极输尿管异位插入可能是女性尿失禁的原因之一。男性不存在这种类型的尿失禁，因为异位输尿管总是插入外括约肌以上。如前所述，女性异位输尿管可插入括约肌水平以下，进入尿道或阴道。根据这些异位插入的形式，患者会有持续的漏尿情况。因此，由异位输尿管引起尿失禁的女性可能会伴随有一整天持续尿湿漉的病史。体格检查可发现会阴处尿漏。在这种情况下，放射科医生的目标是找到有问题的上极输尿管（图 6-14）。

先天性膀胱尿道畸形

胚胎学

肾脏和输尿管起源于输尿管芽，膀胱和尿道则主要起源于泄殖腔。在胎儿早期，膀胱、直肠和女性的阴道都是一个开口。这就是泄殖腔。到妊娠第六周，直肠中隔发育，泄殖腔分为腹侧的泌尿生殖窦和背侧的直肠。泌尿生殖窦的头部与中肾管的尾端相连，这些结构一起形成膀胱和输尿管的开口。泌尿生殖窦的尾部形成男性的尿道、女性的尿道和阴道（图 6-16）。

先天性膀胱畸形

脐尿管异常

尿囊是一种在妊娠前期胎儿膀胱排空的结构。它从膀胱穹窿延伸到脐部。在大多数情况下，它最终会退化，离开脐尿管或脐正中韧带。部分导管在出生后可能保持未闭状态。当整个导管保持开放时，会出现脐尿管未闭。这表现为通过脐部排出尿液。盲端袋从脐向下延伸是脐尿管窦，可出现感染。脐尿管的一部分在两端闭合的情况下仍填充液体，这就形成脐尿管囊肿。囊肿可出现感染，或者如果较大，可显示为一个可触及的腹部肿块。最后，脐尿管可能在膀胱穹窿处保持开放，从而形成脐尿管憩室。脐尿管异常可通过超声或膀胱造影（CT 和 X 线透视）显示为充满液体的管状结构位于沿脐正中韧带的位置。

神经源性膀胱

神经源性膀胱（neurogenic bladder）出生时即可表现，不是由膀胱或尿道发育导致的先天性异常，而是继发于脊髓异常，如脊髓脊膜膨出或脊髓栓系。在这种异常的情况下，膀胱没有适当的神经支配，可导致两种情况：膀胱括约肌无力，导致尿失禁和低容量膀胱。此时，膀胱壁的厚度正常。另一种是膀胱括约肌协同失调，膀胱收缩，但括约肌不放松。这导致膀胱壁明显肥大和小梁形成。VCUG 上膀胱增厚、小梁化，长条的外形与松果或圣诞树相似（图 6-26）。

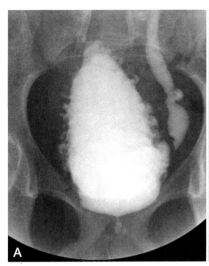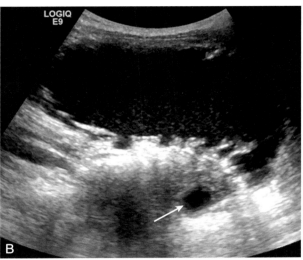

图 6-26 神经源性膀胱。脊髓脊膜膨出的青少年女性。A. 在排泄性膀胱尿道造影中获得的膀胱缩小点图像。膀胱轮廓极不规则,呈细长的锥形。这个图像被形容为松果或圣诞树。不规则是由于膀胱括约肌协同失调所致的明显的膀胱壁肥厚。可见造影剂反流到左输尿管,这是一个常见的共存现象。B. 同一患者的膀胱横断位超声图像显示膀胱壁明显不规则。左输尿管远端扩张(箭)

对这些患者的治疗包括间歇性导尿以完全和定期排空膀胱,以及抗胆碱能药物放松膀胱壁。然而,可能需要手术扩张膀胱的情况并不少见。使用回肠是最常见的方法,其次是其他肠段,包括结肠或胃。扩张膀胱的典型形态是一个空腔结构,肠段在上方,膀胱在下方。通常在扩张的部分可以看见小肠皱褶或结肠袋。

膀胱憩室

膀胱憩室(bladder diverticula)见于各年龄段的患者。患者越年轻,憩室的病因就越有可能是先天性的。先天性憩室是由于膀胱壁逼尿肌的异常所致,由于肌肉缺陷导致尿路上皮外翻。先天性憩室常发生在输尿管口附近,形成输尿管周围憩室或 Hutch 憩室。获得性憩室可能是多发性的,常见于膀胱出口梗阻、腔内压力增加导致。也可能发生于神经源性膀胱的患者身上(前面讨论过)。多发性膀胱憩室可见于门克斯曲发综合征(Menkes kinky hair syndrome)、威廉姆斯综合征(Williams syndrome)或埃勒斯 - 当洛综合征(Ehlers-Danlos syndrome),相对少见。

后尿道瓣膜异常

后尿道瓣膜

继续讨论泌尿系统,我们将讨论尿道的先天性异常。由后尿道瓣膜(posterior urethral valves,PUV)所致的先天性膀胱出口梗阻主要见于男性。导致瓣膜发育的确切胚胎机制仍有争议,但它是由于尿道形成异常的结果。尽管前尿道瓣膜也可能存在并引起梗阻,但后尿道瓣膜是绝大多数及最常见的类型。随着胎儿影像学的发展,出生前常可见后尿道瓣膜的疑似病例。出生后,较轻型的 PUV 可能会出现反复感染和肾积水,或较严重的出现尿脓毒症。如果没有得到早期诊断,患者有可能发展为慢性阻塞性尿路病而引发的肾衰竭。

产前超声检查可显示扩张的、厚壁的膀胱呈锁孔形,表现为膀胱和后尿道的扩张(图 6-3)。梗阻和 / 或反流导致肾积水或肾盂输尿管积水是常见的并存表现。左右两侧扩张的程度常不对称。如果梗阻导致穿窿破裂,可能会形成尿性囊肿,也可能出现尿腹水。在严重的病例中,PUV 可导致尿量减少、羊水过少和肺发育不全。在出生后的超声检查中,可以见到扩张、厚壁的膀胱,伴不同程度的肾盂输尿管积水。

尽管超声检查可提示 PUV,但最终诊断取决于 VCUG 获得的侧位尿道排尿图。瓣膜是一层位于精阜底部的薄层组织(在本章前面的儿童正常的泌尿生殖系统一节中讨论过)。由于瓣膜位于尿道腔内的前部,造影剂偏心性的位于尿道后部。在瓣膜近端的尿道扩张。近端尿道扩张、膀胱壁增厚和反流的程度取决于瓣膜的严重程度(图 6-3)。治疗方法是外科内镜下的瓣膜电灼术。

其他先天性泌尿生殖系统异常

短尿道和尿道口位置的异常包括尿道下裂和尿道上裂。尿道下裂的尿道口位于尿道腹侧,上裂的尿道口位于尿道背侧。尿道下裂只见于男孩,而尿道上裂可见于男孩和女孩。

尿道下裂

尿道下裂(hypospadias)是由于尿道沟发育异常引起。尿道下裂的程度有很大不同,尿道出口的位置可以从紧邻着低于正常的位置到沿着阴茎到肛门边缘的进端位置。前列腺囊是一种由精阜形成的中线憩室结构,是在尿道下裂患者中变大的中肾旁管残余。尿道下裂越严重,相应的前列腺囊就越大。尿道下裂最常见的是一种单独的偶发畸形,也可能发生其他异常,如隐睾或肛门闭锁。尿道下裂可通过体格检查确诊。术前 VCUG 有助于评估需要切除的反流的前列腺囊。术后 RUG 有助于评估并发症。在严重的尿道下裂中,畸形的外形可表现在一系列两性生殖器不明中。严重的尿道下裂和其他两性生殖器不明的区别,如 CAH,是根据影像学表现(超声和生殖系统显像)、体格检查和实验室数据的结合而作出判断。

外翻 - 尿道上裂综合征

尿道上裂是继发于尿道中线融合失败,在胚胎发育中比尿道下裂发生更早。它是外翻 - 尿道上裂综合征(exstrophy-epispadias complex)异常系列中的一部分。在完全性膀胱外翻的患者中,正常的球形膀胱成为一个扁平板,这一过程称为去管化。膀胱黏膜暴露在腹壁的前表面。尿道同样去管化,形成尿道板。当只有尿道去管化则形成尿道上裂。伴有许多相关的异常。一种是耻骨联合分离,这是由于骨盆外旋和骨质疏松,以及盆底肌肉结构的改变而发生的(图 6-27)。生殖器也有异常表现,女性阴蒂裂,男孩海绵体分离,这种尿道上裂情况较轻而外翻更严重。膀胱外翻患者的输尿管插入有异常。一旦膀胱闭合,VUR 是普遍存在的。

在产前影像中,生殖器不明而有比正常短得多的阴茎结构应怀疑尿道上裂的存在。而女性的尿道上裂可能较为隐蔽。膀胱外翻在产前影像中较容易明确,如果在检查过程中始终看不到正常充盈的膀胱,则需考虑此诊断。其他提示诊断的表现包括耻骨联合的增宽和沿骨盆前壁的膀胱板所显示的异常肿块。

出生后,诊断男童尿道上裂和男童及女童膀胱外翻在临床上非常容易。影像学的作用主要是为了制订手术计划。在女性中尿道上裂经常会漏诊,因为体格检查中唯一可见的征象可能是阴蒂裂。MRI 可用于膀胱外翻患者的骨盆肌肉、膀胱板和耻骨分离的评估。膀胱重建和尿道上裂修复后,膀胱造影经常被用来评估膀胱和尿道的大小及结构。超声用来监测整个泌尿生殖系统的形态,特别是肾脏,因为肾脏容易因反流而留下瘢痕。

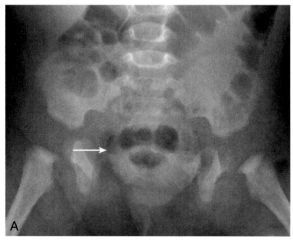
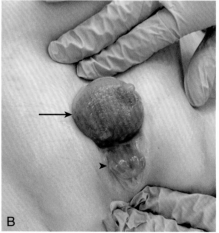

图 6-27 这个男婴出生时患有膀胱外翻。A. 平片显示耻骨联合明显分离。骨盆内的高密度代表体检时所见外翻的膀胱(箭)。B. 尿道上裂尿道(箭头)外露,在球型膀胱板下缩回(箭)

梨状腹综合征

梨状腹综合征(prune belly syndrome)或 Eagle-Barrett 综合征是一种罕见的疾病,主要有三个表现:输尿管明显扩张、隐睾和明显的腹部肌肉缺乏。腹壁肌肉缺乏导致皮肤皱褶或梅干样腹部的体格检查的特征。病因尚不清楚,但被认为是由于妊娠早期间质的异常所致。发育中的胎儿无法正常排尿,导致梗阻性尿路疾病、肾发育不良、羊水过少和肺发育不全。

受影响婴儿在出生后早期平片会有异常表现。由于正常肌肉组织的缺乏,腹部内容物会向外侧扩展。超声显示输尿管明显扩张,伴有肾积水和膀胱扩张。肾脏呈典型发育不良和高回声表现。超声也有助于隐睾诊断。VCUG 会看到膀胱扩大,并通过迂曲、明显扩张的输尿管向上反流进入扩张的集合系统。脐尿管憩室是常见共存的表现。后尿道通常因前列腺缺如而扩张。前尿道偶尔扩张("巨尿道")。

这些患者的预后取决于尿路异常和肺发育不全的程度,在泌尿生殖系统的护理方面,患者需经常进行清洁的间歇性导尿或膀胱造口术,以改善排尿,使泌尿系统减压,避免对肾脏的进一步损害。由于膀胱输尿管反流的严重性,患者需预防性应用抗生素治疗。

获得性泌尿生殖系统异常

泌尿生殖系统感染

泌尿系统感染(urinary tract infection,UTI)在儿童中非常常见,在发病率上仅次于上呼吸道感染。UTI 一词一般指的是泌尿系任何部位的感染。肾盂肾炎与膀胱炎的区别在于有高烧(>38.5℃)、全身症状和腰痛。

婴儿尿路感染的临床表现包括发热和易燥动,无特异性。对没有明确病因的发热查因,常会进行尿常规检查。在未受过如厕训练的儿童身上插管采集样本或在受过如厕训练的儿童身上采集干净的接取样本,比较理想,这样可以将污染的风险降到最低。当患者的尿培养超过 50 000 个菌落形成单位时,应诊断为尿路感染。临床医生需决定是否继续进行进一步的影像检查以确定尿路感染的原因。一种方法是在初次感染后常规进行肾脏超声和 VCUG 检查。这些检查的目的是评估是否存在VUR(本章前面讨论过)。美国儿科学会(American Academy of Pediatrics,AAP)2011 年的建议指出,2~24 个月的儿童在初次感染后应进行肾超声检查,除非超声检查有异常或患者反复出现发热性尿路感染,否则无须进行 VCUG 检查。许多研究表明超声正常并不排除 VUR 的存在,即使是高级别的VUR,因此不宜用作反流的筛查。

肾盂肾炎

当感染时,肾脏可能增大伴皮髓质分界不清。利用能量多普勒,可以显示相对低灌注区域(图6-28)。在 CT 或 MRI 上,肾脏体积增大伴一定的肾周积液。在增强图像上,可以观察到"条纹肾图"的特点,也可以看到边缘模糊的强化减低区。在DMSA 肾图中,发现了摄取减少的区域。这在感染后可以持续数周至数月,如果持续存在,可能代表瘢痕区域。

当肾盂肾炎(pyelonephritis)的症状和体征在适当的抗生素治疗后没有预期好转时,影像学检查很有帮助。持续的症状和体征可能与感染的并发症有关,如肾脓肿或肾周脓肿。潜在的先天性异常如UPJO 也可能是原因之一。超声是最常用于评估感染并发症和潜在先天性异常的影像检查。

肾脓肿表现为肾实质内圆形低回声区,常伴有周围充血(图6-29)。肾周脓肿发生时,感染已突破肾包膜,但仍然包含在 Gerota 筋膜内。超声像图上,肾周脓肿是肾脏周围的一个混杂的液体积聚。肾周脂肪常有回声。在增强扫描横断面上,肾脓肿和肾周脓肿呈边缘强化,累及肾脏和腹膜后的广泛炎性改变。在所有的影像学检查中,单个的感染区域可能看起来非常像肿块,容易误认为是肿瘤。重要的是要记住,在儿童人群中,感染远比肿瘤更为常见。

在患有多发性肾盂肾炎的患者中,肾脏可能会出现局部的瘢痕区域,并失去正常的皮髓质的界限。在儿童患者的肾脏常规超声检查中如果发现这种情况,应告知临床医生。如果之前没有进行过检查,则应考虑使用 VCUG 或 DMSA 进行进一步的影像检查。DMSA 肾图对瘢痕的检测比肾超声更敏感。

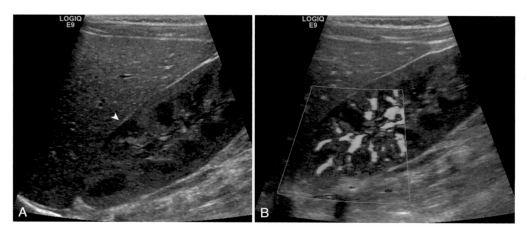

图 6-28 肾盂肾炎。三岁女孩,发热。A、B. 用线性探头获得的右肾灰阶超声和能量多普勒图。在灰阶超声上,肾皮质(箭头)有一个细微的楔形低回声区,能量多普勒上未见血流显示。这些表现提示为局灶性肾盂肾炎

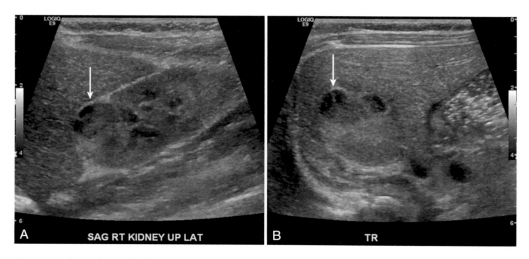

图 6-29 肾脓肿。两岁患儿伴尿路感染,抗生素治疗无效。A、B. 右肾上极的矢状和横切面图像显示以皮质为中心的圆形不均匀病变(箭)。在这种临床情况下,最可能是肾脓肿。但在没有感染迹象的情况下,容易与肿瘤相混淆

肾积脓

是发生在梗阻情况下的特殊类型的感染。在肾积脓(pyonephrosis)中,梗阻的集合系统中充满了脓。这在儿童人群中罕见发生。一旦发生,则是紧急医疗情况。在临床上,肾积脓患者病情严重并伴有腰痛。影像学表现为肾积水或肾盂输尿管积水。扩张的集合系统内的液体表现混杂,超声或 CT 显示有碎屑。

尿道狭窄

在儿童人群中,尿道狭窄最常见的病因是先天性的或与之前的创伤有关,而在青少年中,也可以与性病传播有关。不管病因是什么,患者在临床上表现为尿潴留和排尿踌躇。前尿道狭窄最常见(图 6-6),诊断通常使用 RUG。如果是 VCUG 诊断的尿道狭窄,可能再需要 RUG 来更好地评估狭窄的长度。

钙沉积异常

肾钙质沉着症

肾钙质沉着症(nephrocalcinosis)是指钙在肾脏中的沉积。这种沉积最常见于髓质锥体(>90%),

称为髓质内钙沉积,但也可发生在皮质,称为肾皮质钙沉积。通常情况下,皮质钙化与先前的肾脏损伤有关,如皮质坏死或慢性肾小球肾炎。广义上,髓质肾钙质沉着症是由于钙、磷酸盐和草酸的排泄异常所致。这种异常排泄的确切原因很多。皮质和髓质肾钙质沉着症很少并存,可见于草酸沉着症或奥尔波特综合征(Alport syndrome,家族性出血性肾炎)。

早产儿尤其易患髓质肾钙质沉着症。易感因素包括肾功能不全、肠外营养、长期服用髓袢利尿药(如呋塞米)。这种情况的长期影响尚不清楚,但影像学表现通常在停用利尿剂后消失。偶尔患病的婴儿可能会出现真性肾结石。髓质海绵肾,或肾小管扩张,也是造成髓质肾钙质沉着症的原因,在儿童中偶尔发生。较少见的病因还包括低磷血症佝偻病、原发性甲状旁腺功能亢进和远端肾小管酸中毒。一过性髓质回声可类似于新生儿髓质肾钙质沉着症,病因不明,以前认为是由于 Tamm-Horsfall 蛋白的存在所致(图 6-30)。不管病因如何,这一现象没有临床意义,通常在出生后的第一周内消失。

在大多数情况下,肾钙质沉着症患者是无症状的,仅在影像检查中偶然发现。肾脏内的异常钙化是所有影像学检查中的诊断依据。在髓质肾钙质沉着症中,部分或全部髓质可表现出回声增强(图6-31)。这种表现有时被误认为是肾窦脂肪回声。

肾结石

与髓质肾钙质沉着症一样,代谢异常也可能导

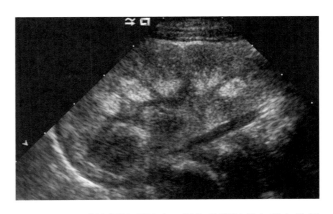

图 6-30　一过性肾髓质回声。新生儿肾脏的矢状灰阶超声图像。髓质锥体类似于髓质肾钙质沉着症的回声。这是良性的、一过性现象,通常在出生后第一周内消失

致肾结石(nephrolithiasis)的发生。肾结石发生的其他危险因素包括家族史、感染和先天性异常(如 UPJO 或 UVJO)引起的尿瘀积。肾结石在慢性疾病(如炎症性肠病)患者中很常见。尽管一度认为健康儿童患肾结石相对罕见,但发生频率有增加趋势。

儿童肾结石的临床表现与成人相似,都有间歇性腰痛和/或血尿的症状。在年龄较小的儿童中,出现的症状可能更无特异性,如腹痛或烦躁不安。超声是评估肾结石的初步影像检查方法。与成人一样,肾结石表现为伴声影的回声。在彩色多普勒中,结石可表现为"闪烁"伪影。如果结石阻塞了输尿管,结石水平以上的输尿管会扩张。由于许多儿童患者的体型较小,常用超声来观察梗阻性输尿管结石。

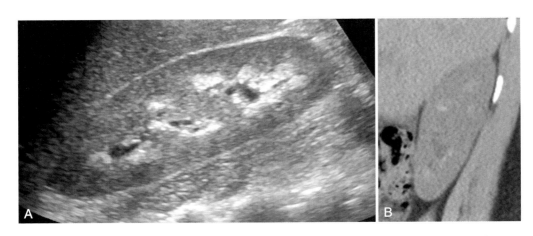

图 6-31　髓质肾钙质沉着症。16 岁的腹痛女性正在接受腹部检查。A. 右肾矢状面显示肾髓质回声显著,与髓质肾钙质沉着症相一致。B. 来自同一患者的 CT 平扫矢状面重建图像显示沿肾髓质微小的、不规则的钙化密度,与超声上描述的结果很相符。髓质肾钙质沉着症可由多种病因引起,包括髓质海绵肾和磷酸盐和钙排泄异常

如果超声结果无法明确,CT扫描可用于评估潜在的肾结石。目前,利用钙化结石和周围软组织之间固有的对比度差异,可进行极低剂量CT检查。与成人一样,儿童结石是在肾集合系统内、沿着输尿管行程、膀胱内或很少停留在尿道内的致密影(图6-11)。尽管对于某些成分的结石,显示可能不太理想,但平片可用于追踪记录先前的结石。

膀胱结石

在美国,原发性膀胱结石在儿童人群中并不常见。大多数膀胱结石来源于肾脏。原发性膀胱结石常与尿道的异常解剖基础有关,如膀胱憩室。也可能是反复插管的结果,插管会导致结石形成。

腹部平片上显示骨盆内钙化密度时可提示膀胱结石的诊断(图6-32)。骨盆静脉中的静脉石在儿童中不常见,所以当在骨盆下部见到钙化时,应该考虑膀胱结石的可能性。超声显示膀胱腔内伴有声影的回声、可移动的肿块。在CT上,膀胱结石显而易见。

泌尿生殖系统肿块

与成人常见的肾脏肿块相比,儿童有明显不一样的病理学类型。要评估儿童的肾脏肿块,应结合肿块的影像学特征和患儿的年龄。单侧和双侧受累对鉴别诊断很重要(表6-1和框6-1),这可以为肾脏肿瘤提供有针对性的鉴别诊断。

肿瘤也可起源于膀胱。原发性膀胱病变与其他的盆腔肿块鉴别很重要,后者可起源于不同的原发器官和盆腔软组织。也有潜在类似的盆腔肿瘤,将在本节后面讨论。

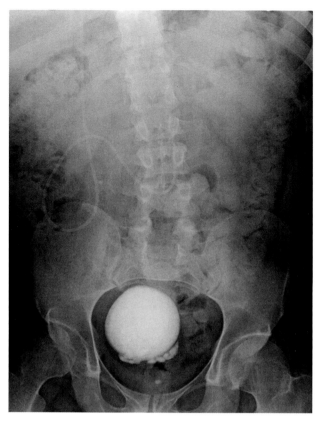

图 6-32　脊髓脊膜膨出患者的 KUB(肾脏、输尿管和膀胱)显示骨盆内有多个大小不等的结石,可知位于膀胱内。在右输尿管区域可见一个小结石。患者有腰骶部脊柱闭合不全和脑室 - 腹腔分流管

超声通常是评估泌尿生殖系统肿块的首选检查方式,其次是增强 CT 或 MRI 横断位成像。虽然 CT 在肾脏肿块的早期诊断中一直受到青睐,但 MRI 由于没有电离辐射,现在肾脏肿块的早期诊断和随访中都得到了广泛的应用。对于需要频繁检查的患者,这是一个特别重要的考量因素。

表 6-1　按年龄分列的单侧肾肿块

	实性	囊性	小儿罕见肿瘤
新生儿	中胚层肾瘤	多囊肾发育不良	• 肾髓质癌(血红蛋白 SC 病) • 横纹肌样瘤 • 透明细胞肉瘤 • 血管平滑肌脂肪瘤
幼童	肾母细胞瘤	• 肾母细胞瘤 • 多房囊性肾瘤	
学龄期	肾母细胞瘤		
青少年	肾细胞癌(罕见)		

注:看到肿块时首先应排除感染

框 6-1	儿童双侧肾肿块

感染

淋巴瘤

白血病

转移瘤

双侧肾母细胞瘤

肾母细胞瘤病

单侧肾肿块

中胚层肾瘤

中胚层肾瘤 (mesoblastic nephroma) 是新生儿最常见的实质性肾肿瘤。尽管有些肿瘤是通过产前超声发现的,但大多数病例是在出生后的头几个月内通过可触及的腹部肿块而确诊。病理上是良性病变,肿块含有肾源性间叶组织。因此,也称为胎儿肾错构瘤和平滑肌错构瘤。

在超声检查中病变表现为肾脏的不均匀肿块。增强 CT 显示一个巨大的、浸润性的、不均匀的强化肿块,边界不清楚,无包膜。肿瘤内可见坏死和出血区,通常累及肾窦 (图 6-33)。典型的是单发性病变。治疗一般选择广泛性手术切除,通常能够治愈。尽管有肺、脑和骨骼转移的报道,但转移很少见。侵袭性行为和副瘤综合征可能与该肿瘤的细胞亚型中发生。复发罕见,但在不完全切除的情况下仍然可能发生。该疾病总体预后良好,6 月龄前确诊和治疗的患者预后最好。

肾母细胞瘤

肾母细胞瘤 (Wilms tumor) 是儿童最常见的肾脏恶性肿瘤,占儿童肾脏肿瘤的 87%。平均诊断年龄 3~4 岁。有 4%~13% 的患者双肾受累。

肾母细胞瘤发源于肾实质内的肾源性残余组织。肿瘤可以是偶发性或发生在有基因遗传倾向的患者上。肾母细胞瘤与 WAGR (肾母细胞瘤,无虹膜畸形,泌尿生殖系统异常和智力低下)、德尼 - 德拉什综合征 (Denys-Drash syndrome)(男性假两性畸形和进行性肾小球肾炎) 和 11p 部分三体综合征有关。对于这些患者,建议进行影像筛查。在 6 个月大时进行首次 CT 检查,然后每隔 3 个月进行一次超声检查,直到 7 岁为止。7 岁以后,由于肾母细胞瘤发生的风险显著降低,则不需要额外的影像检查。

患者通常表现为无痛性的、可触及的腹部肿块。很少出现临床症状。肾母细胞瘤通常在体检或影像学检查中偶然发现。少部分患者因肿瘤内细胞产生肾素而继发高血压。

超声示肾脏内巨大的、不均匀的肿块,邻近结构发生扭曲和移位 (图 6-33)。肿块可形成瘤栓并延伸至肾静脉、下腔静脉和右心房。应评估肿块对局部结构的影响,并对同时出现的对侧肾损害和转移性疾病进行评估。虽然分期可以通过横截面影像来评判,但具体分期仍然还是基于手术中的发现 (表 6-2)。

表 6-2　肾母细胞瘤分期

分期	具体内容
I	局限于肾,可完全切除,肾包膜完整;肾窦可浸润,但未超过肾门
II	肿瘤浸润肾外,完全切除;包括肿瘤浸润局限于单侧肾脏
III	局限于腹部的非血源性残余肿瘤,包括: (a) 腹部淋巴结阳性 (b) 直接浸润、种植或溢出造成的弥漫性腹膜转移 (c) 术后切缘阳性 或 (d) 肿瘤残余
IV	血源性播散 (累及肺、淋巴结、肝)
V	双侧肿瘤:每侧应独立分期,因为预后取决于较高分期的一侧

From Paulino, AC. Current issues in the diagnosis and management of Wilms'tumor. Oncology, 1996 ; 10:1553-1565。

单侧肾母细胞瘤的治疗包括根治性肾切除术和辅助化疗。当双肾受累时 (图 6-34),每侧独立分期。双侧受累的患者以化疗为主,目的是减轻肿瘤负荷,为手术切除做准备。与单侧肾母细胞瘤不同,双侧肾母细胞瘤可考虑行部分肾切除术。手术切除相关的风险是肿瘤播散,这可导致腹膜扩散和提高肿瘤的潜在分期。分化程度高的预后较分化程度低的患者好。大多数肿瘤复发在化疗后的 3 年内,因此,在此期间的间隔随访影像检查至关重要。手术切除不完整、有血管侵犯或淋巴结转移的患者复发率最高。

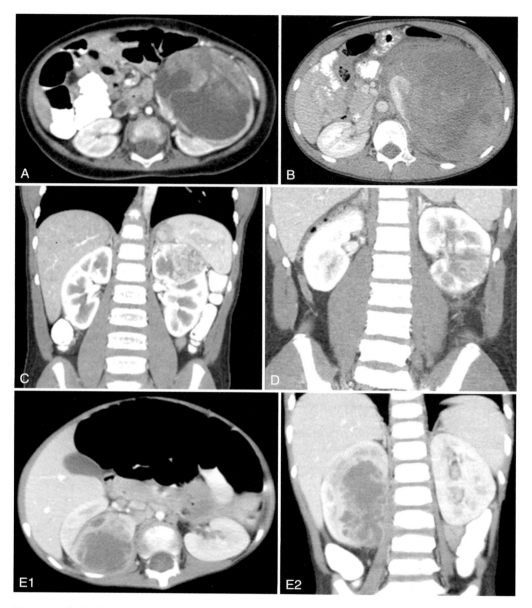

图 6-33 肾脏肿块。一般来说,肾脏肿块的特征并非依据影像学,更多的是依据其年龄和临床病史。A. 新生儿,不均匀肿块,中胚层肾瘤。B. 该幼儿左肾的巨大肿块是肾母细胞瘤,常见于学步年龄的幼儿和低龄儿童。C.12 岁,左肾肿块,肾细胞癌。尽管该年龄段的儿童患有原发性肾脏肿块不常见,但在 11 岁以后,肾细胞癌比肾母细胞瘤更常见。D. 这名血红蛋白 SC 病患者有肾髓质癌,这是罕见肿瘤,是这类患者群体的特异性肿瘤。E1、E2. 患儿 5 岁,发热,右肾脓肿。在评估肾脏肿块时,临床病史是很重要的。在合理的临床情况下应考虑感染

多房囊性肾肿瘤

与其他肾脏病变不同,多房囊性肾肿瘤(multilocular cystic renal tumor)以囊性和分隔表现为主。典型的肿瘤边界清楚,并伸入到肾门。延迟显像时,与集合系统不同,造影剂不会进入到病灶的囊性部分。当囊性成分很少时,由于间隔软组织的强化,肿块可看起来类似于实性肿块。

组织学上,肿瘤代表两个不同的病变成分:囊性肾瘤和囊性部分分化肾母细胞瘤。影像学上两者无法区分。两者都可以发生于儿童,但囊性肾瘤常见于中年女性,而囊性部分分化的肾母细胞瘤常见于年少男童(图 6-35)。

治疗的第一步是手术完全切除。复发罕见,在不完全性切除的情况下可复发。如果复发,推荐进一步局部放疗或化疗。

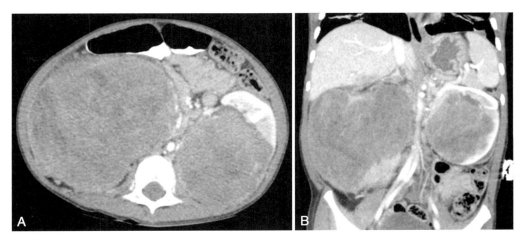

图 6-34　双侧肾母细胞瘤：3 岁女孩，双肾肿块。轴位（A）和冠状位（B）增强 CT 图像显示双侧巨大、不均匀强化的肾肿块。鉴别诊断包括肾母细胞瘤、白血病和淋巴瘤

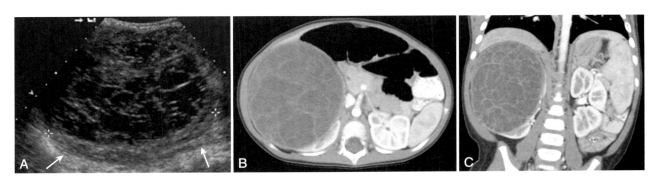

图 6-35　多房囊性肾瘤。四岁男孩，腹部巨大肿块。A. 超声显示右肾窝有一个巨大的复杂囊性肿块。肿块导致正常肾实质（箭）推移扭曲。轴位（B）和冠状位（C）增强 CT 图像显示右肾巨大复杂囊性肿块并多发性间隔强化

肾细胞癌

肾细胞癌（renal cell carcinoma，RCC）是成人最常见的原发性肾肿瘤，但儿童肾细胞癌（RCC）并不常见，11 岁以后，RCC 的发病率超过肾母细胞瘤。在此阶段，考虑诊断时，患者的年龄比肿块表现更重要（图 6-33）。幼儿肾癌可能提示脑视网膜血管瘤病［希佩尔 - 林道病 / 综合征（von Hippel-Lindau disease/syndrome，VHL）］。影像学对评估原发性肿块的范围、局部淋巴结受累和肺、骨和肝的转移十分重要。病变局限于肾窝和局部淋巴结可采用根治性肾切除术和淋巴结清扫。肾细胞癌比肾母细胞瘤更具侵袭性，转移瘤对化疗更不敏感。

血管平滑肌脂肪瘤

血管平滑肌脂肪瘤（angiomyolipoma，AML）是由平滑肌、血管成分和脂肪组成的肾脏良性肿块。

影像检查中脂肪的存在有助于与其他肾脏肿块区分开来。该病可见于散发性病例或结节性硬化的儿童。AML 并不是结节性硬化的常见表现，常在儿童后期发生。在超声上，AML 典型的表现为伴有血管的高回声。CT 或 MRI 显示病灶内脂肪为病理学特征（图 6-36）。与此相关的并发症包括瘤内出血和动脉瘤形成。肾动脉造影显示一团弥漫肿瘤的血管影。可见多个小动脉瘤。病灶较大（>4cm）是导致肿瘤内出血的高风险因素，因此需要通过导管栓塞或部分肾切除术进行治疗。AML 罕见有侵袭性。但若为侵袭性，则会侵犯局部结构，如血管系统或淋巴结。

肾髓样癌

肾髓样癌（renal medullary carcinoma）在一般人群中极为罕见，但可见于镰状细胞 / 血红蛋白（SC）疾病的儿童。该病不见于纯合子镰状细胞病 SS（镰

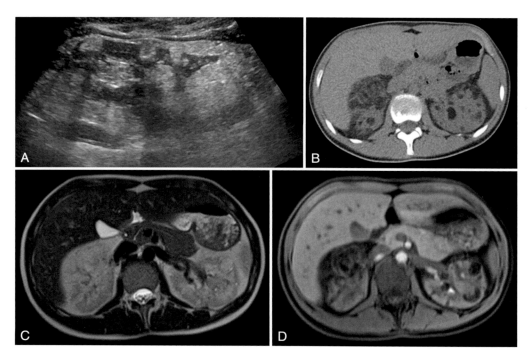

图 6-36　血管平滑肌脂肪瘤(AML)。17 岁女孩,患有结节性硬化和多发性血管平滑肌脂肪瘤。A. 肾脏超声显示皮质内多发圆形的强回声肿块。B. CT 平扫显示双肾多处低密度灶,与皮下脂肪密度一致。C. T1 轴位图像显示双肾多发高信号灶,与含脂肿瘤一致。D. T1 抑脂图示无强化的低信号灶

状细胞贫血)患者。这是侵袭性的肾肿瘤。患者表现为血尿、腰痛、体重减轻、发热或腹部肿块。病灶通常很大,并侵犯邻近的血管。肿瘤常起源于肾窦附近的肾脏中央。可有占位效应和集合系统梗阻(图 6-33)。也可能在周围有卫星结节。增强后 CT 显示不均匀强化。由于化疗和放疗的效果有限,总体预后较差。

感染

如前所述,感染在影像学上表现类似肿块,故在孤立性肾肿块的鉴别诊断时应考虑。将局灶性肾盂肾炎或肾脓肿与真性肿瘤区分开来的关键是给予适当治疗。影像表现与临床表现相结合是正确诊断的关键。对于疑似局灶性肾盂肾炎或肾脓肿的患者,治疗后应进行影像检查,以排除潜在的肾脏肿块(图 6-33)。

其他肾肿瘤

少见的儿童肾脏肿块包括横纹肌样瘤(rhabdoid tumor)和透明细胞肉瘤(clear cell sarcoma)。横纹肌样瘤是一种罕见、高度侵袭性肿瘤。常发生于在婴幼儿时期,平均诊断年龄为 18 个月,约 10%~15%

的患者可同时或非同时发生的原发性脑肿瘤,通常是原发性神经外胚层肿瘤。横纹肌样瘤的影像表现与其他肾脏肿瘤相似。常见包膜下积液与该肿瘤有关,但这并无特异性。包膜下积液认为是坏死物。横纹肌样瘤转移早、转移快,是所有儿童肾脏肿块中预后最差的。

与横纹肌样瘤一样,透明细胞肉瘤有高度的侵袭性和非特异性的影像表现。仅在影像上,与其他肾脏肿块无法区分。肿瘤密度不均,可能代表含有坏死或出血的囊性成分。与横纹肌样瘤一样,透明细胞肉瘤常发生转移。骨转移最常见,其他部位包括淋巴结、肺、肝和脑。

双侧肾肿块

前面讨论的许多疾病也可以表现为双侧肾肿块。例如,结节性硬化(tuberous sclerosis)患者可出现双侧 AML,多发性真菌性肾盂肾炎可表现为双侧肾肿块。但有一些疾病几乎只表现为双肾病变而不是单侧受累,如肾母细胞瘤病、淋巴瘤和白血病(框 6-1),表现为多灶性肾肿块或双肾弥漫性增大。

肾母细胞瘤病

肾实质由中胚层细胞形成,通常在妊娠 36 周发育完成,妊娠 36 周后肾原细胞的持续存在称为肾母细胞瘤病(nephroblastomatosis)。肾源性残余可以发生于肾脏的任何部位,通常是双侧的。分为叶内或叶外。根据不同的部位、相关综合征和组织学特征,恶变为肾母细胞瘤的发生率各不相同。叶内型肾源性残余少见,但恶变的发生率较高。叶内残余与德尼 - 德拉什综合征、WAGR 综合征和散发性无虹膜症有关。叶外型肾源性残余较常见,较少发生恶变。与偏身肥大症、11p 部分三体综合征和 18 三体相关。

在影像中,肾源性残余显示均匀(图 6-37)。在这些病灶的存在下,肾脏明显增大。在超声图像中,肾源性残余与邻近肾实质比较可表现为等回声或低回声。弥漫性多灶性肾源性残余在超声上很难辨别,因为有可能取代整个肾脏。在增强 CT 上,肾源性残余强化程度相对低于正常肾实质。由于占位效应使正常的实质挤压、扭曲。在 MRI 上,肾源

性残余表现为 T1 等信号,T2 等信号至高信号,增强图像上轻度强化。

对于肾源性残余或与肾母细胞瘤病有关综合征的患者,由于存在患肾母细胞瘤的高风险,推荐进行密切的影像学监测。尽管在监测指南上尚未统一意见,但在诊断时建议使用 CT 或 MRI 进行基线横断面检查,每 3~4 个月做一次超声随访,连续进行到 7 岁。7 岁以后,肾母细胞瘤发生的风险显著降低。在监测的影像中,肾母细胞瘤病出现快速生长和 / 或不均匀的表现,应怀疑有恶变成肾母细胞瘤的可能。

淋巴瘤

由于肾脏缺乏淋巴组织,原发性肾淋巴瘤很少见。肾淋巴瘤常继发于血源性播散或腹膜后的局部受累。非霍奇金淋巴瘤是儿童最常见的类型,常发生于 5 岁以上。肾脏受累常无临床症状,常在影像检查监测中发现。患者偶尔可能出现血尿或腰痛。

多发性双肾肿块是常见的影像表现。超声特

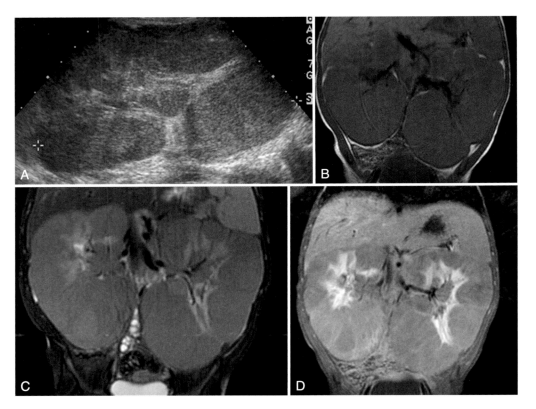

图 6-37　肾母细胞瘤病。A. 这名 5 岁儿童的右肾超声显示肾脏缺乏正常的皮髓质分化,肾脏体积增大,呈分叶状轮廓。T1(B)和 T2(C)加权 MRI 显示多发性皮质小叶肿块,表现为 T1 等信号和 T2 高信号。D. 增强 MRI 显示相对于正常肾实质轻度强化

征多种多样,可以是等回声、低回声或高回声肿块。淋巴瘤可能是非常均匀一致的低回声,类似肾囊肿的表现。在增强 CT 上,肾实质内可见多个均匀、无强化的肿块(图 6-38)。肾周相关的表现包括 Gerota 筋膜增厚和斑块状软组织结节。在 MRI 上,淋巴瘤肿块在 T1 和 T2 上呈低信号,强化均匀并比肾实质其他部分较轻。

白血病

儿童最常见的恶性肿瘤是急性淋巴细胞白血病(leukemia)。白血病累及肾脏可表现为弥漫性实质浸润。影像表现为双肾体积明显增大,皮髓质分化消失。在某些情况下,白血病可表现为单发或多发的双肾肿块,其影像表现与淋巴瘤相似。

盆腔肿块

在评估儿童盆腔肿块时,应考虑患者的年龄和性别,以制订有帮助的诊断方案。肿块可能来自盆腔的任何器官和软组织。对于女性,应考虑卵巢和子宫肿块。而男性肿块可能与前列腺或睾丸疾病有关。这些疾病在下文"男性和女性生殖道"一节中详细讨论。

盆腔肿块可以是囊性或实性。横纹肌肉瘤是小儿盆腔内最常见的实体肿瘤之一,可发生于膀胱、子宫、阴道或前列腺(图 6-39)。新生儿特有的

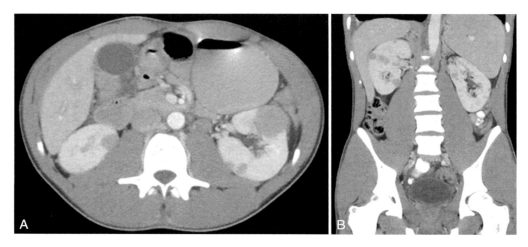

图 6-38 淋巴瘤。18 岁男性,T 细胞淋巴瘤。轴位(A)和冠状位(B)增强 CT 图像示肾皮质内多发圆形的无强化(相对于正常肾实质)肿块

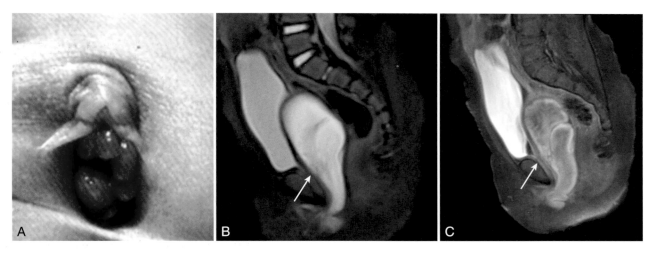

图 6-39 阴道横纹肌肉瘤。两岁女孩伴阴道肿物。A. 体格检查阴道口可见葡萄状肿块。B. 盆腔的矢状位 T2 图像显示膀胱后面有一个不均匀的高信号肿块,伸入阴道(箭)。C. 矢状位增强图像显示不均匀强化(箭)。经手术病理证实为阴道横纹肌肉瘤,葡萄状横纹肌肉瘤

盆腔肿块是骶尾部畸胎瘤,可为囊性或实性。这种典型的巨大肿瘤通常在胎儿期首先诊断,它起源于尾骨,可主要位于是盆腔内、盆腔外或两者兼而有之。该肿瘤最好在出生后使用 MRI 进行评估。

在影像学检查中可能会遇到各种其他的病变,这些病变可能与盆腔原发性肿瘤相似。脓肿表现为复杂的囊性肿块。在这种情况下,结合临床病史与患者的影像表现很重要(图 6-40)。其他见于盆腔内的囊性结构包括肠系膜囊肿、肠重复囊肿和淋巴管囊肿。在女性中,中肾旁管异常可表现为盆腔内的液体结构,可能被误认为是囊性肿块。

膀胱肿块

膀胱肿瘤,无论是良性还是恶性,在儿童中都很少见。良性的病变包括血管瘤、神经纤维瘤、纤维瘤性息肉、炎症和脓肿,最常见和最令人担忧的恶性肿块是横纹肌肉瘤,其他不常见的恶性肿瘤包括淋巴瘤、腺癌和平滑肌肉瘤。UVJ 的反流注射物(图 6-22)和血肿可与肿瘤混淆。

膀胱肿块患者可出现严重血尿或梗阻性排尿症状,诊断检查包括尿液分析和培养、尿细胞学和影像学检查。超声是初步评价膀胱的影像检查,但增强 CT 或 MRI 可以帮助进一步确定膀胱病变。膀胱镜检查是最终的诊断检查,它不仅可以直接观察病变,还可以对病变进行活检。

肾囊肿

孤立性囊肿

与成人相比,儿童的单个肾囊肿相对少见,当发现单个囊肿时,重要的鉴别诊断是肾盏憩室。两种病变在超声上很难鉴别,"囊肿"的集合系统之间存在潜在的连通提示肾盏憩室。在 CT 和 MR 增强后的延迟图像上,排泄到集合系统的造影剂将填充肾盏憩室,而不会填充单纯性囊肿。

由于肾囊肿和肾肿瘤在儿童中都比较少见,使用成人的 Bosniak 标准不适用于儿童囊性肾肿块的分类。

多囊性肾病

出现儿童多发性肾囊肿应怀疑多囊性肾病(polycystic kidney disease)。多囊性肾病是一组由原发性纤毛运动障碍引起的遗传性疾病。多种疾病与纤毛异常有关,肾脏是最常见的受累器官。我们将介绍儿童两种常见的多囊性肾病。

常染色体隐性遗传多囊肾病

常染色体隐性遗传多囊肾病(autosomal recessive polycystic kidney disease, ARPKD)是婴幼儿和青少年最常见的纤毛病,由于肾小管扩张和无数微小囊肿的存在,常表现为肾脏明显增大。与先天性肝纤

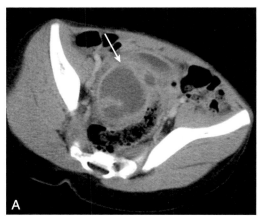
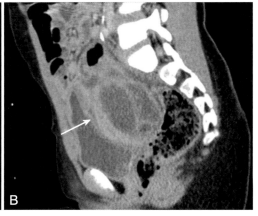

图 6-40　阑尾炎穿孔类似于盆腔肿块。六岁女孩,发热、腹痛。轴位(A)和矢状位(B)增强 CT 图像示在盆腔内膀胱后方不均匀强化的囊实性肿块(箭)。影像引导下引流证实阑尾炎穿孔并脓肿形成

维化有关。ARPKD 常在产前常规超声检查中发现。当以肝脏受累为主时,可能发生在年长儿童。肾脏和肝脏受累认为是负相关的,有些有严重肾脏疾病的患者很少有肝脏受累;而在有肝纤维化和门脉高压的其他人中肾脏疾病相对较轻。

在产前超声图像中,可见增大的肾并有高回声,有时伴有皮质下小囊肿。严重肾功能不良导致羊水过少,可能产生肺发育不全和肢体畸形。出生后,用高频线性超声探头进行超声检查可较好地显示多发性扩张的肾小管和囊肿。平片常可显示小的钟形胸腔、因肾明显肿大导致的增大的腹部、隆起的腹侧(图 6-41)。年长儿童可能出现较轻的囊性改变或仅节段性受累。

通常超声检查足够诊断,但 MRI 可以进一步确定肾脏和肝脏疾病的特征。由于肾功能不全,造影剂的使用可能受到限制。在 MRI 上,可见肾脏增大,T2 呈高信号,在扩张的肾小管和囊性结构实质内可见多个微小的 T2 高信号灶。也可能有 1~2cm 大小的大囊肿,但不常见。肝脏表现可能包括肝脏肿大、纤维化、胆管扩张和囊肿。肝囊肿可显示与胆管相通。可见门脉高压的并发症,包括脾大、静脉曲张和脐静脉再通。

常染色体显性遗传多囊肾病

常染色体显性遗传多囊肾病(autosomal dominant polycystic kidney disease,ADPKD)是遗传性终末期肾病最常见的原因,这种常染色体显性遗传病与 16 号染色体上的 PKD1 基因和 4 号染色体上的 PKD2 基因突变有关。大多数患者在成人后,因其他疾病在影像学检查中偶然发现,也可能首先在有 ADPKD 家族史患者的筛查中发现。是否有家族史是区分 ADPKD 和 ARPKD 的重要因素,需进行特异性遗传检测。一些影像学特征有助于区分 ADPKD 和 ARPKD,在 ADPKD 中,肾囊肿通常较大且为圆形,与 ARPKD 所见的肾小管囊性相反。此外,ADPKD 与其他器官的囊肿有关,包括肝脏、胰腺和脾脏,但这两种疾病表现确实有相似之处。

初步影像学检查需使用超声。有 ADPKD 家族

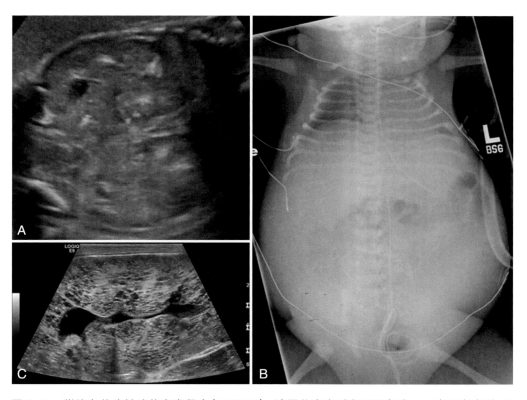

图 6-41　常染色体隐性遗传多囊肾病(ARPKD)。该婴儿出生时有呼吸窘迫。A. 在子宫内时,双肾都有增大和高回声,与正常的皮质髓质分化方式反转。由于肾功能差和尿少,表现羊水过少(未显示)。B. 婴儿期的图像显示有气管插管,肺发育不全,腹部明显扩张。由于羊水过少和腹部膨胀的占位效应,肺发育不全。显著增大的肾脏填充在腹部。C. 在出生后超声检查中,每个肾脏的长度为 12cm(正常为 4.5cm)

史的儿童可能有看似正常的肾脏、单发肾囊肿或多发肾囊肿,囊肿可以在单侧或双侧(图 6-42)。随着时间的推移囊肿变得越来越多。超声和 MRI 都可用来随访这些患者,因为囊肿在这些检查中可以显而易见且无电离辐射。MRI 显示肾脏内圆形、边界清楚的 T2 高信号灶。随着儿童年龄的增长,肾囊肿的大小和数量通常会增加,并伴有肾脏进行性增大。随着囊肿的增殖和生长,取代了正常的肾实质,最终导致肾衰竭。

肾脏血管的异常

肾动脉狭窄

高血压在儿童人群中不常见,一旦出现,有必要进行检查。肾血管性高血压在成人中很少见,而在儿童人群中是较为常见的高血压类型。肾血管性高血压可能与血管原因有关,如肾动脉狭窄(renal artery stenosis,RAS),可见于纤维肌发育不良、神经纤维瘤病、川崎病、中主动脉综合征和大动脉炎。肾血管性高血压也可能与尿路梗阻或多囊性肾有病关。

超声通常是评估肾血管性高血压,特别是 RAS 的首选方法。有肾功能不全或"医学性肾病"倾向于患肾血管性高血压的灰阶征象包括年龄对应的肾体积小、肾回声增强或有先天性异常,这些表现在单侧 RAS 的背景下可能不对称。彩色多普勒图像可显示肾动脉局限性狭窄,并有混叠伪像。狭窄处的波形可能表现为湍流,而周围肾实质内的波形可能表现为典型的"parvus tardus"波形(迟缓低小波形,也称小慢波),其收缩期波峰上扬抑制。应直接进行主动脉多普勒检查。肾动脉比主动脉的收缩期峰值速度大于 3.5,高度提示 RAS。

经导管血管造影仍然是评估 RAS 的标准方法。它可以评估血压梯度,从肾动脉、肾静脉和主动脉采集血液样本,以确定肾素分泌的差异。对于 RAS 的特定病因,如纤维肌发育不良,可在介入放射科进行球囊血管成形术治疗。CTA 和越来越多的磁共振血管成像被应用于外科计划,以更好地显示 RAS 狭窄的部位和范围,并评估是否存在肾上腺素血管。

肾静脉血栓形成

肾静脉血栓形成(renal vein thrombosis,RVT)在儿童中少见,一般发生于新生儿,可能是由于这

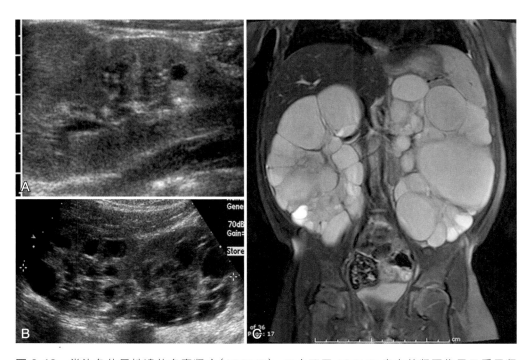

图 6-42　常染色体显性遗传多囊肾病(ADPKD)。三个不同 ADPKD 患者的肾图像显示受累肾的多样性表现。A. 第一个患者在肾的下极有一个肾囊肿。B. 第二个患者在整个肾脏有多个无相互联通性囊肿。C. 6 岁儿童的冠状面 MRI T2 显示正常肾实质被多个大小不等的囊肿所替代

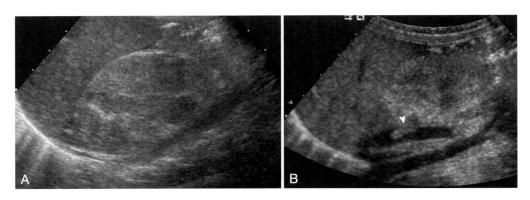

图 6-43 肾静脉血栓形成。新生儿,脱水并出现血尿。A. 超声示右肾增大,回声增强,皮髓质分化差。B. 下腔静脉(箭头)有血栓

些患者的相对脱水和红细胞增多所致。血栓通常局限于肾内静脉,但也可能因如中心静脉置管引起的血栓形成等原因从下腔静脉扩散到肾静脉。

超声是诊断和随访该病的主要影像学手段。在灰阶超声图上,受影响的肾脏常有肿大和高回声。利用多普勒成像,可以看到有高回声的腔内血栓的存在。但未见血栓并不能排除血栓的形成,因为主要累及的是小的肾内静脉。RVT 的间接征象包括正常静脉流出道阻塞引起的阻力指数升高,以及舒张流量的丧失或反转(图 6-43)。

泌尿生殖系统创伤

肾外伤

腹部钝器伤是肾创伤的主要原因。除肝脾外,肾脏是腹部最常见的实质性脏器损伤。儿童容易受到肾损伤,因为肾脏的体积与腹部和盆腔的相比,相对较大。儿童的肾周脂肪也比成人少,提供的缓冲也少。临床上,肾外伤的患者表现为血尿和腰痛。肾损伤很少单独发生,可能与其他腹部脏器损伤或下胸部损伤有关。

尽管超声可在创伤时用于检查腹部游离液体,但 CT 是评估腹部脏器创伤的主要方法,CT 应在静脉注射造影剂后进行,并在混合静脉期获得图像。如果怀疑肾集合系统受损,应进行延迟成像以评估是否存在造影剂外漏。

美国创伤外科学会(American Association for The Surgery of Trauma, AAST)成人肾损伤分级系统也适用于儿童人群(表 6-3)。肾损伤最轻微的形式

表 6-3 肾损伤量级表

阶段[*]	损伤类型	描述
I	挫伤	镜下或肉眼可见的血尿,泌尿学检查正常
	血肿	包膜下血肿,无实质撕裂性扩张
II	血肿	非扩张性肾周血肿,局限于腹膜后
	撕裂伤	肾皮质实质撕裂深度 <1.0cm,无尿外渗
III	撕裂伤	肾皮质实质撕裂深度 >1.0cm,无集合系统破裂或尿外渗
IV	撕裂伤	贯穿肾皮质、髓质和集合系统
	血管损伤	肾主动静脉损伤伴出血
V	撕裂伤	肾完全碎裂
	血管损伤	肾门血管撕脱,肾失去血供

* 如果双侧肾损伤III级或以下需增加一级。

数据来源:Moore EE, Shackford SR, Pachter HL, et al. Organ injury scaling-spleen, liver and kidney. J Trauma, 1989;29:1664。

是挫伤,表现为肾实质的斑片状低密度影。撕裂伤是更高级别的损伤,其严重程度取决于集合系统的撕裂深度。最严重的损伤包括肾门损伤,累及肾动脉、肾静脉、肾盂和 / 或输尿管近端。在 CT 上看到的肾周积液可能代表血肿或尿性囊肿。在混合静脉期成像中,由于急性出血的存在,血肿呈高密度。尿性囊肿的强化程度将取决于 CT 扫描的时期。在混合静脉期的扫描中,由于存在外渗的尿液,它可能出现相对低密度,但在延迟期,由于有排泄的造影剂,其密度会明显增高(图 6-44)。

近年来,越来越强调肾损伤的保守治疗,甚至对高级别创伤也是同样。只要患者血流动力学稳定,支持性治疗是主要手段。广泛的肾裂伤伴持续

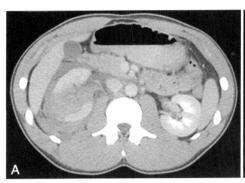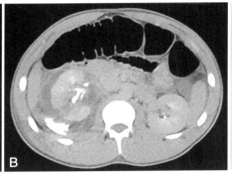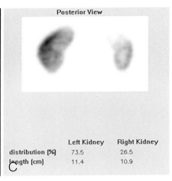

图 6-44　肾损伤。年轻患者卷入机动车发生碰撞。A. 肾脏横轴位 CT 动脉期图像显示右肾强化减低,并且通过肾皮质的大裂伤延伸到肾门。肾脏周围有大量的低密度灶,可能为尿液和血液。B. 在排泄期同一水平的轴位 CT 图像显示肾集合系统的高密度造影剂,延伸至肾后方,可见尿外漏。这与Ⅳ级损伤相符。尽管这个损伤的级别很高,但这个患者采取了积极有效的治疗,不需要手术。C.3 年后进行的肾脏 DMSA 扫描显示,尽管右肾上极功能不对称下降,但仍保留了一定程度的肾功能

出血可采用经导管栓塞术替代开放性手术治疗。

膀胱损伤

　　膀胱破裂在钝器伤中并不少见,在外伤的首次 CT 扫描中,当有骨盆骨折和骨盆内游离液体时,应怀疑此诊断,但缺乏游离液体并不能排除该诊断。最常见的诊断方法是 CT 膀胱造影,也可以使用透视造影。无论哪种方法,在插入导管前必须排除尿道损伤。造影剂注入膀胱的量取决于患者的年龄、体型和估算的膀胱容量。值得注意的是,在首次扫描的外伤患者中造影剂排入膀胱后进行的延迟 CT 扫描不足以排除膀胱破裂。

　　如果膀胱造影发现膀胱破裂,则必须确定破裂是腹膜内还是腹膜外。腹膜内膀胱破裂最常见的原因是在膀胱扩张的情况下,骨盆受到急性挤压,膀胱顶部发生撕裂。腹膜外膀胱破裂常与骨盆骨折并存,撕裂位于腹膜返折以下。在影像学检查中区分此两者很重要,因为腹膜外破裂可以保守治疗,而腹膜内破裂则需要紧急手术修复。腹膜内破裂时,肠袢周围可见造影剂影并延伸至后方的膀胱直肠陷凹。腹膜外破裂在儿童中较少见。在膀胱间隙周围可见造影剂影,向前延伸至 Retzius 间隙,在男性中可能向下延伸至阴囊。

　　膀胱扩大术后的患者膀胱破裂值得一提。这些患者可出现膀胱破裂,但无外伤史。因为患者的症状可能无特异性的,腹痛可能相对较轻,需要高度怀疑。与怀疑膀胱破裂的典型患者一样,可以使用 CT 或透视膀胱造影进行评估。膀胱轮廓不典型,与膀胱扩大术的空腔形成有关(最常见的是回肠,

直肠乙状结肠或胃少见)。膀胱破裂最常见的部位是吻合口的后缘。该类型是腹膜内破裂,由于可能危及生命,需要立即手术治疗(图 6-45)。

尿道损伤

　　尿道损伤(urethral trauma)几乎只见于男性,可能发生在骨盆钝器伤或骑跨伤。当尿道损伤怀疑有血尿,特别是当患者尿道口出现血迹或无法排出尿液时,对于有此病史的患者,在膀胱导尿之前必须进行 RUG。

　　根据尿道受损伤的部位,可分为前尿道损伤

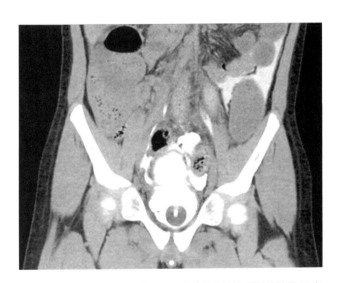

图 6-45　膀胱增大破裂。CT 膀胱造影的冠状图像显示出膀胱造影剂的漏出。这种类型的破裂通常是腹腔内的,必须立即修复,因为这是一种危及生命的紧急情况。膀胱顶部是正常的,其上部增大,看起来像花生。Foley 导管球囊膨胀在膀胱底部(Courtesy of Micheal Breen,MD)

和后尿道损伤。后尿道损伤更常见于骨盆直接损伤,而前尿道损伤更常见于骑跨损伤。尿道损伤的分期与成人相同。外伤可导致尿道狭窄,通常使用 RUG 对狭窄进行评估。

阴囊损伤

阴囊损伤(scrotal trauma)的临床表现通常很简单,患者在创伤后出现急性阴囊疼痛。超声是用于评估损伤的主要成像方式,睾丸出血/挫伤可能表现为边界不清的低回声区,常表现为肿块样,睾丸实质破裂很少见到,睾丸周围可能有混杂的液体,表现为血肿。血肿可能是继发于睾丸本身的损伤,也可能与腹部创伤有关,血液通过未闭的鞘膜延伸。睾丸破裂是指白膜的完整性受到破坏,并通过该缺损挤压出生精小管。白膜通常被视为一个薄的回声结构,与睾丸紧密相连,并沿周围显示(图 6-46)。睾丸破裂需要及时手术修复。有效、准确的诊断是挽救睾丸的关键。

肾上腺

肾上腺是内分泌器官,位于肾脏上方,三角形结构让人联想到拿破仑的帽子(图 6-47)。在组织学上,腺体由皮质和髓质组成,分泌特定的糖皮质

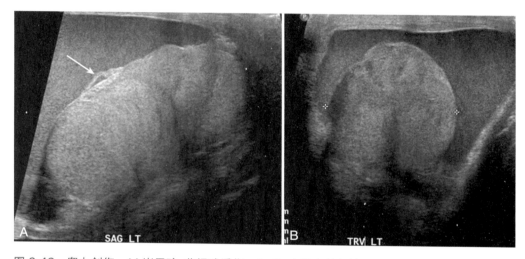

图 6-46 睾丸创伤。14 岁男孩,曲棍球受伤。A、B. 左睾丸的矢状面和横断面图像。左睾丸周围有混杂的液体,与积血混合。睾丸周围正常光滑的白膜回声被破坏。图示(A)中的箭所示为瓣膜。睾丸正常圆形轮廓处可见隆起,在横断面上最易观察到。睾丸回声不均匀,与挫伤相符。在手术中,由于外膜周围出现了撕裂,生精小管穿过缺损处被挤压

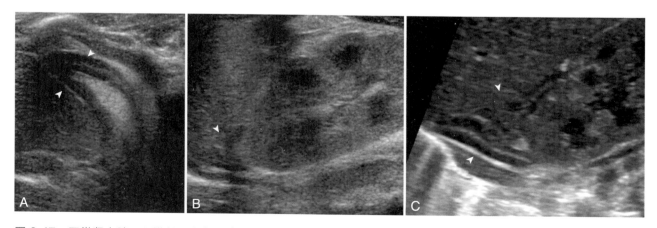

图 6-47 正常肾上腺。A 横断面和(B,C)矢状面超声图像显示肾上腺(箭头)。它位于肾脏上极的正上方,是一个三角形的结构,形状像拿破仑式的帽子。通常在婴儿可以见到

激素,激素和儿茶酚胺。在胎儿和新生儿中,由于皮质较大,肾上腺相对较大。超声检查通常可以见到正常的肾上腺。皮质为典型的低回声,中央为高回声的髓质。当胎儿皮质被成人皮质所取代时,肾上腺会迅速缩小,在出生后的前 3 周,肾上腺的大小会减少 50%。随着年龄的增长,肾上腺呈现出成人的大小和形态。

形态异常

肾上腺皮质的三角形结构被认为是倒 Y 形,这与肾脏的位置有关,肾脏将肾上腺的内外侧支分开。在同侧肾发育不全或肾下垂中,肾上腺呈线性或“卧位”形,并且往往比正常腺体更长、更厚(图6-48)。这种外观形态对功能没有影响。

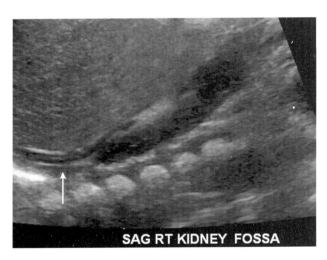

图6-48　卧位肾上腺。产前诊断为右肾发育不良的新生儿。右肾窝的矢状面超声图像显示肾上腺呈线形(箭),而非正常的三角形。当同侧肾脏发育不正常时,肾上腺会出现这种情况

先天性肾上腺增生

先天性肾上腺增生(congenital adrenal hyperplasis,CAH)是指一组在合成肾上腺皮质激素的途径中存在酶缺陷的疾病,最常见的是 21- 羟化酶缺陷。临床上,患者表现为性发育异常(最严重的形式为性别不明),以及危及生命的盐消耗危象。在患有 CAH 的女性中,尿道和阴道远端连接形成一个共同的通道,称为泌尿生殖窦。这些患者有一个外孔,两个结构都是空的。泌尿生殖窦的形态可以用生殖器图来评估。

在 CAH 的背景下,肾上腺可能均匀增大。尽管 CAH 的诊断是基于实验室数据,但出生前、后影像学上肾上腺肿大可提示该诊断。出生后,腺体长度大于 20mm 或肢体宽度大于 4mm 则认为增大。受 CAH 影响的腺体轮廓呈锯齿状,称为“脑形”,与正常肾上腺光滑轮廓相反(图 6-49)。

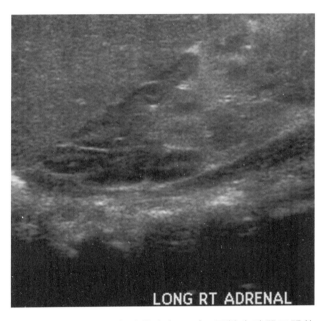

图 6-49　先天性肾上腺增生(CAH)。两性生殖器不明的新生儿。右侧肾上腺矢状面超声图像显示腺体增大,呈脑形样外观,符合 CAH。腺体长度大于 20mm 或肢体宽度大于 4mm 提示肾上腺增大。左侧肾上腺形态相同

肿块和假性肿块

新生儿最常见的肾上腺肿块是肾上腺出血,其次是神经母细胞瘤。除新生儿期外,最常见的是神经母细胞瘤和神经嵴起源的肿瘤。

肾上腺出血

肾上腺出血通常发生在围生期应激或创伤性分娩时,因出血时间不同而超声表现不同。正如身体其他部位的血肿一样,最初是高回声,当它逐渐机化时,随着回声间隔的变化,逐渐变成低回声,肾上腺血肿常会出现钙化。它一般是无血供的,在彩色多普勒评估中检测不到血流。如果在最初的影像上很难区分肾上腺血肿和肿瘤,建议进行后续的超声随访。肾上腺出血表现为进行性消退(图6-50)。

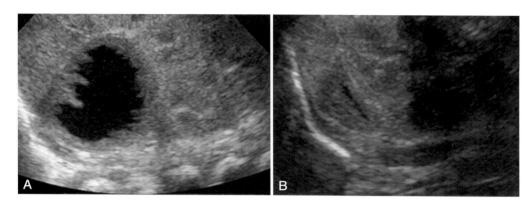

图 6-50 肾上腺血肿。因胎儿窘迫而经紧急剖宫产出生的新生儿。A. 通过左肾上腺区获得的矢状面图像显示,结合临床,局限的、厚壁无回声结构很可能代表肾上腺血肿。B.1 个月后同一区域的矢状面图像显示该结构的体积缩小,回声更加均匀,只剩下一个薄的低回声区域,这是由于肾上腺血肿的消退。虽然神经母细胞瘤在最初的影像学上可能有相似的表现,但在后续的随访检查中不会出现消退

神经母细胞瘤

神经母细胞瘤(neuroblastoma,NB)是儿童最常见的颅外实体肿瘤。这种肿瘤可起源于交感神经系统的任何部位,但绝大多数起源于肾上腺髓质,神经嵴来源的肿瘤为一个谱系,包括神经母细胞瘤(恶性)、神经节神经母细胞瘤(交界性)和神经节神经瘤(良性)。

神经母细胞瘤最常表现为可触及的肿块,尤其是在肾上腺或腹部其他地方出现时。然而,在最初可以出现多种临床表现。可能会出现副肿瘤综合征,称为 opsoclonus-myoclonus,患者表现为共济失调和眼球震颤或“舞动的眼睛”。如果肿瘤出现在靠近肺尖的纵隔,患者可能表现为霍纳综合征。实验室检查常常但并不是统一都出现尿儿茶酚胺升高。

神经母细胞瘤的预后取决于发病的阶段。近年来,在 20 世纪 90 年代建立的国际神经母细胞瘤分期系统(INSS)不常使用了,现在更常用国际神经母细胞瘤危险组分期系统(INRGSS)(表 6-4A)。这种转变对放射科医生特别重要,因为它是基于一组影像图像定义的肿瘤术前危险因素分期(IDRF)(表6-4B)。相反,先前使用的 INSS 是基于疾病的外科分期。

仅在 18 个月以下的患者中发现转移性疾病,这被称为 4S 期神经母细胞瘤(S 代表“特殊”)。转移性疾病仅限于皮肤、肝脏和 / 或骨髓。这种形式是特殊的,因为在大多数情况下,这种疾病无须治疗即可治愈。

表 6-4A 影像定义的神经母细胞瘤的危险因素

同侧肿瘤在两个腔室内扩散
　颈 - 胸、胸 - 腹、盆 - 腹
颈部
　肿瘤包绕颈动脉和 / 或椎动脉和 / 或颈内静脉
　肿瘤延伸至颅底
　肿瘤压迫气管
颈胸交界
　臂丛神经根肿瘤
　包绕锁骨下血管和 / 或椎动脉和 / 或颈动脉的肿瘤
　压迫气管的肿瘤
胸部
　包绕主动脉和 / 或主要分支的肿瘤
　肿瘤压迫气管和 / 或主支气管下纵隔肿瘤,浸润 T9 和 T12 之间的肋 - 椎交界处
胸腹
　肿瘤包裹主动脉和 / 或腔静脉
腹部 / 骨盆
　肿瘤浸润肝门和 / 或肝十二指肠韧带
　肿瘤包绕肠系膜上动脉在肠系膜根部的分支
　肿瘤包绕着腹腔轴和 / 或肠系膜上动脉的起源
　肿瘤侵犯一个或两个肾蒂
　包绕主动脉和 / 或腔静脉的肿瘤
　肿瘤包绕髂血管
脊髓肿瘤延伸,无论其位置如何
　超过 1/3 的椎管病变,轴面受到侵犯和 / 或髓性软脑膜间隙消失和 / 或脊髓信号异常
邻近器官 / 结构的浸润
　心包、膈肌、肾脏、肝脏、胰胆管阻塞和肠系膜
要记录的条件,但不视为 IDRF
　多灶性原发肿瘤
　胸腔积液,有或没有恶性细胞
　腹水,有或无恶性细胞。

表 6-4B　国际神经母细胞瘤危险组分期系统

分期	描述
Ll	局限于身体一个部位的肿瘤,不涉及列表中的重要结构的影像定义的危险因素
L2	局灶性肿瘤,存在一种或多种影像定义的危险因素
M	远处转移性疾病(MS 期除外)
MS	18 个月以下儿童的转移性疾病,转移仅限于皮肤、肝脏和 / 或骨髓

原发性多灶肿瘤患者应根据表中定义的最大疾病范围进行分期。

　　X 线平片通常是在腹部肿块检查中获得的初步影像学研究。X 线片表现是非特异性的,质量会随着肠内气体或内脏轮廓的改变而改变,可看见不同程度的钙化。

　　超声也是一种常用于腹部肿块检查的方法。神经母细胞瘤表现为一个不均质的肿块,通常位于肾上腺区,可能伴有肾脏下移(图 6-51)。通常情况下,用超声很难区分肾上腺肿块和肾肿块,肾上腺肿块通常与肾脏形成一个锐角,而肾肿瘤则被正常肾实质所包围呈“爪形”。神经母细胞瘤常有钙化,肿瘤为包裹和缩窄血管,而不是侵犯血管,这是与肾母细胞瘤(Wilms tumor)的一个重要区别。

　　分期需要依靠轴位增强的图像,可以同时使用 CT 和 MRI,但由于 MRI 无辐射,MRI 的使用更多。在 CT 上,可以看到一个不均匀的、强化的肿块,并常伴有坏死、出血和钙化。MRI 示 T2 高信号,T1 低信号,不均匀强化,MRI 上可能看不到钙化。可以看到邻近器官的移位和血管的移位或包裹。应仔细检查有无肿大的淋巴结和肝转移。

　　核医学间位碘代苄胍(MIBG)扫描可以作为评估分期检查的一部分,这对于骨转移的检测特别重要。MIBG 是肾上腺素细胞摄取的去甲肾上腺素类似物,神经母细胞瘤和嗜铬细胞瘤均可观察到该示踪剂的摄取,MIBG 可与 I123 配对以进行诊断成像,或在给予治疗剂量时与 I131 配对。大约 90% 的神经母细胞瘤摄取 MIBG,当肿瘤不摄取 MIBG 时,可

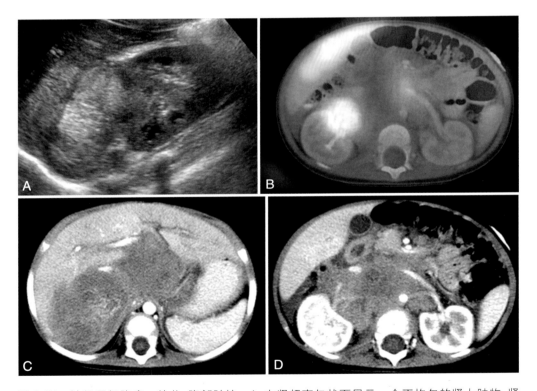

图 6-51　神经母细胞瘤。幼儿,腹部肿块。A. 右肾超声矢状面显示一个不均匀的肾上肿物,肾脏向下方移位,肿瘤病灶中央的回声与钙化相一致,这在神经母细胞瘤中很常见。B. 轴位 CT 和间位碘代苄胍(MIBG)单光子发射图像显示与 MIBG 的强烈亲和力,这是神经母细胞瘤的另一个典型特征。尽管大多数神经母细胞瘤都是 MIBG 阳性,但它们并不是总使用这种放射性示踪剂。C、D. 如超声图像所示,轴位 CT 增强图像显示右侧肾上肿物伴中心钙化,强化不均匀。肿块包围并包裹着脉管系统,但不侵犯血管,这是一个有助于区分神经母细胞瘤和肾母细胞瘤的特征

以使用锝骨扫描或氟脱氧葡萄糖(FDG)正电子发射断层扫描来评估骨转移。

其他一些肾上腺肿块在儿童中很少见到,包括肾上腺腺瘤、嗜铬细胞瘤和肾上腺皮质癌。这些肿块在儿童中的表现与在成人中的表现基本相同。

男性和女性生殖道

胚胎学

因为男性和女性生殖道的病因学是相似的,将他们放在一起讨论,睾丸和卵巢都是由被称为性腺脊的中间中胚层的一部分发育而来。在妊娠第 7 周左右,性腺脊开始分化(图 6-52)。

在 Y 染色体上出现 SRY 基因后,男性生殖道开始发育,与性腺脊一起,中肾管或沃尔夫管形成附睾、输精管和精囊,这些结构形成于腹腔的后部,一条引带从发育中的性腺的尾端延伸到腹膜底部。大约在妊娠第 13 周时,腹侧的腹膜形成鞘状突,鞘状突的生长增大形成腹股沟管,然后,睾丸开始经鞘状突下降(图 6-53)。

在妊娠中期,成熟的睾丸保持在腹股沟环水平

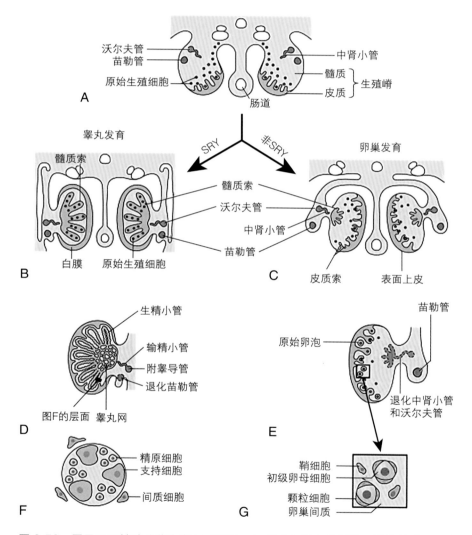

图 6-52 图示不同性腺分化为睾丸或卵巢。A. 来自 6 周大的胚胎双潜能性腺。B. 在第 7 周,显示睾丸在 SRY 的影响下发育。C. 12 周时,显示卵巢在无 SRY 的情况下发育。D. 20 周时的睾丸,显示睾丸网和来自髓质索的生精小管。E. 20 周时卵巢,可见原始卵泡。F. 取自 20 周胎儿的生精小管的部分。G. 来自 20 周胎儿卵巢皮质的切片,显示两个原始卵泡(摘自 Jones RE,Lopez KH. Sexual differentiation. In: Jones RE,Lopez KH,eds. Human Reproductive Biology,4th ed. San Diego,CA:Academic Press,2014:87-102)

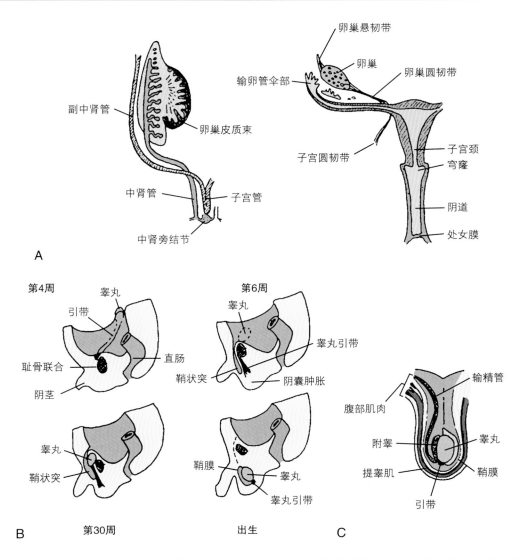

图 6-53　A.8 周时女性生殖管道的表现及其对女性生殖系统的贡献。B. 睾丸的下降。C. 睾丸及其表面覆盖物的关系（摘自 Palastanga N, Field D, Soames R. Embryology. In: Palastanga N, Field D, Soames R, eds. Anatomy and Human Movement, 2nd ed. London, UK: Butterworth-Heinemann, 1994:23-44）

的鞘状突附近，在孕晚期，睾丸和附睾都进入阴囊。正常情况下，直到妊娠第 37~40 周，腹股沟管才闭合，这解释了早产儿斜疝的发生率，当下降失败时，会导致隐睾症。

　　在女性中，SRY 基因抑制的缺失使中肾旁管或苗勒管持续发育，这些结构与性腺脊一致，形成了女性生殖道。典型的中肾旁管位于中肾管的侧面，中肾旁管尾侧的融合与内侧部分的退化形成了子宫、宫颈和阴道的发育，尾侧与泌尿生殖窦融合，形成阴道，头侧向外侧疏通及横向移动，最终形成双侧输卵管。这一形成过程可以在不同的阶段被中断，从而导致各种发育异常（见下文）。

　　外生殖器起源于泌尿生殖结节、泌尿生殖道隆起和泌尿生殖道皱褶。在男性中，SRY 基因的存在允许睾酮的产生，最终导致睾丸、阴囊和阴茎的形成。在女性中，这些激素的缺乏会导致阴蒂、大阴唇和小阴唇的发育。这些结构顺序的形成异常可能导致两性生殖器不明确（见下文）。

男性生殖道

睾丸的正常解剖

　　不管临床问题如何，首先超声通常是用于评

估阴囊及附属物的主要成像方式。在超声检查中，睾丸表现为具有均匀回声的卵圆形结构，反映睾丸纵隔的线性高回声带将睾丸平分。在青春期前的男性中，睾丸可以很小并且可以移动，在超声检查过程中经常可看到部分缩回腹股沟管。在青春期，睾丸会长到成人大小，这种增长可能是不对称的（图 6-54）。

白膜与睾丸表面紧密贴合，超声上，可见睾丸周围有一个薄的、连续的、有回声的结构。在正常情况下，可看到睾丸周围少量液体，位于白膜外，鞘膜是腹股沟的胚胎残留，这是白膜外层的非常细小的结构，通常在超声上不可视为独立的结构，覆盖在睾丸上的阴囊皮肤很薄。

整个睾丸实质内应有均匀的血流，血流在两个睾丸中应该是对称的，并且在各个年龄段均可通过现代超声设备看到。睾丸周围有包膜血管，在评估扭转时，应探查中央血管，仅对包膜血管评估可能会出现假阴性结果。

附睾由头、体、尾组成，头部位于睾丸的头侧，体部向后延伸，尾部位于尾端，与输精管相连，附睾回声均匀，血流均匀，体积比邻近的睾丸小。

隐睾

当睾丸不能正常下降进入阴囊时，就会导致隐睾，这可是单侧也可是双侧，未下降的睾丸可能位于前面描述的下降路径的任何部位，虽然不是常规检查，但超声或磁共振可以用来定位未下降的睾丸。患有隐睾症的婴儿通常在出生后的第 1 年可以先进行观察，因为睾丸可能会自行下降而无须手术，如果睾丸在 1 岁之前没有下降，就要进行外科睾丸固定术。

未下降的睾丸，即使在手术矫正后，在未来发生肿瘤的风险也更高。如果隐睾未在早期发现，它可能是较年长儿童轴位成像的混淆来源，因为位置异常的睾丸可能被误认为是肿大的淋巴结或其他肿块。

急性阴囊疼痛

阴囊痛（scrotal pain）是小儿急诊科的常见症状。超声是首选的影像学检查，由于可能存在睾丸扭转的风险，应尽快进行超声检查。

睾丸扭转（testicular torsion） 虽然不是阴囊疼痛最常见的原因，但睾丸扭转是最令人担忧的，最常见的扭转被称为精索扭转，因为扭转发生在精索内，睾丸钟摆畸形易发生这种扭转。当睾丸和附睾不充分地固定在鞘膜上时，就会发生这种情况，由于固定不充分，睾丸可沿精索蒂自由旋转和扭转，当这种扭转发生时，睾丸的血管供应被切断。时间是诊断的关键，因为大约 6h 后，挽救睾丸的机会显著减少。患者表现为急性发作的单侧、强烈的

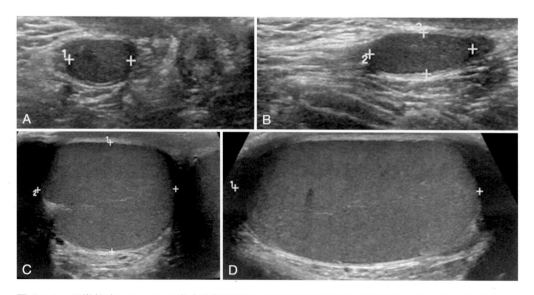

图 6-54 正常检查。A、B. 正常青春期前睾丸的超声横断面和矢状面图像。睾丸有均匀的回声。图示睾丸纵隔，但不明显。青春期前睾丸的正常体积通常小于 1.5ml。C、D. 正常青春期后睾丸的横断面和矢状面超声图像。除睾丸纵隔外，青春期后睾丸回声均匀。睾丸纵隔在横断面（C）图像上显示最好。青春期后睾丸正常体积可为 15~30ml

阴囊疼痛和肿胀,通常,患侧提睾反射消失。

鞘外扭转就不那么常见了,当鞘膜与阴囊壁没有合适的附着物时才会发生,在这种情况下,整个外膜和附属物都可能发生扭转,这种扭转几乎只发生在新生儿,患儿表现为疼痛和肿胀。鞘外扭转可能发生在宫内,婴儿检查初次时表现为实性肿块,因为扭转不常见,疼痛通常是不明显的。

由于两种扭转都用相同的方法处理,在紧急情况下,这两种扭转形式在手术前可能无法区分,这种差异几乎没有临床意义。

超声是目前唯一用于诊断睾丸扭转的影像学手段。紧急情况下,扭曲的睾丸在灰度图像上出现体积变大并产生低回声,由于变化可能是细微的,与对侧无症状的睾丸仔细对比很重要,偶尔可以见到精索扭曲。如果显像延迟,灰度变化将变得更加明显,睾丸回声会变得越来越不均匀,彩色多普勒评估可以显示坏死区域,血流会消失,但是,如果扭转早和/或间歇,血流可能无变化甚至增加(图6-55)。因此,在高度怀疑此诊断时,如果灰度结果符合,则不一定要依据最小血流量的存在。尽管可以使用放射性核素研究来诊断扭转,但至今这还不是标准的方法。

睾丸附件/附睾扭转(torsion of the appendix testis/epididymis) 急性阴囊疼痛的另一个常见原因是睾丸附件/附睾的扭转,这两个实际上是不能相互区分的,因此这两个术语可以互换使用。睾丸和附睾都有相应的小的软组织赘生物,易发生扭转,附睾扭转的临床表现很难与睾丸扭转相鉴别。在所有这些疾病中,患者会出现单侧阴囊急性疼痛。附睾扭转时,阴囊内睾丸方向正常,皮肤可见"蓝点征",为坏死出血性附睾扭转的表现。这些体格检查结果有助于鉴别附睾扭转和睾丸扭转。

在超声检查中,偶尔可以见到正常的附睾,尤其是在鞘膜积液的情况下,它与相邻睾丸有相同的回声。在附睾扭转的情况下,阴囊的外观可能类似于附睾炎。附睾和阴囊软组织会发炎,并且可能会见到相关的鞘膜积液,在所有附睾炎病例中都应考虑附睾扭转的可能性。扭转时,附睾最初会随着周围的充血而增大,随后会缩小和无血流。随着附睾退化、萎缩,钙化会脱落,最终形成阴囊结石(图6-56)。附睾扭转可表现为睾丸旁肿块,声像图表现和疼痛程度可将该病与无疼痛的附睾肿瘤区分开来。附睾扭转治疗的主要手段是控制疼痛,而非手术治疗。

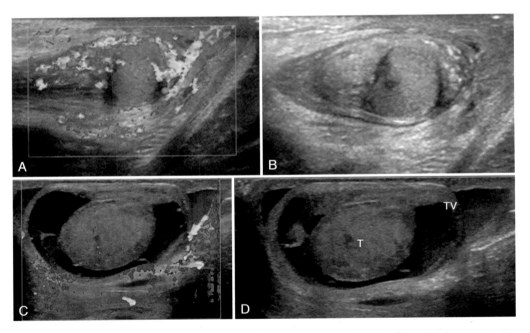

图 6-55 睾丸扭转。7 岁男孩,睾丸疼痛 2 天。A、B. 左睾丸矢状面彩色多普勒及灰度图像。彩色多普勒图像显示睾丸无血流,但周围有反应性充血。在灰度图像上,睾丸回声是不均匀,有一个低回声区,可能是坏死。手术时,证实睾丸坏死,无法存活。C、D. 左睾丸肿胀的新生儿。左睾丸矢状位彩色多普勒及灰度图像。睾丸(T)肿大不均匀,内血流减少及反应性鞘膜积液。此外,睾丸鞘膜(TV)沿周向增厚,在睾丸鞘膜和阴囊皮肤之间可见混杂的液体。这些表现与睾丸的扭转是一致的,因为睾丸和睾丸鞘膜都是受了挤压而导致水肿

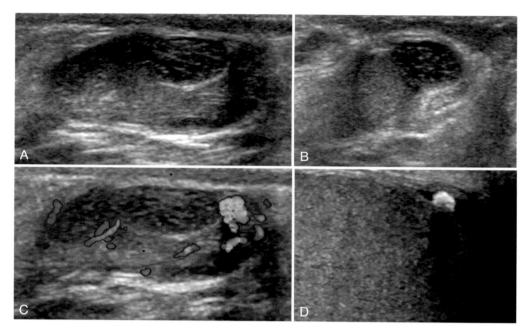

图 6-56 附睾扭转。八岁男孩阴囊急性疼痛。A、B. 左睾丸超声矢状面（A）和横断面（B）灰度图像显示一个卵圆形、不均匀的结构。C. 彩色多普勒图像显示，附睾周围和睾丸有血流，但卵圆形、不均匀结构无血流，这种形态是典型的附睾扭转。D. 另一名患者的超声图像显示睾丸附近有一个小的、高回声病灶，这为"阴囊结石"，可能代表附睾扭转的末期

附睾炎 / 睾丸炎（epididymitis/orchitis） 与成人相比，感染性附睾炎，无论有无睾丸炎，在儿科人群中相对少见。临床上，患者会出现疼痛，受累阴囊可有肿大和红斑。尽管临床上很难区分，一般来说，附睾炎的疼痛发作比附睾扭转更为缓慢。超声检查显示附睾增大，有时明显增大，回声可以均匀也可以不均匀。当睾丸也受累时，回声会出现变化，体积会增大，彩色多普勒显示明显充血(图 6-57)。附睾炎时阴囊皮肤可能增厚，通常会出现反应性水肿。如前所述，当这些超声检查结果出现时，应仔细检查附睾是否扭转。

阴囊 / 睾丸增大

大多数情况下，新生儿或幼儿的阴囊增大是由睾丸外原因引起的，如疝或鞘膜积液。原发性睾丸肿块，包括良性和恶性，在青春期前人群中相对少见。

疝（hernia） 如前所述的胚胎学部分，睾丸通常通过鞘状突下降，鞘状突通常在出生前或出生后立即闭合。由于未知的原因，导致鞘状突不能闭合，腹部内容物可以通过这个缺口突出，称为间接疝，最常见的是脂肪单独通过这个缺损突出。然而，任

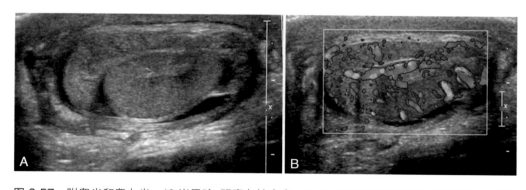

图 6-57 附睾炎和睾丸炎。10 岁男孩，阴囊急性疼痛。A、B. 右侧睾丸矢状面灰度和彩色多普勒图像。附睾位于睾丸之上，附睾增大，不均质。彩色多普勒图像显示，附睾和睾丸血流增加。这些发现与附睾炎和睾丸炎一致。有少许鞘膜积液

何腹部内容物都可以疝出,包括小肠、结肠、阑尾,甚至膀胱。虽然疝的存在可能会引起疼痛,但如果疝气可以缩小并回纳到腹腔内,就不会出现紧急情况。一旦疝不能回缩或嵌顿,疝内容物就有缺血、坏死的风险。

超声有无与伦比的实时成像能力,超声波是评估疝气存在和可复性最有用的方法。可以看到脂肪和肠管从腹股沟环突出。在超声检查过程中,应要求患者进行 Valsalva 动作(Valsalva maneuver)。腹内压增加时,疝气应增大。如果临床怀疑有嵌顿,应仔细探查所涉及的腹部内容物。应评估肠壁增厚程度和有无血流。周围软组织结构回声增强提示水肿和炎症改变。

由于患者除了阴囊肿胀外,还常表现为腹痛,因此一开始可进行腹部 X 线检查。腹股沟疝可表现为腹股沟上方的软组织隆起或阴囊大小不对称。当疝包含充满气体的肠袢时,疝更明显(图 6-58)。当出现疝气时,应常规检查是否有肠梗阻,这些征象可能包括肠袢扩张和气 - 液平面。CT 和 MRI 轴位成像,也可以用来评估是否存在疝。肠壁增厚和

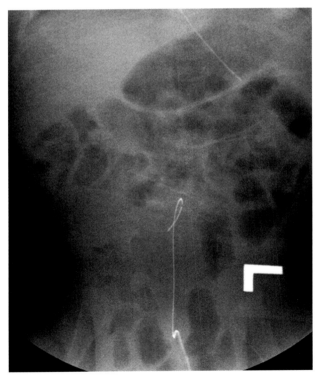

图 6-58　腹股沟疝。一早产儿 KUB(肾脏,输尿管和膀胱)显示双侧腹股沟疝及肠管疝入。充气肠袢位于耻骨联合的外侧和下方。在新生儿腹股沟疝是一个常见的疾病,特别是早产儿。本例患者无肠梗阻临床症状,肠内气体形态正常

周围炎症改变可能提示嵌顿。当怀疑肠梗阻时,这些方法尤其适用。

鞘膜积液(hydrocele)　通常是偶然发现,但大的鞘膜积液可表现为阴囊"包块"。鞘膜积液常为原发性疾病,但也可能继发于其他的疾病,如附睾炎或肿瘤。鞘膜积液有不同的类型,根据其位置和与腹腔的沟通情况进行分类。与脐尿管异常一样,分类取决于哪一部分的胚胎结构(鞘状突)仍然保持通畅。

如果整个鞘状突开放,会产生交通性鞘膜积液,有时可以通过超声对其施加压力来显示液体可以从阴囊进入腹腔,但这并不总是一个可靠的表现,如果鞘状突在腹股沟环水平未闭合,但在睾丸水平闭合,则形成精索鞘膜积液。这是一种以腹股沟为中心的长方形结构,不环绕睾丸,但可与腹腔沟通,当积液不与腹腔沟通或环绕睾丸时,会发生包裹性积液,这也称为精索积水。最后,最常见的鞘膜积液是环绕睾丸但不向上延伸的睾丸鞘膜积液(图 6-59)。

超声是检测鞘膜积液的主要影像学手段,单纯鞘膜积液表现为睾丸周围的无回声液体,在感染或创伤的情况下,鞘膜积液内可能会有不同程度的混杂回声,如果鞘膜积液时间长,内部可能会出现细分隔。有时在新生儿中可见到一种罕见的鞘膜积液是胎粪鞘膜积液,这是发生在宫内肠穿孔的情况下,这包括混杂的液体和多个高回声病灶,提示部分钙化碎片。鞘膜积液的治疗因其大小、持续时间和相关症状而存在有很大差异。

精索静脉曲张(varicocele)　精索静脉曲张在婴幼儿中并不常见,但在青少年中并不少见。它们的发生是由于精索周围的蔓状静脉丛扩张导致。在成人中,左侧是最常见的,但也可能是双侧。超声检查可见睾丸上缘有多处无回声、管状结构,彩色多普勒显示血流充盈。这些管状结构的大小会随着腹内压的变化而变化。由于存在潜在的不育症,患者需要接受常规的超声检查以监测睾丸的生长。

睾丸良性肿块

表皮样囊肿(epidermoid)　表皮样囊肿(图 6-60)是一种较常见的小儿良性睾丸肿瘤,该病变表现为可触及的、无痛性肿瘤,它是一种囊性病变,充满角质层碎片,周围是鳞状上皮。超声检查时,

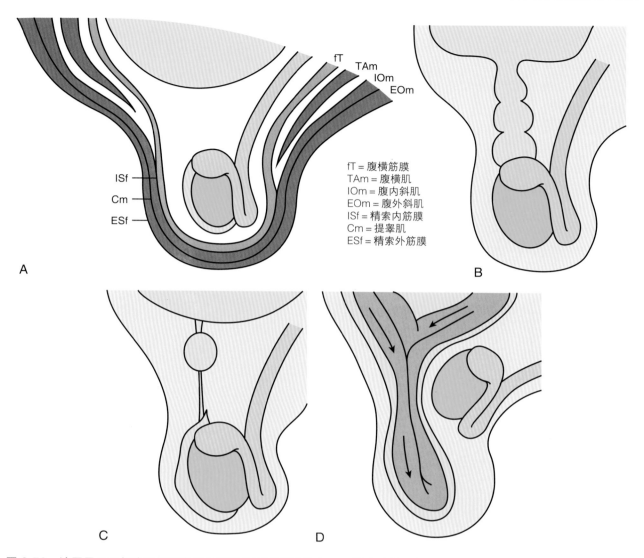

fT = 腹横筋膜
TAm = 腹横肌
IOm = 腹内斜肌
EOm = 腹外斜肌
ISf = 精索内筋膜
Cm = 提睾肌
ESf = 精索外筋膜

图 6-59 该图显示了与腹股沟环未闭合有关的不同类型的疝。A. 阴囊壁的正常层。B. 精索鞘膜积液。C. 囊状鞘膜积液或精索鞘膜积液。D. 腹股沟阴囊疝（Reproduced from Garriga VSerrano A,Marin A,et al. US of the tunica vaginalis testis：anatomic relationships and pathologic conditions. Radiographics,2009；29:2017-2032）

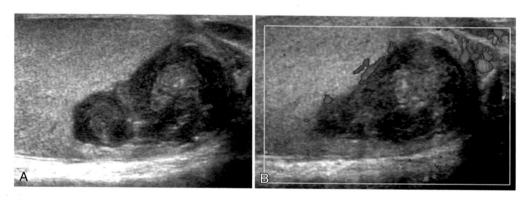

图 6-60 表皮样囊肿。14 岁男性,可触及睾丸无痛性肿块。A、B. 睾丸矢状面灰度和彩色多普勒图像显示睾丸内分叶状、不均质、无血供肿块,内部呈层状结构。这是表皮样囊肿的典型表现。如果在手术前怀疑有表皮样囊肿,则可行肿物摘除术,而不必行睾丸切除术

角蛋白层呈层状,常被比作洋葱皮,表皮细胞界限清楚,无血管,可能是多重的,甚至是双边的。虽然超声仍是诊断的主要手段,但 MRI 更常用于评估。在 MRI 上,表皮样囊肿表现为 T2 高信号,T1 低信号,周围为更低信号,增强扫描无明显强化。如果影像学表现提示表皮样囊肿,患者可行保留睾丸的肿瘤摘除术。

肾上腺残留(adrenal rests) 肾上腺残留是导致 CAH 患者睾丸肿块的罕见原因。在这种临床情况下,重要的是要考虑这个疾病,以避免不必要的手术。在超声上,肾上腺残留表现为边缘模糊的低回声区,经常是双边的。

微石症(microlithiasis) 在超声检查中,睾丸微石症是睾丸实质内的多个点状回声灶,微石可能稀疏或非常多。该疾病的病因尚不明确。目前,不推荐长期随访,因为微石症能增加患恶性肿瘤的风险还没有得到明确的证实。

睾丸及睾丸旁恶性肿块

横纹肌肉瘤(rhabdomyosarcoma,RMS) 在儿童中,最常见的睾丸外恶性肿瘤是横纹肌肉瘤。横纹肌肉瘤是一种软组织肿瘤,可发生在身体的任何部位,通常累及泌尿生殖道。男性的肿瘤可能来自膀胱、前列腺或阴囊,在阴囊,它起源于睾丸旁的软组织,如附睾或精索。儿童表现为无痛性阴囊肿块。

与几乎所有阴囊疾病一样,超声是首选的成像方式。横纹肌肉瘤在发现时可能就相当大,正常的睾丸实质由于肿块效应可能显示不清,肿瘤是不均质的,有囊变坏死区域,通常血供丰富,常同时存在鞘膜积液(图 6-61)。

分期需要 CT 或 MRI 的轴位成像。该病早期通常会扩散到腹膜后淋巴结。手术是主要的治疗方式,并与各种放疗和化疗方案相结合。若病灶局限于阴囊,预后良好。

原发性睾丸肿瘤 睾丸内肿瘤在青春期前多为良性病变,在青春期后多为恶性病变。肿瘤可分为生殖细胞肿瘤和非生殖细胞肿瘤。非生殖细胞肿瘤,如性索 - 间质细胞肿瘤(sertoli and leydig cell tumors),在儿童中很少见。生殖细胞肿瘤可进一步分为精原细胞瘤(seminomas)和非精原细胞瘤(nonseminomatous tumors)。精原细胞瘤是青春期后男性最常见的睾丸肿瘤,其临床表现和影像学表现与成年人基本相同。非精原细胞瘤,其中最常见的是畸胎瘤(teratoma)和卵黄细胞瘤(yolk cell tumors),更常见于青春期前男性,平均诊断年龄为 2 岁。

与其他部位的畸胎瘤一样,回声不均匀,常伴有脂肪和钙化。典型的治疗方法是在青春期前进行保留睾丸的肿瘤摘除术。卵黄囊瘤可能在发现时就非常大,有时可替代整个睾丸(图 6-62),肿瘤不均质,存在坏死区域,血清中甲胎蛋白水平通常升高。治疗是根治性睾丸切除术。

有些恶性肿瘤可能转移到睾丸,由于阴囊的血液屏障,睾丸可以成为恶性肿瘤的避难所,它是肿瘤复发最常见的部位之一,尤其是白血病和淋巴瘤。睾丸可能被肿瘤浸润,在超声上表现为肿大和弥漫性低回声,也可见到斑点状、多灶性低回声区。

女性生殖道

子宫和卵巢的正常解剖

子宫和卵巢的大小和形态是可变的,取决于患者的年龄,这是由于在生命的不同阶段受激素的影

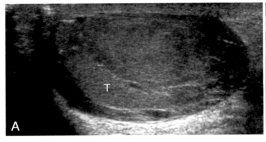
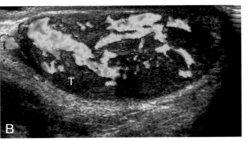

图 6-61 睾丸旁横纹肌肉瘤。七岁男孩单侧阴囊肿胀。A、B. 矢状面灰度和彩色多普勒图像显示一个巨大、不均匀、富血供的肿块,替代了正常的睾丸(T)。这是睾丸外的肿块,由于睾丸经常被压缩、扭曲,正常的睾丸可能很难与肿块区分开。横纹肌肉瘤是一个巨大的,快速增长的,无痛性的睾丸外肿块

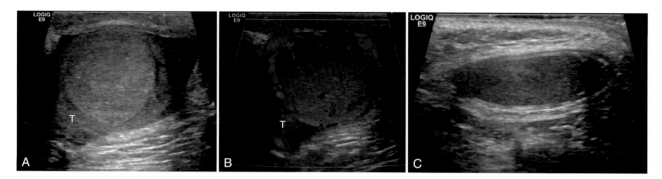

图 6-62　卵黄囊瘤。五岁男孩单侧阴囊肿胀。A、B. 矢状面灰度和彩色多普勒图像显示一个巨大的肿块,其边缘为正常睾丸组织(T)。卵黄囊瘤是一种睾丸内肿块。它比横纹肌肉瘤更均匀和局限。卵黄囊肿瘤在出现时可能很大,睾丸可能很难识别。C. 对侧正常的睾丸为肿块的大小提供了尺度感

响不同。新生儿在出生后受母体激素的影响,子宫较大,卵巢可见(图 6-63,图 6-64),从婴儿期到青春期之前,子宫和卵巢很小。尽管青春期前女性的卵巢很小,但由于卵泡刺激素的存在,整个儿童期都可以看到微小的卵泡。在儿童后期,子宫出现了小

幅度的增长,在此期间,子宫颈可以等于或大于子宫底的大小。在青春期,子宫底会拉长并变薄,最终变得比子宫颈大(图 6-63)。卵巢变得更明显,并且能够发育出在成年卵巢中可见的优势卵泡和黄体囊肿。

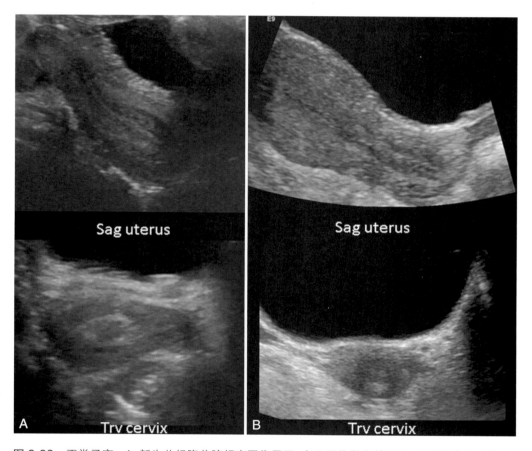

图 6-63　正常子宫。A. 新生儿经腹盆腔超声图像显示,由于母体激素的影响,子宫形态相对较大。值得注意的是,子宫颈等于或大于子宫的横径。B. 14 岁女孩,经腹超声图像显示子宫底部的延伸和增厚。注意,子宫颈比子宫的其余部分小。在新生儿期和青春期之间,子宫又长又薄,视觉上更有挑战性

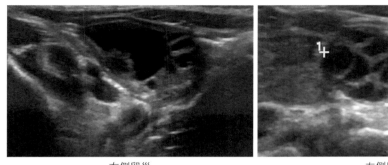

右侧卵巢　　　　　　　　　　左侧卵巢

图 6-64　新生儿的正常卵巢。新生儿经腹盆腔超声图像显示,卵巢体积相对较大(右卵巢体积: 2.6ml;左卵巢体积:1.5ml)。这是由于在产后早期受母体残留激素的影响。在儿童后期,也就是青春期之前,卵巢很小,也更难看到

女性生殖道异常

如前所述,女性生殖道的异常是由中肾旁管形成过程中的融合异常引起的,这些都被认为是苗勒管异常。女性生殖道异常与肾脏异常有很强的相关性,包括单侧肾发育不全、肾异位和肾发育不良,与肛门直肠畸形也有关联,当患者诊断为涉及其中一个系统的异常时,应进行相关的筛查。

苗勒管异常的范围从完全发育不全到部分发育不全,再到正常结构的异常形成。存在不同的分类系统对各种异常进行分类,美国生殖医学协会的分类使用最广泛(图 6-65)。

两个子宫前体细胞间的间质组织吸收失败导致子宫隔膜。在这种情况下,子宫底轮廓正常,有一个子宫颈,这可以是部分的,也可以是完全的,延伸到宫颈口。所有弓形子宫是这种情况的轻度变异,可能与子宫隔膜几乎完全卷入有关,这样就看不到分离的隔膜。宫底以下子宫内膜轮廓有轻微

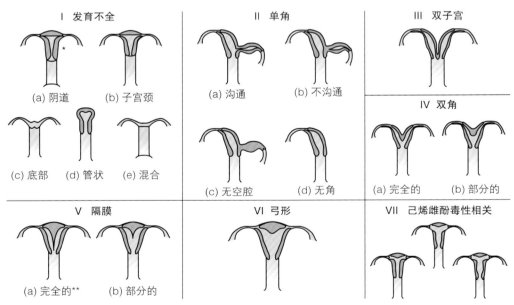

Ⅰ 发育不全
(a) 阴道　(b) 子宫颈
(c) 底部　(d) 管状　(e) 混合

Ⅱ 单角
(a) 沟通　(b) 不沟通
(c) 无空腔　(d) 无角

Ⅲ 双子宫

Ⅳ 双角
(a) 完全的　(b) 部分的

Ⅴ 隔膜
(a) 完全的**　(b) 部分的

Ⅵ 弓形

Ⅶ 己烯雌酚毒性相关

* 子宫可以是正常的,也可以出现各种异常
** 可能有两个不同的宫颈

图 6-65　苗勒管异常分类系统。DES,己烯雌酚(摘自 American Fertility Society. The American Fertility Society classifications of adnexal adhesions,distal tubal occlusion,tubal occlusion secondary to tubal ligation,tubal pregnancies,Müllerian anomalies and intrauterine adhesions. Fertil Steril,1988;49:952)

凹陷,宫底外轮廓正常。

双角子宫(bicornuate uterus)是苗勒管前体部分不融合的结果(图 6-66),与有隔膜的子宫不同,子宫底外轮廓是深凹陷的。分裂的子宫肌层可延伸至宫颈内口(双角单颈)或宫颈外口(双角双颈),有两个分开的功能性子宫腔和两个分开的子宫颈,阴道纵隔的存在易导致半阴道阻塞,在许多此类患者中,也可见孤立肾(图 6-67)。单角子宫(unicornuate uterus)是由于只有一条苗勒管完全形成,对侧发育不全或发育失败所致。

远端阴道梗阻见于处女膜闭锁和阴道横隔,这些患者在出生时表现为会阴部肿块膨出,或在青春期表现为闭经伴周期性盆腔疼痛。处女膜闭锁(imperforate hymen)较浅表,位于苗勒管的尾端和泌尿生殖窦的头端之间,两者通常在此处融合,可以在阴道内的多个部位看到阴道横隔,精确的定位最好由 MRI 来确定。纤维组织的横带代表隔膜,它可能与阴道部分闭锁有关超声成像显示阴道扩张(colpb)及子宫腔扩张(metra)。这些结构常含有非均匀的回声物质,表现为液体(hydro)、分泌物(muco)和血液(bemato)的混合。

子宫和上阴道发育不全被称 Mayer-Rokitansky-Kuster-Hauser 综合征。正常情况下会形成阴道远端和处女膜,因为这些结构来自泌尿生殖窦,这种综合征可能与苗勒管的各种异常有关,可能存在子宫疾病。

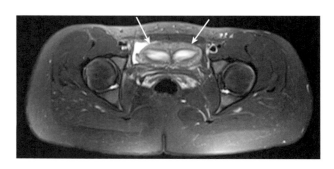

图 6-66 双角子宫。14 岁女孩,在外伤骨盆磁共振成像中偶然发现双角子宫。在这张 T2 轴位图像上,有两个不同的子宫角(箭)。随后的盆腔超声证实了这一点(未显示)

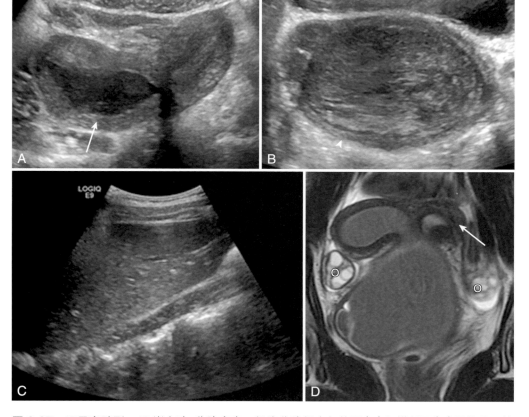

图 6-67 双子宫畸形。13 岁女孩,盆腔疼痛。经腹盆腔超声矢状面(A)和横断面(B)图像显示扩张的、充满积液、积血的子宫内膜腔(箭)和阴道(箭头)。C. 肾脏发育不全而导致右肾窝空虚。D. 在随后的盆腔磁共振成像中,发现右半子宫和阴道扩张,充满液体,左半子宫正常(箭)。结果与双子宫畸形一致。图示:横膈导致右半子宫梗阻。与子宫梗阻侧肾脏发育不全相关。O,卵巢

在某些情况下,它也可能与泌尿、骨骼、听觉和心脏异常有关,患者通常在青春期出现原发性闭经,由于阴道发育不全,她们在性交时也可能出现困难。如果患者有子宫发育不全,子宫内膜增生可导致出血。

有原发性闭经和周期性盆腔疼痛的青少年也可能患有阴道远端闭锁,这是由于泌尿生殖窦远端 1/3 的形成不良而导致。在影像学上,可见液体和血液充盈阴道上部,在子宫腔内也有少量充盈。经阴超声有助于术前评估阴道近端与内口之间的距离(图 6-68)。

两性生殖器不明确

外生殖器作为全面体检的一部分,出生后应立即仔细检查。如果对生殖器不明确的,应及时进一步检查。这应该包括核型分析、激素分析和影像学评估。首选成像方式是通过超声来确定生殖腺的位置和形态,评估子宫的存在,并评估肾上腺是否可能在 CAH 中增大。由于危及生命的"盐消耗危机"可能随之而来,因此 CAH 患者必须及时诊断。

泄殖腔畸(cloacal malformation)形只发生于女孩。这是由于尿路、生殖道和胃肠道的不完全分离造成。泄殖腔是一个共同的孔道,通常在发育早期分为泌尿生殖窦的前部和后部,这一过程的异常可以导致这些通道在泄殖腔的持续融合,体检时会阴为单孔,与其他疾病一样,可能存在相关的中肾旁管异常。尽管生殖器图能提供有关泄殖腔本身最详细的解剖信息,但超声可用于评估内部解剖。通过结肠造口或共同远端孔道灌注入造影剂,对患者进行透视,可以证明尿道、阴道和直肠与泄殖腔的关系(图 6-69)。这些信息可以为重建手术提供有

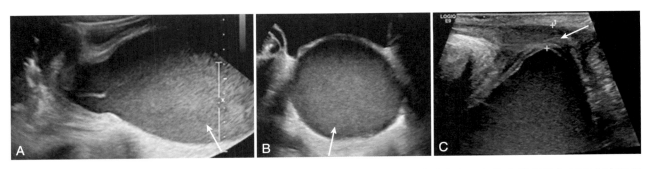

图 6-68 远端阴道闭锁(distal vaginal atresia)。12 岁女孩,原发性闭经,盆腔疼痛。经腹盆腔超声矢状面(A)和横断面(B)图像显示阴道扩张,其中含有积血(箭)。C. 阴超显示到外阴的距离少于 1cm(箭)。与远端阴道闭锁表现一致

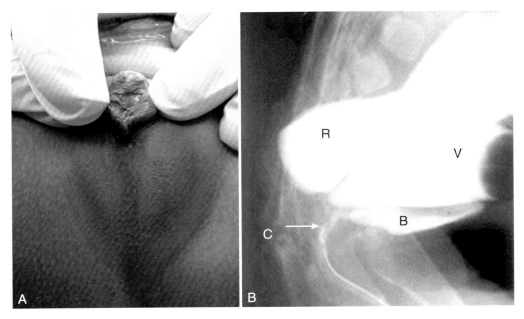

图 6-69 泄殖腔畸形。A. 体格检查会阴只有一个孔。B. 通过单孔进行的生殖器造影显示直肠(R)、阴道(V)和膀胱(B),与这些结构的单一通道 - 泄殖腔畸形(C,箭)一致

利的指导,重要的是要注意泄殖腔畸形和泄殖腔外翻是不同的。

卵巢肿块

在儿童中,卵巢会发生多种类似于在成年人中的肿瘤和肿瘤样病变。但是,在儿童人群的发病率可能有所不同,儿童中最常见的卵巢肿瘤是卵巢囊肿,儿童也可能出现各种原发性卵巢肿瘤,转移瘤的发生率要低得多。

卵巢囊肿(ovarian cysts) 根据定义,卵巢囊肿的直径大于3cm。卵巢囊肿可以发生在任何年龄,包括通过常规的产前影像检查可见于胎儿期,卵巢囊肿的早期发现与母体和胎儿促性腺激素的刺激有关。在超声上,这些病变表现为盆腔内边界清楚、无回声的结构,周围可见正常的卵巢组织。有些囊肿表现复杂,包含内部回声和/或分隔,囊肿内高回声物质提示病变内可能有出血,单纯性囊肿通常无症状。与成人一样,囊肿出血可伴有盆腔疼痛(图6-70)。

原发性卵巢肿瘤(primary ovarian neoplasms)

卵巢肿瘤根据起源细胞分类:生殖细胞(germ cell)、上皮细胞(epithelial cell)和基质细胞(stromal cell)肿瘤。这些肿瘤通常以实性,囊性或混合性病变为特征。一般来说,具有越多实性成分的肿瘤越容易发生恶变。

生殖细胞肿瘤是儿童最常见的卵巢肿瘤类型。病变类型包括畸胎瘤(teratoma)、无性细胞瘤(dysgerminoma)、卵黄囊瘤(yolk sac tumor)、内胚窦瘤(endodermal sinus tumor)和绒毛膜癌(choriocarcinoma)。这些肿瘤具有相似的影像学特征。特定的实验室值,如甲胎蛋白水平,可能对疾病的诊断有帮助。

儿童生殖细胞肿瘤多为畸胎瘤,成熟囊性畸胎瘤和皮样囊肿常可互换使用。超声上,畸胎瘤回声不均质,有脂肪和钙化区,致密钙化可产生明显的后方声影,具有"冰山一角"的特征。超声上的其他发现可能包括代表头发的线性回声,以及壁结节或Rokitansky结节,后者表现为具有相关后声影的回声。大多数畸胎瘤是成熟的,由于未成熟畸胎瘤复发和转移的发生率较高,更加值得注意(图6-71)。

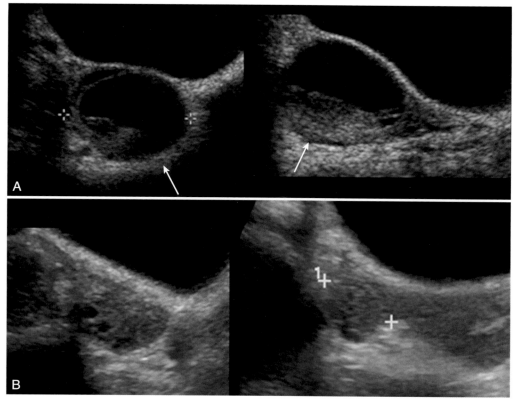

图6-70 卵巢囊肿。14岁女孩,盆腔疼痛。A.经腹盆腔超声的横断面和矢状面显示右侧附件一边界清楚的囊性病变,其内有大量的混杂回声。B.6周后随访显示囊肿完全消失

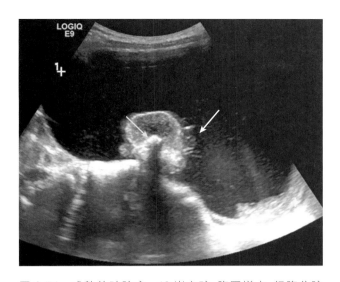

图 6-71 成熟的畸胎瘤。12 岁女孩，腹围增大，经腹盆腔超声图像显示盆腔内大肿块，为囊性、实性成分。在大的、低回声的囊性部分的中心有一个圆形的回声区，中央致密回声（黄箭）显示后伴声影，与钙化一致。微小的线性回声（白箭）也与中央回声团块相关，代表头发。为成熟畸胎瘤或皮样囊肿

上皮细胞瘤包括囊腺瘤（cystadenoma）和囊腺癌（cystadenocarcinoma），进一步分为浆液性和黏液性两种亚型。这些肿瘤通常见于青春期后的女孩，由于体积较大，腹围常增大。本组肿瘤的影像学特征相似。因此，仅凭影像学很难对病变进行全面分类（图 6-72）。

超声显示盆腔巨大肿块，为实性和囊性的混合成分，包括内部分隔和乳头状突起，黏液性病变的囊性部分可见低回声。由于肿瘤体积大，通常很难观察到卵巢和子宫，腹腔内扩张是典型的表现。最终诊断需依靠手术切除后的病理，术前 MRI 增强扫描有助于病变的定性和周围结构的显示。

在原发性卵巢肿瘤中，性索间质肿瘤最不常见。与青春期后女孩的上皮细胞瘤不同，这些肿瘤与激素分泌有关，因此早期表现为继发性过早发育和性早熟的特征。本类包括颗粒细胞瘤（ranulosa thecal cell tumor）、性索间质细胞瘤（sertoli-leydig cell tumor）和未分化的性索间质细胞瘤（undifferentiated

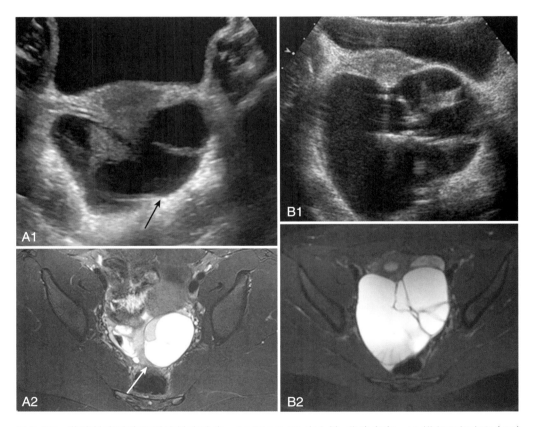

图 6-72 浆液性囊腺瘤和黏液性囊腺瘤。A1 和 A2，20 岁女性，盆腔疼痛。A1 横断面超声和（A2）MRI T2 抑脂序列轴位图像显示左侧附件有混杂的囊性肿块和间隔（箭）。切除后病理证实是浆液性囊腺瘤。B1 和 B2，15 岁女孩，盆腔疼痛。B1 横断面超声和（B2）MRI T2 抑脂序列轴位图像显示子宫后方有一个囊性、分隔性肿块。手术切除后，病理证实为黏液性囊腺瘤。注意浆液性和黏液性囊腺瘤的影像学表现相似，仅凭影像学很难鉴别出具体的诊断

sex cord stromal tumors)。与许多其他卵巢肿瘤相比，这些肿瘤主要为实性成分（图 6-73）。

继发性卵巢肿瘤在儿童中很少见。卵巢转移可由血行转移、淋巴转移或肿瘤直接种植引起。最常见转移到卵巢的原发性肿瘤包括 Burkitt 淋巴瘤、腺泡状横纹肌肉瘤、肾母细胞瘤（Wilms tumor）、神经母细胞瘤和视网膜母细胞瘤。

卵巢扭转

和男性睾丸扭转一样，卵巢扭转也是一种外科急症，及时准确的诊断至关重要，应结合临床和放射学进行诊断。患者通常表现为剧烈疼痛和恶心。扭转可能是卵巢过度活动的继发性疾病，也可能是与诸如卵巢囊肿等相关疾病有关。卵巢扭转可以发生在任何年龄，包括宫内。婴儿卵巢扭转的超声成像通常显示盆腔混杂的囊性和实性肿块，内部可能没有血流，特别是扭转发生在宫内时。由于婴儿盆腔相对较小，如果扭转的卵巢增大，可能表现为腹部肿块，而不是盆腔肿块。在老年患者中，扭转的卵巢呈增大的、圆形的并向中线移位肿块

（图 6-74）。彩色多普勒评估中血流存在与否不是扭转或缺乏扭转的可靠指标。多普勒存在血流可能出现在早期或间歇性扭转，当卵巢形态正常时，缺乏血流并不一定表示扭转。超声可用于优先评估，50% 的病例存在假阴性。超声检查必须与临床表现相结合，才能作出卵巢扭转的诊断。当诊断出现困难时，用 MRI 进一步评估可能有帮助，扭转的卵巢呈增大的圆形 T2 高信号结构，可见扭曲的血管蒂。

盆腔炎性疾病

盆腔炎性疾病（pelvic inflammatory disease，PID）通常是由性传播疾病引起的，有一系列的临床表现，从子宫内膜（子宫内膜炎）到输卵管（输卵管炎）再到卵巢（卵巢炎）。尽管 PID 在超声中的表现可能是正常的，但它是评估 PID 并发症的有效检查手段，其中包括输卵管脓肿和卵巢脓肿。扩张的管状结构内充满单纯或混杂的液体，可见输卵管积水或积脓，值得注意的是，液体的回声不是感染存在的可靠指标。输卵管炎可见输卵管壁增厚、回声增强，

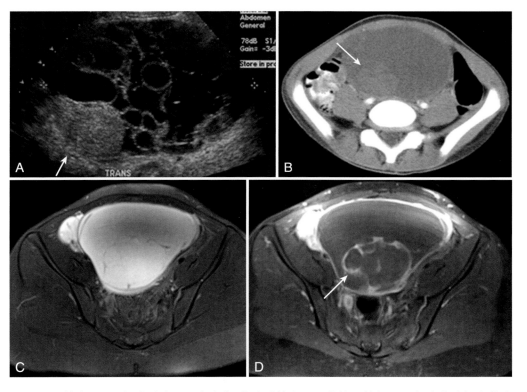

图 6-73　性索 - 间质细胞肿瘤。两岁女童，盆腔肿块和明显的第二性征。A. 经腹盆腔超声检查显示混杂的囊性，分隔性肿块，后部有实性成分（箭）。B. CT 增强扫描显示主要为囊性肿块，后缘可见强化的壁结节（箭）。在另一位患者中，磁共振 T2 加权（C）和增强（D）的图像显示了盆腔病变 T2 为高信号，增强扫描实性成分可见强化（箭）

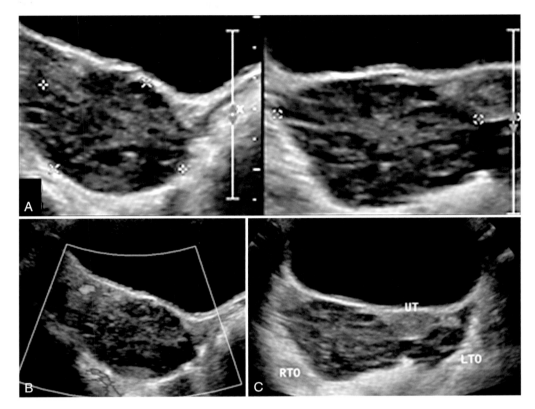

图 6-74　卵巢扭转。15 岁女孩,急性盆腔疼痛。A. 经腹盆腔超声矢状面和很横断面图像显示出右卵巢的圆形轮廓,右卵巢向内侧移位并位于子宫后方,卵巢卵泡周围化。B. 彩色多普勒显示卵巢实质内无明显血流。C. 盆腔的横断面图像显示,与正常的左卵巢(LTO)相比,右卵巢(RTO)明显不对称性增大。该患者进行了手术,并证实了右卵巢扭转。UT,子宫

输卵管、卵巢脓肿是附件内混杂的积液(图 6-75)。正常卵巢组织可能很难辨别,因为它可能完全被感染所取代。盆腔积液是一种非特异性的表现,但可能与盆腔炎症有关。患者应积极进行抗生素治疗,对顽固性病例应采取手术治疗。

多囊卵巢综合征

　　多囊卵巢综合征(polycystic ovarian syndrome,PCOS)是一种影响青少年内分泌的疾病,患者可出现原发性闭经,为了准确诊断该疾病,已确定了各

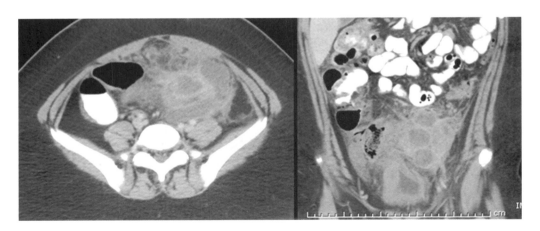

图 6-75　输卵管脓肿。19 岁女孩,腹痛,发烧,最近有性疾病传播史。CT 轴位和冠状位增强图像显示左下腹多房性病灶边缘强化,并延伸到盆腔。该病灶非常靠近子宫,很难观察到正常卵巢

种标准,该诊断可能具有重要的临床意义,包括需要激素治疗和疏导潜在的心理问题。PCOS 被认为是由高雄激素血症引起的,这可以通过激素检测得到证实,激素失衡导致多毛症、卵巢功能障碍,最终导致闭经。超声检查结果不一,多囊卵巢的体积大于 10ml,至少有 12 个卵泡,每个卵泡直径为 2~9mm,卵泡可能具有外周分布倾向,呈"珍珠串"样结构。值得注意的是,在多囊卵巢综合征患者中,卵巢的形态也可能是正常的。

横纹肌肉瘤

如 前 所 述,横 纹 肌 肉 瘤(rhabdomyosarcoma,RMS)是一种高度侵袭性的恶性肿瘤,发生于男性和女性盆腔器官。在女性中,它可能来自尿道、膀胱和阴道,当发生于尿道或阴道时,肿块可能会被挤压到会阴并出血(图 6-39)。葡萄状肉瘤是这种恶性肿瘤的一种亚型,其形态类似葡萄,这些肿瘤可以通过手术和化疗来治疗。

致谢

特别感谢 Rhonda Johnson 对我们工作的大力支持,为我们提供专业、辛勤的指导。

（翻译:吕鑫,陈家园;校对:毛志群）

推荐读物

Anthony EY, Caserta MP, Singh J, et al. Adnexal masses in female pediatric patients. *AJR Am J Roentgenol.* 2012;198:W426-W431.

Avni FE, Garel C, Cassart M, et al. Imaging and classification of congenital cystic renal diseases. *AJR Am J Roentgenol.* 2012;198:1004-1013.

Avni FE, Hall M. Renal cystic diseases in children: new concepts. *Pediatr Radiol.* 2010;40:939-946.

Balassy C, Navarro OM, Daneman A. Adrenal masses in children. *Radiol Clin North Am.* 2011;49:711-727, vi.

Baldisserotto M. Scrotal emergencies. *Pediatr Radiol.* 2009;39:516-521.

Chapman T. Fetal genitourinary imaging. *Pediatr Radiol.* 2012;42(suppl 1):S115-S123.

Chauvin NA, Epelman M, Victoria T, et al. Complex genitourinary abnormalities on fetal MRI: imaging findings and approach to diagnosis. *AJR Am J Roentgenol.* 2012;199:W222-W231.

Chung EM, Conran RM, Schroeder JW, et al. From the radiologic pathology archives: pediatric polycystic kidney disease and other ciliopathies: radiologic-pathologic correlation. *Radiographics.* 2014;34:155-178.

Dinan D, Epelman M, Guimaraes CV, et al. The current state of imaging pediatric hemoglobinopathies. *Semin Ultrasound CT MR.* 2013;34:493-515.

Epelman M, Chikwava KR, Chauvin N, et al. Imaging of pediatric ovarian neoplasms. *Pediatr Radiol.* 2011;41:1085-1099.

Fernbach SK, Feinstein KA, Spencer K, et al. Ureteral duplication and its complications. *Radiographics.* 1997;17:109-127.

Frush DP, Sheldon CA. Diagnostic imaging for pediatric scrotal disorders. *Radiographics.* 1998;18:969-985.

Kraus SJ, Lebowitz RL, Royal SA. Renal calculi in children: imaging features that lead to diagnoses: a pictorial essay. *Pediatr Radiol.* 1999;29:624-630.

Levin TL, Han B, Little BP. Congenital anomalies of the male urethra. *Pediatr Radiol.* 2007;37:851-862, quiz 945.

Lowe LH, Isuani BH, Heller RM, et al. Pediatric renal masses: Wilms tumor and beyond. *Radiographics.* 2000;20:1585-1603.

Milla SS, Chow JS, Lebowitz RL. Imaging of hypospadias: pre- and postoperative appearances. *Pediatr Radiol.* 2008;38:202-208.

Paltiel HJ, Phelps A. US of the pediatric female pelvis. *Radiology.* 2014;270:644-657.

Pierre K, Borer J, Phelps A, et al. Bladder exstrophy: current management and postoperative imaging. *Pediatr Radiol.* 2014;44:768-786, quiz 765-767.

Renjen P, Bellah R, Hellinger JC, et al. Advances in uroradiologic imaging in children. *Radiol Clin North Am.* 2012;50:207-218, v.

Shah RU, Lawrence C, Fickenscher KA, et al. Imaging of pediatric pelvic neoplasms. *Radiol Clin North Am.* 2011;49:729-748, vi.

Siegel MJ, Chung EM. Wilms' tumor and other pediatric renal masses. *Magn Reson Imaging Clin N Am.* 2008;16:479-497, vi.

Sivit CJ. Imaging children with abdominal trauma. *AJR Am J Roentgenol.* 2009;192:1179-1189.

Snow A, Estrada C, Chow JS. *Ultrasonography of the Pediatric Bladder.* New York, NY: Elsevier; 2013.

第7章
骨骼与肌肉系统影像

David W. Swenson ◆ Michele M. Walters

影像技术

X线平片

　　传统的平片能很好地描述骨骼系统的骨骼细节,仍然是评价骨肌疾病的主要手段。在急性创伤的情况下,长骨的平片至少要包括两个方位的摄片,而关节通常至少需要三个方位的摄片。当怀疑手指或脚趾有损伤时,应采用对损伤手指或脚趾的单独多方位摄片,而不需要整个手或脚的摄片,有时与健侧图像进行对比对诊断很有帮助,特别是当在可疑损伤与正常发现或正常变异鉴别困难时。未发育成熟肘关节外伤可能与其正常骨骺骨化和融合的表现混淆(图7-1),健侧图像将有助于评估,

　　在可疑的婴幼儿虐待案的评估中,需包括全身骨骼系统的平片检查。在这种情况下,图像需要高细节质量,以最好的显示虐待伤害的细微特征。

　　尽管在感染早期可能会呈阴性改变,但当怀疑感染时,仍应首先进行平片检查。重要的是排除可能导致患者症状的其他病变,如存在的骨折或原发性骨病。

　　平片是评价良性和恶性骨病的基本方法。虽然断层影像在许多病变的诊断检查中很重要,但平片特征往往更有特征,有助于缩小鉴别诊断的范围。一旦发现病变,平片也有助于计划进一步的影像学检查。

　　全身骨骼平片检查可用于对发育不良的评估,以及对朗格汉斯细胞组织细胞增生症(langerhans cell histiocytosis,LCH)等多灶性骨病的评估。对于这些适应证,通常需要使用标准的成像方法。

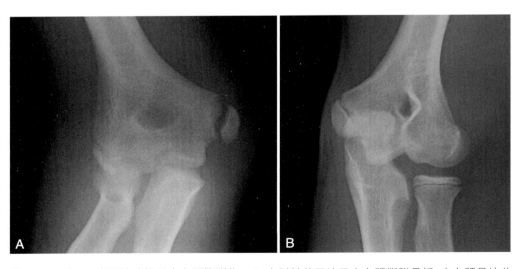

图7-1　一名14岁男棒球投手内上髁撕脱伤。A. 右肘关节平片示内上髁撕脱骨折,内上髁骨片分离。B. 无症状对侧左肘平片示内上髁突正常,更靠近母骨

超声影像

超声在儿童肌肉骨骼影像中有几个应用。从新生儿期到大约 4~6 个月大,在股骨头软骨性骨骺骨化前这段时间,它是用于评估发育性髋关节发育不良(developmental dysplasia of the hip, DDH)的主要方法。可用于有 DDH 危险因素婴儿的筛查手段,也用于监测 DDH 的治疗反应。

在一些中心,超声用来评估在出生时有臂丛神经损伤史的患儿的盂肱关节发育不良。肱骨头与肩胛盂的解剖关系可以通过超声图像来评估,肩胛盂角度可以通过超声图像来计算。

超声是评价浅表软组织肿块的有效手段。许多常见的具有特征性超声表现的表浅病变可仅通过超声诊断,其中包括婴儿血管瘤、腱鞘囊肿、正常和异常淋巴结、腘窝囊肿等(图 7-2)。当无法明确诊断时,超声有助于将病变处理分为临床随访、需要短期超声随访、进一步通过 CT 或 MRI 帮助诊断、需要手术切除或活检。

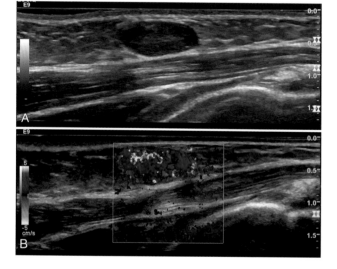

图 7-2　一名 12 月龄女婴的婴儿血管瘤,其前胸壁有明显的蓝色软组织肿块。胸壁横切面的灰阶(A)和彩色(B)多普勒图像显示一个边界清楚、卵圆形、不均匀低回声肿块,局限于皮下组织。整个病变可见明显的血管分布。临床表现和超声特征均提示诊断为婴儿血管瘤

怀疑感染或炎性疾病时超声常用于评估关节积液。如果积液明确但是病因不明时,可在超声引导下进行关节液穿刺取样。

CT

CT 仍然是评价肌骨系统的重要方法,扫描时间很短,大多数检查可以在不需要镇静或麻醉的情况下完成,低剂量扫描协议是许多肌骨系统检查的标准方法,重建图像和三维成像的能力是主要优势,在指导外科治疗中通常也很重要。

当平片评估结果不确定或不完整时,对创伤患者进行 CT 特别有帮助。轻微的损伤,如舟状骨的非移位性骨折,在平片上很难发现,但在 CT 上可以很好地显示,对关节内损伤,以及平片上未见的关节内碎片可在 CT 上很好地显示。对可能需要手术治疗的复杂损伤可显示细节,包括胫骨远端三平面骨折和骨骺撕脱骨折,CT 通常用于评估骨折并发症,包括骨折不愈合和生长板损伤后过早融合。CT 可以对潜在的胸锁关节损伤进行评估,评估胸锁关节的对称性,在半脱位/脱位的情况下可以检测到内侧纵隔结构的损伤。

虽然 MRI 通常是经平片评价骨病变后的进一步成像方法,但某些病变具有非常典型的 CT 征象,这有利于鉴别诊断,比如皮质的骨样骨瘤,MRI 的表现可能造成误导。它本身体积小,可能难以辨别,但周围常可见明显的骨髓水肿,也可能引起邻近关节的滑膜炎。尽管这些 MRI 表现令人疑惑,但在 CT 上却具有特征性改变,可以明确诊断(图 7-3)。

CT 有助于评估先天性异常,比如跗骨融合,其异常连接在影像学上可有明显的表现,尤其在横断面图像中更清晰,无论是骨性连接,还是纤维性或软骨连接,在 CT 图像上都可明确显示,CT 的三维重建和定量测量对这些疾病的外科手术计划非常有帮助。

磁共振成像

在儿科领域,MRI 检查的使用已有了大量的增长,主要应用包括感染性疾病、炎症、肿瘤、代谢和运动相关的疾病。一般来说,大多数 8 岁以下的儿童需要镇静或麻醉才能完成磁共振检查,由镇静护士和麻醉师组成的专门小组负责管理(见第 1 章)。

所使用的序列是为特定的检查目的而定制,T1加权序列(T1WI)是评估骨髓的最佳方法,在肿瘤和代谢成像中尤其重要,T1 加权序列和质子加权序列都可用于评估骨小梁结构和显示骨折,韧带解剖

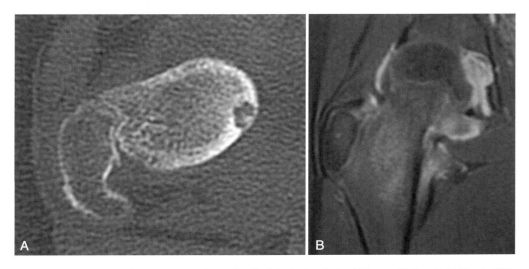

图 7-3　一名 9 岁女童患股骨颈骨样骨瘤,伴髋部疼痛,步态异常。A. 轴位 CT 图像,右侧股骨近端皮质见一个小的透亮病变,伴有中央硬化性结节和边缘硬化,这是典型的骨样骨瘤表现。B. MRIT1 脂肪抑制增强冠状位图像显示边界不清,周围有关节积液,并伴有明显的滑膜炎。在本例中,最初获得 MRI 影像,并诊断不明确

结构、关节软骨和盂唇在质子加权像中清晰可见。

液体敏感序列包括脂肪抑制质子加权像、脂肪抑制 T2WI 和短 T1 反转恢复序列成像(STIR)。这些序列在所有的肌肉骨骼成像中都很重要,可以很好地显示骨髓和软组织水肿、肌腱和韧带异常以及软骨病变。

在一些扫描协议中加入梯度回波序列,这有助于评估任何可能导致磁敏感伪影的因素,包括出血及其代谢产物和关节内游离体。一个例子是评估色素沉着绒毛结节滑膜炎(PVNS),该病常在滑膜及关节间隙内沉积含铁血黄素,并伴有相关的"开花伪影"(图 7-4)。

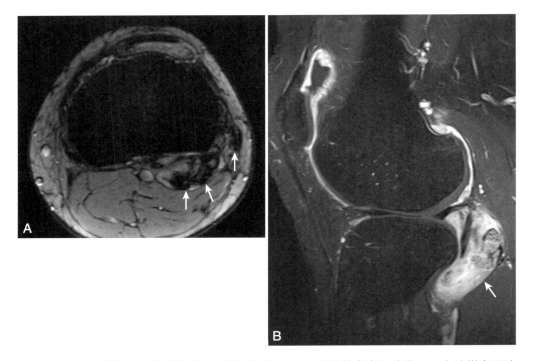

图 7-4　色素沉着绒毛结节滑膜炎,18 岁男性患者,伴有膝关节疼痛和肿胀。A. 左膝梯度回波轴位图像显示关节间隙后方明显的软组织肿块(箭)。存在与含铁血黄素沉积有关的开花伪影。B. 矢状位 T1 脂肪抑制增强图像显示滑膜明显增厚和充血,(A)(箭)所示的肿块呈不均匀强化

在一些情况下,使用造影剂后成像很重要,它是骨和软组织肿瘤的常规初步评估方法,也是后续评估病变残留或复发的重要方法。在怀疑肌肉骨骼感染的检查中,造影剂增强成像是标准的检查手段,增强后的图像可以很好的显示关节受累、骨内、骨膜下和软组织脓肿。MRI 的结果可用于指导后续的医疗和 / 或手术处理,关节炎症在增强成像上也能很好的显示,在受影响的关节内可见异常的滑膜增厚和充血。

核素显像

随着 CT 和 MRI 在许多肌肉骨骼成像应用中的诊断准确性的提高,核素成像的使用率已经下降。在某些临床背景下,它仍然是一种有帮助的手段,包括评价非常早期的骨髓炎和平片隐匿性骨损伤。骨骼显像主要是使用锝 -99m- 亚甲基二膦酸盐进行的,这种药物制剂浓聚于血流量增加和骨质新生区域。在评估有关成骨细胞活性的病理变化时,包括感染、创伤和肿瘤,使用这种试剂的闪烁成像的敏感性要高于平片。值得注意的是,获得的图像是非特异性的,不提供解剖细节。

氟 -18 脱氧葡萄糖正电子发射断层显像(^{18}F-FDG-PET)对侵袭性骨肿瘤具有很高的敏感性,也有助于监测治疗反应。与 CT 或 MRI 的结合提高了空间定位,可以更好地显示病灶特征。

解剖结构

四肢的管状骨由四部分组成:骨干、干骺端、骨骺和骺板或生长板(图 7-5)。长管状骨在两端有骺板,而短管状骨如掌骨和跖骨仅一端有,一般来说,存在于更大的关节运动端。骺板是由四层有序排列的软骨组成,通过软骨内成骨使长骨生长(图 7-6),在骨骼发育不成熟的儿童中,骺板是长骨中最薄弱的部分,容易发生机械损伤和骨折。

骨突是肌腱附着部位的骨化中心。它与骨骼的纵向生长无关,也不会形成关节面(图 7-7)。与骺板相似,骨突是发育中的肌肉骨骼系统中相对薄弱的环节。骨突损伤在年龄较大的儿童和青少年中较为常见,常见于骨盆。

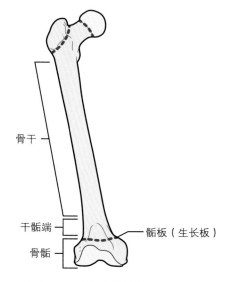

图 7-5 发育中的管状骨的解剖图

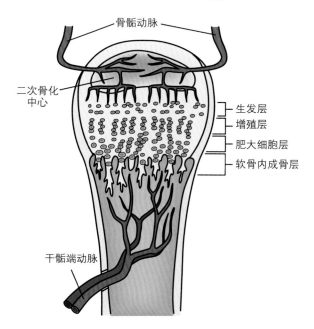

图 7-6 骺板结构,软骨内成骨作用下长骨生长部位的示意图

正常的变异

生理性的骨膜下新骨形成

骨膜下新骨形成可见于约 50% 的小于 6 个月的正常婴儿中。在这种情况下,新生骨较薄(≤ 2mm)且光滑,与肱骨、桡骨、股骨和胫骨等长骨骨干平行(图 7-8),它通常是双侧对称的,这一表现在出生的最初几周到几个月内消失。婴儿的骨膜新骨形成有一个广泛的鉴别诊断(框 7-1)。

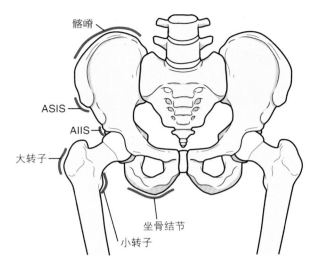

图 7-7　骨盆骨突在骨骼发育过程中的示意图。ASIS,髂前上棘;AIIS,髂前下棘

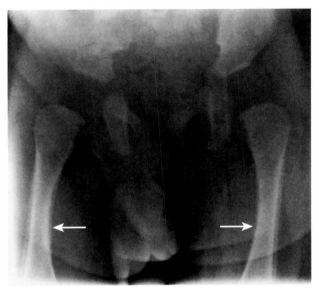

图 7-8　婴儿生理性骨膜下新骨形成。骨盆前后仰卧位平片示股骨近端较薄、光滑、对称的骨膜下新骨形成(箭)

框 7-1　婴儿骨膜下新骨形成的鉴别诊断

生理性新骨形成

Caffey 病(婴儿骨皮质增生症)

维生素 A 过多症

前列腺素治疗

TORCH [弓形虫病,其他(先天性梅毒和病毒)、风疹、巨细胞病毒和单纯疱疹病毒]感染

转移性神经母细胞瘤

虐待儿童

生理硬化

在 6 岁以下的儿童中,可以在股骨和胫骨等快速生长的骨干骺端临时钙化区(zone of provisional calcification,ZPC)看到生理性硬化(图 7-9A),这些硬化的干骺端带可能很难与重金属中毒的"铅线"区分开,铅线一般较宽,也可见于生长较慢的骨干骺端,如腓骨(图 7-9B)。

生长障碍线

在应激状态下,长骨干骺端血流可暂时减慢和分流,这可能发生在各种情况下,包括早产、先天性心脏病和创伤,矿化作用被破坏,并沿干骺端产生出一条透光带(图 7-10A),当应力解除,骨恢复生长时,生长障碍线在干骺端表现为硬化的曲线带(图 7-10B)。随着时间的推移,这将迁移到干骺端和骨干,并在数月到数年中逐渐消失在正常骨化中。

骨骺变异

象牙骨骺(ivory epiphyses)是一种表现为硬化症的骨骺,多见于远节指骨,偶见于中节指骨,这经常出现在第五指上(图 7-11A),在 300 名儿童中可有 1 名出现这种情况。锥形骨骺(cone-shaped epiphyses)最常见于远节指骨(图 7-11B),在 5%~10% 的儿童中是很正常的现象,当多发时,它们可能与骨软骨发育不良相关,如软骨发育不全、埃利伟综合征(Ellis-van Creveld syndrome)和颅锁骨发育不良,它们也可能与代谢性骨病有关。假性骨骺(pseudoepiphyses)可发生于第二至第五掌骨及跖骨近端或者第一掌骨及跖骨的远端(图 7-11C),它在 4~5 岁时形成,并在骨骼成熟时与母骨融合,在组织学上,没有真正的骺板。假性骨骺对骨的线性生长贡献很少或没有,它们常见于儿童甲状腺功能减退和颅锁骨发育不良,通常在蹈趾处可以看到骨骺分裂或裂隙,不应被误认为是骨折(图 7-11D)。

干骺端变异

干骺端形态不规则常见于膝关节和腕关节,可见干骺端台阶、距或"喙"形(图 7-12)。重要的是要

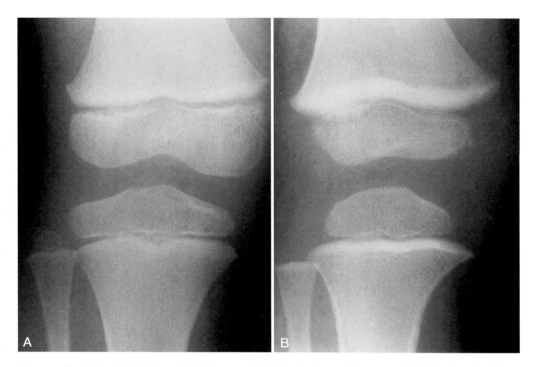

图 7-9   生理性与病理性干骺端硬化症。A. 右膝前后位（AP）平片显示股骨远端和胫骨近端干骺端生理性硬化。B. 另一位铅中毒患者右膝前后位（AP）平片显示，所有膝关节组成骨干骺端都有较粗的"铅线"，包括生长较慢的腓骨

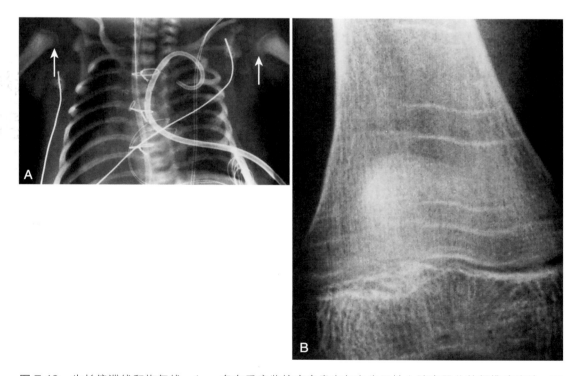

图 7-10   生长停滞线和恢复线。A. 一名在重症监护病房患有复杂先天性心脏病婴儿的便携式胸片。可见沿肱骨近端干骺端（箭）有明显的透亮带，反映了疾病背景下的异常软骨内成骨状态。B. 囊性纤维化和反复肺部感染患者股骨远端前后位平片显示沿干骺端和邻近骨干有多条薄的、弯曲的、硬化的生长恢复线

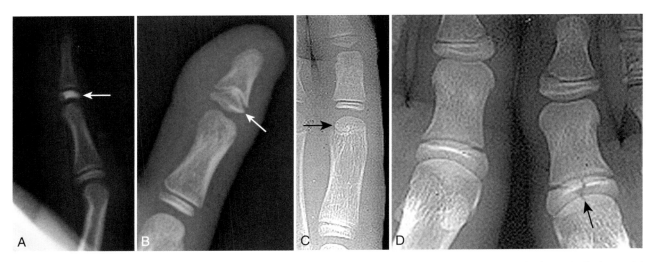

图 7-11　骨骺正常变异体。A. 第五指远节指骨处的象牙样骨骺（箭）。B. 第五指远节指骨锥形骨骺（箭）。C. 拇指掌骨远侧假骺（箭）。D. 拇指近节指骨基底部的骨骺裂（箭）

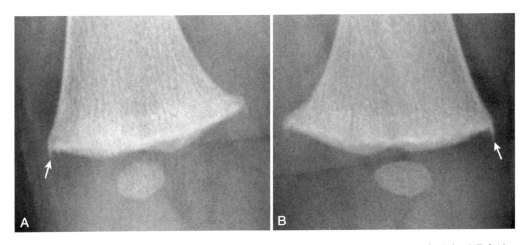

图 7-12　一名 5 月龄，有 23 周胎龄早产史的婴儿有骨膜边缘突出。这名婴儿表现为呼吸窘迫，因为担心可能存在儿童虐待，进行了全身骨骼平片检查。双侧膝关节显示股骨远端干骺端的"喙形"正常变异（箭）

认识到这些变异，并能够把他们与儿童虐待中常见的干骺端病变或桶柄样骨折区别开来。

骨突变异

发育中骨骼的骨突形态多样，且其形态常常不规则，第五跖骨基部的骨突常引起混淆。这种隆起首先出现在青春期，它可能与母骨非常接近，也可能在正常情况下有些分离，一个正常的隆起可能是两瓣甚至有些碎裂改变，此时关注周围软组织的改变并结合局部症状和体格检查对准确诊断很重要（图 7-13）。

跟骨骨突第一次出现是在 7 岁左右，它是由多个骨化中心合并而成，这些骨化中心会在十几岁时融合，在与跟骨融合前，正常的骨突可能有明显的碎裂和硬化（图 7-14），这种现象有时会疑为跟骨骨突炎或称 Sever 病。这个诊断最好是基于临床而不是平片的发现，MRI 显示骨骺水肿时可支持该诊断。

不规则的骨化

软骨的骨化不是一个平滑连续的过程，因此不规则的骨化模式常见。该现象常见于儿童股骨远端骨骺。这种骨骺的快速生长和骨化通常发生在 2~6 岁，在此期间，骨骺的内侧和外侧端可能会出

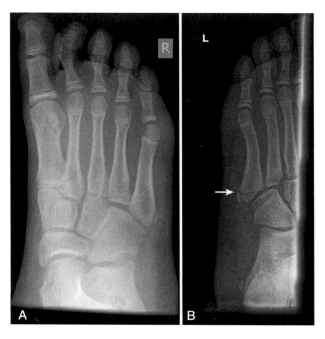

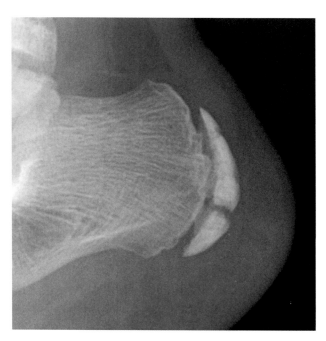

图 7-13　第五跖骨正常骨突与骨折。A. 右脚斜位平片显示第五跖骨基底部正常骨突。B. 另一患者左脚斜位平片，在第五跖骨基底部见一未融合的骨突，并有一额外的横向透亮线，反映了非移位性骨折（箭）

图 7-14　正常跟骨骨突。踝关节侧位平片显示跟骨骨突硬化且碎片化，该患者没有与后足相关的症状

现蓬松和不规则的结构（图 7-9B），这是一种正常的表现，不要认为是病理性改变。

年长儿中沿股骨髁后缘可见局灶性的不规则骨化区，可能类似剥脱性骨软骨炎（osteochondritis dissecans，OCD）（图 7-15）。这种正常变异在多达 30% 的儿童中可见，最常见的是 8~10 岁，最常见于股骨外侧髁的后方。而 OCD 通常影响年龄稍大的儿童，它最常见于股骨内侧髁的外缘。在正常变异中，MRI 将显示未骨化的软骨灶区内局部不规则骨化形成的正常表现（图 7-15），不存在 OCD 特征性 MRI 表现，包括剥脱性骨软骨下积液、囊性改变、软骨覆盖异常和周围骨髓水肿。

不规则骨化常见于肱骨近端骨骺、股骨近端骨骺和舟状骨。肘部的骨化中心也可以是不规则的，最明显的是滑车（图 7-16）。

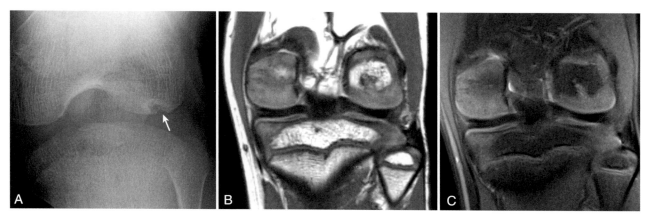

图 7-15　不规则骨化的正常变异。A. 左膝关节正位片显示沿股骨外侧髁后方一个边缘有硬化的新月形透亮灶（箭）。磁共振冠状位质子加权相（PD）（B）和冠状位质子加权脂肪饱和图像（C）显示相应的未骨化软骨灶，未见边缘积液或周围骨髓信号异常。覆盖的骨皮质和软骨正常

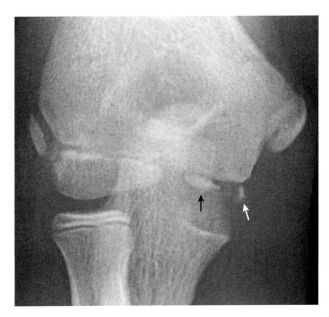

图 7-16　正常滑车骨化。右肘正位显示不规则、碎片化的滑车正常骨化中心(箭)

籽骨

籽骨(sesamoid bones)位于肌腱附着处。人体最大的籽骨是髌骨,它位于四头肌肌腱内。另外两个膝关节籽骨是常见的腓肠肌外侧头内的腓肠籽骨(图 7-17)和较少见的腘肌肌腱内籽骨。

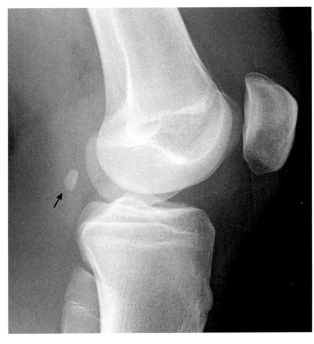

图 7-17　正常变异的腓肠肌籽骨。左膝侧位片示腓肠肌外侧头内沿股骨外侧髁后方有明显的籽骨(箭)

籽骨在手部和足部很常见。沿足部第一趾,籽骨可见在第一跖骨头水平的屈足踇短肌腱内侧和外侧走行处。内侧籽骨常为二分节,在创伤背景下与骨折区分可能会有困难。该部位常可见慢性应力相关改变或籽骨炎。MRI 有助于评估急性创伤和慢性炎性改变。

副骨

副骨(accessory ossicles)很常见,可以是单侧或双侧。它们可能是无症状偶然发现,也可能与疼痛和 / 或创伤有关,二分髌骨就是一个例子。这通常发生在 10~12 岁,并可能持续到成年。副骨位于上外侧,在髌骨主体的骨化中心融合后出现(图 7-18)。这种变异在 1%~6% 的人群中出现,男性更为常见(90%),40% 的病例表现为双侧。应力性损伤或急性骨折可发生在副小骨与母骨之间的软骨融合处,并产生症状。

副舟状骨(accessory navicular ossicle)也很常见,超过 20% 的人有这种情况,而且通常是双侧的。副骨位于舟状骨的内侧,这里是胫骨后肌腱的附着处(图 7-19)。描述了三种类型：Ⅰ 型变异是 2~6mm 的圆形副骨,这是一个真性籽骨,位于胫骨后肌腱内,通常无症状不与母骨融合；Ⅱ 型变异比较大,9~12mm,它通过纤维或软骨连接到母舟骨,通常有症状并最终与母舟状骨融合；Ⅲ 型变异也被称为角状舟骨,没有单独的副骨,确切地说,是舟状骨内侧和底部的伸长,这种变异类型可能有症状。

大约 15% 的人在距骨的后方可以看到距后三角骨(图 7-20)。这个副骨容易受后踝撞击的影响,即所称的距后三角骨综合征。这在需要重复足底弯曲用力的运动员中尤其常见,例如芭蕾舞者。

上肢

肱骨髁上突是距肱骨内上髁近 5~7cm 处起源于肱骨骨干前内侧的一种有蒂的骨增生物(图 7-21),这个结构“指向”关节,见于 1% 个体。它通常无症状,但可能与正中神经痛有关。

柱骨,或腕突,是手腕背侧的副骨,位于大多角骨、头状骨、第二和第三掌骨基底部之间(图 7-22)。在 1%~3% 的个体中可见,表现为表面可触及的肿块。

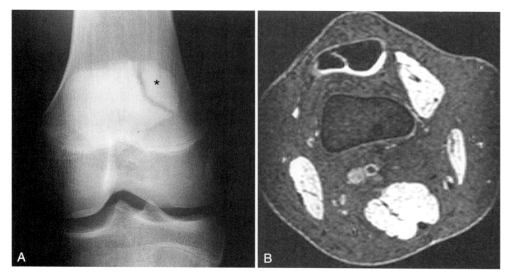

图 7-18 二分髌骨。A. 左膝前后位平片显示在髌骨上外侧(星号)有一个巨大的未融合的副骨。B. 轴向梯度回声磁共振图像显示此副骨与母骨间的软骨融合信号正常,髌骨未见骨髓水肿

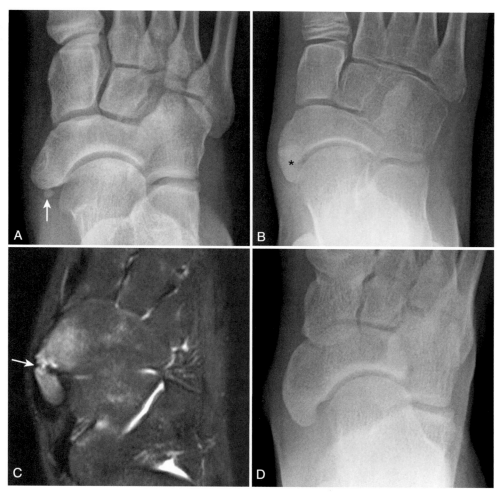

图 7-19 副舟状骨。A. 足的前后位(AP)平片显示一个小的 I 型副舟状骨(箭)。这是偶然发现,患者没有相应症状。AP 平片(B)和一位不同患者的足部冠状位(C)快速自旋回波反转恢复 MR 图像可见一个较大的 II 型副舟状骨(星号)。MR 图像上,在副骨与母骨之间的软骨融合处(箭),可见液体信号增强,周围可见骨髓水肿。这个患者有疼痛的症状。D. 前后位(AP)片显示 III 型副舟状骨,呈角状,该患者无症状

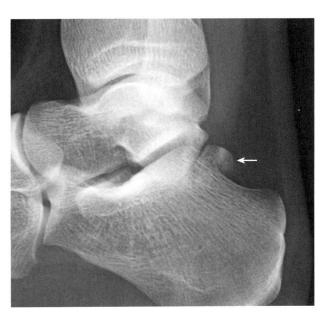

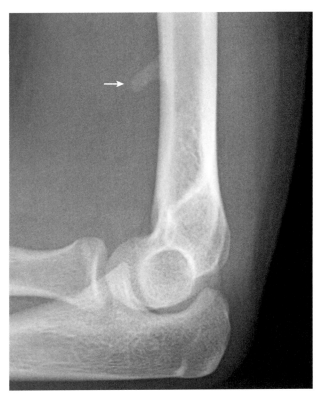

图 7-20　距后三角骨。关节侧位片显示距跟关节后方有一突出的小骨（箭）

图 7-21　髁上突。肘关节侧位片显示一个小的骨赘生物，起源于肱骨干远端前方，"指向"肘关节（箭）

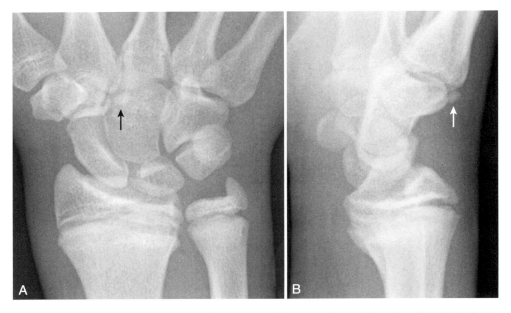

图 7-22　茎突 / 腕突。右腕后前位（A）和侧位片（B）显示在第二和第三掌骨基底部背侧有小副骨（箭）。这个患者表现为可触及的肿块

下肢

股骨远端干骺端后内侧面常常不规则（图 7-23），有时被称为纤维性骨皮质缺损，这是一种与腓肠肌内侧头或内收肌附着相关及无症状的变化。熟悉这个变化很重要，因为它有时会显得非常不规则，可能会被误认为是病变。

髌骨背侧缺损是髌骨背侧上外侧骨化的局灶性异常，它在平片上是一种界线清楚的透光区（图 7-24A），在 MRI 上，覆盖该缺损的软骨是完整的（图 7-24B）。这种病变无典型症状，它需要与髌骨剥脱性骨软骨炎相鉴别。

副骨骨化中心位于内踝（胫下肌）或外踝（腓骨下肌）的下方（图 7-25）。这些副骨通常有平滑的轮廓和皮质边缘。需鉴别诊断的是撕脱伤。

跟骨假囊肿表现为跟骨前区呈三角形的放射透明区（图 7-26A）。这种表现是由于局部松质骨的相对缺乏，而不是真正的骨病灶。单纯性骨囊肿或骨内脂肪瘤可能具有类似的表现（图 7-26B、C）。当诊断不明确时，CT 或 MRI 可能有助于区分这些病变。

骨盆

一个副骨骨化中心可能在髋臼缘软骨中形成，

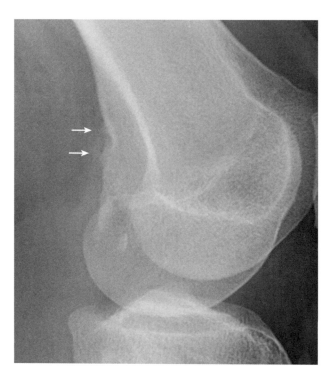

图 7-23 股骨远端干骺端不规则 / 皮质硬纤维瘤。膝关节侧位片显示股骨远端干骺端内侧不规则（箭），这是与腓肠肌内侧头或内收肌插入有关的正常变异

称为髋臼骨，这通常出现 20 岁左右，随后与母骨融合，这必须与髋臼边缘骨折区分。

坐骨耻骨软骨融合来自坐骨和耻骨的两个类干骺端，融合前常可见软骨不规则、不对称（图 7-27），

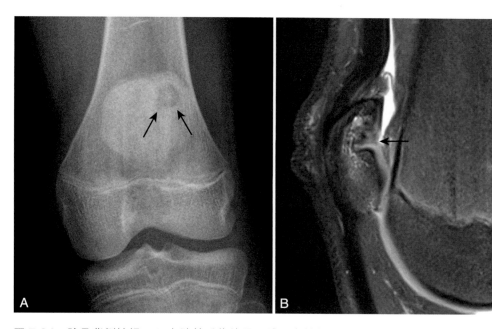

图 7-24 髌骨背侧缺损。A. 左膝前后位片显示髌骨上外侧边界清楚的透亮区（箭）。B. 矢状位 T2 脂肪饱和磁共振图像显示完好的软骨内陷并衬在缺损处（箭）

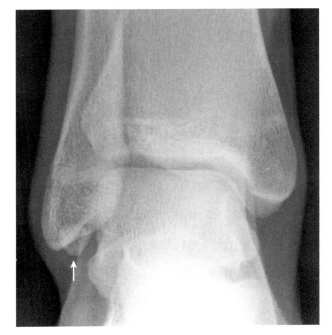

图 7-25　腓下骨 Os subfibularis。右踝关节前后位片显示外踝下明显的副骨（箭）

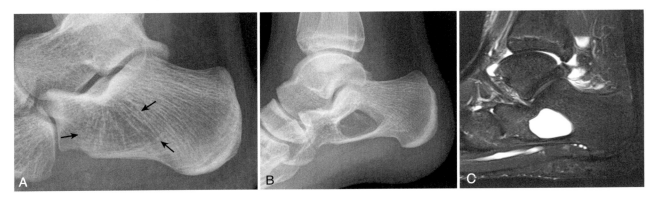

图 7-26　跟骨假性囊肿与单纯性骨囊肿对比。A. 踝关节侧位片显示跟骨小梁基质正常稀疏区（箭）。B. 另一位患者的踝关节侧位片显示跟骨有一个边界清楚、呈良性的透亮病变。C. B 患者矢状位 T2 脂肪饱和磁共振图像，证实了一个充满单纯性液体的病变，与单腔骨囊肿相符合

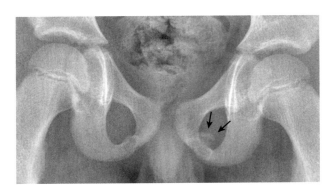

图 7-27　坐骨耻骨融合软骨症。骨盆前后位片显示左侧坐骨耻骨融合软骨明显不规则（箭），与右侧外观不对称。患者没有与该区域相关的症状，随着时间的推移，出现了平滑、对称的外观

通常无症状并偶然发现。融合 / 骨化是高度可变的，通常发生在青少年时期。

骨结构障碍

骨骼发育异常

　　骨骼发育异常被定义为骨骼生长、结构和塑形的先天性障碍。如果新生儿的四肢或脊柱缩短到了较正常新生儿范围的 3 个百分位数以下称为先天性侏儒症。

身材矮小可能是对称或不对称的。对称矮小包括短肢侏儒症、短躯干侏儒症和成比例矮小症。

短肢侏儒症是根据所涉及的四肢骨骨段来分类的。Rhizomelia 型累及四肢近端骨，及肱骨和股骨的缩短。Mesomelia 型累及四肢中段，及前臂和小腿骨缩短。Acromelia 型是四肢骨骼的远端部分缩短，包括掌骨、跖骨和手指骨、脚趾骨。

短躯干性侏儒症可见于在新生儿期的致死性的软骨发育不全。在存活的婴儿中表现为干骺端软骨发育异常，在发育中的儿童中可表现为黏多糖病、黏脂糖病或脊椎骨骺发育异常。

比例矮小可能是正常的，可能由系统性疾病导致，或可见于如似颅锁骨发育不全的病例。

不对称矮小常发生于成骨不全症（osteogenesis imperfecta, OI）和多发性遗传性外生骨疣。

对称性身材矮小

短肢侏儒症

近端短肢型　致死性发育不良、软骨发育不全、软骨发育不良是该类型的表现形式。这些病变的形成是由于成纤维细胞生长因子 3 型受体（FGFR3）基因的突变，该基因编码一种负责软骨内生长速度的蛋白。

致死性侏儒症是最常见的致命的骨骼发育不良。这种情况几乎都是致命的，存活的病例极少。其典型特征包括由子宫内颅缝早闭引起的"苜蓿叶状颅骨"、弯曲的长骨、变形的股骨有"法国电话听筒"样外观和严重的扁平椎体（图 7-28）。

软骨发育不全是最常见的骨骼发育异常，这种侏儒症的特征是常染色体显性遗传，大多数病例是散发的。受影响的个体有正常或接近正常的寿命和精神状态。可见颅骨增大、前额隆起、面中部发育不全。颅底小，枕骨大孔缩小，易引起颈髓受压及相关症状。胸廓小，肋骨缩短，前端呈外展形。脊柱椎弓根较短，两侧椎弓根间的距离沿脊柱向下逐渐缩小，这些特征与椎管狭窄的风险增加有关。椎体后部扇贝形改变，脊柱后凸驼背畸形，并伴有明显的腰椎前凸。髂骨呈方形，髋臼顶部扁平，形成"墓碑"状。骶髂窝变窄，骨盆入口呈"香槟酒杯"样改变。肱骨和股骨较短，腓骨显得过长。干骺端增宽呈杯口状，生长板呈 v 形边缘（图 7-29）。

软骨发育不良是一种相对轻症的短肢型侏儒症，这种病通常表现在儿童晚期，临床和影像学表现与软骨发育不全相似，但没有后者严重。

中段 / 远端短肢型　肢体中段发育异常罕见。肢远端发育不良较为常见，包括窒息性胸廓发育不良（Jeune 综合征）和软骨外胚层发育不良（ellis-van creveld 综合征）。窒息性胸廓发育不良是一种遗传异源性疾病，其预后各不相同。患者可能在婴儿期表现出呼吸窘迫，这是由明显缩短的肋骨和狭小胸腔所致，继发性肺部感染、高血压和进行性肾病引起的肾衰竭可能在以后的生活中发生。典型的影像学表现包括短而水平的肋骨，前端有球状突起和管状的胸腔，髂翼小而短，呈喇叭状，可见"三叉戟髋臼"（图 7-30），手和脚的管状骨缩短，约 1/3 的患儿伴有多指症。

类似的发现也见于软骨外胚层发育不良，这

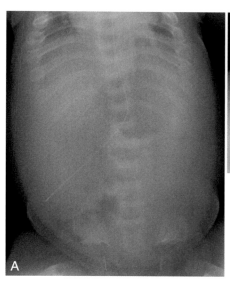
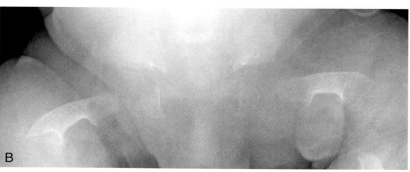

图 7-28　致死性侏儒症。A. 腹部正位（AP）仰卧位片显示弥漫性扁平椎。B. 骨盆 AP 片显示股骨典型的"法式听筒"外观

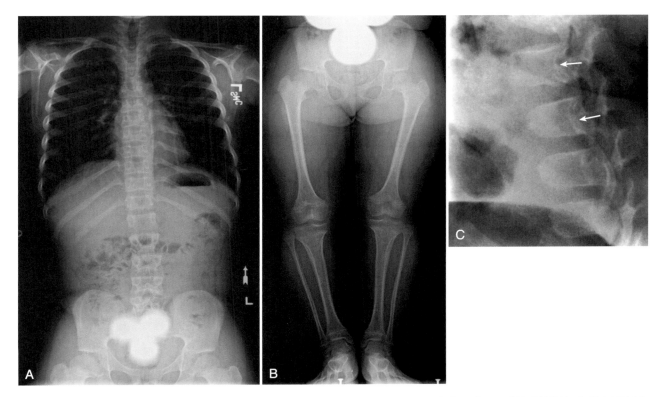

图 7-29　软骨发育不全。A. 脊柱正位片显示沿腰椎向下发展的椎弓根间距离的缩小。髂骨呈"墓碑状"外形,髋臼顶部扁平。B. 从髋关节到踝关节的下肢正位片显示股骨较短,腓骨过长,股骨远端骺板呈"v 形"畸形。盆腔入口呈"香槟酒杯"的外观。C. 腰椎侧位片示椎体后部呈扇贝形(箭)

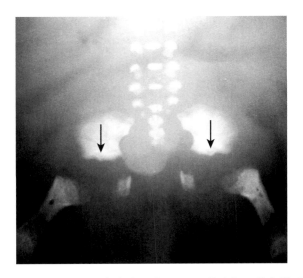

图 7-30　窒息性胸廓发育不良 /Jeune 综合征。骨盆前后位片显示小而短的髂翼,可见特征性的"三叉戟髋臼"(箭)

是一种常染色体隐性遗传的非致命性疾病,在亚米希人社区中较为常见。临床表现还包括发育不良、指甲干裂、头发稀疏和牙齿异常。2/3 的患者存在先天性心脏病,最常见的是房间隔缺损或室间隔缺损。多数伴有多指症(图 7-31)。

短躯干侏儒症

软骨发育不全 / 季肋发育不全　几种形式的短躯干侏儒症存在不同的严重程度,最严重的类型是软骨发育不全,在新生儿期是致命的。患婴儿颅骨大,胸廓小,肋骨短,脊柱、骨盆坐骨及耻骨未矿化,并且有明显短肢(四肢骨骼近端及远端节段缩短)。季肋发育不全是一种不太严重的异常,婴儿通常能存活几个月。

干骺端软骨发育不全　在存活的短躯干性侏儒症患儿中,可见四种严重程度不同的干骺端软骨发育异常。患儿头部较大,肢体严重短小,四肢弯曲。常染色体显性遗传的 Jansen 型和 Schmid 型可见不规则干骺端和增宽的骺板,常染色体隐性遗传的 McKusick 型、Shwachman-Diamond 发育不良可见骨骺变扁、干骺端不规则。

较少见的短躯干侏儒症在生命早期表现为 Kniest 发育不全和椎体干骺端发育不全,均为常染色体显性遗传。影像学表现包括:扁平椎、椎体前部楔形变、异常后凸、前凸或脊柱侧凸,干骺端不规

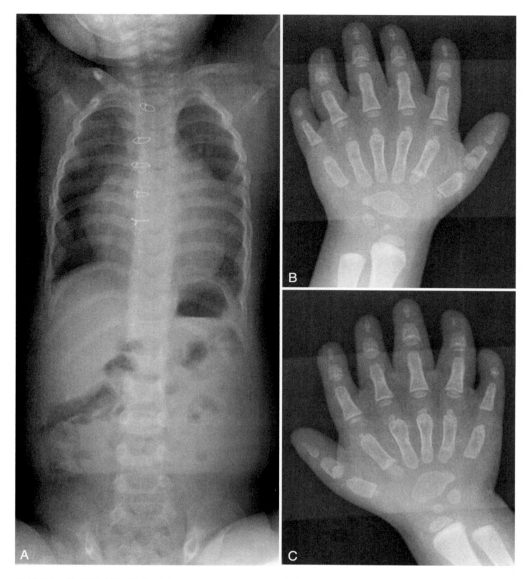

图 7-31 软骨外胚层发育不良 /Ellis-van Creveld 综合征。A. 胸部和腹部的正位片显示短肋骨和长管状胸腔。心脏增大,注意与先前心脏手术相关的变化。B、C. 手的前后位片显示双侧轴后多指。双侧腕骨畸形

则,骨骺骨化常延迟。

多发性骨发育不良 多发性骨发育不良是指与骨骼发育不良相关的一组蓄积性疾病,这一类病变包括黏多糖病 Hurler 综合征、Hunter 综合征和莫基奥综合征(Morquio syndrome),黏多糖病通常出现在婴儿晚期或儿童早期。明确的诊断是由遗传学家根据一种特殊酶的缺乏做出的,然而,放射科医生可能首先提示黏多糖病的存在。Hurler 和 Hunter 综合征的影像表现相似,常可见 J 形蝶鞍,肋骨呈橹状或桨状,后缘薄而前缘增厚。椎体的前下缘有特征性的喙状突起,伴有驼背畸形,或在胸腰椎连接处有局灶性后凸(图 7-32),髋臼外上缘呈陡峭斜

坡状,形态不规则,手掌近端掌骨呈锥形。莫基奥综合征的一些影像学特征与 Hurler 和 Hunter 综合征有重叠。一个显著的区别是椎体前缘中央喙状突出(而不是椎体前下缘)(图 7-33)。

成比例身材矮小 成比例身材矮小症可能是正常的,因为大约 2% 的儿童测量低于生长图表上的 3 个百分位数,也可以在包括肾脏和营养失调在内的各种系统疾病中出现,成比例身材矮小也常见于染色体异常的患儿。

颅锁骨发育不良是一种比较常见的常染色体显性遗传疾病,其特征是颅、锁骨、肋骨和骨盆异常,可见囟门闭合延迟和颅缝增宽并常见缝间骨,

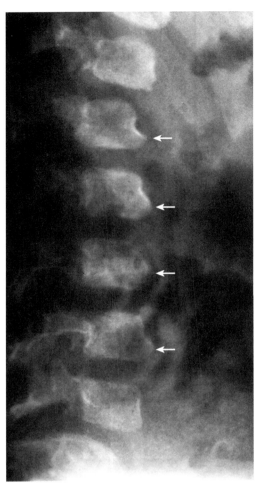

图 7-32　Hurler 综合征。脊柱侧位片显示椎体的前下缘有喙状突起（箭）

颅骨增大,短头畸形,有锁骨发育不全或缺失,常可见 11 对肋骨,可能缩短或向下倾斜。耻骨融合的延迟骨化常见,在平片上有明显的间隙增宽(图7-34)。患者有正常的发育和寿命。

不对称身材矮小

与不对称矮小相关的一个较常见的病变是成骨不全症(OI),OI 是一种遗传性疾病,以 Ⅰ 型胶原的异常形成为特征,男女发病率相同。许多不同的突变基因已被确定,并有广泛的临床表现。从病史上看,这种情况分为常染色体隐性遗传病,这种类型通常是致命(10%),和迟发性常染色体显性遗传病,该类型临床症状通常严重性较低(90%)。目前报道了许多类型,所有类型的疾病都以骨质减少和骨折倾向为特征。在先天性类型中,增厚的管状骨被视为多发性骨折愈合后的结果。在迟发型中,骨呈现一个薄而纤细的外观。其他临床表现包括蓝色巩膜、牙齿排列不齐、耳硬化症相关的耳聋。影像学表现可能包括弥漫性骨质减少、不同时期的多发骨折、长骨弓状畸形和颅骨缝间骨(图 7-35)。

迟发性疾病常采用双膦酸盐治疗以增加骨钙沉积。髓内棒用于矫正弓状畸形和防止新的骨折。

染色体疾病

骨骼异常常与染色体异常有关,21 三体综合征是最常见的染色体异常综合征。骨骼表现包括

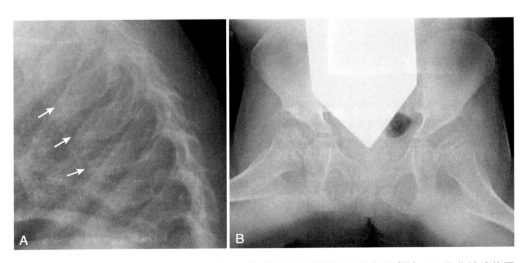

图 7-33　莫基奥综合征。A. 胸椎侧位片显示椎体前中央部分呈喙状突起(箭)。B. 骨盆蛙式位图像显示髋臼陡峭,股骨头扁平、宽大

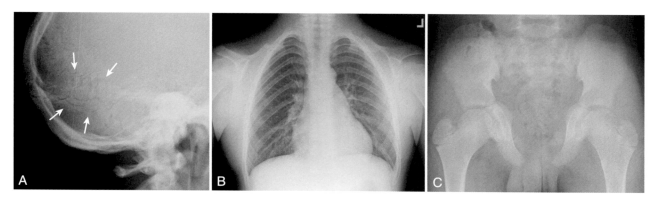

图 7-34 一名 13 岁男孩患锁骨头颅发育不全。A. 头颅侧位平片显示人字缝处有多处缝间骨(箭)。B. 胸部正位片显示锁骨缺失。C. 骨盆正位片显示与延迟骨化相关的耻骨联合明显增宽

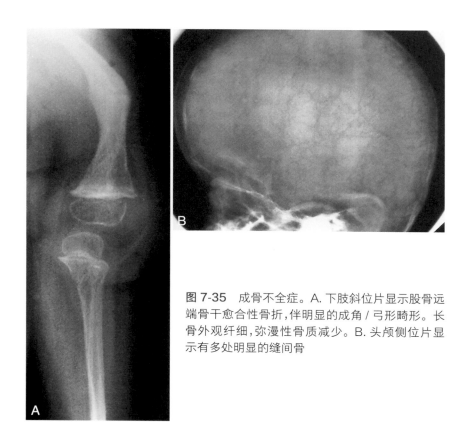

图 7-35 成骨不全症。A. 下肢斜位片显示股骨远端骨干愈合性骨折,伴明显的成角 / 弓形畸形。长骨外观纤细,弥漫性骨质减少。B. 头颅侧位片显示有多处明显的缝间骨

身材矮小、寰枢关节不稳定、11 对肋骨、胸骨分节增多、髂骨翼向外展开和髋关节发育不良,这些表现在高达 40% 的患儿中出现(图 7-36)。特纳综合征(Turner syndrome)可见于 45,XO 染色体模式,其特征有身材矮小、第四掌骨短、马德隆畸形(Madelung deformity)和骨质减少。

局灶性先天性骨异常

股骨近端局灶性缺损是一种先天性疾病,包括一系列异常,从股骨近端轻度缩短到发育不全到髋臼、股骨头和股骨近端完全缺失(图 7-37),15% 的患者为双侧性。这种异常被认为是胎儿期股骨近端软骨细胞异常发育和增殖的结果,髋臼受累占据第二位,同侧腓骨半肢畸形(见下段)在 50% 以上的病例中存在,同侧足畸形如马蹄外翻畸形也常见。治疗管理的目标包括最大限度地延长患肢,优化对准,促进关节稳定。

半肢畸形的定义是先天性肢体的全部或部分缺失,腓骨半肢畸形是最常见类型。腓骨异常的范

围从腓骨近端轻度缺损到完全缺损（图 7-38），相关同侧下肢异常常见，可能包括短、弯曲的胫骨、股骨短缩或发育不全、跗骨联合、内翻足畸形、足外侧趾缺失。

桡骨发育不全包括上肢的一系列异常，桡骨完全缺失最常见，发育不全也可能出现。前臂通常较短，呈弓形，手向桡侧倾斜，第一掌骨和 / 或拇指常发育不全或缺失（图 7-39），高达 50% 的病例出现双侧异常。桡骨发育不良与许多综合征相关，包括霍尔特 - 奥兰综合征（Holt-Oram syndrome，与先天性心脏病相关）、瓦克特尔综合征（VACTERL，椎体异常、肛门闭锁、心脏异常、气管食管瘘、肾异常和肢体异常）、范科尼贫血（Fanconi anemia）和血小板减少 - 桡骨缺失综合征（thrombocytopenia-absent radius syndrome）。处理方法包括连续铸型或夹板以改善手的桡侧倾斜，手术使手中轴与尺骨相对应，以及用示指矫治重建拇指。

羊膜带综合征（amniotic band syndrome）是指缩紧的羊膜带在子宫内形成，使羊膜从绒毛膜断开，随着羊膜分离和粘连形成，使发育中的胎儿的某些部位受到束缚和压缩。这可能会导致截断、软组织并指和较少见的骨并指（图 7-40）。手术治疗目的主要是整形。

跗骨融合是由于先天性分离失败而导致两块或

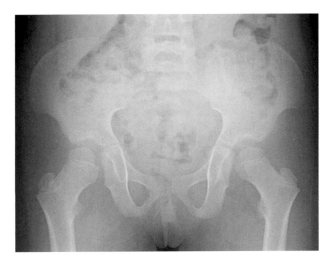

图 7-36　21 三体——唐氏综合征。骨盆正位平片显示髂翼向外展开呈喇叭状

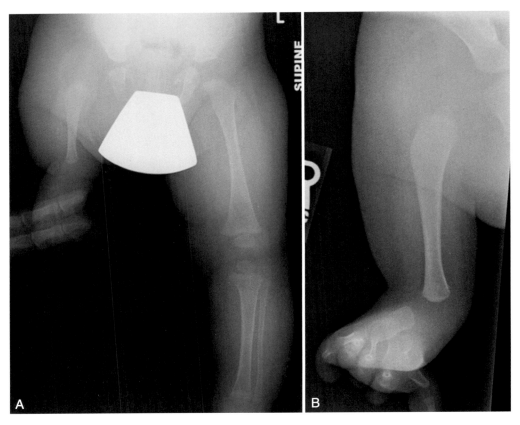

图 7-37　股骨近端局灶性缺损。下肢从髋部到踝关节的正位片（A）和右下肢图像（B）显示明显的右侧异常。髋臼缺如，股骨头骨化中心小，股骨发育不良，小腿骨缺如，足部畸形

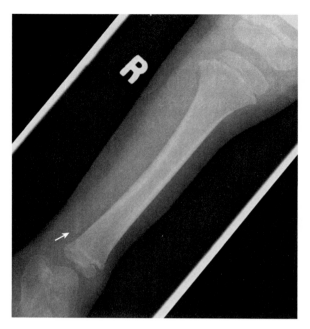

图 7-38 腓侧半肢畸形。右小腿前后位片显示非常小的、未发育的远端腓骨（箭）。胫骨短而稍宽，远端骨干增宽

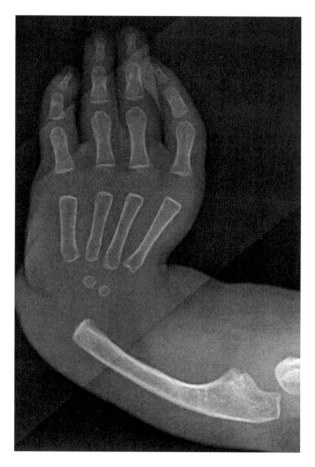

图 7-39 一个 25 个月大的男孩桡骨发育不良。左前臂和手的正位片显示无桡骨、短而弯曲的尺骨，手桡侧倾斜、第一掌骨和拇指缺失

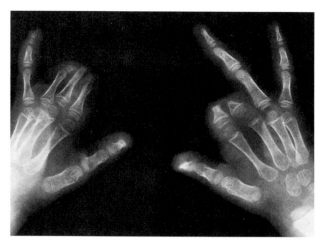

图 7-40 羊膜带综合征。双手正面片显示双侧多指截断

两块以上的跗骨之间不正常的连接，连接可能是骨性的、软骨性的或纤维性的。距跟和跟舟融合是最常见的，约在 1% 的人中发生，超过 50% 的患者是双侧性的。患者常常在 20 岁左右出现疼痛。还可能有扁平足畸形，活动范围受限，并易于脚踝和足部受伤。

骨融合在平片上明显可见，跟舟融合可在足部斜位片上清楚显示，侧位片可见"食蚁兽征"，跟骨前突异常伸长（图 7-41）。距跟关节融合在平片上通常表现轻微，有时侧位片上可见"C 征"（图 7-42）。跗骨联合的其他影像特征包括扁平足畸形和喙状距骨，或距骨头的背侧延伸，软骨性或纤维性融合在平片上可显示受累骨间隙狭窄和关节边缘不规则。

横断面成像有助于确定跗骨融合的性质和程度，骨融合在 CT 扫描中显示良好（图 7-41，图 7-42）。MRI 上可以清楚地看到软骨和纤维融合，并可发现相关的征象，如骨髓水肿。

保守治疗包括固定矫形术、非甾体抗炎药和物理治疗。手术治疗适用于保守治疗难治性症状性融合，融合切开后，用脂肪移植物或趾短伸肌腱插入以阻止再生长。距下关节固定术或三联关节固定术（距下、跟骰和距舟）可用于对切除治疗效果不佳的严重病例。

硬化性骨发育异常 / 骨密度增加的疾病

骨硬化症可能由几种不同的基因突变引起，最终均导致破骨细胞功能障碍。软骨和骨基质吸收

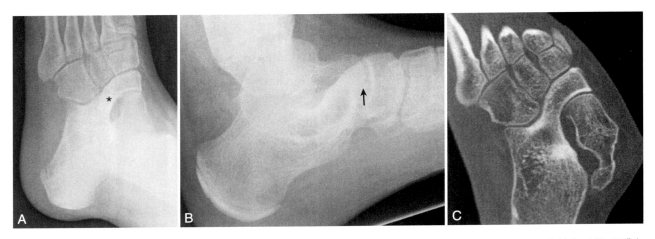

图 7-41　跟舟骨关节融合。A. 左脚斜位片显示跟骨与舟骨间的骨融合(星号)。B. 足部侧位片显示跟骨前突延长,即"食蚁兽征"(箭)。C. CT 斜轴重建图像显示跟舟关节融合与周围斑片状硬化

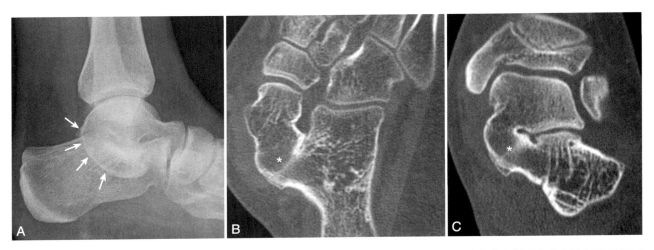

图 7-42　距跟骨融合。A. 踝关节侧位片显示"C 征",提示距跟关节融合(箭)。CT 斜轴位(B)和斜冠状位(C)重建图像证实骨融合(星号)

失败,导致骨致密、脆性增加、骨髓发育不良,易发生骨折。就临床而言,不同形式的骨硬化按发病年龄来区分,早发性婴幼儿疾病以常染色体隐性遗传为特征,病情最为严重。患者在婴儿期表现为肝脾肿大、全血细胞减少、多重感染和白血病,预后差,早期死亡常见。晚发性("迟发性")疾病的特征是常染色体显性遗传,可能出现在儿童或青少年时期。患儿有多处骨折,但寿命正常。

典型的骨质硬化的影像学表现包括弥漫性增加骨密度,骨塑形减低导致干骺端"锥形烧瓶"样畸形,以及典型的"骨内骨"或"镜框"样外观(图7-43)。颅底增厚,乳突气房和鼻旁窦闭塞,脑神经

受挤压。虽然人体的总钙水平通常很高,但血清钙水平往往很低,因为几乎所有的钙都集中在高度矿化、致密的骨骼中,可见叠加的佝偻病改变。骨髓移植可能治愈此症,因可以补充破骨细胞功能正常的骨髓。

骨发育障碍矮小症是一种常染色体隐性遗传疾病,常在婴儿期发病,它是一种短肢远端侏儒症。患者身材矮小,手和脚短而宽,并有小颌畸形,骨折常见。影像显示弥漫性骨硬化,颅骨增大,由于明显延迟关闭的囟门和颅缝,可能出现缝间骨,在四肢,有趾骨/指骨尖的再吸收,外观类似于肢端骨质溶解,骨吸收也可能在锁骨远端看见。

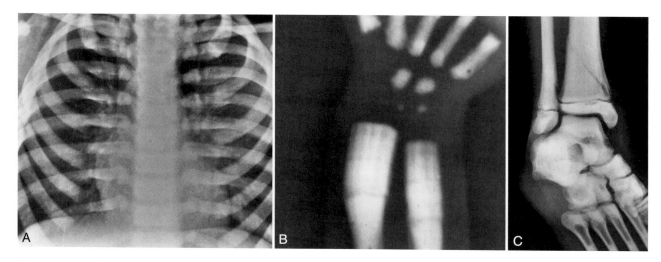

图 7-43 骨硬化症。胸部正位片（A）和右腕部后前位片（B）显示一名患有骨硬化症的幼童有弥漫性骨质硬化。C. 一名年龄较大患儿右踝关节踝穴位片显示在骨密度普遍增加的情况下，可见胫骨远端病理性骨折。"骨中骨"或"相框"表现在跗骨最明显

脆弱性骨硬化症是一种常染色体显性遗传疾病，其特征是多发性小的硬化症灶，主要累及腕骨、跗骨、骨盆和肩胛骨等松质骨，并在关节周围分布（图 7-44）。病灶无症状，常被偶然发现，也无进一步变化。骨扫描时可显示高摄取。

条纹状骨病是一种无症状的病变，其特征为在长骨骨干端有双侧对称的透明、线状条纹。偶发病例中，这可以是一个孤立性的发现。另外，在 X- 染色体显性遗传疾病中可能与颅骨硬化有相关。

蜡泪样骨病是一种罕见的疾病，可能是偶发性，也可能与常染色体显性遗传有关。疾病通常局限于单侧肢体，下肢比上肢更易出现。患儿出现肢体不对称，可能无痛或伴有骨痛和关节僵直。在平片上，沿骨长轴有致密的线状皮质骨质增生，常被比作滴落的烛蜡。骨扫描摄取增加。

Caffey 病（婴儿皮质增生症）是一种在出生后前几个月中发生的特发性疾病。平均发病年龄为 9 周，6 个月以后很少见，男女发病率相同。临床表现为婴幼儿易激惹、低烧、周围软组织肿胀，红细胞沉降率可能升高。平片可见对称的骨膜新骨形成，临近软组织水肿。下颌骨、锁骨、肋骨、肱骨、尺骨、股骨、肩胛骨和桡骨是最常累及的部位（图 7-45），疾病通常具有自限性，几个月就能愈合。

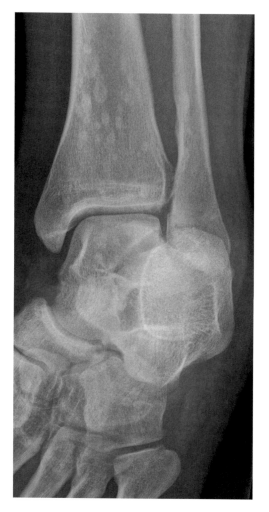

图 7-44 一名 16 岁男孩的脆弱性骨硬化症。左踝关节踝穴位片显示脚踝所有骨中见大量小的、良性外观的局灶性硬化病灶

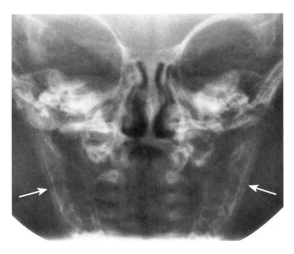

图 7-45　Caffey 病。下颌骨正位片显示对称、光滑的骨膜新骨形成（箭）

系统性骨病

代谢病

佝偻病

佝偻病（rickets）的发生是由于维生素 D 或其衍生物的相对或绝对缺乏，从而导致正常生长的软骨无法矿化成骨。佝偻病有几种原因，可能与营养不良、维生素 D 吸收不良或肾性骨营养不良有关，

它常见于 2 岁以下的儿童。佝偻病的临床表现包括发育不良、虚弱、身材矮小、脊柱畸形和易骨折。

1/3 佝偻病患儿的影像表现可能早于临床表现。缺乏维生素 D 4 6 周后可见典型的影像表现，在膝部和腕部快速生长的骺板通常出现异常，由临时钙化带中调节软骨细胞凋亡的程序中断导致了异常的软骨内成骨，矿化作用缺失，增殖带变宽。影像学上可见骺板增宽、干骺端呈杯口状、毛刷样、不规则（图 7-46）。可见全身性骨质疏松，可能会出现颅骨软化，即"乒乓球样畸形"。现在，经典的肋骨前段的"佝偻病性串珠肋"已不常见。经治疗后，临时钙化带矿化，骺板厚度恢复正常。这导致了致密的干骺端带。

甲状旁腺功能亢进

原发性甲状旁腺功能亢进是由甲状旁腺腺瘤或弥漫性甲状旁腺增生时甲状旁腺激素（PTH）分泌增加引起的，这些病变在儿童中相对少见，通常与多发性内分泌肿瘤（MEN）综合征相关。在继发性甲状旁腺功能亢进中，是由于慢性低钙血症导致 PTH 分泌增加。儿童中通常是由慢性肾衰竭引起，但也可能与钙代谢紊乱有关。甲状旁腺激素刺激破骨细胞，导致多处骨吸收，甲状旁腺功能亢进最特别的影像学表现是第二、三、四指中节指骨桡侧骨吸收，严重的病例，可在锁骨远端、肱骨和股骨颈的内侧及胫骨近干骺端看到骨质吸收（图 7-47）。

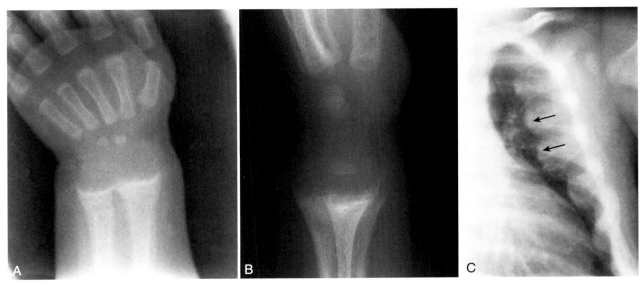

图 7-46　佝偻病。左腕部后前位（A）和侧位图像（B）显示桡骨远端和尺骨远端干骺端变宽、异常杯口样、毛刷状和不规则。C. 胸部正面片显示典型的肋骨前部末端"佝偻病样念珠"外观（箭）（Pediatric Learning File. Reston, VA: American College of Radiolgy Institute; 1987）

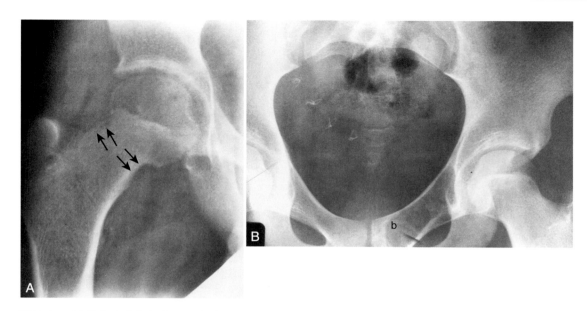

图 7-47　甲状旁腺功能亢进。A. 右髋关节前后位片显示股骨颈骨膜下吸收（箭）。B. 骨盆前后位片显示左侧耻骨上支清晰可见的透亮性病变，为褐色肿瘤（b）。在右下象限可见手术缝合线，与因慢性肾小球肾炎的肾移植有关

可见典型的棕色瘤（破骨细胞瘤），反映局部的、骨内纤维组织的堆积。全身骨质疏松也是其特征。

肾性骨病

　　肾性骨病包括慢性肾功能不全的患者在骨骼中发生的各种变化，随着肾小球滤过功能的降低，磷酸盐水平升高和钙水平的轻微下降，这刺激了PTH，并导致骨骼中钙和磷酸盐的动员。肾性骨营养不良可致严重生长障碍，以甲状旁腺功能亢进影像学改变为主。随着骨骼的生长，可以看到佝偻病的变化。骨硬化也常见，可以表现为弥漫性或主要沿着椎体终板呈典型的"夹心"外观（图 7-48）。

甲状腺功能低下

　　甲状腺功能低下是新生儿常规筛查中最常见的代谢异常，最常见的病因是甲状腺的先天性缺失或发育不良，男女发病比例是 1：3。甲状腺素为骨骼生长和成熟所必需，也是中枢神经系统发育所必需，由于甲状腺素缺乏，骨骼成熟延迟，与线性增长不成比例，骨龄通常比平均值低两个标准差。骨骺发育不良是其特点，骨骺骨化延迟，骨化中心形态常不规则，可见多个分散的骨化中心，最终会融合。骨骺边缘通常不规则，颅缝闭合有延迟，缝间骨常见。蝶鞍可因垂体增生而增大，短头畸形可因蝶骨枕骨软骨融合处生长受限引起。

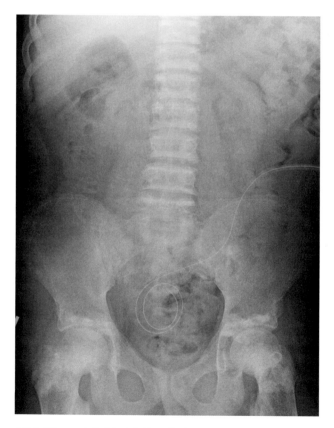

图 7-48　一名肾性骨营养不良的 21 岁男性患者。腹部正位片显示椎体上、下终板硬化，具有特征性的"夹心椎"表现。双髋部骨骼可见斑片状硬化。腹膜透析导管盘绕在骨盆内

维生素 A 过多症

维生素 A 过多症在儿科人群中很少见。历史上,它曾被认为是使用鱼肝油和其他类似的制剂治疗和预防干眼症造成。最近,研究发现与用于治疗皮肤病的强效维生素 A 类似物有关。维生素 A 中毒通常发生在过量摄入维生素 A 六个月后,临床表现为纳差、易怒、皮肤干燥、瘙痒、脱皮、唇裂、四肢局部肿胀疼痛、肝肿肿大。

影像学上,沿尺骨、跖骨和指/趾骨可见丰富的骨膜新骨形成。可见皮质波状增厚。主要的鉴别诊断是婴儿皮质增生症或 Caffey 病,这两个病变可以根据患者的年龄和疾病分布来鉴别。Caffey 病最常见于出生后几月大的婴儿,而维生素 A 过多症最常见于 1~3 岁之间。在 Caffey 病中,沿下颌骨和锁骨的骨质增生是典型表现。维生素 A 中毒的一个独特的影像特征是过早的中央生长板闭合,导致圆锥状的骨骺向干骺端内侵。停止摄入维生素 A 后,临床症状和影像异常会消失。

维生素 C 缺乏症

维生素 C 缺乏症(scurvy)是一种代谢性骨骼疾病,现已罕见,它是由饮食中缺乏维生素 C 引起的。历史上,巴氏杀菌奶或煮过的牛奶喂养的婴儿中出现过这种情况,现在这种情况偶尔出现在过度偏食的儿童身上,它几乎总是在婴儿 6 个月大以后出现。缺乏维生素 C 会导致骨基质/胶原形成不良,出现几种影像特征。在近骺板的干骺端钙化软骨的再吸收减少,导致 ZPC(临时钙化带)的增厚,称为维生素 C 缺乏症白线或 Frankel 白线。在它的下面,有一条被称为维生素 C 缺乏症区的透光带。骨骺可见类似表现,在透明的中心区域周围有一层厚厚的钙化软骨。这就产生了维生素 C 缺乏症特有的“温伯格环”(Wimberger ring)(图 7-49A)。

增厚的 ZPC 区和维生素 C 缺乏症透明区均易发生骨折,干骺端骨折常见,合并骨膜下血肿。骨膜下血肿最初表现为沿着管状骨干的软组织密度,最终矿化形成新的皮质(图 7-49B)。骨折后可见明显的干骺端骨刺[“贝尔甘(Pelkan)骨刺”],致密、增厚的 ZPC 向外侧延伸。

铅中毒

铅中毒是儿童中最常见的重金属中毒类型,这通常与摄入在老房子里含铅油漆碎片有关。临床

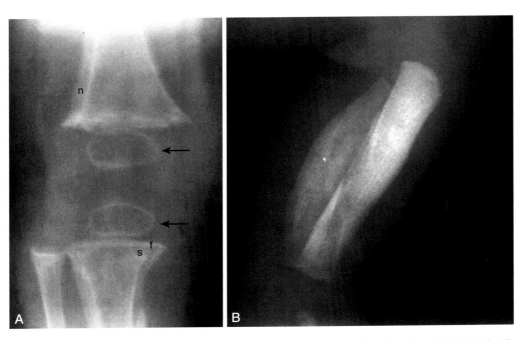

图 7-49　维生素 C 缺乏症。A. 右膝前后片显示沿干骺端有一条致密的维生素 C 缺乏症白线/弗兰克尔白线(f),与钙化软骨吸收减少有关。在此之下,可见透亮的维生素 C 缺乏症区(s)。与这些干骺端表现相对应,在股骨远端和胫骨近端可见“温伯格环”(箭)。软骨的边缘钙化围绕透明的中心区域。在股骨远端和胫骨近端可见骨膜下新骨形成(n),骨呈弥漫性骨质减少。B. 胫骨远端干骺端骨折的后遗症,伴骨膜下血肿及随后的矿化

上,患者可出现腹痛、脑病、周围神经病变和贫血。在腹部平片上,可以在肠道中看到含铅的油漆碎片(图7-50)。骨质表现通常是慢性铅暴露的晚期发现,铅毒性会干扰主要松质骨钙化软骨的吸收,这种情况会累积并导致致密的、不透射线的干骺端带("铅线")的形成,这是本病的特征(图7-9,图7-50)。主要的鉴别诊断是正常的、生理性的致密带,通常见于幼童生长较快的长骨干骺端,所有的干骺端都可见到铅线,包括生长较慢的长骨,如腓骨。

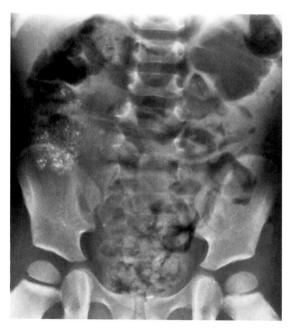

图 7-50　腹部前后位片显示不透明的含铅油漆碎片滞留在肠道内,主要聚集在升结肠。在股骨近端干骺端可见致密的"铅线"

贫血与凝血障碍

镰状细胞病

镰状细胞病(sickle cell disease,SCD)是一种常染色体隐性遗传的血红蛋白病。这种疾病的纯合子型,即 HbSS,在 650 名非洲裔美国人中就有 1 例。该突变是在血红蛋白的 β 链上缬氨酸代替谷氨酸,导致细胞变形、"镰状"红细胞、血管内瘀血和慢性溶血性贫血。在肌肉骨骼系统,疾病的主要表现为造血骨髓增生、血管闭塞性危象 / 骨坏死和骨髓炎。尽管与普通儿童相比,镰状细胞病患者感染沙门菌的频率更高(20 倍),但骨髓炎最常由金黄色葡萄球菌引起。

在出生后的前 6 个月,胎儿血红蛋白具有保护作用,常常无临床症状。大约 1/3 的患儿在 6 个月到 2 岁之间出现症状。手指肿胀(指炎),也可能出现在脚趾(手足综合征)。在影像上,受累手指可见轻度骨髓膨胀、骨膜新骨形成和软组织肿胀(图7-51),难以与骨髓炎鉴别。

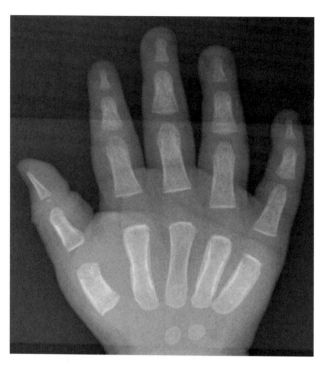

图 7-51　11 月龄的镰状细胞病患儿的手指炎。右手后前位片显示骨膜下新骨沿第二、第四和第五掌骨,以及拇指近节指骨形成

在儿童时期常表现为骨骼和关节疼痛。脊柱梗死可沿椎体终板中央部分发生,形成 H 型椎体,或特征性的"积木"样变形(图7-52)。这被认为与供应中央终板的小血管中大量变形的红细胞的形成有关。长骨梗死常见,与其他原因引起的骨坏死表现相似,股骨经常受累。在平片上,可见零散地图样分布的硬化区域。缺血性坏死的典型 MRI 表现为 T1 加权序列上呈地图样分布的锯齿状低信号,T2 加权序列和 STIR 序列上呈异常高信号。MRI 是检测早期缺血性坏死的方式,因为它可能在平片中表现正常。慢性贫血背景下,与骨髓再生相关的变化在 MRI 上可以很好的显示,T1 加权序列骨髓呈弥漫性低信号,T2 加权序列和 STIR 序列呈高信号。

血管闭塞性危象的治疗采用支持治疗和疼痛

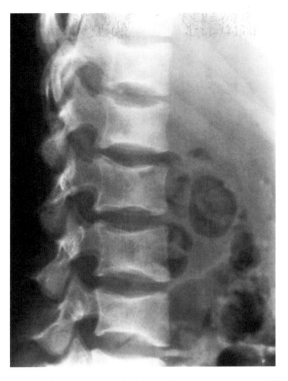

图 7-52　镰状细胞病。脊柱侧位片显示椎体上、下终板凹陷，形成特征性 H 形椎体或"积木样"畸形

管理。感染的治疗主要是使用抗生素，抗生素治疗必须针对镰状细胞病中常见的病原体进行调整。

珠蛋白生成障碍性贫血

　　珠蛋白生成障碍性贫血是一种遗传性血红蛋白病，多见于地中海东部后裔。纯合子型疾病一般为重症珠蛋白生成障碍性贫血，杂合子型疾病一般为轻症型珠蛋白生成障碍性贫血。该病以无效红细胞生成、髓内溶血和慢性贫血为特征。

　　影像学改变主要与骨髓增生有关。颅骨板障空间变宽，出现所谓的"短发"样的颅骨（图 7-53A），鼻旁窦可能发育不全，或逐渐闭塞。手和脚的髓腔增宽，可见变粗的骨小梁，掌骨和指骨呈方形（图 7-53B）。长骨出现典型的"锥形瓶样"畸形。全身骨质疏松常见于中轴骨。沿脊柱的髓外造血组织可引起脊髓压迫。

　　珠蛋白生成障碍性贫血的治疗是通过输血疗法抑制骨髓增生，使正常的造血骨髓转化为脂肪性骨髓。这可导致骨髓铁超负荷，螯合治疗可减少这种并发症。对于严重的珠蛋白生成障碍性贫血患

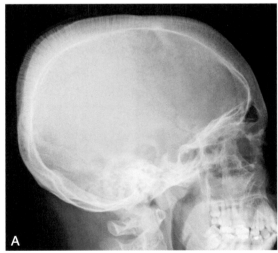

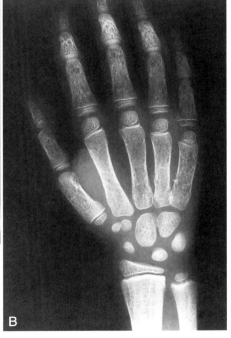

图 7-53　珠蛋白生成障碍性贫血。A.18 月龄的男孩颅骨侧位片，显示骨髓增生导致的板障间隙扩大，颅骨呈"竖发状"。B. 另一位患者的右手后前位片显示髓腔变宽，小梁变粗。掌骨和趾骨呈方形

者,骨髓移植有治愈的潜在可能。

血友病

　　血友病是一种 X 染色体遗传的隐性凝血障碍。典型血友病(血友病 A)是由于缺乏凝血因子Ⅷ,而圣诞病(血友病 B)与缺乏凝血因子Ⅸ有关。血友病主要影响大关节,最常累及膝、肘和脚踝,复发性关节积血导致炎症、含铁血黄素沉积和纤维化。滑膜肥大和过度生长,随之而来的是软骨和软骨下骨的破坏、骨侵蚀和软骨下囊肿的形成。关节出血时,可因骨骺血管闭塞而出现缺血性坏死。大约 1%的严重血友病患者会有假性肿瘤形成。假性肿瘤常发生于肌内,表现为无痛的、缓慢增大的肿块。

　　在影像中可以看到与关节充血有关的表现。包括骨骺过早骨化、骨骺过度生长和生长板过早融合。膝关节典型的表现包括关节积液、股骨髁变方、髁间切迹变宽及髌骨下侧面变方。继发性退行性改变明显,伴关节间隙狭窄、软骨下囊肿形成和骨侵蚀。

　　MRI 显示关节积血,根据出血的时间,关节液的信号不同。梯度回波序列对滑膜内含铁血黄素沉积的检测最为敏感;滑膜内含铁血黄素在所有序列上都表现出异常的低信号。虽然滑膜异常表现在增强的序列中可以很好显示,但在评价血友病的关节病变时,增强扫描通常不是必要或常规手段。血友病时会出现红骨髓聚集和增生,因此,红骨髓向黄骨髓的正常转化会出现延迟。

　　超声已越来越多地用于评估血友病关节病。相比 MRI 的一个主要优势是没有与含铁血黄素沉积相关的磁敏感伪影,这可能更好评估滑膜肥大。

神经纤维瘤病

　　神经纤维瘤病(neurofibromatosis,NF)是一种常染色体疾病,外显率可变,突变率接近 50%,染色体突变位点为 17q21(NF-1)和 22q12(NF-2)。NF 可能涉及体内的任何组织器官。典型的临床表现包括咖啡牛奶斑、腋窝或腹股沟的雀斑、虹膜色素结节/错构瘤、周围神经的神经纤维瘤和骨骼畸形,约 80%的 NF 患者伴有肌肉骨骼受累,胫骨前外侧弯曲是其特征性变化。先天性胫骨或腓骨假关节也很常见,其原因是骨折不完全愈合及随后骨折不愈合(图 7-54A)。皮质的侵蚀可能与邻近增大的神

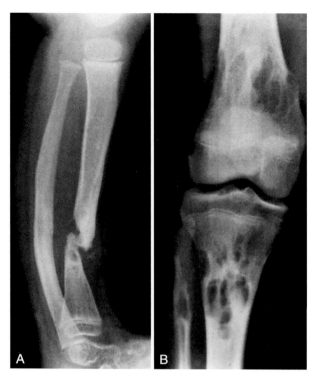

图 7-54　神经纤维瘤病。A. 小腿侧位片显示胫骨远端假关节以及腓骨明显弯曲。B. 右膝前后位 X 线片显示邻近神经肿大所致多发骨性侵蚀

经肿块压迫有关(图 7-54B)。肋骨通常呈扭曲、带状改变。大约 20%的 NF-1 患者出现脊柱后凸畸形,在硬膜扩张或多发性脊髓神经纤维瘤时,椎体后方可能出现扇贝状变形,"哑铃形"神经纤维瘤可通过脊柱椎间孔延伸并使椎间孔增宽。

髋关节疾病

发育性髋关节发育不良

　　发育性髋关节发育不良(developmental dysplasia of the hip,DDH)反映了一系列程度不一的异常,从韧带松弛到原发性髋臼发育不良伴股骨头半脱位或脱位,这是一种相对常见的疾病,发病率高达 1/200,女孩比男孩更常见,通常有髋关节发育不良的家族史。DDH 多见于左侧,约有 30%为双侧。一些产前因素引起宫内受限可能会导致 DDH 的发生,包括臀位、胎龄偏大和羊水过少。DDH 可能与斜颈或先天性膝关节脱位有关,DDH 还与脊髓发育不良、关节挛缩症、股骨近端局灶性缺损、神经肌

肉疾病、黏多糖病和染色体异常有关。

为了保证正常发育，股骨头与髋臼必须沿着关节面保持正常的吻合关系。DDH 最常发生于髋臼和 / 或股骨头的原发性结构异常。伴随韧带松弛，会导致异常不协调的髋部发育，可能伴有股骨头半脱位或脱位。

超声是筛查婴幼儿髋关节发育不良的影像方法。对于有 DDH 风险的婴儿，一般在 6 周或 6 周后进行超声检查。在出生后的最初几周，由于母体激素的影响，髋部有一定程度的生理性松弛，通常很难排除发育不良。早期（6 周之前）对婴儿进行超声检查，可能有利于早期治疗。可疑的征象包括髋关节"嘀嗒"或"咔哒"声，臀纹或大腿纹不对称，或临床明显的髋关节脱位。

冠状面和横轴位的髋关节影像是通过高分辨率的线形探头获得的。髋部屈曲后，冠状面呈"棒棒糖"状，横轴位呈"海鸥"状（图 7-55）。在冠状位图像中有两项重要测量，软骨性股骨头至少 50% 被骨性髋臼覆盖，通过沿髂骨缘长轴画一条线，超过一半的股骨头应该位于这条线内。测 α 角可用来评估髋臼深度，这是由髂骨和髋臼骨形成的角度，至少 60°。应力试验是在横向切面进行，类似于体格检查时的巴洛试验，以评估髋关节是否会脱位。超声所见的髋关节不成熟和发育不良的定性特征包括圆形髋臼顶和突出、增厚的纤维脂肪枕（图 7-56）。

股骨头骨化常在约 6 个月时出现。从这个时候开始，DDH 的评估是通过平片而不是超声来进行。仰卧位获得骨盆正位（AP）位平片，可绘制几条线以评估发育不良（图 7-57）。Hilgenreiner 水平线是通过 Y 型软骨的上侧面画出来。Perkin 线穿过髋臼顶部的边缘与此线垂直相交，在正常的髋关节中，股骨头应该位于内下象限，髋臼角是由髋臼顶和 Hilgenreiner 线形成的。这个角度在出生时通常小于 30°，到 2 岁时小于 20°。在任何年龄，女孩的正常角度比男孩略高。Shenton 线是一条弧曲线，连接股骨近端干骺端内侧皮质和耻骨上支的下边缘，正常髋部的弧线是连续的、光滑的，但在半脱位和脱位时不连续。DDH 的影像学表现可能包括髋臼较浅、股骨骨骺的延迟骨化和股骨头外上侧半脱位，在半脱位或脱位的情况下，蛙式位或 von Rosen 位（AP 位盆骨伴髋外展内旋）有助于评估股骨头复位（图 7-58）。

DDH 的治疗因疾病的严重程度而不同。对不成熟或轻度 DDH 的患者可进行密切的临床随访和系列超声检查。保守治疗包括支撑装置，例如 Pavlik 吊带。更严重的 DDH 伴有半脱位或脱位时，通常需要手术治疗，包括髋部闭合或开放复位，然后再进行石膏固定。在晚期诊断或经治疗后仍持续 DDH 的情况下，可能需要进行骨盆和 / 或股骨截骨术。

横断面成像常用于术后评价，CT 和 MRI 均可用于评估股骨头复位后的位置，对比增强 MRI 有助于对股骨头灌注的评估。也可能有助于识别有缺血性坏死风险的患者，缺血性坏死是手术复位髋部最常见的严重并发症。

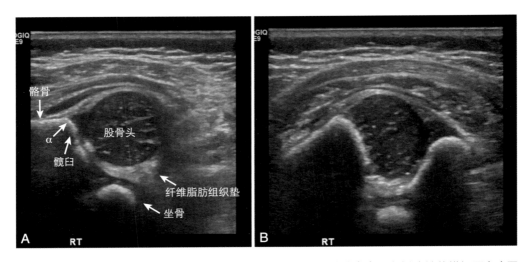

图 7-55　臀先露，一名 72 天的婴儿，其髋关节超声正常。冠状位（A）和右侧髋关节横切面（B）图像显示，在正常 α 角大于 60° 的情况下，髋臼覆盖了超过 50% 的软骨性股骨头

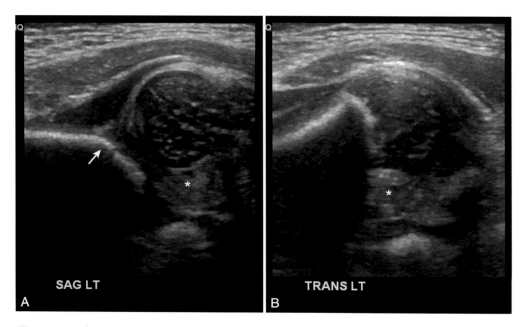

图 7-56 一名 16 天的女婴,在体检时发现左髋关节不稳定。冠状位(A)和左髋(B)横向超声图像显示髋臼骨覆盖股骨头不足,α 角度变浅。髋臼的顶部是圆形的(箭),而滑膜外纤维脂肪组织增厚(星号)

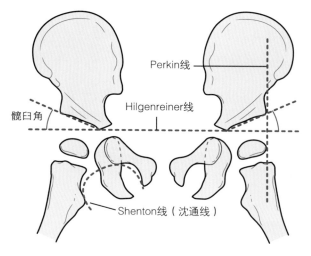

图 7-57 插图描绘了用于影像评估髋关节发育不良的线条

儿童股骨头缺血坏死病

儿童股骨头缺血坏死(legg-calve-perthes disease, LCP),或特发性股骨头缺血性坏死,是幼儿髋关节疼痛最常见的原因。它最常发生在 4~8 岁之间,男 > 女(4 : 1),白种人最常见,约 20% 的患者是双侧患病。患者通常表现为髋关节疼痛、膝关节疼痛或跛行。骨骼常延迟成熟。

平片显示小而不对称的股骨头骨骺骨化和关节软骨下透亮线,反映通过坏死骨的骨折("新月

征")。蛙式侧位片被认为是显示软骨下骨折最佳位置(图 7-59A、B),关节间隙可因关节积液和 / 或滑膜炎而扩大。如病程长,股骨头内可见斑片状透亮影、硬化、碎裂、变平。

MRI 对早期疾病的检测很敏感,而平片可能正常,T2WI 序列可见骨骺和干骺端骨髓水肿,T1WI 序列可见正常骨髓脂肪信号丢失,在软骨下骨折时显示弯曲线状低信号。增强扫描股骨头不对称性降低。滑膜炎在对比增强后的图像上也有很好的显示(图 7-59C)。

LCP 的治疗是休息,直到症状消失,在疾病的愈合阶段限制高强度活动。当股骨头碎裂和塌陷已稳定并有再骨化时,提示出现愈合。

慢性 LCP 可能导致正常股骨髋臼关系失常。可发生骨骺增大、骨骺扁平、股骨颈缩短畸形,大转子可因相对生长过度而抬高,这可能导致畸形的股骨头覆盖不足,易发生凸轮型髋关节撞击,并可能继发退行性改变(图 7-59D)。最后,可能需要进行骨盆和 / 或股骨截骨术的手术重建。

股骨头骨骺滑脱

股骨头骨骺滑脱(slipped capital femoral epiphysis, SCFE)是一种股骨近端 Salter-Harris Ⅰ型损伤,这种

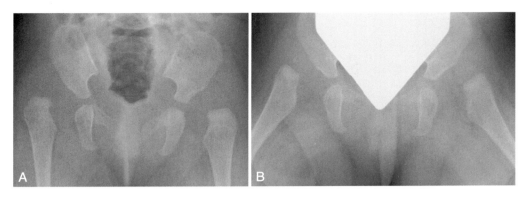

图 7-58　一名 6 月龄女婴双侧髋关节发育不良。前后位(A)和骨盆 von Rosen 位(B)(外展内旋位)图显示早期轻微股骨头骨化。股骨头从浅的骨性髋臼脱位,不能通过 von Rosen 位而复位

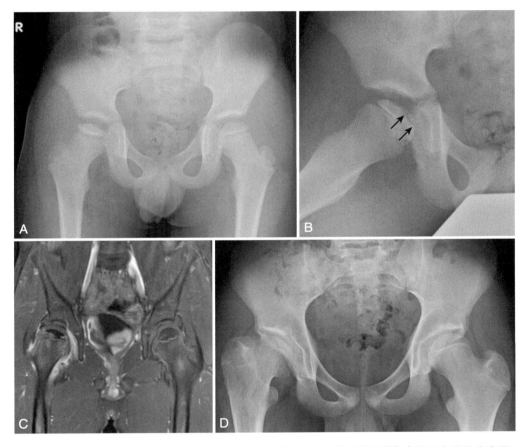

图 7-59　儿童股骨头缺血坏死病(LCP)。骨盆前后位(A)和右髋蛙腿侧位(B)显示右股骨头扁平、硬化,见"新月征",反映关节软骨下骨折(箭)。C. 骨盆冠状位 T1WI 脂肪饱和增强图像显示右侧股骨头强化不对称减低,以及明显滑膜炎。D. 一名 16 岁男孩的骨盆前后位 X 线片,其 8 岁时有 LCP 病史。右髋明显异常,伴宽大、扁平、缩短畸形,大转子明显抬高,髋臼较浅

情况最常见于美国非洲裔青春期肥胖男孩。SCFE 左髋关节更常见,多达 1/3 的患者可双侧受累。临床表现为腹股沟和大腿疼痛,膝关节疼痛也很常见,在做出诊断之前,症状通常会持续数周到数月。

对疑似 SCFE 的标准影像评估包括骨盆 AP 位和蛙式侧位,并仔细观察两侧髋部,如果患者表现为关节不稳定不能承重。这种情况下,应该用穿透侧位片代替蛙式侧位片,较轻微或较早期的 SCFE 病例中,受累侧股骨近端骺板有不对称的增宽和 / 或透亮。在较晚或更晚期阶段,患者出现股骨头相对

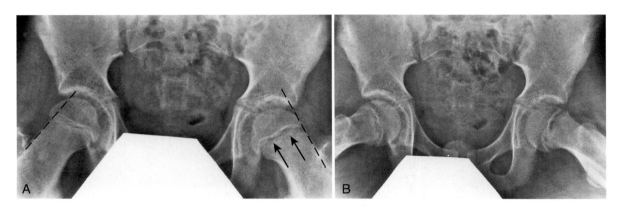

图 7-60　股骨骨骺滑脱。A. 骨盆前后平片显示左侧不对称的骺板加宽（双箭）。克莱恩线（虚线）没有穿过其骨骺。B. 蛙腿侧位图像证实股骨头相对于股骨近端干骺端向内下侧滑动

于股骨颈后、内下侧的移位（图 7-60），这种现象被比作"蛋卷杯上掉下的冰激凌"。在正位片上，克莱恩线（Klein 线）可用于确定股骨头的位置，这条线沿着股骨颈外侧边缘延伸，应与股骨头骨骺相交，不相交时，则提示存在滑脱，在蛙式侧位片上会显示的更好。

MRI 偶尔用于诊断非常早期、轻微的 SCFE。包含双侧髋部的几个快速序列图像显示骺板内不对称的积液，受累侧也可能有骺板周围水肿。即使在 X 线片上没有典型表现，MR 图像也可以观察到微小的不对称骺板加宽。也常出现关节积液和滑膜炎。

治疗通常包括原位钢棒固定患侧髋关节。在一些急性病例中，在手术前可以进行有限的闭合复位，对侧髋关节预防性手术存在争议，这种做法取决于医生和患者 / 家庭。SCFE 的晚期并发症包括股骨头缺血性坏死和软骨溶解，后者在固定钢棒穿过股骨头软骨下皮质时更为常见。

感染性疾病

急性骨髓炎

急性血行性骨髓炎主要是儿童疾病。13 岁以下儿童的发病率约为 1/5 000。一半的病例发生在 5 岁以前，男女受影响比例约 2 ∶ 1。生长迅速血管丰富的长骨干骺端最常受累，包括股骨远端、胫骨近端、肱骨近端和桡骨远端。最常见的感染微生物是金黄色葡萄球菌（85%）。由于对肺炎链球菌和流感嗜血杆菌进行了常规接种，感染这些病原体的情况较少见。在较大的镰状细胞病患儿中，沙门菌感染较为常见。

血源性病原体在干骺端大量生长，因为这个区域的骨髓腔内有大而流速缓慢的终末毛细血管窦。小脓肿首先形成，造成邻近骨质破坏。这些脓肿最终融合。在炎症变化明显的情况下，骨内压力增高，感染可向髓腔、骨膜下间隙及邻近软组织内进一步扩散，可能形成脓肿。感染可以扩散到骨骺，也可能累及关节，或向骨干延伸。

临床表现为发热、疼痛、活动受限、承重能力下降。多达 30% 的患儿有外伤史。血沉通常增加，但白细胞计数升高和血培养阳性仅占 50%。

首选检查是平片，可以排除其他诊断，如创伤或肿瘤。虽然在急性骨髓炎的早期，深部软组织可有肿胀。通常骨改变滞后，在发病的第二周才能在平片上看到骨的改变。典型的早期发现是长骨干骺端有一个或多个轻度透光病灶，反映骨破坏和坏死的部位。随着时间的推移，这些区域可能会扩大并融合，变得更加清晰（图 7-61A、B）。通常在感染开始后 2~3 周，骨膜下新骨开始形成。

在早期急性骨髓炎的诊断中，放射性核素骨显像比平片更敏感。多时相骨扫描通常在症状出现 24~48h 后呈阳性。受感染的骨区示踪剂活性增加，反映了充血和骨转换的感染特征。诊断误区包括在感染时局部缺血形成的摄取缺损区，将骨髓炎与化脓性关节炎鉴别开来存在困难，骨折或其他类似感染的病理改变。

CT 扫描在急性骨髓炎的成像中作用有限，但可能有助于显示亚急性和慢性疾病的几个典型特

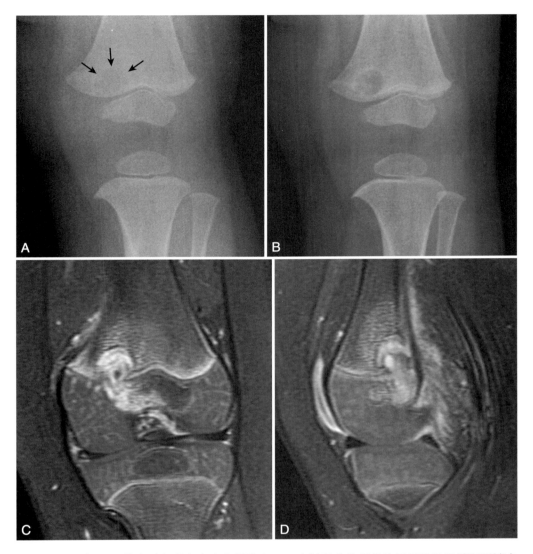

图 7-61 一名 16 月龄有跛行的女童患有骨髓炎。A. 左膝关节前后位片显示股骨远端干骺端内侧有一个轻微的、边界模糊的透亮区（箭）。B. 这在一开始并没有得到重视，患者 3 周后返院并出现了持续的症状。左膝前后位图像显示股骨远端干骺端有清晰的圆形透亮区，边缘硬化，符合亚急性 / 慢性骨髓炎时的布罗迪脓肿。冠状位（C）和矢状位（D）T1WI 脂肪饱和增强图像显示股骨远端干骺端异常水肿和强化，穿过骺板累及骨骺。周围有骨髓水肿和深部软组织水肿。确诊为滑膜炎，而伴关节内扩散感染则难以排除

征（见下文）。

MRI 有助于明确骨髓炎的诊断，特别是在疾病过程的早期，此时平片可能是正常的。受累骨髓可见炎性改变，T2WI 序列呈均匀的高信号，增强后可见相应区域强化（图 7-62）。对比增强扫描有助于评估可能需要手术引流的骨内、骨膜下和软组织脓肿。随访 MRI 有助于评估治疗效果，也可评估骺板过早融合及相关生长障碍。

引起骨髓炎的特定细菌性病原体并不总能确定。为了减少并发症的风险，经验性抗生素治疗通常在血液和 / 或骨 / 关节抽吸培养完成之前开始。患者通常最初接受静脉注射抗生素，然后需要长疗程的口服抗生素治疗。急性期 MRI 发现的骨和 / 或软组织脓肿需要手术引流。

亚急性和慢性骨髓炎

亚急性和慢性骨髓炎可能是抑制急性感染的宿主反应。两者之间的区别比较主观。与急性疾病相比，临床表现相对温和，主要表现为局部疼痛。

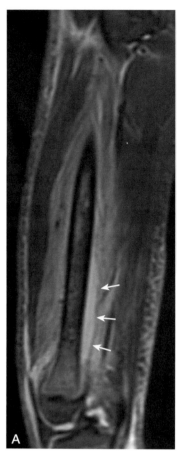
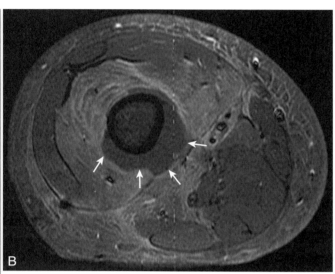

图 7-62 一名 8 岁男童患急性骨髓炎。右侧股骨冠状位快速自旋回波反转恢复序列（A）和轴位 T1 脂肪饱和增强（B）图像显示，股骨大部分区域呈斑片状异常强化，可见广泛的、未强化的骨膜下脓肿（箭），以及明显的肌炎和深部及浅层软组织水肿

布罗迪（Brodie）脓肿的形成是亚急性期的特征，脓肿通常形成于干骺端，但也可能集中于骺板或骨骺。在平片上可见清楚的、中央或偏心的圆形或椭圆形透亮区（图 7-61B），内部可能包含一个小而致密的死骨片。在 MRI 上，可以看到特征性的靶征或多层外观，病灶中心有脓液，T2WI 呈高信号，增强无强化，小的低信号死骨片可能存在于这个病变中，脓液周围有血管肉芽组织。肉芽组织在 T1WI 像上呈轻度高信号，在 T2WI 像上呈中等至高信号，增强后强化明显。硬化骨包裹着肉芽组织，在所有序列中均呈低信号（图 7-61C、D）。Brodie 脓肿可能伴有骨膜下新骨形成、周围软组织肿胀和水肿。

亚急性和慢性骨髓炎的特征是皮质骨和骨小梁硬化，受累骨常增厚，可呈波浪状突起状改变（图 7-63A）。亚急性和慢性感染也可见到死骨和包壳，死骨片是长骨髓腔中坏死的骨碎片，而包壳是在死骨片周围形成的反应性骨鞘，包壳可穿孔形成髓内脓腔与骨外软组织之间的瘘管（图 7-63B），如与皮肤相通，就称为窦道。

平片通常显示与亚急性和慢性骨髓炎相关的骨改变。虽然 CT 在急性骨髓炎的诊断中不是特别有用，但它对慢性骨髓炎的诊断可能是有帮助的。死骨、包壳、窦道和整体骨质均能经 CT 显示。MRI 有助于检测持续性感染和疾病的复发，显示预期的骨髓和周围软组织的变化。

亚急性和慢性骨髓炎常需要手术治疗，因为单纯的抗生素使用不能穿透 Brodie 脓肿，也不能有效治疗死骨，这可能成为持续引起感染的病灶。

化脓性关节炎

化脓性关节炎是一种医疗和外科急症，因为延误诊断可能导致关节的破坏。在儿童，化脓性关节炎最常见是继发于骨髓炎，感染由邻近的干骺端经骺血管扩散至关节内骨骺。败血症时，化脓性关节也可能通过血行播散造成，穿透性损伤可造成直接

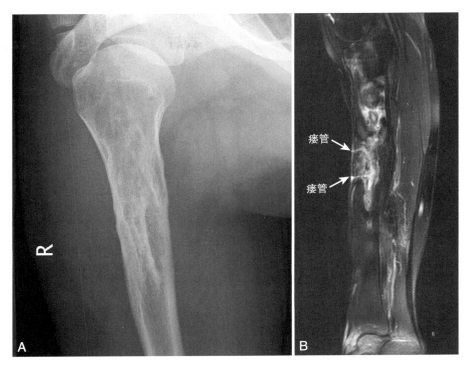

图 7-63　慢性骨髓炎。A. 肱骨平片显示斑块状的髓质硬化、皮质增厚和慢性感染区重塑。B. 小腿的矢状位快速自旋回波反转恢复磁共振图像(该患者有 3 个月感染史),瘘管束从慢性感染的骨髓区延伸至骨外软组织

感染,但较少见。最常见的致病微生物是金黄色葡萄球菌。感染通常为单关节,常累及大关节,儿童最常累及髋部,其次是膝关节。临床表现为疼痛、跛行、拒绝负重,可能有发热,炎症指标升高,白细胞计数可能升高。

通常首先获取平片。在评估化脓性髋关节炎时,这可在很大程度上排除其他的致病因素,如骨折或骨病变。在化脓性髋关节炎的一些病例中,可以看到受影响的髋关节间隙不对称加宽。然而,需要注意的是平片对髋关节积液并不特别敏感。当临床可疑诊断时,需要用高分辨线形探头的超声检查髋关节前方。双侧检查可与无症状侧髋部进行直接比较(图 7-64)。如未见关节积液,化脓性关节炎可排除。如果发现积液,超声检查结果是非特异性的。化脓性关节炎、一过性滑膜炎、幼年特发性关节炎(JIA)和创伤后关节积液可能出现同样的征象,当有髋关节积液时,可在超声引导下行关节液抽吸帮助诊断,膝关节液抽吸通常不需要影像引导。

MRI 通常不用于单纯的化脓性关节炎的诊断,因为关节液抽吸可以明确诊断。化脓性关节炎 MRI 表现是非特异性的,关节积液、滑膜增厚和充血、深部和浅表软组织水肿均可能显示,一过性滑膜炎和 JIA 也可出现类似表现。当伴有骨髓炎时,可能需要 MRI 检查,对骨髓、骨膜下间隙和深部软组织进行评估(图 7-65)。

化脓性关节炎的处理需要紧急关节切开术和冲洗,然后是 4~6 周的持续抗生素治疗。并发症包括败血症、骨坏死和 / 或受感染关节的软骨溶解。

莱姆关节炎

莱姆病(Lyme arthritis)是一种由伯氏螺旋体引起的全身性感染,由在新英格兰地区和大西洋中部各州发现的鹿蜱传播。关节炎是莱姆病的晚期表现,通常在初次感染后数周至数年出现。大约 25% 的病例发生在 15 岁以下的儿童中。疾病通常累及单关节,最常累及的部位是膝关节(80% 的病例)。临床表现为疼痛、肿胀、跛行、活动受限。

平片显示关节积液(图 7-66A)。莱姆关节炎的 MRI 表现为关节积液、滑膜增厚及充血、肌炎、腘窝淋巴结肿大(图 7-66B~D),关节旁骨髓水肿也有可能。这些特征是非特异性的,与化脓性和炎性关节

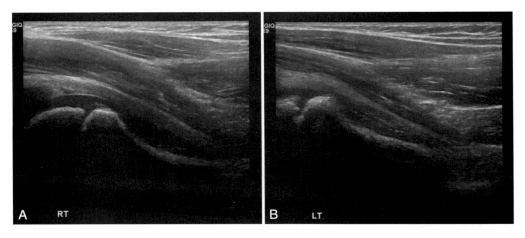

图 7-64　髋关节积液。矢状位超声图像右髋关节(A)和左髋关节(B)显示右侧有中等量的积液, 而左侧正常

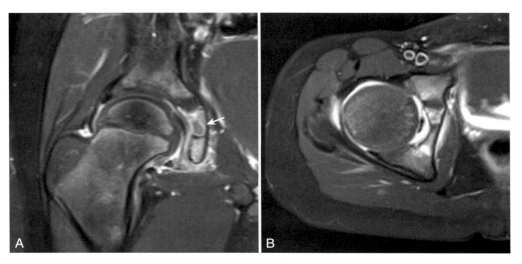

图 7-65　化脓性关节炎合并骨髓炎。冠状位(A)和轴位(B)T1 脂肪饱和增强磁共振成像显示髋臼异常强化伴小的髓内积液(箭)、滑膜炎和深部软组织水肿

炎的特征重叠。莱姆滴度通常用于诊断,然而,初始的检查时,并不一定总能获得结果。关节液抽吸常用于鉴别莱姆病和化脓性关节炎。莱姆病关节炎的治疗需要长期口服抗生素,通常是多西环素或阿莫西林。

一过性滑膜炎

一过性(毒性)滑膜炎是一种常见的、良性的儿童髋关节疼痛的原因,被认为继发于病毒感染。它是一个排除性诊断,因为临床表现可能与化脓性髋关节炎和其他更多有关病变重叠。最常见于 10 岁以下的儿童,男性占多数。患儿通常表现为疼痛和跛行,最近常报告有病毒性疾病。平片表现通常正常,超声显示关节积液,如前所述,这是一个非特异性的改变。如果进行关节液抽吸,抽吸液中不会有病原微生物。常采用保守治疗,症状通常随着休息而消失。

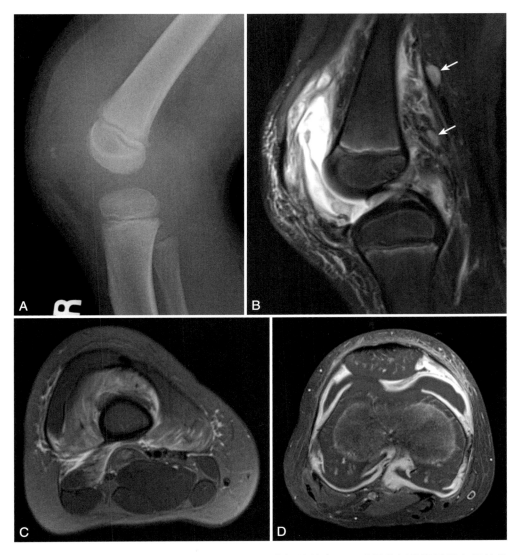

图 7-66　一名 5 岁男孩曾有 2 周膝痛发热史,患莱姆关节炎。A. 膝关节侧位片显示大量关节积液。B~D. 矢状位 T2、轴位 T2 和轴位 T1 脂肪饱和增强 MRI 显示关节积液、明显的胴窝淋巴结(箭)、肌炎和显著的滑膜炎

关节炎 / 炎性疾病

青少年特发性关节炎

青少年特发性关节炎(juvenile idiopathic arthritis, JIA)是儿童中最常见的慢性肌肉骨骼疼痛的原因,也是儿童最常见的慢性肌肉骨骼疾病。发病年龄小,通常在 1~3 岁之间,发病率男女比例 1︰2。疾病可能发生在单关节或多关节,通常累及大关节,膝关节最常受累,其次是踝关节。疾病还可累及髋部、腕部、手部、肘部、颈椎和颞下颌关节。全身表现常见,包括发烧、皮疹、虹膜睫状体炎、胸膜炎、心包炎、贫血、疲劳、生长缓慢和白细胞增多。与成人类风湿关节炎相反,大多数病例血清反应阴性。因此,通常依据临床表现作出诊断。

JIA 的特点是急性滑膜炎、滑膜增生和关节间隙形成高度细胞化并异常增厚的血管翳,血管翳侵蚀关节软骨和软骨下骨。炎症也可能涉及腱鞘和滑囊。严重的慢性病例,可见关节不稳定、半脱位及强直。虽然大多数 JIA 是暂时性和自限性,但也有一些儿童患有进行性疾病,高达 10% 的儿童在成年后严重残疾。

平片上的变化通常在临床症状出现后的 2~5 年有所表现。早期的异常包括软组织肿胀、骨质减少和关节积液,也可见骨膜反应。随着关节软骨和软骨下骨的侵蚀,关节间隙可见狭窄和边缘侵蚀。

与其他以充血为特征的关节病一样,骨骺可能出现增大(图 7-67A)。股骨髁和髌骨可能呈"方形",可以看到手指排列异常,包括钮孔样和天鹅颈样畸形。寰枢关节半脱位、椎体假性半脱位和椎体强直是特征性表现(图 7-67B)。

MRI 对活动性疾病的检测很敏感,也被用来监测治疗反应和预测未来的关节损伤。滑膜异常范围显示良好,特别是对比增强检查(图 7-67C)。随着滑膜炎症的蔓延,可出现特征性的"米粒"样改变。这些小的关节内结节反映滑膜肥大后的脱落碎片,在 T2WI 序列上表现为低信号强度。软骨损伤在 MRI 上显示良好。超声在 JIA 中越来越多地用于评估关节积液、滑膜异常和腱鞘炎。

慢性非化脓性骨髓炎

慢性非化脓性骨髓炎(chronic nonbacterial osteomyelitis,CNO)是一种不明原因的非化脓性炎症性疾病,见于儿童及青少年。成年人与 CNO 相当的疾病是 SAPHO(滑膜炎、痤疮、脓包病、骨质增生、骨炎)。CNO 的多灶性骨损害,常累及下肢、脊柱、骨盆、锁骨和下颌骨。在长骨中,骨骺端病变最为常见。病程中会反复加重和缓解,还与银屑病和炎症性肠病等其他炎症性疾病有关。

患者表现为受累区的局部疼痛。平片检查是首选检查方法,尽管骨骼病变可能在平片中表现比较隐蔽,MRI 上可见多灶性的骨髓水肿和强化(图 7-68)。全身评估可做骨显像或全身 MRI 检查。确诊通常需要骨活检。此病检测不到相应的病原体。

CNO 通常是一个自限性的疾病,成年后不会伴有后遗症。治疗上主要是对症处理,包括非甾体抗炎药和糖皮质激素。

青少年皮肌炎

青少年皮肌炎(juvenile dermatomyostitis,JDM)是儿童中最常见的特发性炎症性肌病,它是一种以横纹肌和皮肤的弥漫性炎症为特征的自体免疫性疾病。JDM 通常出现在 2~15 岁之间,女孩比男孩更易患病。临床上,患者表现为近端肌肉无力、疲劳、面部和指关节皮疹。患儿可能表现为关节炎,可以看到类似血管炎样的症状,例如皮肤和黏膜溃疡。

MRI 对急性期的检测很敏感。在液体敏感序列中,肌肉、筋膜、皮下脂肪和皮肤可看到弥漫性、不均匀性的高信号(图 7-69)。在四肢可见到对称性的病灶,通常大腿最先受累,其次是上臂。若是慢性病程,可出现并发症,并发症包括营养不良性钙化、肌肉坏死和脂肪替代性肌肉萎缩。

JDM 的临床和影像学特征常足以诊断,在诊断不清时可做肌肉活检。JDM 治疗包括大剂量口服

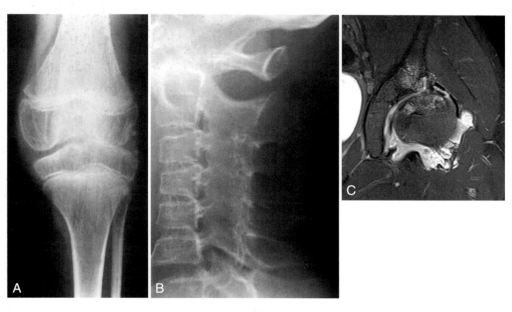

图 7-67 青少年特发性关节炎。A. 左膝前后位平片示骨骺过度生长,髁间窝增宽。B. 颈椎侧位片示棘突关节骨融合。C. 冠状位左髋关节 T1 脂肪压脂图像显示广泛的滑膜炎,股骨头缺血性坏死,髋臼侵蚀和骨髓水肿的变化

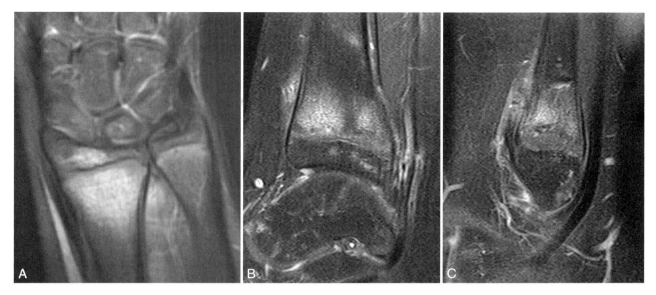

图 7-68　7 岁女童患慢性非化脓性骨髓炎。A. 磁共振右腕冠状位脂肪抑制质子密度序列图显示桡骨远端骨骺和干骺端可见异常增高信号。B、C. 同一个患者 T1 加权脂肪抑制矢状位增强显示胫骨和腓骨远端干骺端异常强化

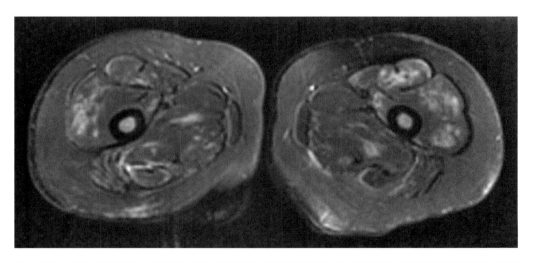

图 7-69　青少年皮肌炎。双侧大腿轴位快速回波反转恢复磁共振图像显示双侧肌肉组织内呈碎片状增加的液体信号

激素和甲氨蝶呤,临床症状、肌酶和 MRI 用于监测治疗效果。

良性骨骼肌肉肿瘤

纤维性骨肿瘤

纤维性皮质缺损 / 非骨化性纤维瘤

纤维性皮质缺损(fibrous cortical defects,FCD)和非骨化性纤维瘤(nonossifying fibroma,NOFS)是儿童和青少年最常见的良性骨病。超过 1/3 的患儿会出现该病,有时被认为是正常的变异,该病最常见在 4~12 岁之间,多见于男孩。这两个病变在组织学上是相同的,由成纤维细胞、巨细胞和黄瘤细胞组成。按照惯例,小于 2cm 的病变被认为是FCD,而大于 2cm 的病变被认为是 NOF。

除伴有病理性骨折,这些病变都是无症状的偶然发现。患有 NF 和 Jaffe-Campanacci 综合征患者可出现多发 NOF。

在平片上,有分界清晰硬化边的多分叶的透亮

病灶是 NOF 典型影像表现(图 7-70),"肥皂泡"样外观是其特征性表现,病变基于皮质,多见于长骨干骺端或骨干端。这些病变的平片表现颇具特征,一般足以诊断,很少需要进一步的影像学检查。随着时间的推移,NOF 和 FCD 会有越来越多的硬化骨质"填补",最终发生退化。

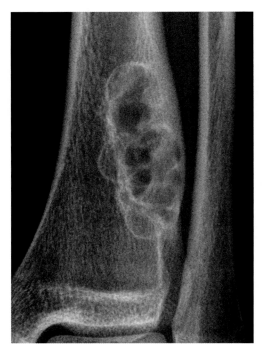

图 7-70 非骨化性纤维瘤。左踝关节的平片可见在胫骨远端骨干端外侧,有一个膨胀性生长、气泡状的透亮肿块

纤维性骨结构不良

纤维性骨结构不良(fibrous dysplasia,FD)是一种比较常见的骨纤维性病变。这种病变可能单发,也可能多发,大约 80% 的病例是单发。单发纤维性异常增生多见于青少年和青年,女性多见,股骨、肋骨和颅面骨是最常见的累及部位,多骨性纤维性异常增生通常出现在十岁内。它与 McCune Albright 综合征(单侧多发骨性纤维异常增生、性早熟、咖啡-牛奶斑)和 Mazabraud 综合征(多发骨性纤维异常增生、肌内黏液瘤)有关。从平片上看,纤维异常增生出现在长骨骨干或骨干端的髓腔中央或稍偏中的区域,基质可能具有典型的毛玻璃外观,也可能相对密度较低,这取决于病变的成分。病灶常可见清晰的边缘,可为硬化性或非硬化性。

典型的病变为轻度膨胀性,伴有皮质内层扇状变形和皮质变薄(图 7-71)。角状畸形可能是由于承受重力造成的,如所见股骨的"牧羊人拐杖"样畸形。

MRI 通常不是诊断所必需的,但当平片表现不典型时可能选用。纤维性异常增生在 T1 加权序列上常表现为低信号,在 T2 加权序列上信号强度与病灶的成分有关(图 7-71)。在所有序列上都有一个典型的低信号硬化边缘,并且有增化,其中心部位强化最为明显。

纤维性骨结构不良的治疗通常是支持治疗,对于病理性骨折或有生物运动障碍的可能需要手术治疗。转化为骨肉瘤或纤维肉瘤的情况罕见,可见于近 0.5% 的病例中,在多发性病例中发生率较高。

骨纤维结构不良

骨纤维结构不良(osteofibrous dysplasia,OFD)是一种罕见的良性纤维组织增生疾病。它在组织学上与纤维性骨结构不良相似,但其显著特征是 OFD 中存在活跃的成骨细胞,这种病变最常累及十岁内的年少儿童。骨纤维结构不良是一种骨皮质溶解性病灶,通常见于胫骨骨干或骨干端,患者通常表现为明显的小腿胫骨向前弯曲,病理性骨折较为常见,可形成假关节。

在平片上,OFD 表现为胫骨前骨皮质一个透亮、单房或多房的膨胀性病灶(图 7-72),较大的病变可向后扩展取代髓腔。病灶的基质可以是透亮影或磨玻璃状影,边缘清晰,常伴有硬化,如前提到胫骨向前弯曲较常见。在 MRI 上,OFD 在 T1 加权序列上表现一般为等信号,在 T2 加权序列上为表现不一的高信号,增强后可见强化(图 7-72B、C)。

一个重要的鉴别诊断是造釉细胞瘤,是一种低级别上皮性肿瘤,也发生在胫骨前骨皮质(图 7-73)。虽然 OFD 是良性的病变,无转移潜力,但造釉细胞瘤可有局部侵袭性,偶有转移,最常转移到肺。OFD 多见于 10 岁以下儿童,造釉细胞瘤多见于青年,平均患病年龄为 30 岁。它们的发病年龄和影像特征有一定的重叠,因此,活检通常有必要。

OFD 的治疗通常是保守治疗。若刮除术和骨移植物填塞的局部治疗不成功,复发率几乎为 100%。该病的唯一确定的治疗方法是受累骨的骨间切除术。对于良性病变,选择重建是较激进的方法,存在一定的并发症。一些数据表明,随着时间的推移,有些病变会自行消退,因此,观察、等待和预防病理性骨折是最常用的最佳措施。

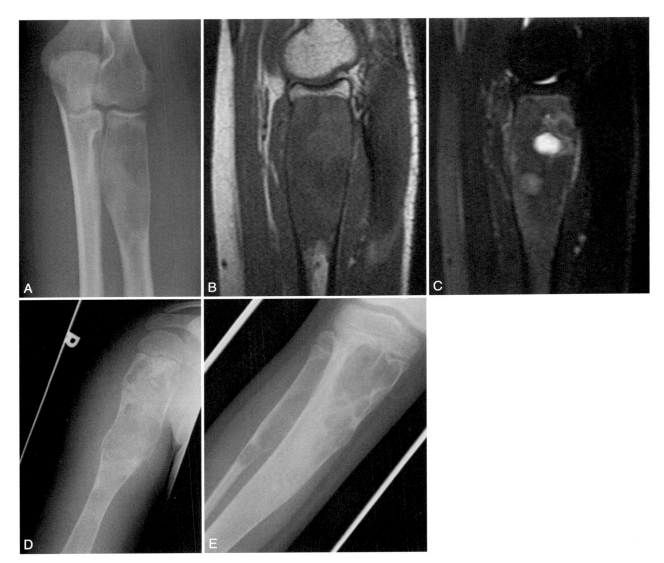

图 7-71 纤维性骨结构不良。A. 左肘前后位平片显示桡骨近段干骺端和骨干端有透亮的、膨胀性的典型的毛玻璃样病灶。B. 冠状位 T1 加权磁共振图像显示边界清晰,伴有低信号边缘的均匀的低信号灶。C. 冠状位快速自旋回波反转恢复 MRI 图像显示主要为低信号强度,伴有轻度不均匀和小的局灶液性成分。D. McCune-albright 综合征患者的右肱骨平片和(E)右小腿平片显示肱骨,胫骨和腓骨多发骨纤维性异型增生,累及同侧肢体是其特征

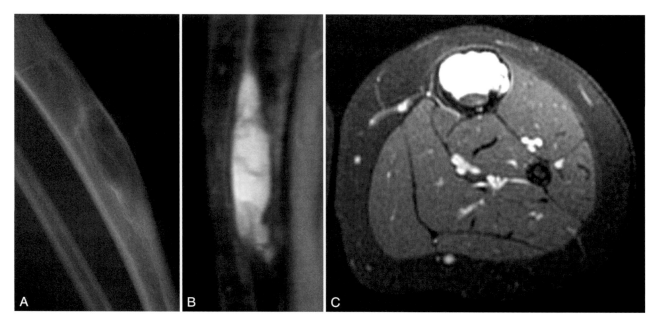

图 7-72 骨纤维结构不良。A. 胫腓骨侧位平片显示沿胫骨前皮质有一个透亮的、膨胀性的病灶,边缘有硬化边。可见相关的胫骨前弓。B. 矢状位 T2 快速自旋回波反转恢复序列磁共振图像显示病灶呈不均匀高信号。C. 轴位 T1 加权脂肪抑制增强显示显著弥漫性、均匀强化

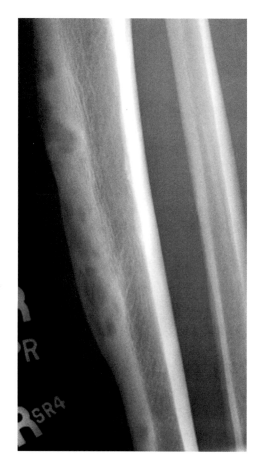

图 7-73 17 岁男性患造釉细胞瘤。小腿平片显示胫骨前缘皮质斑片状,透亮的膨胀性病灶。活检证实为造釉细胞瘤。基于影像表现,骨纤维结构不良应列为鉴别诊断

朗格汉斯细胞组织细胞增生症

朗格汉斯细胞组织细胞增生症（Langerhans cell histiocytosis，LCH）是一种病因不明的疾病,其特征是朗格汉斯细胞异常增殖。它包括一系列的疾病,从单一的、良性的、自限性的骨病到暴发性的、累及多个器官系统的弥散性疾病。传统上 LCH 有三种不同的形式。嗜酸性肉芽肿是指 5~15 岁儿童出现的局限性骨骼或肺部疾病。Hand-Schuller-Christian 病以骨性损害、尿崩症和眼球突出的三联征为特征,常见于 1~5 岁。

莱特勒 - 西韦病（Letterer-Siwe disease）是一种暴发性的 LCH,伴有骨和实质器官受累,在 6 月龄以下的婴儿中发病,并可能在之后的 1~2 年死亡。一般来说,局限于骨的疾病,无论是单骨性的还是多骨的,预后都很好。而伴有实体器官受累的 LCH 预后较差。LCH 在白种人中最常见,男女比例为 2：1。

75% 的 LCH 病例,疾病局限于骨骼。单发性病例 70% 位于扁骨,30% 的病例在长骨骨干或干骺端。最常累及颅骨、脊柱、骨盆、肩胛骨、肋骨、下颌骨和股骨,病变通常位于髓内。大约 25% 的病例可见多灶性病变,如果考虑到 LCH,则需要进行完整的骨骼系统检查。有骨骼病变的患儿表现为局部疼痛和压痛。有时出现低热,炎症标志物水平可能升高。

LCH 的影像学表现因疾病不同时期而异。在

平片上,活动的病变呈恶性样病变伴有骨基质浸润和增宽的移行带,可见相关的骨皮质内层扇形影、骨皮质破坏和骨膜新生骨形成(图7-74A和B)。非活动病变则表现良性特征,表现为边界清晰透亮影,有硬化边和增厚成熟的骨膜新生骨形成。当LCH累及某些骨骼时,在平片上可发现一些明显的特征。在颅骨中,病变呈"穿凿样",由于颅骨内外表层的破坏,导致呈带有斜边的区域。"浮动牙"征可能出现在上颌或下颌的病灶中,由牙根破坏所致。脊柱的"扁平椎"是一种近乎能确定诊断的特征,表现为单个椎体明显变扁平。

在疾病活动期,LCH的MRI特征呈非特异性,类似于其他侵袭性骨病变,如骨髓炎、尤因肉瘤和淋巴瘤。可见髓内病灶,常伴相关骨皮质破坏和骨外软组织肿块。活动期病变在T1加权序列上表现为低信号至等信号,在T2加权序列上表现为高信号,增强后表现为弥漫性强化,可伴有周围骨髓水肿和深部软组织水肿(图7-74C和D),当病变不活跃或愈合时,T1和T2加权序列通常都表现为低信号。

单发性LCH的治疗一般采用局部激素注射。

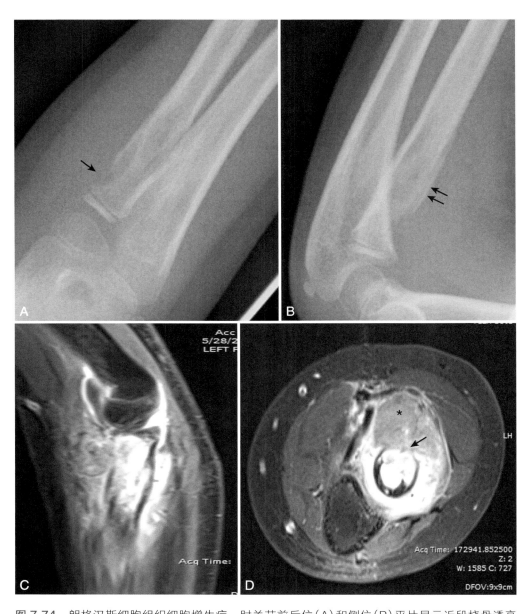

图7-74　朗格汉斯细胞组织细胞增生症。肘关节前后位(A)和侧位(B)平片显示近段桡骨透亮性病灶伴骨皮质破坏(箭)和骨膜下新生骨形成(双箭)。矢状位(C)和轴位(D)T1脂肪抑制序列增强后,显示髓内病变强化,伴骨皮质破坏(箭)、受累的软组织成分(星号)、反应性滑膜炎和深部软组织水肿

对于需要开放活检的患者,可以进行骨刮除术,通常可治愈。对于多发性病变患者、复发性患者和弥漫性累及器官的患者,通常需要系统性化疗。传统上,放射性骨扫描和骨闪烁显像用来识别和疾病的追踪。最近,全身 MRI 和 PET 扫描已用于这方面。

软骨源性肿瘤

骨软骨瘤 / 外生骨疣

骨软骨瘤(osteochondroma)认为是由于软骨膜损伤而导致相关局灶性骨生长异常所形成的发育缺陷。病变由覆盖着软骨帽的骨赘生物组成。孤立性骨软骨瘤见于 1% 的人群,男孩略多于女孩。在创伤后和年轻时有放疗史的患者中发病率会增加。病灶最常见于长骨干骺端,多见于膝关节,病灶可无蒂或带蒂(图 7-75)。骨软骨瘤会一直生长直到骨骼成熟,大多数无症状。然而,可能会出现并发症,包括带蒂病灶病理性骨折(图 7-75C)、下颌骨受压变形、邻近的神经血管和肌腱结构受压,在病灶上形成反应性黏液囊肿。孤立性骨软骨瘤恶变成软骨肉瘤罕见,发生率小于 1%。

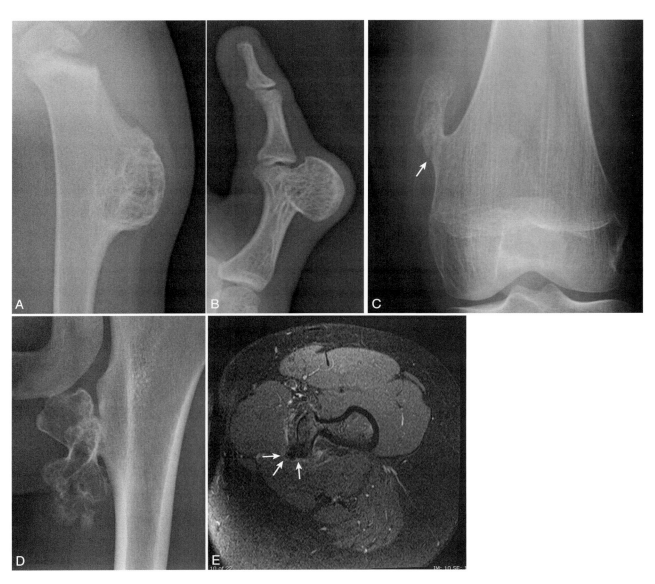

图 7-75　骨软骨瘤。A. 肱骨前后平片显示起源于骨干的无蒂骨软骨瘤。B. 第 5 指的斜位平片显示近节指骨远端可见有蒂的骨软骨瘤。C. 膝关节前后位平片显示股骨干远端有一有蒂的骨软骨瘤,病灶基质部伴有病理性骨折(箭)。D. 左髋前后位平片可见起源于股骨小转子带蒂的骨软骨瘤。E. 轴位 T1 加权脂肪预抑制序列增强显示病灶处非常薄的软骨帽(箭)强化,符合良性病变

遗传性骨软骨瘤/遗传性多发性外生骨疣表现为骨骼系统中有多发性骨软骨瘤。与常染色体显性遗传有关，10% 的病例散发。大多数病例在 10 岁前出现。恶变发生率略高于单发骨软骨瘤，约为 5%~25%。恶变在儿童时期很少见，通常发生在 40 岁左右。常伴有局部疼痛。

平片通常足以诊断，不需要额外影像学检查。骨软骨瘤的特征是皮质和骨髓腔与病灶相连（图 7-75）。MRI 最常用于评估骨软骨瘤相关的骨性和软组织并发症。病变本身可能是纯软骨性的，也可能有一定程度的骨化。软骨帽在液体和软骨敏感序列上呈高信号，增强后可见周边细微强化。良性病变中，软骨帽厚度一般小于或等于 1.5mm（图 7-75E）。恶变时软骨帽厚度增加。

大多数骨软骨瘤只需简单观察，不需要治疗。当出现与骨折或挤压软组织有关的症状时，应考虑手术治疗。

内生软骨瘤

内生软骨瘤（enchondroma）是由于在生长板的正常软骨内成骨失败而形成的软骨性肿瘤。内生软骨瘤最常见于手足短管状骨（图 7-76A）和长骨的干骺端和骨端。约 80% 的儿童手部肿瘤是内生软骨瘤，随着年龄的增长，病变更常见。

Ollier 病/内生软骨瘤病是一种非遗传性疾病，其特征是在长骨干骺端、短管状骨和扁骨内形成多个内生软骨瘤（图 7-76B）。病变一般为双侧性，但不对称。病灶可能干扰生长板功能，导致肢体缩短，并可能导致角畸形。Maffucci 综合征是一种非遗传性疾病，以内生软骨瘤和多发性软组织血管瘤为特征。Ollier 病和 Maffucci 综合征男孩比女孩更常见。

虽然孤立性内生软骨瘤最常出现在 30~40 岁，但 Ollier 病和 Maffucci 综合征通常出现在婴儿期或幼儿期。

单发性内生软骨瘤的恶变罕见，恶变更多见于 Ollier 病和 Maffucci 综合征。大约 5% 的软骨肉瘤患者有 Ollier 病。Maffucci 综合征患者患腹部和中枢神经系统恶性肿瘤的风险会增加。

在平片上，内生软骨瘤是透亮的、膨胀性生长的髓内病变，有细薄硬化边，外层骨皮质变薄，内层骨皮质成扇形。

病变基质中可见软骨性"环形和弧形"形式（图 7-76A）。MRI 上，病变在所有序列上都为软骨信号强度，T1 加权图像上与肌肉信号强度相同，T2 加权序列上为高信号，可见周边强化和中央环形及弧形的强化，一般无周围骨髓水肿。

孤立性内生软骨瘤一般是非手术治疗。除非病变造成疼痛或出现病理性骨折等并发症，否则不

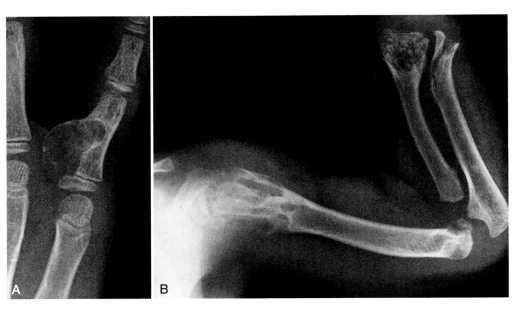

图 7-76　孤立性内生软骨瘤 Ollier 病。A. 正位片显示第 5 指近节指骨上有边界清楚、透亮、膨胀性病变，伴有硬化边，皮质明显变薄。在病灶基质内可见典型的"环弧"钙化灶。B. Ollier 病，在肱骨近端、桡骨远端和尺骨远端干骺端可见内生软骨瘤

需要进行影像学随访。

软骨母细胞瘤

软骨母细胞瘤（chondroblastoma）是一种少见的良性软骨性肿瘤，常见于 10~20 岁，男孩比女孩更好发。它是一种骨骺病变，最常见于肱骨近端、股骨远端和胫骨近端。也可能发生在类似骨骺的骨骼上，包括骨突、髌骨、腕骨和跗骨。可向邻近的干骺端延伸，并伴有明显的炎症反应是其特征。

在平片上，可见透亮的，边界清晰，伴有硬化边的地图样病灶（图 7-77），可存在骨内侵蚀和皮质破坏，邻近的干骺端可见骨膜反应。病变基质中可见软骨样钙化，一般在 CT 图像上显示更好（图 7-77B）。

MRI 表现，软骨母细胞瘤与软骨的信号相似，根据病变内钙化的程度，信号特征有些不同，所有序列上都有低信号边缘，局部炎症反应明显，包括周围骨髓和软组织水肿、关节积液和滑膜炎。在大约 15% 的病例中，病灶内可能出现动脉瘤样骨囊肿（ABC），其 MRI 表现为特征性的液 - 液平面（图 7-77C、D）。在平片上，软骨母细胞瘤表现可能与 Brodie 脓肿相似。MRI 在区分这些病十分有用，如软骨母细胞瘤将显示中央强化，而充满液体的脓肿不会。

软骨母细胞瘤的治疗方法是刮除术和植骨。术后复发率为 15%~20%。

骨性肿瘤

骨样骨瘤 / 骨母细胞瘤

骨样骨瘤（osteoid osteoma）是一种常见的骨良

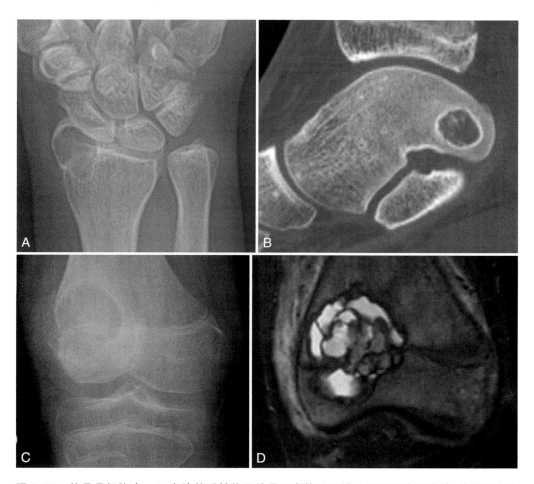

图 7-77　软骨母细胞瘤。A. 右腕的后前位平片显示在桡骨远端骨骺可见边界清楚，伴有硬化边的透亮影。病灶基质中可见轻度钙化。B. 踝关节矢状面重建 CT 显示距骨后份软骨母细胞瘤，并伴有典型的"环形和弧形"样钙化。C. 膝关节斜位片显示股骨远端干骺端及骨骺可见一边界清楚的透亮性病变，伴有硬化边。D. 冠状位 MRI 短时反转恢复（C）显示病变为不均匀，多房样混杂信号的病灶。活检证实为软骨母细胞瘤伴动脉瘤样骨囊肿

性肿瘤,最常见于 10~20 岁的男性。与此病变相关的典型临床表现是夜间疼痛,阿司匹林或非甾体抗炎药可缓解疼痛。常见于股骨和胫骨,常发于骨干或骨干端。大部分病变发生在骨皮质,延伸到髓腔或骨膜罕见,病变可发生于关节外或关节内。大于 1.5cm 的病灶称为骨母细胞瘤,与骨样骨瘤不同,骨母细胞瘤更倾向于中轴骨。这些较大的病灶在局部切除后有较高的复发率。

平片和 CT 影像上可见皮质内瘤巢,表现为透亮影或钙化影,结节周围有骨膜反应和骨质增生

(图 7-3A,图 7-78)。MRI 影像表现包括瘤巢、相关骨髓和软组织水肿及骨膜反应。如果瘤巢显示,T1 加权像上是低信号,T2 加权像呈低信号或高信号,增强后可见强化。要注意的是,MRI 仅限于评估骨样骨瘤的主要形态。如果瘤巢未显示,其他 MRI 表现是非特异性的,需考虑各种的炎症和肿瘤(图 7-3B)。平片和 CT 相结合对本病的最终诊断很重要。

骨样骨瘤常采用射频消融术治疗。骨母细胞瘤更常通过刮除术或切除术作为治疗手段。

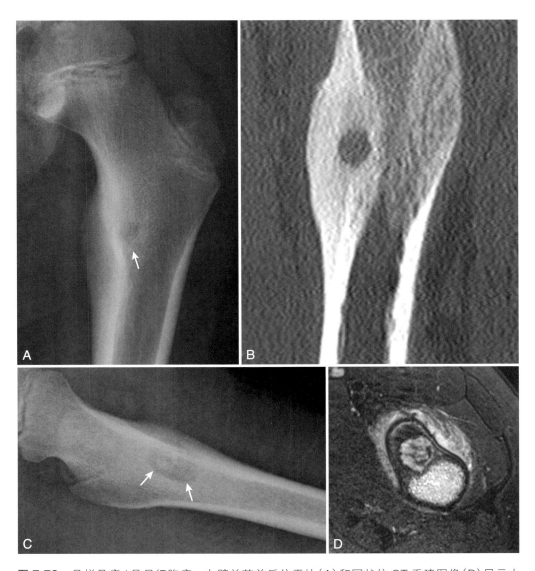

图 7-78 骨样骨瘤 / 骨母细胞瘤。左髋关节前后位平片(A)和冠状位 CT 重建图像(B)显示小转子有一个小的、边界清楚的、位于皮质的透亮性病变,周围有明显的硬化(箭),与骨样骨瘤相符。C. 另一位患者左髋关节蛙腿侧位图像显示股骨近端转子间区有一个较大的、界限清楚的、以皮质为主的透亮性病变,伴有中央硬化(箭)。活检证实为骨母细胞瘤。D. 轴向 T2 加权脂肪抑制显示病灶为不均匀高信号病灶伴有低信号边缘。邻近骨髓和深部软组织水肿

囊性骨肿瘤

单房性骨囊肿

单房性骨囊肿（unicameral bone cyst，UBC）是一种良性囊性病变，常见于 9~15 岁的儿童，男孩比女孩多见。此病变生长在长骨干骺端中央，最常累及肱骨近段、股骨近段和胫骨近段。因为 UBC 取代了正常的骨结构，病理性骨折常见。

在平片上，髓腔中央可见无内基质的低密度病灶，囊肿边界清楚并常有硬化，病灶可为膨胀性，伴骨皮质变薄（图 7-26B、C，图 7-79）。在病理骨折的情况下，可以看到"骨片陷落"征，囊肿的底部可见皮质碎片（图 7-79）。

当 UBC 的患者年龄、病变位置和影像学特征一致时可以明确诊断，一般不需要 MRI 检查。当影像特征不典型或症状不能用影像学表现解释时，可能进行 MRI 检查。单纯性囊肿在所有的序列上都与液体信号强度一致，表现出均匀性 T2 高信号（图 7-26C），增强扫描后可见强化薄边，病理性骨折常伴病灶内出血，T1 和 T2 信号特征发生变化，并可看到液 - 液平面。随着骨折愈合，病变内可能有分隔、钙化和肉芽组织增生。这些特点造成 UBC 与 ABC

的鉴别非常困难。

随着时间的推移，大多数的 UBC 会被骨质填满。对于较大的病变和伴有病理性骨折的病变，通常采用刮除术和植骨术。病灶也可以通过抽吸和激素注射或硬化疗法来处理。

动脉瘤样骨囊肿

动脉瘤样骨囊肿（aneurysmal bone cyst，ABC）可以是原发病灶，也可以是伴随许多良恶性肿瘤的继发病灶。这些肿瘤包括骨巨细胞瘤（GCT）、骨母细胞瘤、软骨母细胞瘤、NOF、单房性骨囊肿、嗜酸性肉芽肿、纤维性骨结构不良和毛细血管扩张性骨肉瘤等疾病（图 7-77C、D）。ABC 最常见于 30 岁以内，平均发病年龄为 10 岁。女性比男性稍多。在儿童人群中最常见的部位是股骨、胫骨、脊柱、肱骨和骨盆。病变多见于长骨干骺端，位于髓腔偏心分布。极少见的情况是病灶可位于邻近骨皮质，介于骨皮质表面和骨膜之间。

在平片上，病灶表现为低密度膨胀性病灶，可为多房，骨皮质常变薄，可见侵袭性特征，包括一个相对较宽的移行带和骨膜反应（图 7-80A）。MRI 上可见边界清楚的多房性病变，一般在 T1 加权序列上表现为低信号，在 T2 加权序列上表现为高信号，病灶内可出现多个液 - 液平面，反映了血液成分的

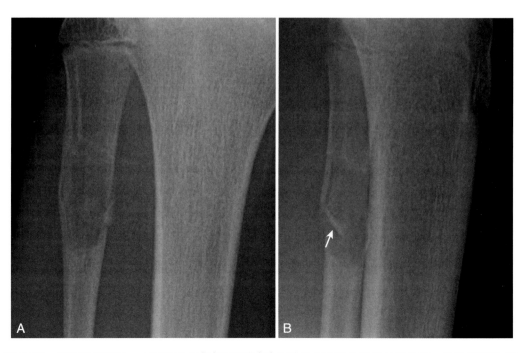

图 7-79 单纯性骨囊肿。小腿前后位（A）和侧位（B）平片显示在腓骨近端骨干处有一个边界清楚、膨胀性的、带有硬化边的透亮性病灶。骨皮质变薄，在侧位图上可见病理性骨折和"骨片陷落"征（箭）

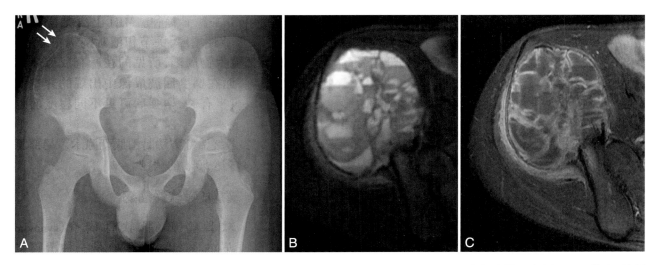

图 7-80　动脉瘤样骨囊肿。A. 骨盆前后位片显示右侧髂骨翼见一个巨大、膨胀性的透亮性病灶。内侧可见硬化边,外侧骨皮质明显变薄,局部骨皮质破坏(箭)。B. 轴位抑脂 T2WI 图像显示一个边界清晰,有多个液 - 液平面和硬化边的病灶。注意周围骨髓水肿和深部软组织水肿。C. 轴位抑脂 T1WI 图像显示间隔和边缘强化

分层,增强后可见多个分隔样强化(图 7-80B、C)。MRI 表现与侵袭性毛细血管扩张性骨肉瘤相似,通常很难通过影像学来鉴别这两种病变。影像不能鉴别时,治疗前需要活检。

ABC 最常通过病灶刮除术和植骨来治疗。术后影像监测很重要,约 20% 的病例存在复发的可能。

骨巨细胞瘤 / 破骨细胞瘤

骨巨细胞瘤(giant cell tumor,GCT)是一种组织学良性肿瘤,由具有破骨活性的多核巨细胞组成。尽管为良性,但局部复发的风险相对较高(约 25%),远处转移很少发生,最常见的转移部位是肺。GCT 常见于骨骼发育成熟的人群,在毗邻关节表面的骨骺中生长,在骺板闭合之前的骨发育未成熟的患者中罕见,在骨发育未成熟人群中,GCT 在邻近骺板表面的干骺端生长,最终延伸至骨骺。病变常见于膝关节的股骨远端和胫骨近端。

在平片上可见透亮的,无硬化边的地图样病灶,有明确的移行带(图 7-81A)。可能出现骨内层

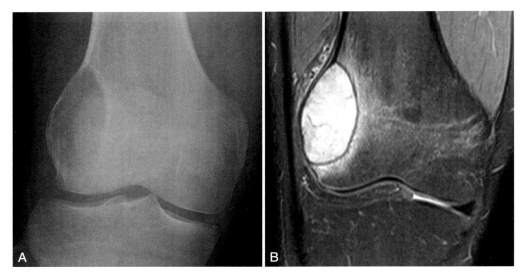

图 7-81　17 岁女性患骨巨细胞瘤。A. 膝关节前后位平片显示在股骨骨干及骨骺的远端可见一个偏中心性边界清晰的透亮病灶。B. 冠状位脂肪抑制的质子加权磁共振图像显示整个病灶为高信号,伴低信号边,以及周围骨髓及软组织水肿

扇形变、骨皮质破坏和骨膜反应。在 MRI 上，GCT 的表现根据病变的成分而变化，可能存在囊性和实性成分，并可鉴别出血成分，可出现纤细低信号的边缘（图 7-81B）。

GCT 的治疗通常是刮除术，刮除范围应超过影像显示的异常边缘，以降低复发的可能性，然后用骨移植材料或聚甲基丙烯酸甲酯填充。

滑膜化生

色素沉着绒毛结节性滑膜炎

色素沉着绒毛结节性滑膜炎（pigmented villonodular synovitis，PVNS）是一种良性的滑膜增生疾病。这病可能涉及滑膜覆盖的关节、滑囊和腱鞘，最常累及膝关节，其次是髋关节。PVNS 常见于 20 岁到 30 岁之间，但在任何年龄段都可能出现。受累的滑膜出现增厚，赘生，血管翳绒毛状和结节状增生。病变可能是局部的、块状的或者整个滑膜弥漫受累，可见周围软组织和骨骼的浸润和破坏。组织学上，PVNS 以充满含铁血黄素的多核巨细胞为特征，周围软组织中也可见含铁血黄素。这导致了 PVNS 中色素沉着的表现。

在平片上，可见受累的关节或肌腱处的软组织肿胀。随着疾病的进展，可见继发性关节炎，

包括骨侵蚀和软骨下囊肿。MRI 上可见滑膜弥漫性和 / 或结节性增厚，关节积液常围绕在厚的、叶状的滑膜赘生物周围，所见的在所有成像序列中呈低信号，而在梯度回波成像中出现的开花伪影与含铁血黄素有关，增强后可见不同程度的强化（图 7-4）。

PVNS 的最终治疗方法是滑膜切除术。局部复发率较高，可多达 50% 的病例。

滑膜骨软骨瘤病 / 骨软骨瘤病

滑膜骨软骨瘤病 / 骨软骨瘤病（synovial chondromatosis/osteochondromatosos）是一种滑膜上皮化生和增生的良性病变。最常见于 30~50 岁，与 PVNS 相比，该病在儿童中较少发生。病变显示滑膜结节性增生，滑膜碎片进入关节间隙。关节内滑膜碎片可钙化或骨化。该病是渐进性的，最终可能出现关节破坏和继发性关节炎。

成人影像学检查中常见关节腔内明显骨化的游离体，但这种游离体在儿童中并不常见（图 7-82A）。儿童中 MRI 表现为滑膜异常和关节内游离体时可提示该诊断，依据关节内碎片是钙化还是骨化，其 MRI 表现有所不同（图 7-82B）。

滑膜骨软骨瘤病通过手术切除滑膜和移除关节内游离体来治疗。约 25% 的病例可出现局部复发。

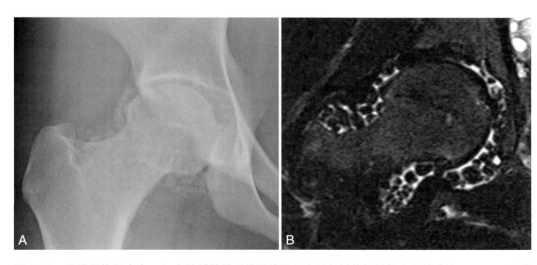

图 7-82　滑膜骨软骨瘤病。A. 右髋关节前后位平片显示大量与关节相关的小骨性碎片。B. MRI 冠状短时反转恢复序列显示有关节积液，伴关节内多发低信号骨化灶。可见继发性退行性改变，伴有骨赘

恶性肌肉骨骼肿瘤

骨肿瘤

骨肉瘤

　　骨肉瘤是儿童中最常见的原发恶性骨肿瘤,约占所有恶性病变的 2/3。发病高峰在 15~25 岁之间,男性发病率高于女性。长骨干骺端受累最多,大多数肿瘤见于膝关节(股骨远端、胫骨近端),中轴骨骼发生率罕见。患者通常表现为受累部位疼痛和肿胀。大多数病例发生在健康的青少年和青年中,诱发因素有遗传性视网膜母细胞瘤和放疗史。

　　普通骨肉瘤分有三个亚组。肿瘤可能主要为成骨细胞、软骨细胞或成纤维细胞,病变的成分决定了其影像学表现(图 7-83A-D)。

　　平片的典型表现为较大的混合溶骨性和成骨性,侵袭性的病灶,可见在髓腔内偏心的云状基质。

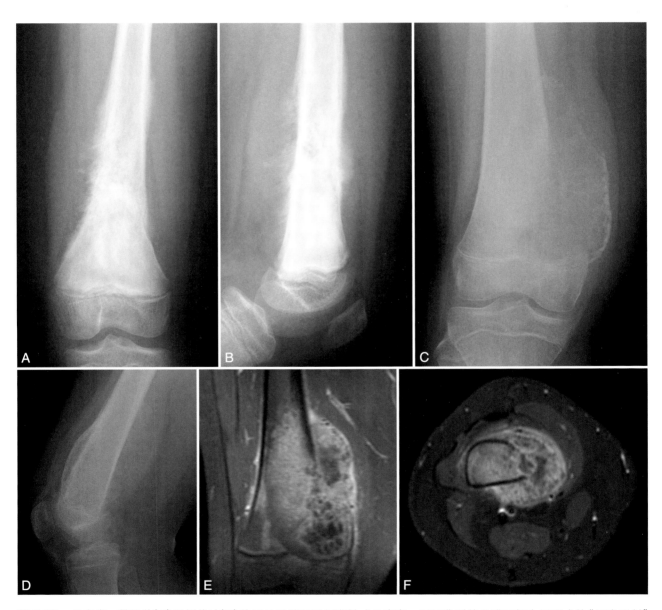

图 7-83　骨肉瘤。前后位(A)和侧位片(B)的股骨远端显示侵袭性成骨病变。可见典型的骨膜下新生骨形成的"日光照射"征象,并可见宽的移行带。另一名患者的股骨远端前后位(C)和侧位(D)片显示了一处偏心性的干骺端病变,其基质相对较透亮。冠状位(E)和轴位(F)T1 加权脂肪抑制序列增强显示大片不均匀强化的病灶,其中央的低信号可能反映的是成骨和 / 或坏死。病变穿过股骨骺板,并有较大的软组织灶

常见相关的骨皮质破坏。针状骨膜新骨形成,常可见"日光照射"征象。骨膜可能掀开,形成 Codman 三角。

在骨肉瘤的初步评估中,平片很重要,在提示具体诊断时,平片往往比横断面影像更有帮助。MRI 对于分期和随访评估是必要的,可以最好地显示肿瘤累及范围,骨髓受累的程度、皮质破坏、穿过骨骺侵犯、关节内受累情况、骨外软组织侵犯和跳跃病灶都可很好地显示(图 7-83E、F)。序列扫及整个长骨对于发现跳跃病变很重要,多达 10% 的病例中可能发生跳跃病变。肿瘤一般在 T1 加权图像上呈等信号,在 T2 加权序列上呈可变的高信号,增强后呈不均匀性强化。

10%~20% 的患者在确诊时存在转移性病灶。主要转移至肺部,因此,胸部 CT 是骨肉瘤分期检查的重要部分。转移性肺结节可钙化,胸膜转移可伴有气胸、血胸或恶性胸腔积液,可发生骨骼转移性病灶,但不常见。

治疗通常包括术前和 / 或术后化疗、保留肢体的肿瘤切除以及同种异体移植重建。无转移性病灶时,5 年生存率大于 75%。

其他类型的骨肉瘤,包括毛细血管扩张性骨肉瘤和浅表骨肉瘤,比普通骨肉瘤少见得多。毛细血管扩张性骨肉瘤男性比女性更常见,常见于 20~30 岁,最常见于膝关节干骺端。该肿瘤约 90% 为囊性,由含血的多房及肿瘤坏死物组成。在平片上,病变一般表现为溶骨性和膨胀性。MRI 影像表现与 ABC 相似,可能难以与 ABC 相鉴别。由于不同时间段的血液产物的存在,病灶内可见多个液 - 液平面。毛细血管扩张性骨肉瘤一个显著特征是在肿瘤的分隔及周围有强化的软组织。常规活检对于这两种病的鉴别可能有必要。毛细血管扩张性骨肉瘤的预后与普通型骨肉瘤相似。

浅表骨肉瘤包括骨旁骨肉瘤和骨膜骨肉瘤。骨旁骨肉瘤女性比男性更常见,通常在骨骼发育成熟后发生。它是一种低级别的成骨细胞肿瘤,常表现为长骨表面的分叶状致密肿块(图 7-84)。骨膜骨肉瘤发生于骨膜的深层或骨皮质的外层,是一种中等程度分化的成软骨细胞肿瘤,一般发生在骨干或骨干端。平片显示为几乎没有基质的侵袭性病变。MRI 的液体敏感序列中为高信号。预后较骨旁骨肉瘤差,但较常规骨肉瘤好。

尤因肉瘤

尤因肉瘤(Ewing sarcoma)是一种侵袭性、小圆细胞肿瘤,是儿童中第二常见的骨恶性病变。尤因肉瘤的发病高峰比骨肉瘤的发病高峰略早,通常在 10~20 岁发病,男孩比女孩更常见,通常见于白种人。长骨干骺端骨干和骨干最常受累,病变多见于股骨、胫骨和肱骨,扁骨受累常见于骨盆和肋骨。患者通常表现为疼痛、发热、白细胞增多和血沉升高。

典型的影像学表现包括透亮的侵袭性和边界不清的浸润性病变,及较宽的移行带(图 7-85A),可

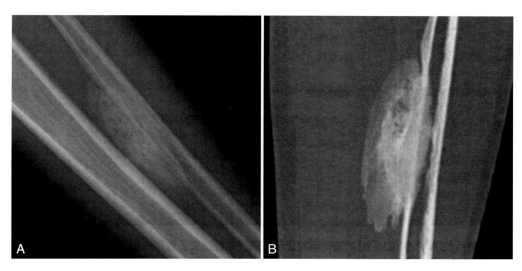

图 7-84 骨旁骨肉瘤。小腿前后位平片(A)和 CT 矢状面(B)重建显示腓骨干前内侧边界清楚的硬化性肿块

出现硬化区,组织学上硬化区与骨坏死相关,层状或"洋葱皮"样骨膜反应是其特点。MRI T1 加权图像上病灶与肌肉等信号,T2 加权图像上呈中等信号,可见骨皮质浸润破坏及巨大软组织肿块(图 7-85B)。多达 25% 的患者诊断时已有转移性病灶,最常累及肺,也可能累及局部和区域淋巴结或骨骼。胸部 CT 和骨显像对于尤因肉瘤诊断检查非常重要。

治疗是多模式结合,包括化疗、放疗和手术,手术方法与骨肉瘤相似。诊断时无转移性病灶的患者 5 年生存率接近 70%。

儿童骨浸润性病变很难鉴别,包括转移性肿瘤、非恶性但具有潜在侵袭性的肿瘤和感染(框 7-2)。

框 7-2　鉴别诊断:儿童骨浸润性病变
尤因肉瘤
淋巴瘤 / 白血病
转移性病变 - 神经母细胞瘤
朗格汉斯细胞组织细胞增生症
骨髓炎

白血病

白血病是儿童最常见的恶性肿瘤,急性淋巴细胞白血病(ALL)占病例的 80%。ALL 发病峰值年龄为 2~5 岁。患者可出现骨和关节疼痛,可看到四肢压痛和肿胀,临床表现可类似骨髓炎或化脓性关节炎。超过半数的白血病患者的平片有异常,最常见的影像表现是弥漫性骨质减少,也可看到特征性的"白血病线"(图 7-86A、B)。

干骺端平行于骺板的透亮带伴有不同程度的硬化,可能反映了应力环境下软骨内骨化发育不良。MRI 显示白血病细胞浸润骨髓,在 T1 加权像上呈弥漫性低信号和在液体敏感序列中呈高信号(图 7-86C、D)。

淋巴瘤

儿童淋巴瘤可分两种形式。弥漫性霍奇金淋巴瘤或非霍奇金淋巴瘤可继发累及骨髓,或可见原发性骨淋巴瘤。对于弥漫性淋巴瘤,骨髓受累通常是多灶性的,并倾向于累及骨髓造血部位。影像学上,淋巴瘤可能与白血病骨髓浸润难以区别。^{18}F-FDG PET 对于检测骨髓受累很敏感,有助于疾病治疗的监测。

原发性骨淋巴瘤很少见。它可以见于任何年龄,但 10 岁以下的儿童不常见,常见于 50~60 岁。诊断标准为病理诊断并在诊断的 6 个月内没有淋巴结或远处病灶。在平片上,一般可见基质浸润的

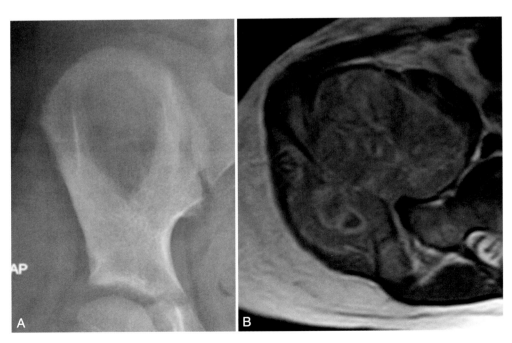

图 7-85　尤因肉瘤。A. 骨盆前后位平片显示右侧髂骨翼有一个巨大的透亮性病变。宽的移行带,尤其在上方。B. MRI 轴位 T1 加权显示一个大的、强化不均匀的哑铃状软组织肿块

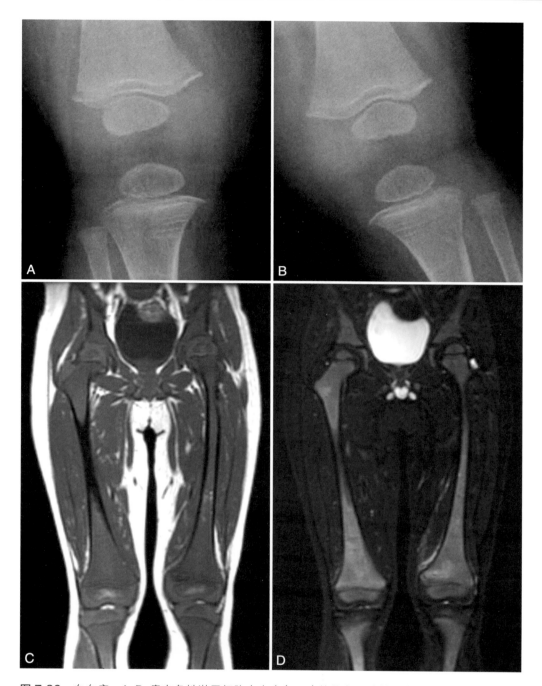

图 7-86　白血病。A、B. 患有急性淋巴细胞白血病（ALL）的儿童双膝前后位平片显示干骺端特征性的"白血病线"。不同 ALL 患者的双侧大腿 MRI 冠状位 T1 加权（C）和冠状位 T2 加权（D）脂肪抑制序列显示影像表现变化与骨髓浸润有关，在 T1 加权图像上呈弥漫性低信号及 T2 加权图像上呈弥漫性高信号

浸润性病灶（图 7-87A），MRI 上表现为边缘清楚的骨髓置换性病灶，可有皮质破坏，可见软组织肿块，T1 和 T2 加权序列的信号强度多样，常可见不均匀强化（图 7-87B）。

转移性疾病

相对于成人，儿童骨转移性疾病比较罕见。最常见骨转移瘤的原发性肿瘤是神经母细胞瘤，白血

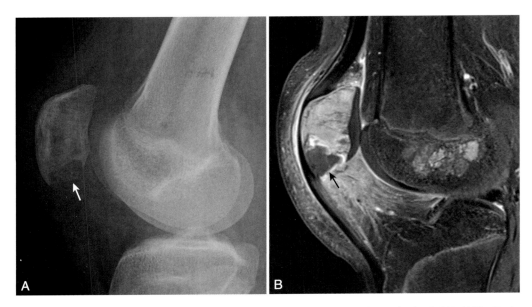

图 7-87　淋巴瘤。A. 膝关节侧位片显示髌骨有浸润性病灶,伴有髌骨下极皮质破坏(箭)。B. 矢状位脂肪抑制 T1 加权 MRI 增强显示髌骨大部分明显强化,下极无强化病灶区代表坏死(箭)。可见深部和浅表周围软组织明显水肿和强化。在股骨远端骨骺可见另一个病灶,边缘清晰,伴有不均匀强化

病和淋巴瘤。年龄小于 3 岁的儿童,如果有侵袭性骨病变,转移性神经母细胞瘤比原发恶性肿瘤可能性更大。

软组织肿瘤

横纹肌肉瘤

　　横纹肌肉瘤是儿童最常见的软组织肉瘤。常发生在头颈部(40%)、泌尿生殖道(40%)和四肢(20%),发生在四肢的肿瘤预后较差。横纹肌肉瘤是 15 岁以下儿童最常见的软组织肿瘤,2/3 的病例出现在 10 岁之前。MRI 上的信号特点是非特异性的,T1WI 低信号,T2WI 高信号,增强后呈不均匀强化(图 7-88)。MRI 对于手术计划很重要,它可以明确单发或多发病变,以及肿瘤与神经血管和骨结构的关系。需尽早手术治疗,通常联合化疗和 / 或放疗。其 5 年生存率接近 70%。

滑膜肉瘤

　　滑膜肉瘤(synovial sarcoma)是仅次于横纹肌肉瘤的第二常见的软组织肉瘤。约 30% 的病例发生在 20 岁以下的患者。大多数病变发生在关节周围 5~7cm 范围内,很小一部分病变发生在关节内。

约 80% 的病变发生在四肢,下肢最易受累。

　　MRI 显示深部软组织边界清楚的分叶状肿块。在 T1 加权序列中病变一般与肌肉信号相同,液体敏感序列,呈不均匀信号,常在 T2 加权成像中被描述为高信号、等信号和低信号区域的"三组信号模式"。有时可见囊变和钙化,并可见液 - 液平面、出血和纤维成分(图 7-89)。

　　值得注意的是,滑膜肉瘤与很多疾病影像表现类似,可能被误认为是良性病变,如神经节囊肿、滑膜囊肿、淋巴畸形和静脉畸形。在考虑这些病时,寻找特征性表现非常重要,如神经节囊肿会有个向关节或肌腱鞘延伸的"颈部"。当诊断不明确时,应考虑活检。滑膜肉瘤的治疗通常采用手术切除和放疗。

创伤

　　生长发育中的肌肉骨骼系统有几个独特的特点,这些特点决定了儿童受伤和愈合过程的独特表现。儿童骨比成人骨有更多孔道和韧性,在受到创伤外力情况下能吸收更多的作用力而不至于造成骨折,包绕发育中骨的骨膜 / 软骨膜具有生理活性,也很强健,比成熟骨的骨膜 / 软骨膜更厚更结实,这

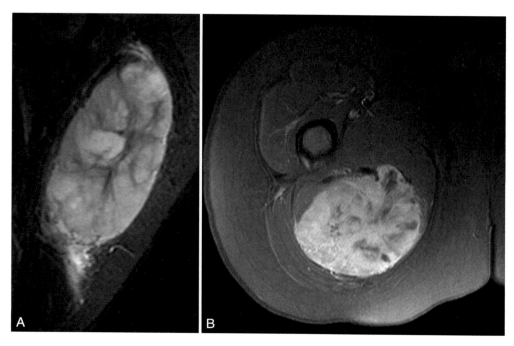

图 7-88　2 岁男童患有横纹肌肉瘤。A. 通过大腿的矢状位快速自旋回波反转恢复序列显示一个大的、不均匀高信号的肌内软组织肿块。B. 轴位 T1 加权脂肪抑制序列增强,显示不均匀性强化

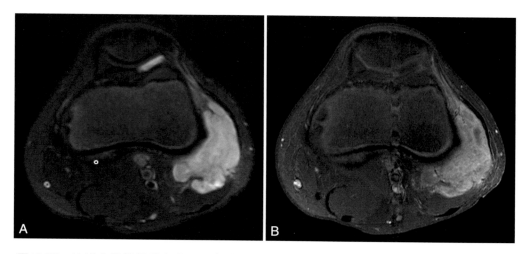

图 7-89　11 岁女童患滑膜肉瘤。A. 左膝轴位脂肪抑制 T2 加权 MRI 显示一分叶状软组织肿块位于股骨远端皮质、髂胫束及皮下软组织间,呈不均匀 T2 高信号。B. 轴位脂肪抑制 T1 加权 MR 呈显著及轻度不均匀性强化

对骨折位移可以起到相对的约束作用。由于这些原因,不完全骨折在儿童中很常见。这些损伤包括屈曲性骨折、累及单侧骨皮质的青枝骨折和塑性弓状损伤(骨弯曲但皮质无明显断裂)(图 7-90)。

软骨生长板或者骺板是长骨中最脆弱的部分,在创伤中最容易受损。骺板是软骨内成骨过程中骨纵向生长的部位。它由四层结构的软骨有序排列而成(图 7-6)。软骨的肥大细胞层相对较弱,因此是骨折的好发部位。

Salter-Harris 分型通常用于描述生长板损伤(图 7-91)。累及骺板的损伤可带来生长板提前闭合的风险,有时会导致生长障碍和 / 或成角畸形。如果处理得当,Salter-Harris Ⅰ型和Ⅱ型损伤通常预后良好,Ⅲ型和Ⅳ型损伤常需要开放复位和 / 或内固定,Ⅴ型轴向挤压损伤很少需要手术治疗。Salter-Harris Ⅲ型、Ⅳ型和Ⅴ型骨折最易导致生长障碍。

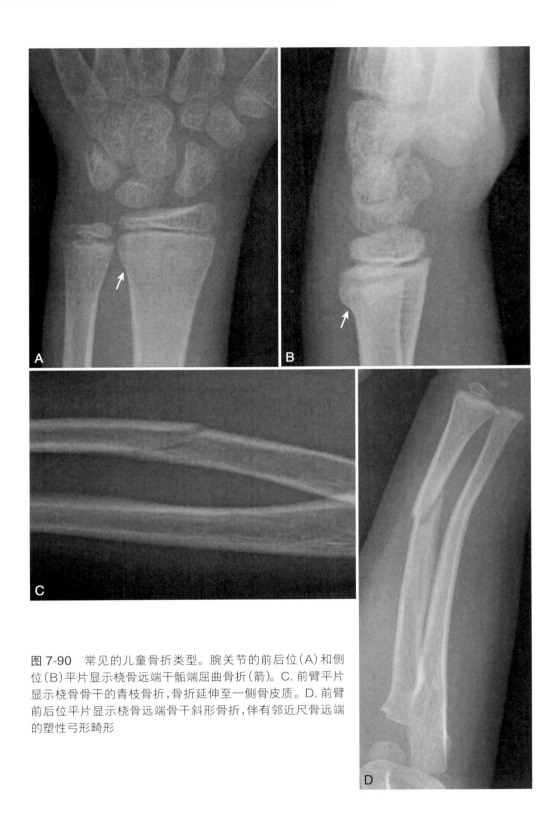

图 7-90　常见的儿童骨折类型。腕关节的前后位（A）和侧位（B）平片显示桡骨远端干骺端屈曲骨折（箭）。C. 前臂平片显示桡骨骨干的青枝骨折，骨折延伸至一侧骨皮质。D. 前臂前后位平片显示桡骨远端骨干斜形骨折，伴有邻近尺骨远端的塑性弓形畸形

生长板损伤的 Salter-Harris 分型

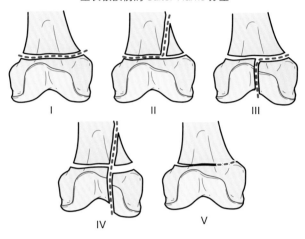

图 7-91　插图显示了生长板损伤的 Salter-Harris 分型。Ⅰ型损伤仅通过骺板，Ⅱ型损伤通过干骺端和骺板，Ⅲ型损伤通过骨骺和骺板，Ⅳ型损伤通过干骺端、骺板和骨骺，而Ⅴ型损伤则是骺板破坏

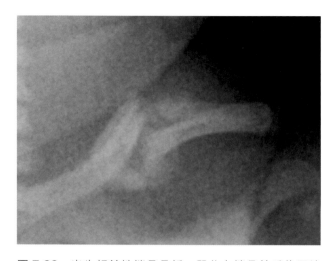

图 7-92　出生相关性锁骨骨折。婴儿左锁骨前后位平片显示骨干中段骨折伴轻度移位。愈合显而易见，伴骨膜下新骨和骨痂形成

软骨突位于肌腱附着点，它们对骨骼的最终形态有影响，但对骨骼的纵向生长无影响。虽然肌腱损伤和韧带损伤在成人中很常见，但在儿童中较少见。这些软组织结构在儿童中较结实，又有些松弛，相对于创伤有抵抗作用。这就解释了各种骨突撕脱伤在儿童中常见的原因，多见于年龄较大的儿童和青少年（图 7-7）。

大多数儿童骨折完全愈合，没有创伤后残留畸形。儿童骨折自身可以进行强有力的修复和重塑，相对成人骨折可以进行较少的临床干预。一般来说，孩子越小，恢复越快，骨完全重建可能性越大。内固定的指征较少，骨折不愈合等并发症相对较少。

上肢

锁骨

锁骨骨折在儿童群体中较为常见。有时在新生儿中可见，是由于通过产道时婴儿肩部受牵拉所致（图 7-92）。对于大一点的孩子（和成人一样），通常发生在摔倒时的支撑手。骨折通常累及锁骨中段，移位和 / 或成角常见。在大多数情况下，采用保守治疗，通过适当固定，大多数锁骨骨折会迅速完全愈合。开放性骨折、严重移位和 / 或缩短性骨折、高水平运动员骨折以及延迟愈合或不愈合病例则用手术治疗。

肱骨

肱骨近端骨折在儿童人群中较为常见。年龄不同，受伤类型也不同。年龄较小的儿童，肱骨近端干骺端 buckle 骨折最为常见。在年龄较大的儿童中，Salter-Harris Ⅱ型骨折更为常见。大多数肱骨近端骨折都是保守治疗，即使在移位和 / 或成角角度相当大的情况下也是如此。大多数骨折愈合良好，完全重塑并无后续并发症。

值得一提的一种儿科特异性损伤是肱骨近端骺板的慢性应激相关损伤，即所谓的小棒球手肩。顾名思义，这种损伤常见于投掷运动员。多见于 11~13 岁的男孩。是因较大旋转扭动力的投掷动作，导致对骺板的反复微创伤。在平片上，可见骺板不对称变宽和骺板不规则（图 7-93）。通常诊断不需要 MRI，然而，如果有扫描，它将显示与平片相对应的结果，以及沿干骺端异常的 T2WI 高信号（图 7-93B）。治疗方法是保守治疗。

肘

肘部是儿童骨骼损伤最常见的部位之一，肘部平片的诊断具有挑战性。对隐匿性骨损伤的细微体征的认识和对肘部复杂发育解剖学的理解对诊断的准确性很重要。了解最常见的损伤类型很重要，在解读肘关节平片时应常规去寻找这些特点。

隐匿性骨损伤的表现是关节积液。90° 的侧位

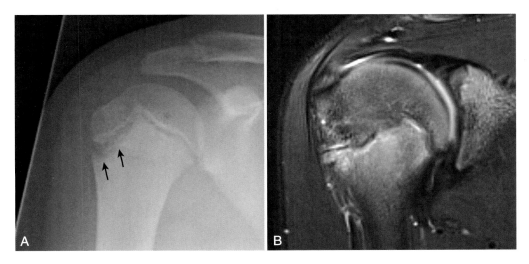

图 7-93 12 岁的男棒球投手的肩膀。A. 棒球投手肩部的正面图像显示肱骨近端骨骺侧面的增宽和不规则(箭)。B. 斜冠状位脂肪抑制 T2WI 显示类似的表现,还可见干骺端骨髓水肿

片上正常可见前脂肪垫,而不可见后脂肪垫。关节积液时,前脂肪垫被提起,形成"三角帆征",后脂肪垫变得可见(图 7-94)。年幼儿童肘部最常见的隐匿性骨损伤是肱骨髁上无移位骨折,而较年长儿童常见的是隐匿性桡骨头 / 颈骨折。

　　所有肘关节的平片检查都应该对关节对位进行评估,从 90° 侧位片观察肱骨前线,这条线是沿着肱骨的皮质前缘画,应通过肱骨小头的中 1/3(图 7-95),如果没有,应该怀疑是肱骨远端成角骨折。在肘部的所有投照位都应评估桡骨肱骨小头线,这条线沿着桡骨干长轴中心画的,应该在所有投照位上与肱骨小头相交(图 7-95B),如果没有相交,可能出现桡骨小头半脱位或错位。

　　在儿童发育过程中,肘部六个骨化中心以可预测、有序的方式出现(图 7-96 和表 7-1)。这种骨化的顺序可以用缩写 CRITOE 来记住,"I"和"E"分别代表内(内侧)和外(外侧)上髁。女孩骨化中心出现通常早于男孩。这规律在涉及肘部生长中心

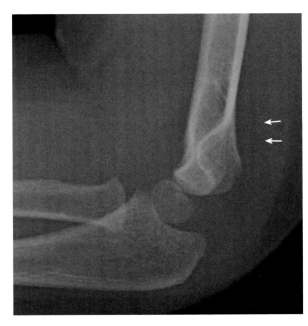

图 7-94 隐匿性肱骨髁上骨折,3 岁女童上肢外展位摔倒。肘关节侧位片显示关节积液。前脂肪垫被提起,可见后脂肪垫(箭)。骨折最初并不明显,但在随访的平片上可见骨折

图 7-95 插图显示肱骨前线和桡骨肱骨小头线,用于评估肘部受伤时肘部对位情况。A. 肱骨前线是在 90° 方位平片上沿着远端肱骨骨皮质前缘所画的一条线。正常肘部中,这条线正好过肱骨小头的中间的 1/3。如果没有过肱骨小头,应该怀疑是肱骨髁上的成角骨折。B. 桡骨肱骨小头线是沿着桡骨骨干中心所画的线。这条线在任何投照位都应该与肱骨小头相交。如果不相交,桡骨小头可能存在半脱位或者脱臼了

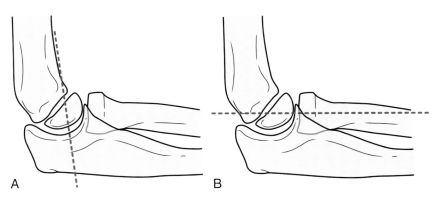

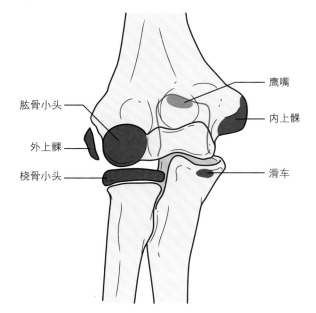

图 7-96 插图显示儿童肘关节骨化中心。CRITOE 助记法有助于记忆骨化中心的出现顺序:C,肱骨小头;R,桡骨小头;I,内上髁;T,滑车;O,鹰嘴;E,外上髁

表 7-1　肘关节骨化中心出现的年龄	
骨化中心	年龄
肱骨小头	1~2 岁
桡骨小头	3~4 岁
内侧 / 内上髁	5~6 岁
滑车	7~8 岁
鹰嘴	9~10 岁
外侧 / 外上髁	11~12 岁

一般来说,女孩骨化中心出现的年龄要比这个年龄要早一年。

撕脱伤的评估中尤为重要。例如,如果滑车骨化中心存在,应看到在正常位置的内上髁。如果没有看到,应怀疑移位性撕脱伤。内上髁可能移位,可能卡在关节内,在平片上不能显而易见。

　　儿童肘关节骨折最常见的三种类型是肱骨髁上骨折、外侧髁骨折和内上髁骨折。桡骨头 / 颈和尺骨鹰嘴骨折也较常见。

　　肱骨髁上骨折约占儿童所有肘关节骨折的

65%,常见于 10 岁以内儿童。该病的机制通常是与外翻或内翻压力相关的过度伸展性旋转损伤,从单杠上掉落时常有报道。急性期可出现相关的神经血管损伤。

　　平片可显示关节积液,肱骨前线可能断裂,Gartland 骨折分类标准通常用于描述肱骨髁上骨折并指导治疗。Ⅰ型损伤为无移位或轻度移位(<2mm),肱骨前线完整(图 7-94),通常只需石膏外固定。Ⅱ型骨折移位(>2mm)并成角,肱骨前线断裂(图 7-97A)。Ⅲ型损伤中可以看到完全移位,皮质不连续(图 7-97B)。Ⅱ型和Ⅲ型是最常用的治疗方法是闭合或开放复位和经皮内固定。在神经血管损害的情况下,应立即进行手术干预。大多数髁上骨折可治疗成功,并发症发生率低。很少发生畸形愈合,或发生肘内翻或外翻畸形。

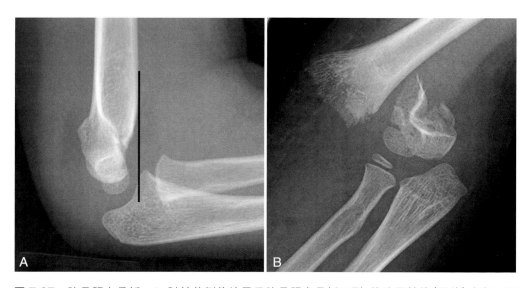

图 7-97 肱骨髁上骨折。A. 肘关节侧位片显示肱骨髁上骨折Ⅱ型,伴肱骨前线(黑线)中断。可见大量关节积液。B. 肘关节前后位平片显示肱骨髁上骨折Ⅲ型。骨皮质不连续,骨折碎片明显移位、重叠

外侧髁骨折约占儿童所有肘关节骨折的 15%，多发生在 5~10 岁之间。该机制一般是手外展时摔倒而肘部受到内翻压力。外侧髁骨折大部分是 Salter-Harris Ⅳ 型损伤，累及骨骺并延伸至关节面。位移小于或等于 2mm，骨折可能是稳定的，位移大于 2mm，骨折不稳定。

外侧髁骨折通常在肘关节的 AP 或内斜位平片上显示最好，可显示骨折类型和最大限度的移位（图 7-98）。稳定性骨折可用石膏固定治疗，任何程度的关节间隙不一致的不稳定骨折都需要手术固定。从以往经验看，这种损伤相关的后果比肱骨髁上骨折相关的后果差。这是由于这种损伤的容易漏诊、骺板骨折和关节内受累特性以及更加容易发生并发症，包括畸形愈合 / 不愈合、骨生长停滞和骨关节炎。因此，在亚急性期，外侧髁骨折通常需每周行影像检查，以确保在愈合过程中保持满意的对位。

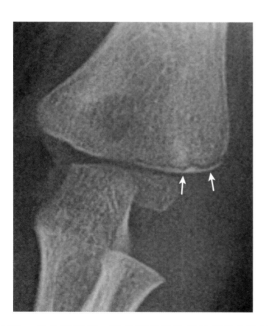

图 7-98　外上髁骨折。肘关节前后位平片显示经肱骨远端外上髁的非移位骨折（箭）

内上髁撕脱骨折多见于 7~16 岁儿童，此时内上髁骨化中心已骨化但未融合。外伤性髁上撕脱在投掷运动员中较为常见，属于"小棒球员肘"损伤的范畴。内上髁撕脱骨折的机制是典型的肘部过度扩张伴外翻过度。撕脱是由于骨骺和内上髁附着处的软组织结构相对薄弱，附着的软组织结构包括旋前屈肌群和尺侧副韧带，内上髁撕脱也可能发生在肘关节脱位的情况下。重要的是，撕脱的内上髁可以移位进入关节间隙，并在肘关节复位后仍可被卡。当撕脱的碎片不明显时，寻找并识别它是很必要的。

移位的内上髁骨折碎片通常最好在肘关节外斜位上观察，但是也需要 AP 位的图像。如果诊断不确定时，与无症状的对侧肘部比较有助于诊断（图 7-1）。侧位片常有助于评估关节内骨碎片。通常，侧位片内上髁骨化中心投影在肱骨远端后半部。在移位的情况下，骨折碎片可能会位于肱骨远端或异常位于关节间隙前部（图 7-99）。CT 扫描可有助于进一步评估复杂的骨折脱位。

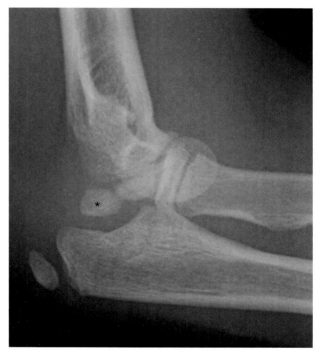

图 7-99　桡骨小头脱位伴内上髁撕脱伤。肘关节侧位片显示肱桡关节紊乱。内上髁骨化中心撕脱，向下移位，并陷入在关节间隙内（星号）

大部分内上髁骨折都可以用非手术治疗。对于移位明显的骨折（大于 4mm）、伴有肘关节不稳定的骨折以及碎片嵌顿的关节内的骨折，则用手术治疗。

桡骨近端骨折占所有儿童肘关节损伤的 5%。该机制一般是手外展位摔倒伴肘外翻负荷损伤。桡骨颈（干骺端）是最常见的部位，并常常延伸至骺板（Salter-Harris Ⅱ 型损伤）（图 7-100）。重要的是要注意到桡骨颈的一部分位于关节外，因此，

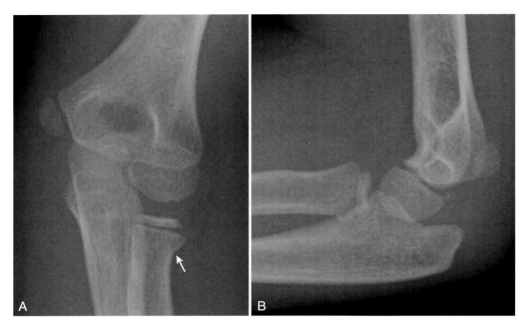

图 7-100 桡骨颈骨折。肘关节前后位(A)和侧位(B)片显示桡骨颈骨折,并向骺板延伸,为 Salter-Harrris Ⅱ 型骨折(箭)。未见明显关节积液

在这种损伤中可不出现关节积液和相关的脂肪垫征象。

鹰嘴骨折在儿童中相对少见,占所有骨损伤不到 5%,最常见于 5~10 岁的儿童。其机制是手外展时摔倒,伴肘关节弯曲或外展,鹰嘴骨折常无移位,影像上表现轻微(图 7-101)。因此,当怀疑肘部骨损伤时,应将其纳入进一步检查中。

牵拉肘部损伤不是影像学诊断,但是它值得提及,因为它有时是幼儿疑诊上肢损伤的鉴别诊断,这种损伤在 2~5 岁的儿童中最常见。纵向牵引伸直的手臂可以导致该种损伤,在这种情况下,幼龄儿童的桡骨头可发生半脱位,同时环形韧带与桡肱关节的位置相互交叉(图 7-102)。受累的儿童表现为手臂外展、肘部轻微弯曲、前臂内旋,疼痛和压痛局限于肘部外侧。当有典型的临床病史和体格检查表现,不需做常规平片检查,影像学检查正常,仅能排除骨折的存在。牵拉肘损伤可以用一个简单的弯曲手肘和前臂后旋闭合复位动作就可成功治愈。

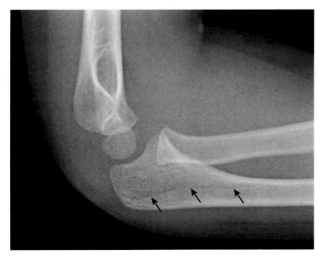

图 7-101 鹰嘴骨折。肘关节侧位平片显示尺骨鹰嘴(箭)发生轻微、无移位骨折

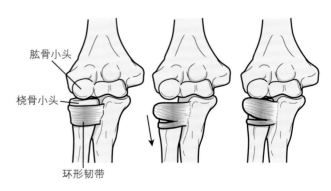

肱骨小头
桡骨小头
环形韧带

图 7-102 牵拉肘。插图显示的是桡骨头的半脱位位置低于环形韧带,环形韧带位于肱桡关节间隙之间。在小儿中,这种损伤有时要与上肢损伤相鉴别。在诊断不明确时,平片呈阴性仅可以排除骨损伤的存在

前臂和手腕

前臂骨折最常见的部位是桡骨和尺骨的远端，通常由于跌倒在外伸的支撑手上所引起，干骺端或骨干端的屈曲性 buckle 骨折很常见。这些损伤最常见于桡骨远端背侧骨皮质，影像表现可能非常轻微（图 7-90A、B），可能伴发尺骨 buckle 骨折，治疗通常用夹板或石膏保守治疗。桡骨远端骺板骨折也很常见（图 7-103），Salter-Harris Ⅱ 型损伤是最常见的，如果有位移，治疗先是闭合复位，然后石膏外固定。

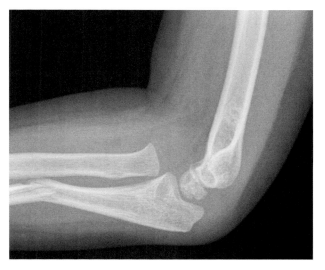

图 7-104　Monteggia 骨折错位。肘关节侧位片显示尺骨干近端骨折伴桡骨头前脱位

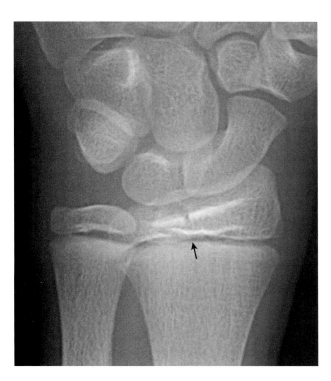

图 7-103　桡骨远端 Salter-Harris Ⅱ 型骨折。腕部平片显示桡骨骨骺远端无移位骨折（箭），骨折到达桡腕关节面

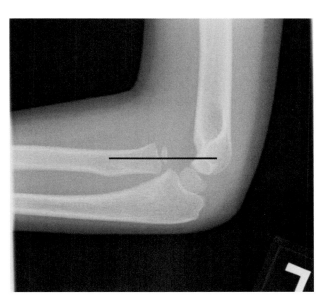

图 7-105　一个 6 岁男孩从秋千上摔下来，手为伸直状态的创伤性桡骨头脱位。肘关节侧位片显示桡骨头前脱位伴桡骨肱骨小头线（黑线）中断。这个患者并未伴有前臂骨折

桡骨和尺骨的骨折常同时发生，常常是一根骨发生完全骨折，另一根骨发生不完全骨折或塑性弯曲畸形（图 7-90D）。在儿童中常见的前臂损伤类型是 Monteggia 骨折 - 脱位，这是近端尺骨骨折（或尺骨塑性变形）伴桡骨小头半脱位或脱位（图 7-104），它最常见于 4~10 岁的儿童，单纯桡骨头脱位在儿童急性创伤中罕见（图 7-105）。当桡骨脱位时，获得整个前臂的影像很重要，以评估伴发的骨折。同样，肘部也应包括在前臂影像中，需有 90° 投照位

以全面评估肘部对位情况。Monteggia 骨折 - 脱位的处理是桡骨头闭合或开放复位和尺骨骨折复位。尺骨骨折可能需要固定以保持正确的对位，这对桡骨头保持复位至关重要。Galeazzi 损伤类型在儿童中较少见，伴有桡骨远端骨折、桡尺骨远端关节紊乱和尺骨远端脱位（图 7-106）。根据 Monteggia 和 Galeazzi 损伤模式，前臂受累的那端相对较宽的骨头会断裂，而前臂受影响的那端相对较窄的骨头会脱位，记住这些特点可以帮助诊断。

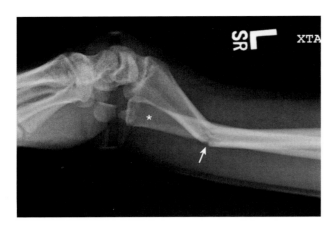

图 7-106　Galeazzi 骨折 - 脱位。腕关节侧位片显示桡骨远端骨折（箭），伴桡尺关节的尺骨远端掌侧脱位（星号）

慢性骺板应力损伤可在体操运动员的桡骨远端看到，类似于前面讨论的投掷运动员的慢性肱骨近端骺板应力性损伤（小棒球员肩），这种损伤被称为体操腕。在体操运动员中，上肢被用作承重肢体，可能需支撑高达两倍体重的负荷。在这种情况下，桡骨受慢性应力的影响最大，因为它承受了不成比例的轴向负荷（85%）。患者有相关的临床病史和远端桡骨骺板背侧疼痛，症状可是双侧的。

平片显示桡骨远端骺板变宽并且不规则，干骺端透亮和硬化可能与生长紊乱有关（图 7-107A、B），MRI 不是诊断所必需的。然而，当诊断不确定时，当对治疗的反应不典型时，或当怀疑骺板生长停滞或尺骨 - 腕关节撞击综合征时，是有诊断价值的。干骺板变宽、不规则，在液体敏感序列上沿干骺端可见高信号（图 7-107C、D）。偶尔可见软骨信号灶从骺板延伸至干骺端，反映软骨内成骨的无序化。与其他骺板慢性应力损伤一样，处理都是保守治疗。

舟状骨骨折是儿童中最常见的腕骨损伤。舟状骨骨折最常见于 10~20 岁。舟状骨腰部的横向骨折最常见，成人也是如此。除了标准的腕部平片外，当怀疑有舟状骨骨折时，尺偏位的专用舟状骨投照位很有帮助。当涉及隐匿性舟状骨损伤时，可能要进行 CT 或 MRI 检查。大多数舟状骨骨折通过闭合性治疗和固定得以成功治疗。并发症包括近端缺血性坏死和骨折不愈合。

手

手部骨折在儿童中相当常见。最常见的掌骨骨折是第 5 掌骨颈的"拳击手骨折"，常见于青少年（图 7-108）。骨折端背外侧成角很常见，有明显的软组织水肿。屈曲性骨折常累及手指。这些通常发生在指骨的基底部，沿骨背侧皮质的皮质不规则在侧位片观察最好（图 7-109）。相连的手指可能会受累。这些损伤可能很难识别，因为它们本来损伤很细微，而且在手的斜位和侧位平片上经常有骨性和软组织重叠。手指的 Salter-Harris 骨折很常见，以 Salter-Harris Ⅱ 型骨折常见，常累及拇指近节指骨（图 7-110）。掌板撕脱伤常见于中、远节指骨基底部。在骺板未闭合的儿童中，这些属于 Salter-Harris Ⅲ 型损伤。"锤状指"可见于儿童，在远节指骨基底部的背侧有撕脱性骨折，这也属于骨骼发育不成熟儿童的 Salter-Harris Ⅲ 型损伤。掌骨和手指骨折通常用固定保守治疗，关节内损伤则需要手术治疗。

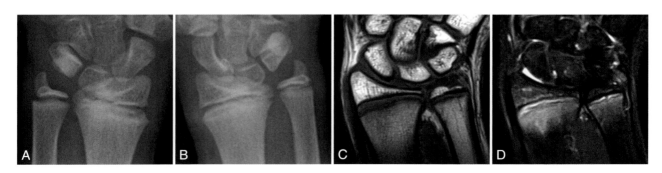

图 7-107　体操腕。A、B. 双腕后前位平片显示腕关节增宽和远端桡骨骺板不规则，可见干骺端的异常透亮影，可见周围硬化边。结果反映了骺板的生长收到干扰。冠状位 T1（C）和 T2（D）脂肪预饱和磁共振图像显示类似的远端桡骨骺板异常，沿干骺端可见液体信号异常增高

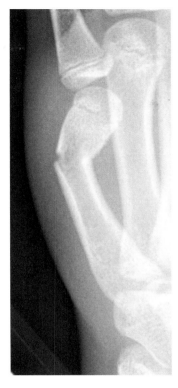

图 7-108 拳击手骨折第 5 掌骨的斜位平片显示骨干远端骨折,并向背外侧成角

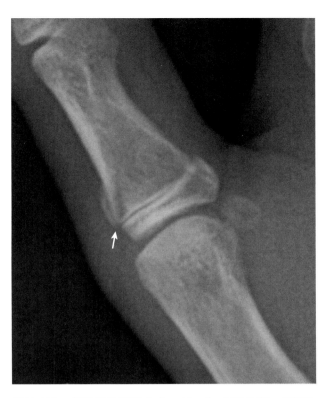

图 7-110 拇指近节指骨 Salter-Harris Ⅱ 型骨折。拇指的平片显示一条细微的透亮影,延伸到近节指骨基底部的骺板,到达干骺端(箭)

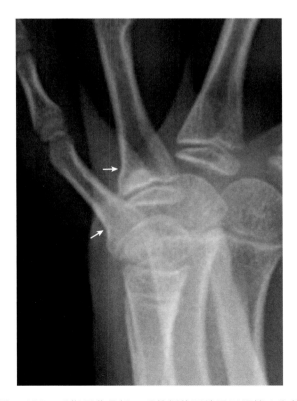

图 7-109 手指屈曲骨折。手的侧位平片显示沿第 4 和第 5 指近节指骨基底背侧方向的屈曲骨折(箭)。第三近节指骨有正常的、光滑的皮质轮廓

骨盆 / 臀部

相对成人,儿童骨盆环急性骨折少见。在高能量创伤中可见这类损伤,如行人与机动车事故、后座乘客机动车事故和严重摔伤。未成熟儿童的骨盆环损伤与成人的骨盆环损伤在几个方面存在差异,年龄较小的儿童由于骶髂关节和耻骨联合的可塑性和灵活性的增高,单独骨盆骨折的发生率高于成人。虽然前后压迫损伤在成人中最为常见,但侧方压迫损伤在儿童中更为常见。与成人相比,儿童骨盆骨折很少出血。这是由于血管管径较小和在受伤时血管收缩的能力较强。在骨骼发育成熟的大龄儿童中,骨盆环和髋臼骨折损伤模式与成人类似。

骨突撕脱伤常累及骨盆。如前所述,在骨骼发育不成熟的儿童中,骨突是肌肉骨骼单元中相对较弱的组成部分。因此,它特别容易受伤,尤其在快速生长时期。累及骨盆骨突的撕脱伤最常见于青少年,特别是参加短跑、跳跃或踢腿等运动的青少年。撕脱损伤累及骨突及起始处的腱肌,其典型模式如图 7-7、表 7-2 所示。

表 7-2　骨盆突起撕脱性损伤

撕脱部位	附着肌肉
髂嵴	腹部肌肉
髂前上棘	缝匠肌
髂前下棘	股直肌
坐骨结节	股后肌腱
小转子	髂腰肌

可以看见一系列的损伤。真正的骨折通常在平片上表现明显，伴有不对称的骨突增宽和 / 或骨突不规则增宽（图 7-111A），或骨折碎片错位（图 7-111B）。除骨突和周围骨髓的水肿、相关的腱肌和其他深部软组织结构的信号异常外，MRI 可显示与平片相似的发现（图 7-111C）。在这种临床症状下，MRI 应与平片一起解读，因为仅 MR 表现可能提示一种比单独的肌肉骨骼损伤更具侵袭性的表现。对于骨突损伤，应采取保守处理，并停止活动。愈合过程通常在平片上显示较好，可见有骨痂形成。

下肢

股骨 / 膝关节

股骨远端骨折最常与高能量创伤有关，如低龄儿童的机动车事故和年龄稍大儿童和青少年的运动损伤。Salter-Harris Ⅱ 型骨折常见，在冠状面伴有位移，骺板内侧面增宽，变得不规则。非移位性、稳定性骨折采用固定治疗，而移位性、不稳定性骨折则需要手术固定。

胫骨近端骨骺和胫骨结节为一个整体，女孩 15 岁和男孩 17 岁时与近段胫骨干骺端融合。任何累及胫骨近端骺板或骺板结节的骨折都被认为是一种 Salter-Harris 损伤，这些损伤通常不稳定（图 7-112）。

胫骨平台骨折可能塌陷，可能伴发软骨损伤或累及半月板或膝关节的其他内部软组织结构。胫骨结节区域的损伤可能与在该区域伸展机制所致的不稳定有关。对于累及儿童胫骨近端骨骺及 / 或胫骨结节的损伤的外科处理要求相对较低（图 7-112B）。

骨骼发育不成熟的儿童，髌骨骨折相对少见。髌骨袖状骨折最常见。在平片上，在髌骨下极可见一个线状或曲线状撕脱的小碎片（图 7-113A）。诊断通常不需要 MRI，但 MRI 结果可显示撕脱碎片和母骨、Hoffa 脂肪垫上表面和髌前软组织的水肿（图 7-113B）。

Osgood-Schlatter 病是一种劳损，与胫骨结节处的髌腱止点发生反复慢性撕脱性创伤有关。它最

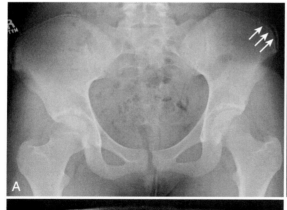
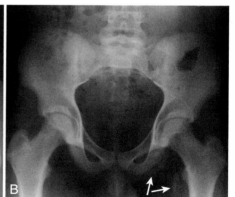
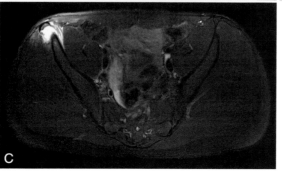

图 7-111　盆腔骨突撕脱伤。A. 骨盆前后位平片显示左侧的髂骨顶突起不对称增宽（箭）。B. 骨盆前后位片显示左侧坐骨结节粉碎性撕脱性损伤，撕脱骨折碎片分离。C. 骨盆轴位 T2 加权脂肪抑制磁共振图像显示髂前上棘可见骨突撕脱伤，增宽的突起可见明显水肿，周围深部软组织也可见明显水肿

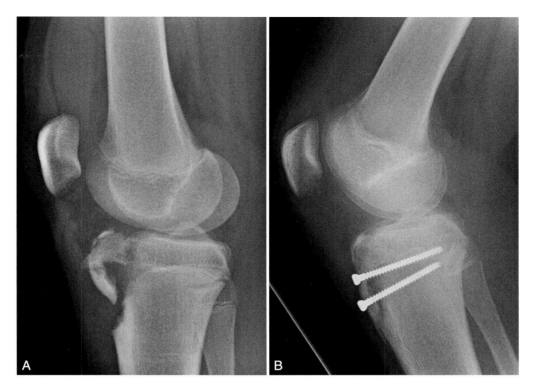

图 7-112　胫骨结节 / 骨骺骨折。A. 膝关节侧位片示胫骨结节及胫骨近端骨骺粉碎性骨折, 延伸至股骨关节面。可见大量关节积液和明显的覆盖的软组织水肿。B. 解剖性对位是切开复位内固定后复位

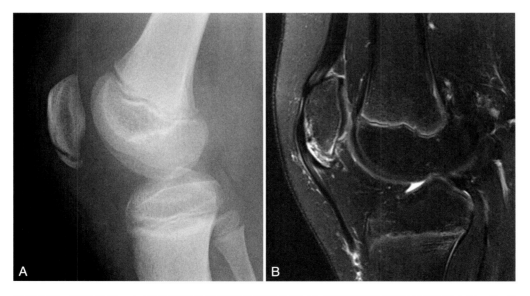

图 7-113　髌袖骨折。A. 膝关节侧位片示髌骨下极骨折, Hoff 脂肪垫及覆盖的软组织水肿。B. 矢状位 T2 加权脂肪预饱和磁共振图像显示骨折碎片和髌骨母骨水肿。股四头肌腱远端、髌韧带近端及周围深部软组织信号异常增高

常见于青少年,男孩比女孩更易受累(3:1)。30%的患者双侧发病。患儿常表现为胫骨结节压痛。平片可支持该诊断。可见胫骨结节碎裂,伴有软组织改变,这些改变包括远端髌腱在其止点处增厚和模糊不清,以及周围软组织水肿(图7-114A)。MRI对诊断不是必需的,但可排除其他疾病。碎裂的胫骨结节处可见骨髓水肿,远端髌腱增厚水肿,Hoffa脂肪垫及髌腱上深部软组织可见水肿(图7-114B)。处理是保守治疗和休息。

Sinding-Larsen-Johansson 病是累及髌骨下极的一种损伤。青春期的男孩是最常受累的,而且通常是双侧。平片显示髌下极断裂,可见大小不等的皮质小骨(图7-115A)。MRI上可见碎裂骨块内骨髓水肿,近端髌骨可见增厚水肿(图7-115B)。从骨骼上看,跳跃者膝在骨骼成熟个体中是一种独特的疾病。以单独的髌腱近端撕裂为特征。比如 Osgood-Schlattet 病和 Sinding-Larsen-Johansson 病一般是保守治疗和休息。

累及膝关节的骨软骨损伤可能是急性的,也可能是慢性的。急性损伤可能只涉及软骨,也可能同时涉及软骨和底层骨。慢性骨软骨损伤被称为OCD。儿童最常累及膝关节内侧髁的侧面,但也可在膝关节的其他部位,和肘关节的肱骨小头,踝关节内侧距骨突。

在评价骨软骨损伤时,首先要进行放射学检查。可以看到软骨下碎片,也可以显示新月形透亮影(图7-116)。在 MRI 上,急性软骨损伤分为部分损伤、全层损伤或剥脱。OCD 病变的特点是稳定或不稳定(图7-116B)。儿童中,大多数病变是稳定的。不稳定的特征包括病灶下的液体聚集,周围的囊性改变,覆盖层的软骨缺陷,以及关节内的游离体的存在。

稳定的 OCD 病变保守治疗,而不稳定的病变往往需要手术治疗。这通常要用关节镜下钻孔或微创术,以改善血液供应和愈合,并除去关节内的游离体。

小腿和脚踝

幼儿的下肢骨折很常见。这些损伤最常见于9个月至3岁的幼儿,这个时候的幼儿开始探索、走和跑。它们在某种程度上类似于运动员的应力损伤,因为它们正常骨骼上的新/增加应力导致的。具体单一损伤机制常不明显。相反,临床表现常常很隐匿,伴有跛行或难以负重。

最常见的损伤形式是胫骨中远端的非移位性、斜位或螺旋形骨折(图7-117)。小腿的斜位片有时

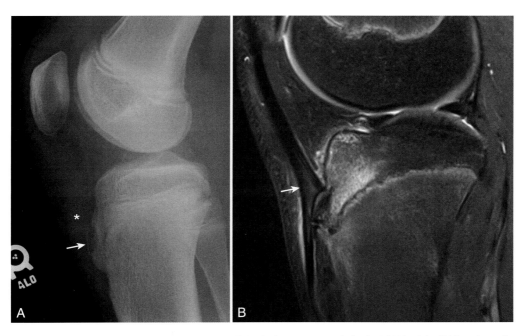

图 7-114 Osgood-Schlatter 病。A. 膝关节侧位片显示:胫骨结节碎裂(箭),髌韧带增厚(星号),Hoffa 脂肪垫软组织绞索。B. 矢状位 T2 加权脂肪预饱和磁共振图像显示块状结节水肿,延伸到胫骨近端骨骺。远端髌韧带(箭)髌下深腱、覆盖软组织信号异常增强

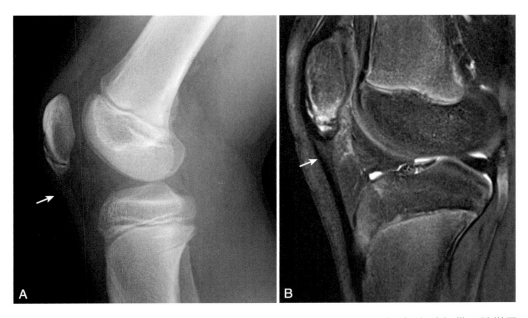

图 7-115　Sinding-Larsen-Johansson 病。膝关节侧位片显示髌骨下极碎裂,髌韧带近端增厚(箭),Haffa 脂肪帽软组织绞索。B. 矢状位 T2 加权脂肪抑制磁共振图像显示碎裂髌骨下极骨髓水肿,增厚的髌韧带近段信号异常升高(箭),Hoffa 脂肪垫水肿

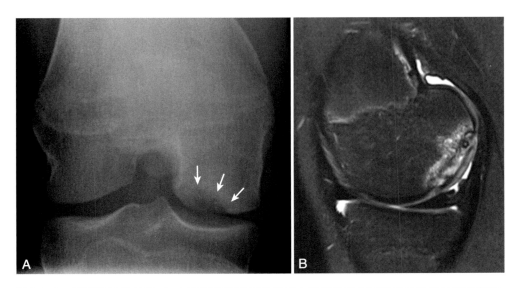

图 7-116　剥脱性骨软骨炎。A. 右膝局部视图显示股骨内髁侧方后表面的局灶性新月形透亮影。B. 矢状位 T2 加权磁共振图像显示病灶不均匀高信号伴周围骨髓水肿和囊变。被覆软骨不规则。由于存在不稳定因素,所以对该病进行了手术治疗

有助于辅助标准视图来评估这种通常很细微的损伤。当临床上高度怀疑骨折,但平片为阴性,10~14 天随访影像学检查对骨折愈合评估通常是有用的(图 7-117B)。幼童的胫骨骨折通常用长腿石膏可成功治疗,其并发症很少。

在较少的情况下,幼儿骨折可能累及腓骨、骰骨和跟骨。当累及足部骨骼时,常常出现骨折,并

且在愈合阶段中影像学表现最明显。在累及骨内可见线状硬化带(图 7-118)。

踝关节移行性骨折包括青少年 Tillaux 骨折和三踝骨折。这些损伤见于青少年早期,当胫骨远端骨骺接近融合或部分融合时。在被称为"坎普隆起"的局部区域中骺板的后内侧和中央部分。"骺板的前外侧最后融合,在较长一段时间内相对容易受到

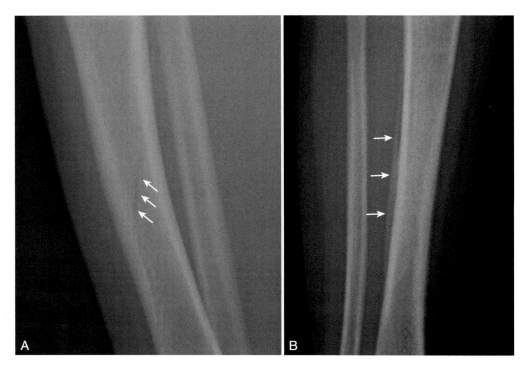

图 7-117　2 岁幼儿的胫骨幼儿性骨折，伴有跛行，无外伤史。A. 小腿侧位平片显示胫骨轻微、无移位、斜位骨折（箭）。B. 10 天后获得的前后位平片显示愈合，沿着胫骨干可见骨膜下新骨形成

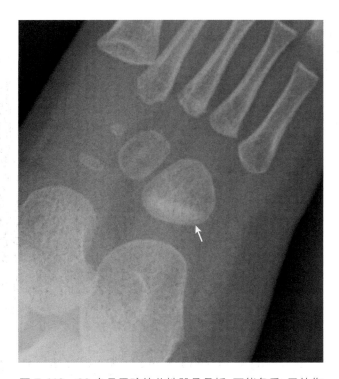

图 7-118　23 个月男孩幼儿性骰骨骨折，不能负重，无外伤史。脚的斜位片显示骰骨近段硬化带，与应力性骨折的愈合一致

损伤。这解释了该患者群体中胫骨远端所见的骨折特殊类型。

幼年 Trillaux 骨折是一种累及胫骨远端骺板和骨骺的一种 Salter-Harris Ⅲ 型损伤。其损伤机制为一般是强烈外旋，伴有胫骨远端骨骺前外侧撕脱伤及相关的胫腓前韧带损伤。轴向面骨折通过骨骺，矢状面骨折通过骨骺（图 7-119）。通过骨骺的垂直骨折透亮影常在踝关节前后位上显现良好，见于 Kump 隆起的外侧。Tillaux 骨折主要累及胫距关节面。因此，对该部位的裂缝间隙进行评价，评估其不协调性和移位程度是非常重要的。严重的移位如果没有正确的处理可能会导致踝关节退行性疾病。当骨折和关节受累不能在平片上充分评估时，应进行 CT 检查。非移位性骨折可用固定治疗，而大于 2mm 的移位则需要在骨骺水平手术固定。

与 Tillaux 骨折相似，三踝骨折包括骨骺的矢状骨折，骺板的轴向骨折。可见第三个骨折面，一般为胫骨远端冠状面骨折（图 7-120）。与 Tillaux 骨折一样，这种损伤在平片上一般可以很好显示。CT

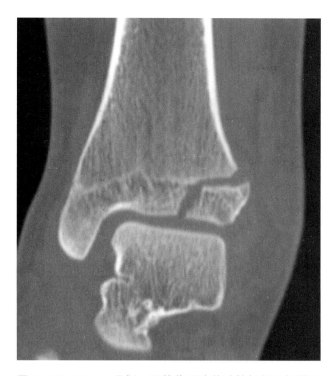

图 7-119　Tillaux 骨折。冠状位重建的计算机断层扫描图像显示，在一个骺板几乎融合的患者的左踝关节处，骨折延伸至胫骨远端骨骺和骺板的外侧

可能有助于展示骨折平面，并完整关节面位移的评估。移位超过 2mm 的骨折需要手术治疗，同时固定骺板和干骺端骨折。

足

　　儿童足部骨折多发生在足中、前部，后足损伤较少发生。有时可见跗骨骨折。在年幼的儿童中，第一跖骨损伤最常见，而在较大的儿童中，第五跖骨损伤最常见。

　　"双层床骨折"是指第一跖骨基底部的屈曲性骨折，常见于 3~6 岁的儿童（图 7-121）。顾名思义，这种损伤通常与从高处坠落或跳到坚硬的地面有关，孩子的大部分体重都压在第一跖骨上。第一跖跗关节的相关韧带损伤是常见。治疗是保守的固定治疗。

　　大约 40% 的跖骨骨折发生在第五跖骨，有几种骨折类型。儿童最常见的第五跖骨骨折是骨突撕脱伤。损伤的机制一般是被动屈曲。这种损伤通常很难与正常的骨突鉴别开来，正常的骨突可能具有很大变异，一定程度的不规则甚至与母骨分离

图 7-120　三平面骨折。冠状面（A）和矢状面（B）重建的计算机断层图像显示在矢状位骨折延伸至骨骺，在轴位延伸至骨骺，在冠状位延伸至干骺端

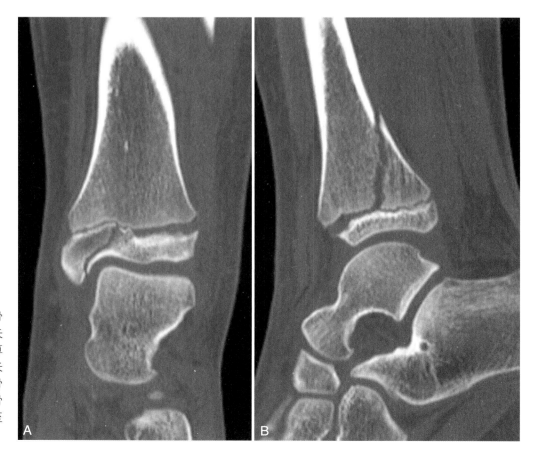

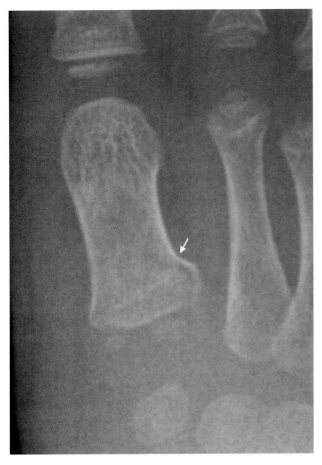

图 7-121　第一跖骨"双层床骨折"足的前后位平片显示第一跖骨基底部屈曲性骨折（箭）

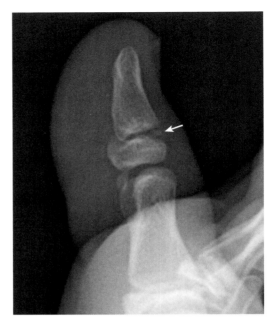

图 7-122　姆趾侧位片显示远端指骨的 Salter-Harris Ⅱ骨折，紧邻甲床（箭）

（图 7-13）。重要的是评估覆盖的软组织水肿，有助于了解临床病史和体检结果相关性。应用固定术保守治疗骨突损伤。

　　成人型 Jones 骨折也可见于逆行损伤的儿童中。横行骨折延伸至距跖骨粗隆顶端约 1.5cm 第五跖骨基底部，到达跖骨间小关节。这些损伤可能不稳定，并有延迟愈合或不愈合的倾向。因此常用手术治疗。

　　脚趾骨折在儿童中相当常见，通常是重物直接砸到脚所致的。屈曲骨折常见于年龄较小的儿童，可能累及相邻的脚趾。Salter-Harris 骨折常见于年龄较大的儿童。值得一提的是一种特殊的 Salter-Harris 损伤，即"脚趾骨折"。这种损伤包括姆趾远端趾骨的 Salter-Harris Ⅰ型或Ⅱ型骨折，伴有被覆指甲床的损伤（图 7-122）。甲床与远节指骨的骺板非常接近。因此，甲床损伤可能导致骺板的感染和潜在的骨髓炎发生。这种损伤被认为是开放性骨

折。因此，常常要进行外科清创，一般预防性使用抗生素。

　　非移位指骨骨折通常愈合良好，只需要绷带固定。移位性骨折可能需要复位，也可能需要手术治疗，采用 K 线固定。

虐童

　　据估计，美国每年有 150 万儿童遭受某种形式的虐待或忽视，每年有 1 500 多名儿童死于虐童。男孩和女孩受到同样的虐待，绝大多数受害者是婴儿和幼儿。1 岁以下的婴儿最常累及，因受虐待而死亡的人数最多。影像检查在儿童虐待的诊断中起着非常重要的作用，因为大约 2/3 的虐童病例的放射学检查结果是阳性的。

　　在评估可疑儿童虐待时，放射科医生必须考虑可能的损伤机制和影像学检查结果是否与婴儿或儿童的发育阶段和报告的损伤时间相一致。了解骨折愈合模式很重要，还要了解不同年龄的患者骨折愈合的预期时间表。

　　对所有 2 岁以下的疑似虐待儿童的病例进行平片骨骼检查。可在初步检查中增加其他意见，以进一步评价可能涉及的诊断结果。高清成像系统通常用于 12 个月以下的婴儿。随访调查通

常在初步检查后 2 周进行。这样就可以发现更多的骨折，确定受伤的时间，并将骨折与正常发育变异区分开来。超过 2 岁儿童，骨骼平片检查收益率较低。骨折不那么常见，隐匿性少见，虐待导致的高度特异性骨性损伤也不常见。在这个年龄较大的儿童中，偶尔会根据临床表现进行调查。

　　虐童的放射学表现各不相同。虐待儿童的一种非常特殊的损伤类型是婴儿典型干骺端损伤（图 7-123A）。这种损伤通常是由于肢体的强力拉扯造成的。骨折延伸至较弱的多孔长骨干骺端。当从切线角度观察时，它表现为"角部骨折"；当从斜位片观察时，它表现为"桶柄样骨折"。另一种虐待儿童的高度特异性的损伤是发生在肋椎交界处附近的后肋骨折，被认为发生于成人勒挤婴儿的胸部时。可能导致相连的肋骨骨折（图

7-123B）。这些影像表现常常很细微，在愈合阶段最易看到。虐待儿童的肩胛骨、胸骨和棘突的骨折也很有特异性（图 7-123C）。骨骼检查可以显示不同年龄的多发骨折。在缺乏潜在的骨折倾向的情况下，这种影像类型也是虐童的较有特异性的征象。

　　在疑诊头部外伤的情况下，可以进行 CT 或 MRI 检查。当临床病史、体格检查和 / 或实验室检查提示可能有创伤性腹内损伤时，应进行腹部和骨盆的 CT 扫描。

　　如果影像学检查结果为阳性或可疑，放射科医生有法律义务报告与虐待儿童相一致或有关的检查结果。疑似虐待的案例由一个多学科管理，该团队通常包括初级保健儿科医生和 / 或急诊科医生、放射科医生和专门的儿童保护专家。

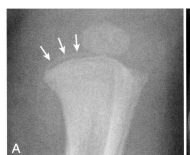
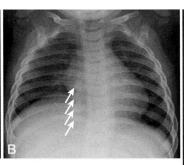
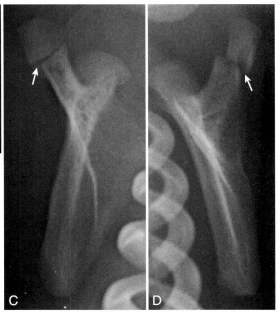

图 7-123　虐待儿童。A. 23 天的婴儿的近端小腿平片，易激和疑似下肢疼痛，显示了典型的近段胫骨干骺端桶柄样病灶（箭）。B. 12 个月男孩，便秘，胸部平片显示多个连续肋骨骨折，见于肋椎关节处后方（箭）。骨折正在愈合，骨痂形成明显。这个患者有几根另外的肋骨头骨折，这在作为完整骨骼检查的其他投照位显示更好。C、D. 双侧肩胛骨的平片显示了不同年龄的婴儿多发性骨折的肩峰（箭）最小移位

（翻译：郑菲，周宛璟；校对：刘鹏，毛志群）

推荐读物

Bedoya MA, Jaramillo D, Chauvin NA. Overuse injuries in children. *Top Magn Reson Imaging*. 2015;24:67-81.

Cleveland Clinic Children's Hospital. Pediatric Radiology. Available from: <https://www.cchs.net/onlinelearning/cometvs10/pedrad/default.htm>; Published 2012.

Coley BD. *Caffey's Pediatric Diagnostic Imaging*. 12th ed. Philadelphia, PA: Saunders; 2013.

D'Alessandro MP. PediatricRadiology.com: A pediatric radiology and pediatric imaging digital library. Available from: <http://www.pediatricradiology.com>.

Duncan AW. Normal variants—an approach. In: Carty H, Brunelle F, Stringer D, et al., eds. *Imaging Children*. 2nd ed. Philadelphia, PA: Elsevier; 2005.

Herman KJ, Kleinman PK. *Pediatric and Adolescent Musculoskeletal MRI*. New York, NY: Springer; 1995.

Ho-Fun VM, Jaimes C, Jaramillo D. Magnetic resonance imaging assessment of sports-related musculoskeletal injury in children: Current techniques and clinical applications. *Semin Roentgenol*. 2012;47:171-181.

Jarrett DY, Matheney T, Kleinman PK. Imaging SCFE: Diagnosis, treatment and complications. *Pediatr Radiol*. 2013;43(suppl 1):S71-S82.

Kan JH, Hernanz-Schulman M, Damon BM, et al. MRI features of three paediatric intra-articular synovial lesions: A comparative study. *Clin Radiol*. 2008;63:805-812.

Keats TE, Anderson MW. *Atlas of Normal Roentgen Variants That May Simulate Disease*. Philadelphia, PA: Elsevier/Saunders; 2013.

Khanna G, Sato TS, Ferguson P. Imaging of chronic recurrent multifocal osteomyelitis. *Radiographics*. 2009;29:1159-1177.

Kleinman PK. *Diagnostic Imaging of Child Abuse*. 3rd ed. Cambridge, UK: Cambridge University Press; 2015.

Laor T. MR imaging of soft tissue tumors and tumor-like lesions. *Pediatr Radiol*. 2004;34:24-37.

Laor T, Jaramillo D. MR imaging insights into skeletal maturation: What is normal? *Radiology*. 2009;250:28-38.

Laor T, Zbojniewicz AM, Eismann EA, et al. Juvenile osteochondritis dissecans: Is it a growth disturbance of the secondary physis of the epiphysis? *AJR Am J Roentgenol*. 2012;199:1121-1128.

Swischuk L, Hernandez JA. Frequently missed fractures in children (value of comparative views). *Emerg Radiol*. 2004;11:22-28.

Zbojniewicz AM, Laor T. Focal periphyseal edema (FOPE) zone on MRI of the adolescent knee: A potentially painful manifestation of physiologic physeal fusion? *AJR Am J Roentgenol*. 2011;197:998-1004.

Zbojniewicz AM, Laor T. Imaging of osteochondritis dissecans. *Clin Sports Med*. 2014;33:221-250.

第 **8** 章

颅脑影像

Micheal Anthony Breen ◆ Richard L. Robertson

儿童颅脑成像

中枢神经系统（CNS）由头骨、脑、脊柱和脊髓组成。儿童颅脑成像在很多方面与成人不同。超声在成人神经影像学中很少应用，但它在胎儿和婴儿的大脑成像中起着核心作用。类似于成人神经影像检查，MRI 是目前在大龄儿童中使用最广泛的颅脑成像方式。由于没有电离辐射，MRI 对儿童患者更为适用。同样，许多先进的 MRI 技术在儿童患者中发挥着重要而独特的作用。CT 在快速评估急性创伤和颅骨损伤中起着重要作用，但临床医生和家属为减少放射线的暴露，CT 在儿童患者其他适应证中的应用日趋减少。正电子发射断层扫描（PET）是一种基于葡萄糖代谢的功能成像技术，而 PET-CT 和 PET-MRI 日益广泛的使用使代谢与结构信息配比更准确，这在癫痫患者成像中尤其重要。随着无创CT和磁共振血管造影（MRA）技术的进步，以诊断为目的的血管导管造影术的应用显著减少，但它在诊断成像中仍保持着独特的作用，并且在儿童神经影像学中基于导管的干预操作方法仍在不断增加。

X 线平片

颅骨平片对大多数临床疾病均缺乏敏感性和特异性，并且存在一定的辐射。随着横截面成像使用率的提高，平片的使用率已下降。颅骨平片在评估创伤或疑似颅骨骨折的作用有限。通常，如果临床上认为有必要进行影像学检查，更倾向于选择CT。但是，对于疑似被虐待的儿童，颅骨平片仍包括在全身骨骼检查之中。平片在评估颅缝早闭中的应用已几乎全部被 CT 所取代。在对可触及的头颅包块的评估中，颅骨平片已不作为常规检查方法，大多数医生更喜欢使用超声和 / 或 CT-MRI。

超声

超声是胎儿和新生儿颅脑影像检查的主要方法。胎儿超声筛查可以检测到子宫内许多脑部结构的异常，从而可以通过更详细的超声检查和 / 或胎儿 MRI 进一步评估。

出生后，开放的前囟和后囟为声影提供了检测窗口，可以非常好的展示新生儿脑部。20 世纪 70 年代新生儿头颅超声首次应用，随着更好、更小覆盖面积的高频探头的发展，近年来超声图像质量得到了极大的改善。头颅超声是目前新生儿最常用的神经影像学检查方法。

超声的优点包括可操作性、便携性、快速的图像采集（无须镇静）和低成本。在对危重新生儿进行影像检查时，头部超声尤为重要。超声可在新生儿重症监护病房中进行床旁检查，以提供重要的实时诊断信息。这对于不稳定而无法转运的新生儿或接受体外模肺氧合的新生儿尤为重要。超声可用于筛查先天畸形，如脑积水、颅内出血、脑室周围白质软化症以及其他异常情况。超声的缺点是对缺血的敏感性有限（尤其在脑缺血性损伤的早期阶段），并且有时对外周结构和后颅窝的检查视野有限。

美国放射学会的头颅超声检查指南标准包括：通过前囟门获取的一系列矢状位、旁矢状位和冠状位灰阶超声图。超声是一种依赖操作者的检查，需要通过调整时间增益补偿（TGC）曲线并使用多个焦点区域来优化采集过程中的影像。矢量,曲线性阵列探头的结合传感器可用于获取浅表和深部结构的诊断图像。彩色多普勒超声可用于评估 Willis 环、皮质静脉、静脉窦以及可疑的血管畸形,如 Galen 静脉畸形。可以通过乳突囟获得后颅窝的完整图像,并且可以通过使用"枕骨大孔视图"(指在枕骨隆突下方进行扫描)来实现颅颈交界处的成像。除静态图像外,电影回放图像也有帮助。随着前囟门的关闭,头颅超声检查在技术上变得越来越具有挑战性,对于 9 个月以上的儿童,难以获得诊断价值。

磁共振成像

对于大多数儿童而言,需要进行头颅影像学检查时,MRI 是首选。MRI 与其他方式相比具有许多优势,包括软组织分辨率高、空间分辨率强、多平面成像,并且很重要的一点是对儿童不会造成电离辐射。与其他成像方式相比获得临床诊断所需的时间更长,是 MRI 的主要缺点之一。另外,MRI 也很容易受到与患者运动相关的成像伪影的影响。由于这些原因,儿童患者进行 MRI 检查时需要镇静或全身麻醉。通常,新生儿和 6 个月以下的婴儿不需要镇静剂。检查前给小婴儿喂食,包裹使其感觉温暖,并对其听力进行保护,即使没有镇静的情况,通常也能忍受长时间的 MRI 检查。6 个月和 4 岁之间的儿童,通常需要进行镇静。4~6 岁之间的许多患者也可以配合 MRI 检查。而大多数 6 岁以上的儿童可以配合 MRI 检查而不需要镇静。很值得通过儿童生活专家的指导和使用分散注意力的技巧(如使用视频护目镜和有趣的电影)在不镇静的情况下获取诊断图像。

个性化的 MRI 序列方案因临床适应证、患者年龄和扫描仪器而异。通常,脑部 MRI 包括矢状位 T1 加权成像、轴位和冠状位 T2 加权成像、轴位 T2 液体衰减反转恢复(FLAIR)和弥散加权成像(DWI)。脑部 MRI 不一定使用顺磁性造影剂,如钆剂;但增强扫描在用于原发性和转移性脑肿瘤、软脑膜疾病、颅内感染、脱髓鞘以及神经皮肤综合征的诊断和鉴别上特别有帮助。钆造影剂通过动态增强 MRI 技术还可用于脑灌注的评估。

DWI 是基于梯度序列原理利用水分子的扩散速率差异进行成像的技术。游离水(如脑脊液,CSF)的扩散速率或表观扩散系数(ADC)要高于大分子结合水(如灰质和白质部位)的扩散速率。DWI 对原发性或继发性细胞能量代谢紊乱非常敏感,例如缺血、缺氧、低血糖、先天性代谢紊乱、病毒性脑炎和癫痫持续状态。这些变化可表现为 ADC 降低(即 DWI 上的高信号和 ADC 图上的低信号)。急性扩散受限在病变发生几分钟内即可看到,比常规成像序列早很多。目前 DWI 在临床上的应用主要包括对大脑成熟度、缺血的评估和肿瘤的特征评估。弥散张量成像(DTI)是通过脑白质的 3D 描记图描述弥散张量的大小、各向异性和方向的检测手段。这一技术对儿童患者进行术前评估非常重要。

梯度回波(GRE)序列可用于生成磁敏感加权图像(SWI);磁化率伪影造成的无信号灶可是陈旧性出血的唯一证据,在创伤性脑损伤(TBI)和脑震荡的研究中尤其有用。

二维和三维时间飞跃法(TOF)MRA 技术使用流体饱和效应中相关的流入增强效应进行最大密度投影的动脉和静脉成像,而无须使用静脉造影剂。

脑脊液循环动力学常用于儿科患者,例如脑积水、Chiari 畸形、评估内镜第三脑室造口术(ETV)的治疗反应。期相对比技术可以提供有关 CSF 流量的定量和定性信息。定性信息可从使用更广泛的稳态自由进动技术中获得[如标准扰相自旋回波高分辨稳态图像(CISS)、稳态快速成像(FISP),稳态自由进动成像(SSFP)]。

动脉自旋标记是一种 MRI 技术,它使用射频脉冲在动脉血内水质子流入成像层面之前对其进行磁性"标记"。利用标记和图像采集之间的标记后延迟时间,可以对组织灌注进行定量和定性测量。该技术可用于缺血性疾病、癫痫、烟雾病和肿瘤的评估。这在儿科患者中尤其重要,因为成人患者中广泛使用的 CT 灌注成像技术具有高辐射。

质子(氢)磁共振波谱(MRS)可对细胞代谢进行无创性评估,这在评估新生儿缺氧缺血性脑病、可疑神经代谢紊乱和脑肿瘤的儿童中尤其重要。MRS 可在 MRI 或其他成像方法发现组织形态变化之前,提供有关细胞代谢产物的定量信息。正常组织中的质子 MR 谱具有至少三组峰。主峰对应于 N-乙酰天门冬氨酸(NAA),它是神经元完整性 / 密度的标志物。与肌酸和磷酸肌酸有关的峰代表细胞能量代谢,与胆碱有关的峰代表细胞膜合成。在正常光谱中看不到乳酸峰,但是在炎症、梗死和某些肿瘤中可以表现出特征性的双乳酸峰。

血氧水平依赖对比成像使用脱氧血红蛋白的 T2* 效应来识别在执行特定任务期间脑灌注增加的焦点区域。这种功能磁共振成像(fMRI)技术已被证明可以定位运动、语言和记忆中枢。fMRI 是一个持续不断强化的研究领域,尚未广泛转化为临床应用。

CT 扫描

现代化的多排 CT 扫描仪可在轴向平面上进行快速、高分辨率的图像采集,并利用各种软组织、骨骼、血管差异和其他算法来创建各项同性、多平面、重组的图像或 3D 重建图像。采集迅速是 CT 的主要优势之一,特别是在创伤的情况下,快速获得诊断尤为重要。CT 对颅骨骨折、颅骨积气、急性轴内或轴外出血和脑疝诊断敏感性高。此外,CT 在评估颅面畸形或颅缝早闭儿童方面优于其他检查。

选择 CT 检查时需要权衡其优点以及暴露电离辐射相关的风险。儿童患者进行 CT 检查时,选择恰当的检查范围,使用降低千伏(kV)和毫安秒(mAs)等适于儿童参数的检测非常重要。现代的临床 CT 扫描仪上增加使用更快速的迭代重建技术可以进一步减少辐射剂量。

患有慢性疾病的儿童一生中可能经历许多诊断性成像检查,减少其终身辐射暴露特别重要。过去,许多有脑室腹腔分流的患儿需接受多次的 CT 检查,以评估可疑的分流异常。现在,许多中心都使用快速获取的轴位稳态自由进动序列的特定 MR 检查来代替头部 CT 筛查分流异常。如果无法使用快速 MRI,低剂量 CT 也足以评估脑室的大小。

增强 CTA 可以提供准确的血管成像。为实现良好的 CTA 成像,应选择大管径静脉管道注射特定剂量造影剂(3ml/kg,最大剂量为 120ml)。造影剂的不良反应在儿童患者中罕见,哮喘和既往造影剂过敏史是急性过敏反应的危险因素。与 MRA 相比,CTA 的优势在于可以更快地获得具有更高分辨率的图像,但是患者有暴露高剂量辐射的风险,儿童患者应用较成人少。

正电子发射断层扫描

正电子发射断层扫描(PET)显像是基于注入的放射性示踪剂衰减相关的光子检测。氟 -18 代脱氧葡萄糖(^{18}F-FDG)是葡萄糖代谢的标志物,是当前临床应用最广泛的示踪剂。癫痫发作间期 FDG-PET 检查可显示癫痫病灶代谢减退,而在常规成像中可能并不明显。联合 CT 或 MRI 检查可提高顽固性癫痫患者的术前评估。目前 FDG-PET 在小儿脑肿瘤评估中的作用有限,但如今正在进行有关新型示踪剂的研究,例如标记的氨基酸,这些氨基酸可能能够提供有关肿瘤存在与否、肿瘤分期、治疗效果评估以及将来的肿瘤复发和放射坏死之间鉴别的信息。

先天性脑发育畸形

脑发育畸形可能是由于多种原因引起的,包括基因异常、感染、毒素和缺血。遗传学、分子生物学和影像学的研究进展已使人们对中枢神经系统多种畸形的发病机制和表现形式有了更深入的了解。随着大家对畸形认知的提高,各种畸形的分类也在不断更新。在下面的段落中,我们将参考 Barkovich 及其同事在 2012 年提出的新的分类方案(有关更多详细信息,请参见建议阅读材料)。

皮质发育畸形

脑皮质是覆盖在大脑最外的一层灰质。从组织学上讲,它分为六层,每一层都有神经元细胞的特征性分布以及与其他皮质和皮质下区域的联络。从胚胎学角度,周围神经元细胞起源于脑室旁生发基质中的祖细胞。这些祖细胞分化为神经元和胶质细胞。在妊娠的第 7 周,神经元开始增殖,并在第 8 周左右开始沿着放射状排列的胶质纤维从脑室区向脑表面迁移。迁移后,大脑皮质逐渐完善,神经元之间的连接变得更加精细。正常发育过程中的任何中断都会导致皮质发育畸形。虽然许多畸形的表型是由发育过程中的多种错误决定,然而目前对畸形的分类主要是基于中断的最早过程,即增殖,迁移或组织化(表 8-1)。需要注意的是在此种分类系统中,"皮质发育不良"是一种特殊疾病,不能用于描述其他皮质发育畸形。

神经元增殖障碍

小头无脑回畸形　小头无脑回畸形是指有严

表 8-1　大脑皮质发育畸形

增殖异常	移行异常	形成异常
小头无脑回畸形	Ⅰ 型无脑回畸形（经典型）	多小脑回畸形
半侧巨脑症	Ⅱ 型无脑回畸形（鹅卵石）	脑裂畸形
局灶性脑皮质发育不良	灰质异位症	

重小头畸形、脑沟回消失和皮质增厚。其病因包括巨细胞病毒（CMV）感染和 RELN 基因的突变。小头无脑回畸形的患儿往往会出现癫痫和严重的发育迟缓。

半侧巨脑症　半侧巨脑症是指一侧大脑半球部分或全部错构瘤性过度生长。半侧巨脑症是一组异质性疾病，可单一发病或合并偏身肥大及神经皮肤病变。在有些病例中，有家族性倾向。

患有半侧巨脑症的儿童可出现大头畸形、偏瘫、癫痫发作和发育迟缓。MRI 检查显示一侧大脑半球或特定脑叶弥漫性肿大（图 8-1）。可合并其他畸形，如多小脑回畸形（PMG）、无脑回畸形或灰质异位症。一般患侧侧脑室扩大。对于难治性癫痫发作患者，可进行结构性或功能性大脑半球切除术。如果大脑另一侧也存在畸形，则为手术禁忌证。因此在审阅此类患者的 MRI 时，仔细评估看似"正常"的另一半脑非常重要。

局灶性脑皮质发育不良　局灶性脑皮质发育不良（FCD）不是由单一的已知遗传基因异常所致，而是由多个不同基因突变所导致的异常。从组织学角度，FCD 根据皮质的分层、细胞结构的破坏、细胞组成以及任何相关的破坏性脑病灶分为 3 个主要类别。FCD 患儿最常见的临床表现是药物难治性局灶性癫痫。

MRI 鉴别 FCD 可能有难度。需要仔细检查高分辨的 T1、T2 和 FLAIR 图像，以辨别是否有轻微皮质增厚（伴或不伴 T1 缩短）、灰质异常伴有皮质与皮质下白质分界模糊和相邻白质异常信号（图 8-2）。穿通征见于 Ⅱ 型 FCD，是指在伴有皮质异常的皮质下白质内延伸至脑室的异常 T2 高信号。异常信号是由于气球样细胞的出现及神经元沿呈放射状排列的胶质纤维移行异位。由于 MR 所显示的病灶范围与手术预后密切相关，因此 FCD 的鉴别对于正考虑手术治疗的顽固性癫痫患者至关重要。FCD 患者可能没有临床表现，可在非病性患者行 MRI 检查时偶然发现。FCD 的 MRI 诊断需要与低度恶性的肿瘤鉴别。追踪随访影像结果评估病灶是否增大可有助于鉴别 FCD，FCD 病灶随时间延长不应有改变，这与缓慢生长的肿瘤不同。

神经元迁移异常

无脑回畸形　无脑回畸形是指脑沟和脑回形成减少，故又称为"光滑脑"。也被称为无脑回 - 巨

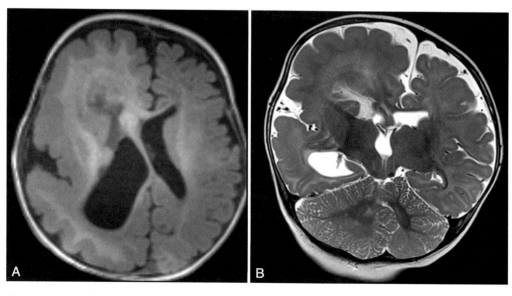

图 8-1　半侧巨脑症 4 月龄的癫痫患儿。轴向 T1WI（A）和冠状位 T2WI（B）磁共振显示右侧大脑和小脑半球及右侧侧脑室弥漫性增大。与带状灰质异位有关

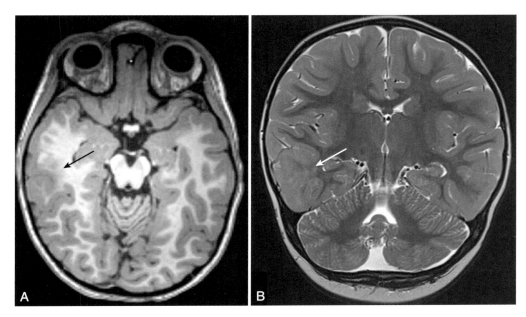

图 8-2　局灶性皮质发育不良 30 月龄的女童发育迟缓。轴向 T1WI（A）和冠状位 T2WI（B）磁共振显示沿右侧颞叶外侧的皮质增厚和灰白质分界模糊（箭）

脑回畸形。无脑回是指脑回缺失伴皮质增厚。巨脑回是指一些增宽变浅的脑回。无脑回畸形可导致不同病变,主要分为 2 大类:Ⅰ型（经典型）无脑回畸形和Ⅱ型（鹅卵石）无脑回畸形。

　　Ⅰ型（经典型）无脑回畸形的发生率为出生活婴儿的 1/500 000,是由于妊娠第 10~14 周神经元迁移异常所致。高达 70% 的Ⅰ型无脑回畸形患者存在 LIS1 基因或双皮质素（DCX）基因突变。LIS1 基因突变所致的Ⅰ型无脑回畸形包括 Miller-Dieker 综合征,80% 的患儿是由一种新的突变引起的。DCX 突变所致的Ⅰ型无脑回畸形是 X 连锁遗传病。因此,DCX 突变的男性患有无脑回畸形,而杂合子的女性仅患有皮质下层状灰质异位,又称为"带状灰质异位"。

　　Ⅰ型无脑回畸形患儿通常在出生时有肌张力减低伴正常或小的头围,随后会并发癫痫、肌张力高和反射亢进。Ⅰ型无脑回畸形的影像表现为大脑皮质弥漫性增厚和异常光滑。带状灰质异位或"双皮质"是指一层不完全移行的神经元与有较正常灰质的外周皮质所成的征象（图 8-3）。带状灰质异位患者的临床表现相对较轻。

　　Ⅱ型（鹅卵石）无脑回畸形是由于神经元过度迁移所致。代表了一组异质性疾病,这些疾病的特征是大脑形态异常和层粘连蛋白缺失的先天性肌营养不良,包括福山型先天性肌营养不良、肌 - 眼 -

脑病和 Walker-Warburg 综合征。结合临床表现、血清肌酸激酶增高、头颅影像、皮肤肌肉活检及分子遗传学检查有助于明确诊断。MRI 表现多种多样,可以是轻微的巨脑回和异常脑沟,也可表现为高度异常的大脑皮质"鹅卵石"样形态,尤其是大脑前部（图 8-4）。由于神经元过度迁移,大脑周围的脑脊液间隙显著减少,这可能是胎儿 MR 中鹅卵石样无脑回畸形的早期征象之一。Walker-Warburg 综合征患者可合并脑干和小脑异常、枕叶脑膨出。

　　灰质异位症　灰质异位症是由于神经元迁移异常导致的局部灰质异常聚集。此病可单独存在,也可与其他畸形合并存在。灰质异位症可分为三种不同类型:脑室周围 / 室管膜下型、局灶皮质下型和软脑膜型,其中室周型最常见。大多数病例为散发性发病。X 连锁隐性 *filamin-1* 基因突变与脑室周围广泛的灰质异位有关,多见于女孩。该病可导致癫痫,多发性灰质异位的患儿癫痫通常更为严重。所有影像中,灰质异位均表现为结节样改变,并与灰质有相同特征（图 8-5）。fMRI 和血氧水平依赖性成像可显示激活的癫痫异位病灶。增强扫描不强化。

神经器官形成障碍

　　多小脑回畸形　PMG 是由于神经元后期迁移和皮质形成的异常。它导致皮质深层细胞层的异

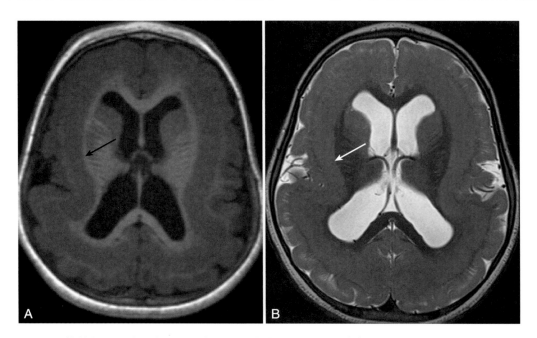

图 8-3　带状灰质异位 2 岁女孩发育迟缓伴癫痫。轴位 T1WI（A）和轴位 T2WI（B）MRI 显示增厚的带状灰质异位病灶（箭）伴脑沟回明显减少

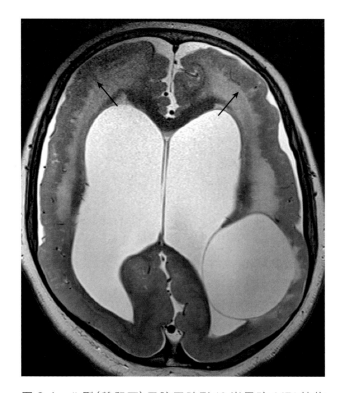

图 8-4　Ⅱ型（鹅卵石）无脑回畸形 10 岁男孩，MRI 轴位 T2WI 显示皮质弥漫性鹅卵石样形态，皮质内边缘不规则（箭），脑室扩大和左侧顶颞部囊肿

常，形成小而迂曲的脑回。PMG 可以是单侧或双侧病变，也可以是局灶性或弥漫性病变。大脑外侧裂旁最常受累（图 8-6）。患者可出现发育迟缓、局灶性神经症状 / 体征或癫痫发作，症状取决于病变区域。PMG 可以散发或孤立发病，也可伴有其他遗传综合征，或与 CMV 感染或脑缺血有关。

PMG 的特征性改变为皮质增厚，高分辨成像能更好地描述小的异常脑回和迂曲的轮廓。多平面容积采集评估通常可帮助诊断轻微灰白质交界模糊的病例，这可能是 PMG 的唯一影像学特征。在无髓鞘区域，异常皮质可能显得薄而粗糙，与髓鞘区不同，髓鞘区皮质厚且相对光滑。外侧裂周围型 PMG 常伴外侧裂方向异常垂直（图 8-8）。外侧裂的异常可能是 PMG 患儿胎儿期 MR 的线索之一。由于皮质内细胞含水量高，新生儿期的轻型 PMG 很难诊断，随访复查婴儿期影像可能获得进一步确诊。

脑裂畸形　脑裂畸形是指横贯大脑半球，从室管膜到大软脑膜的先天性裂隙。它是一种神经元形成障碍性疾病，裂隙边缘内衬异位的灰质，通常合并PMG。这与脑穿通畸形不同，后者是由白质结构形成的囊性病变，继发于脑损伤如脑外伤和脑梗死。

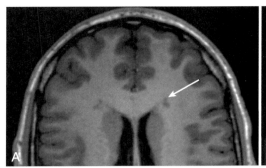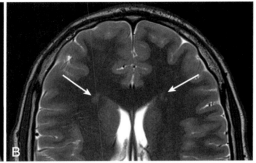

图 8-5 灰质异位症 17 岁伴难治性复杂性部分癫痫。轴位 T1WI(A)和轴位 T2WI(B) MRI 显示双侧侧脑室前角附近的脑室周围灰质异位(箭)

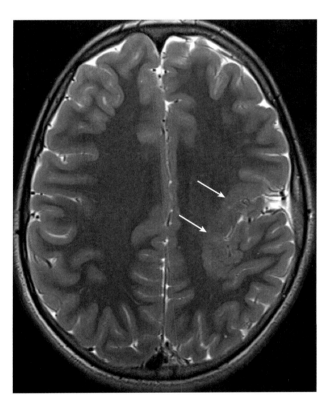

图 8-6 外侧裂周围型多小脑回畸形 10 岁男童患难治性癫痫。轴位 T2WI 像显示左外侧裂方向异常,大脑外侧沟周边脑回变小且边缘不规则(箭)

据统计,脑裂畸形的发生率约为出生活婴的 1.5/100 000。患者可能无典型症状,但经常伴发癫痫或发育迟缓。

MRI 是影像学的检查方法。裂隙的分离可分为融合性(闭唇型)和分离型(开唇型)。闭唇型脑裂畸形可在室管膜表面形成乳头状突起(图 8-7)。开唇型脑裂畸形,脑脊液可沿裂隙从室管膜到达大脑皮质表面。脑裂畸形可能与透明隔缺失和视

神经发育不良的视隔发育不良(SOD)患者有关。

腹侧诱导期异常

前脑无裂畸形

前脑无裂畸形(holoprosencephaly,HPE)是影响前脑腹侧最常见的先天性畸形。它是由于前脑不完全分离、大脑镰及大脑半球裂隙缺失以及中央灰质核融合所致。几乎所有病例都伴有胼胝体异常,但其所致症状轻微。由于胼胝体通常是前后方向发育形成,而大多数胼胝体发育不全是由于胼胝体后部的缺陷所致,但在 HPE 患者中,胼胝体异常更常见于前连合处。大脑半球裂隙发育异常通常发生在妊娠的第 5 周和第 6 周。HPE 的发生率在胚胎中为 1/250,出生活婴儿为 1/16 000~1/8 300。HPE 与面部畸形有关,包括独眼畸形、头发育不全畸形、猴头畸形以及眼距过窄。也可有正中"巨切牙"。面部畸形的严重程度可以反映脑部畸形的严重程度,因此,在 HPE 患者中有一种说法,"面部反映大脑"。

无脑叶前脑无裂畸形是最严重的类型,大脑半球完全融合,大脑镰、胼胝体和透明隔缺失。仅存单个原始脑室,常与背侧囊肿相通(图 8-8)。

半叶前脑无裂畸形有大脑后部半球间裂和大脑镰,发育不良的前脑融合。双侧苍白球部分发育不全或缺失,尾状核与丘脑可能融合。海马结构通常存在但常发育不良。有背侧囊状结构。面部畸形较无脑叶全脑畸形轻(图 8-9)。

半球中央变异型,又称为端脑融合畸形,此型少见,其特征是大脑半球前部和后部分裂,而后额叶融合。端脑融合畸形与头颅面部畸形无关。与

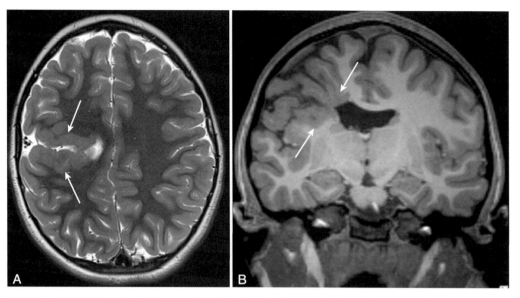

图 8-7 脑裂畸形 6 岁女孩患难治性部分癫痫。轴位 T2WI(A)和冠位 T1WI(B) MRI 显示脑脊液充盈裂隙的周围有异常灰质(箭)

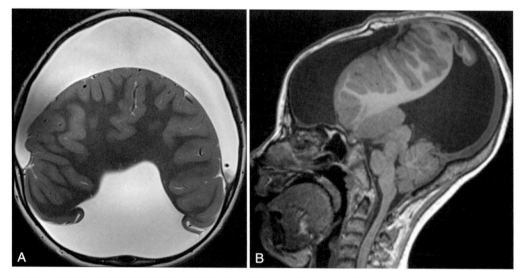

图 8-8 无脑叶前脑无裂畸形 6 岁患儿发育迟缓。轴位 T2WI(A)和冠位 T1WI(B) MRI 显示大脑跨中线融合,胼胝体、大脑间裂隙及大脑镰消失,单一脑室伴有背侧囊肿

其他类型 HPE 存在 *Shh* 基因突变不同,半球间的变异与 *ZIC2* 基因突变有关。

叶状前脑无裂畸形是最轻微的类型,其特征是额极发育不全伴透明隔缺失。后额叶、顶叶和枕叶形成正常。胼胝体压部与体部形态正常。叶状前脑无裂畸形通常不伴颜面部畸形或仅有轻微异常(图 8-10)。

视隔发育不良

视隔发育不良(SOD)最初是由 De Morsier 于1956 年因发现此类患者存在视神经发育不良及透明隔缺失而命名。现用于描述存在视神经发育不良,脑垂体发育不良和中线腹侧结构异常的任何并发组合,SOD 通常认为是 HPE 的轻微型。2/3 的患者存在小丘脑 - 垂体功能障碍。发病率约为出生活婴的 1/50 000。该病涉及多种不同的遗传机制。

小叶中隔缺失导致穹窿下移至第三脑室。垂体后叶可能异位或缺失,漏斗中断。视神经及交叉显示不同程度的发育不良(图 8-11)。SOD 通常与脑裂畸形有关。

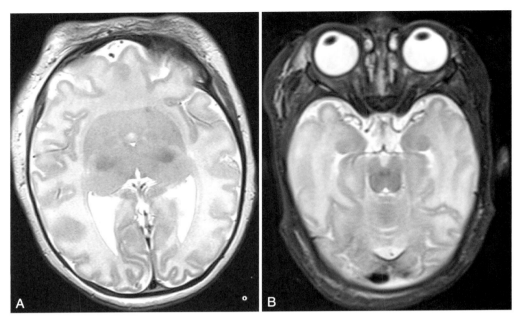

图 8-9 半叶前脑无裂畸形 1 日龄新生儿。A. 轴位 T2WI 显示下额叶融合，大脑半球间裂前部缺失（出现在后方）B. 下方轴位 T2WI 显示眼距过窄

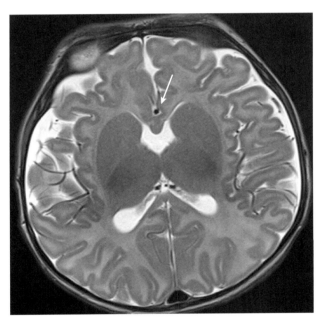

图 8-10 叶状前脑无裂畸形 58 日龄男婴伴腭裂。轴位 T2WI 显示部分小叶间隔缺失，中间块扩大，奇大脑前动脉变异（箭）

胼胝体异常

胼胝体是最大的端脑连体。胼胝体缺失或部分缺失是最常见的中枢神经系统畸形之一，发病率为 1/4 000。

胼胝体的发育出现在妊娠的第 12 周至 20 周。胼胝体膝部是最先发育形成的部位，发育沿着体部至压部。喙部是最后发育形成的部分。缺失是指其原发性发育失败（图 8-12）。在有缺失的病例中，其他大脑半球间联合如前联合，通常有增大。部分或完全缺失需要与继发性胼胝体损伤鉴别，后者可能由中毒、缺血或创伤性损伤所致。

在完全性胼胝体缺失中，两边侧脑室表现为特征性的并行排列，并伴三角区和枕角扩大（空洞脑），轴位成像中也称为"赛车征"，因扩张的枕角类似于后轮子在外的赛车（图 8-13）。轴突不能穿过中线，沿侧脑室内侧形成纵向的 Probst 束，在 DTI 上表现为前后方向，T2 加权成像上表现为沿侧脑室内侧壁的低信号髓鞘结构（图 8-14）。胼胝体发育不全常与大脑半球纵裂囊肿和三脑室上凸有关。矢状位图像显示扣带回消失并伴有额叶前表面的脑沟呈放射状排列。

胼胝体发育不全可能孤立存在或与其他多种畸形如 Chiari 畸形 Ⅱ 型、中脑导水管狭窄及大脑皮质、小脑、脑干发育异常同时存在。Aicardi 综合征是一种罕见的 X 连锁显性遗传，主要发生于女性，表现为癫痫及发育迟缓。头颅影像检查显示胼胝体发育不全、大脑半球间神经上皮囊肿、灰质异位、PMG、小脑畸形、脊柱畸形、脉络膜视网膜空窝及眼组织局部缺损（图 8-15）。

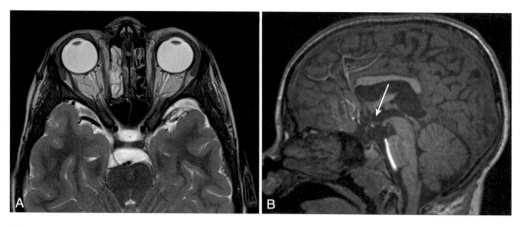

图 8-11　视隔发育不良 7 岁男孩伴有失明、生长激素缺乏、中枢性甲状腺功能减退、中枢性肾上腺功能不全及低血糖。A. 矢位 T2WI 显示双侧视神经发育不全。B. 正中矢状位 T1WI 显示胼胝体膝部及喙部缺失、脑垂体发育不全和异位的垂体后叶高信号（箭）

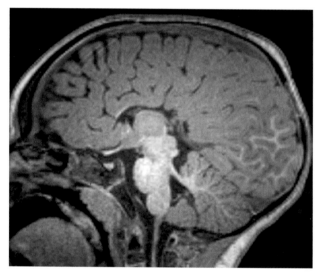

图 8-12　胼胝体发育不良 14 月龄女孩。矢状 T1WI 显示胼胝体完全缺失及后扣带回缺失，脑回延伸至第三脑室顶部

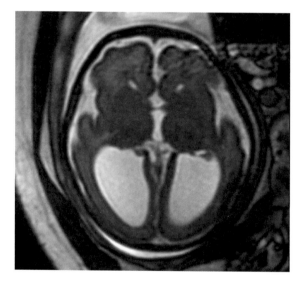

图 8-13　空洞脑 30 周龄胎儿，胎儿 MRI T2WI 显示胼胝体完全发育不全，侧脑室三角区和枕角显著扩大

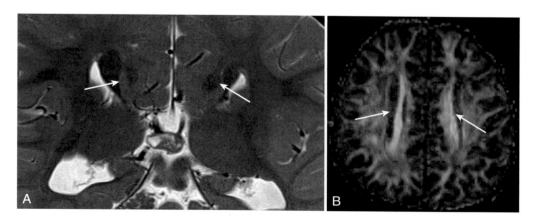

图 8-14　Probst 束。A. 冠状 T2WI 显示 Probst 束沿侧脑室内侧走行（箭）。B. 轴位弥散张量成像显示绿色的前后走行的 Probst 束（箭）

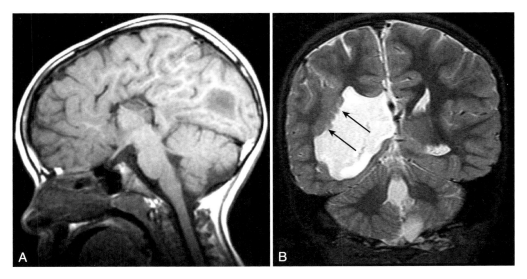

图 8-15　Aicardi 综合征 5 岁女孩。矢状 T1WI（A）和冠状 T2WI（B）显示胼胝体发育不全,右侧颞叶皮质畸形及右侧室管膜下灰质异位(箭)

部分胼胝体发育不全患者表现为胼胝体压部、胼胝体干缺失,而膝部及喙部结构尚存。弥漫性和节段性胼胝体发育不良分别指胼胝体整体和局部变薄。

颅内脂肪瘤提示大脑发育异常并且常累及邻近脑组织。胼胝体周围脂肪瘤通常合并胼胝体部分缺失或胼胝体形成异常。脂肪瘤在 MRI 上的信号与皮下脂肪组织信号相同,即 T1 上的高信号,脂肪饱和序列上的低信号以及 T2 上相对于 CSF 偏低的高信号(图 8-16)。类似地,它们在胎儿 / 颅骨超声上显示为强回声,CT 值显示为负值。

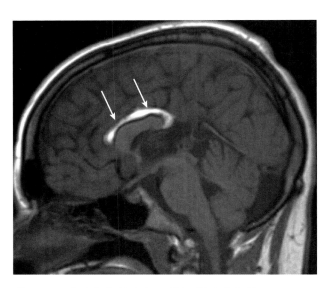

图 8-16　胼胝体旁脂肪瘤 15 岁男性患者矢状 T1WI 显示胼胝体畸形及高信号的胼胝体旁脂肪瘤(箭)

后脑畸形

成像表型与遗传学和发育生物学相关的最新进展加深了对后颅窝畸形的了解和其分类的改进。后脑畸形无法在本文全面细述。本文将着重讲述一些常见类型的畸形。

了解后脑畸形的基础是需要明白脑干和小脑发育是相互关联的,当其中一个异常时通常将导致另一个发育异常。仅有小脑或脑干异常时,应考虑为继发性损伤。

小脑蚓部畸形

小脑蚓部完全或部分缺失与多种疾病有关。这些疾病包括如 Joubert 综合征、Dandy-Walker 谱系畸形和菱脑融合。

Joubert 综合征　Joubert 综合征是由于小脑蚓部发育不全所致的后脑畸形。症状包括喘息,肌张力低下,眼球运动异常,共济失调和发育迟缓。影像学显示小脑蚓部严重发育不全或完全缺失,小脑半球在中线处并列不融合,且伴小脑上脚增粗("臼齿征")(图 8-17)。可出现唇腭裂。

菱脑融合　菱脑融合是一种罕见的疾病,小脑蚓部不发育及小脑半球在中线融合,形成一个类似菱形的四脑室结构(图 8-18)。可存在相关的幕上异常,包括胼胝体发育不全,视神经和垂体后叶发育不全。

Dandy-Walke 谱系　Dandy-Walker 谱系畸形的分类仍然存在争议。Dandy-Walker 谱系一词

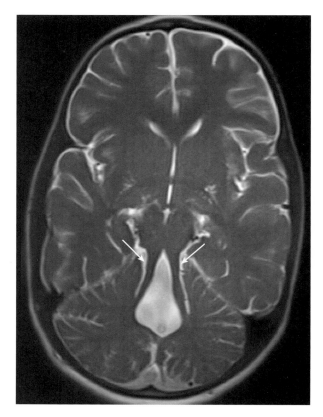 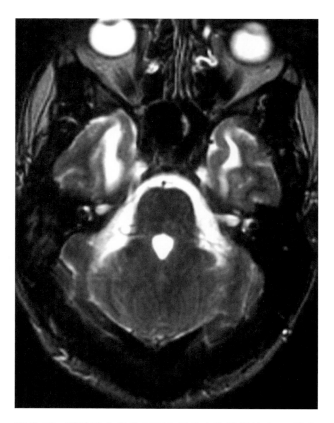

图 8-17 Joubert 综合征 9 岁男孩,轴位 T2WI 显示蚓部发育不全及小脑上脚增粗("臼齿征")(箭)

图 8-18 菱脑融合轴位 T2WI 显示小脑蚓部缺失,四脑室呈三角形,小脑半球在中线融合

可能会被用来涵盖许多畸形,包括经典的 Dandy-Walker 畸形、Dandy-Walker 变异(第四脑室轻度扩张、后颅窝轻度扩大)、小脑后蛛网膜囊肿、Blake 囊肿(上髓帆后部气球状伸入枕大池)和巨大枕大池。典型的 Dandy-Walker 畸形包括后颅窝扩大、窦汇抬高,脑蚓部严重发育不良或缺失以及第四脑室囊性扩张

(图 8-19)。这些异常在活婴中的发病率约为 1/30 000。表明与多种不同的基因突变和遗传模式有关。

其他与 Dandy-Walker 谱系相关的异常包括脑积水(70%~90%)、胼胝体发育不全(30%)、PMG 或灰质异位症(5%~10%),以及枕叶脑膨出的比例高达 16%。临床表现取决于畸形的严重程度。80%

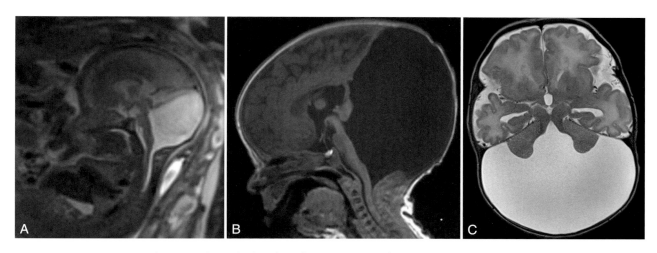

图 8-19 Dandy-Walker 畸形。A. 胎儿及新生儿(B,C)MRI 显示后颅窝扩大伴小脑后脑脊液聚积,严重发育不良的小脑蚓部及外伸状发育不全的小脑半球

的经典型 Dandy-Walker 畸形患者出生后在一年内出现继发于脑积水的临床症状。

背侧诱导期异常

Chiari 畸形

颈髓交界处的异常通常被称为 Chiari 畸形,早在 1891 年由 Hans Chiari 最先提出三种类型颈髓交界部畸形。

Chiari 畸形I型　Chiari 畸形I型定义为小脑扁桃体的尾端延伸至枕骨大孔以下(图 8-20)。最常见的 Chiari 畸形I型与先天性小后颅窝有关。也可在颅缝早闭的患者中发生,如克鲁宗综合征(Crouzon syndrome)和 Pfeiffer 综合征,以及在一些因脑积水进行脑室腹膜分流的患儿中可见。Chiari 畸形I型的患儿可表现为无症状或烦躁不安(年龄较小的儿童)、头痛、颅下神经麻痹或继发于脊髓空洞症的分离性肢体麻痹。

应该将小脑扁桃体明显下垂的 Chiari 畸形I型与较轻度表现的小脑扁桃体下垂进行区分,后者为偶然发现并无临床症状。影像学上依据小脑扁桃体下垂的距离来鉴别"Chiari 畸形I型"与"小脑扁桃体下垂"。临床症状与枕骨大孔处脑脊液阻塞程度有关,外科减压可缓解阻塞。在 Chiari 畸形I型中,小脑扁桃体下缘低于枕骨大孔的程度不同(通常 >6mm),下端呈"尖头"形,导致枕骨大孔 CSF 流动受阻。临床上无症状扁桃体下垂可见小脑扁桃体延伸至上颈椎管时,保持圆形的小脑扁桃体不会阻塞脑脊液流动。Chiari 畸形I型患者中有 20% 存在脊髓积水症。脊髓积水症不是特有表现,累及颈段脊髓,范围可延伸至胸段脊髓。脊髓积水有典型的部分"分隔"表现,使其与脊髓空洞症鉴别(图 8-21)。如发现脊髓积水应立即评估是否患有常见于颈髓交界部的 Chiari 畸形I型。

Chiari 畸形Ⅱ型　Chiari 畸形Ⅱ型是后脑和颅骨的复杂畸形,与开放性神经管缺损有关。Chiari 畸形Ⅱ型发病机制存在争议,目前认为与遗传多态性

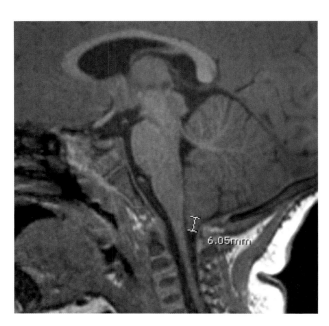

图 8-20　Chiari 畸形I型 10 月龄婴儿伴间断性呼吸暂停。矢状位 T1WI 显示小脑扁桃体下缘低于枕骨大孔 6mm

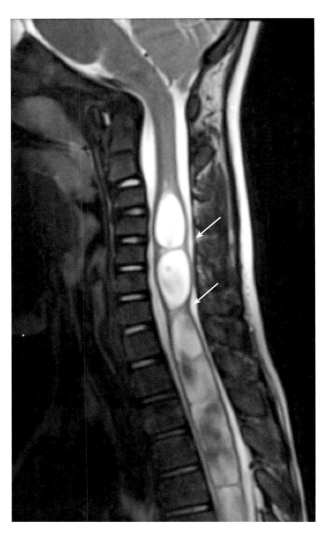

图 8-21　Chiari 畸形I型伴脊髓积水症矢状位 T2WI 显示小脑扁桃体下移,脊髓中央管明显扩张,Chiari 畸形I型伴典型的分隔脊髓积水症(箭)

及环境因素有关,包括孕妇叶酸摄入不足和叶酸代谢异常。该病较常见,出生活婴中发病率为 1/1 000。几乎所有 Chiari 畸形Ⅱ型患者均伴有脊髓脊膜膨出。后脑异常被认为是继发于后神经孔闭合异常所致。颅内(高压)和脊柱内(低压)之间的压力梯度,导致颅后窝发育过程中组织结构下移。目前认为,大多数的后脑病变是由于后颅窝狭窄及小脑幕下移导致正常大小的小脑发育异常所致(图 8-22)。

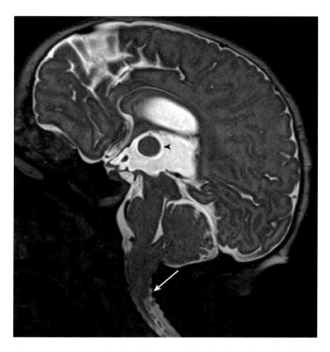

图 8-22 Chiari 畸形Ⅱ型 10 日龄新生儿。脊髓脊膜膨出修补术后矢状位 T2WI 显示小后颅窝,小脑向下疝入 C4 水平(箭),中间块增大(箭头)

Chiari 畸形Ⅱ型常见的并发症包括脑积水、小脑幕发育不良、骨性后颅凹狭小和特征性的颅骨发育不良,称为颅盖骨缺裂。颅盖骨缺裂是由于中胚层发育异常所致,导致典型的扇贝状形态。这些异样局灶性骨化并在 6 个月大时恢复正常。

Chiari 畸形Ⅱ型的其他表现包括脑干下移和延长、颈髓交界部扭结、小脑幕切迹上疝、中间块突出,脑神经延长、被盖呈鸟嘴样改变和胼胝体发育不良。大约 50% 的患者合并脊髓空洞积水症。许多患者大脑半球后部及内侧脑回变小、脑沟变浅,称为狭脑回。室管膜下灰质异位症常出现在侧脑室的三角区域。

Chiari 畸形Ⅱ型常在产前即可明确诊断。产前超声检查表现为典型的“柠檬”征(额骨凹陷)和“香蕉”征(指小脑紧紧覆盖在脑干表面,使小脑延髓池消失)。胎儿 MRI 可以作为颅内畸形的辅助诊断(图 8-23)。

早期修复脊髓脊膜膨出和脑积水分流术已成为 Chiari 畸形Ⅱ型新生儿患者的标准治疗方法。目前一些中心正在开展脊髓膜腔膨出产前修补手术,据报道可减少脑积水,降低产后脑室腹腔分流的概率,改善 30 个月后的运动功能。胎儿脊髓脊膜膨出的修复术对神经认知发育的远期影响尚未确定。

Chiari 畸形Ⅲ型最初被用来描述后颅窝内容物向下疝入低位枕骨大孔缺损口或上段颈椎管裂。Chiari 畸形Ⅲ型非常罕见。

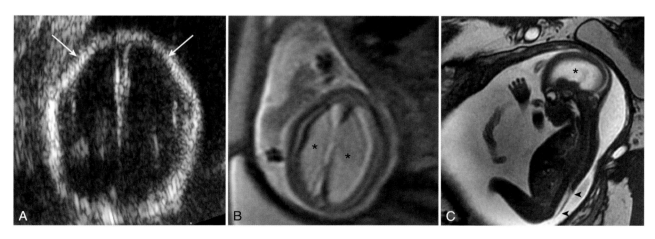

图 8-23 Chiari 畸形Ⅱ型胎儿。A. 超声显示柠檬征(额骨延长)(箭)。B. 轴位和矢状位胎儿 MRI 显示脑室扩大(星号),小后颅窝,后脑疝和胸腰段神经管缺损(箭头)

无脑畸形和脑膨出

无脑畸形 无脑畸形是由于神经管头端早期闭合完全失败所致,导致前脑、头盖骨和头皮缺失。母亲常有血清甲胎蛋白升高。产前超声容易诊断(图 8-24)。在妊娠前三个月,神经组织仍然存在;但是,正常的头部轮廓消失,并且冠臀长度小于预期。随着妊娠的继续,眼眶以上的神经管消失,颅骨缺失更加明显。无脑畸形的诊断不需要 MRI 检查。无脑畸形患儿无一幸免,均在分娩后几天内死亡。

脑膨出 脑膨出是指中枢神经系统组织通过颅骨缺损口向外膨出。大多数脑膨出位于中线。根据其内容物和颅骨缺损的位置对其进行分类。疝内容物包含有脑膜及脑脊液者称为脑膜膨出。脑膜脑膨出内容物含脑脊液和脑组织,而囊性脑膜脑膨出含脑脊液、脑实质和脑室结构(图 8-25,图 8-26)。

枕部脑膨出是最常见的类型。在多达 50% 的病例中还可以看到其他畸形,包括非整倍体、Dandy-Walker 谱系和梅克尔 - 格鲁贝尔综合征(Meckel-Gruber syndrome)。枕部脑膨出通常合并枕叶或小脑组织发育异常,相邻硬脑膜静脉窦异常多见。

额部脑膨出和额筛脑膨出在亚洲人群中更为常见。主要表现为眼距过宽或眉间肿物(图 8-27)。盲孔闭合失败可能会导致鼻额脑膨出,表皮样囊肿或鼻"神经胶质瘤"(单纯异位,发育不良的脑组织)(图 8-28)。罕见的蝶窦脑膨出可导致鼻咽肿块。

产前超声检查或胎儿 MR 可看到脑膨出征象,根据其内容物的不同而呈囊状或实性包块。在产后患者中,MRI 是确定内容物成分和颅内关系的最佳方式。多层螺旋 CT 薄层扫描可用于更准确地评估颅骨解剖结构。

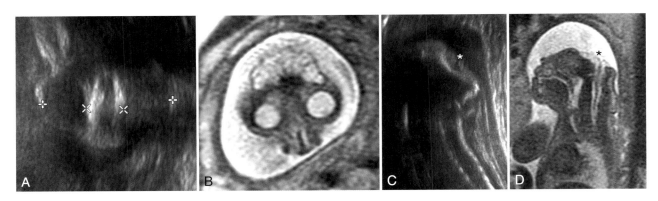

图 8-24 无脑畸形。冠状位(A)和矢状位(C)胎儿超声和相关的 MRI(B、D)显示无颅骨和眼眶隆起导致的"蛙眼"外观(轴位)。矢状位进一步证实颅骨缺失(星号)

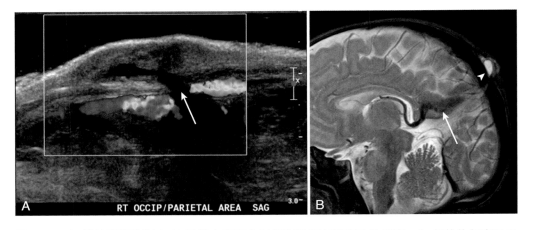

图 8-25 闭锁性顶部脑膨出 12 日龄女婴出生时发现枕部有隆起皮肤病变。A. 矢状位超声显示与颅骨缺损(箭)有关的囊性头皮病变,周围软组织增厚。B. 矢状位 T2WI 磁共振证实存在一个闭锁性顶部脑膨出(箭头),部分显示永存镰状窦(箭)向前延伸至顶盖

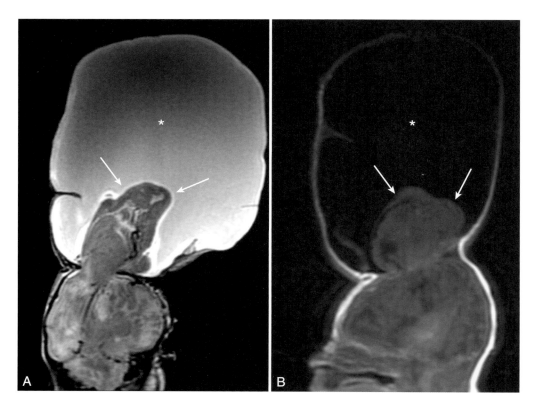

图 8-26　脑膨出新生儿额顶叶头皮肿块。冠状位 T2WI（A）和矢状位 T1WI（B）MRI 显示颅骨大缺损,膨出内容物含大量脑脊液（星号）和脑实质（箭）

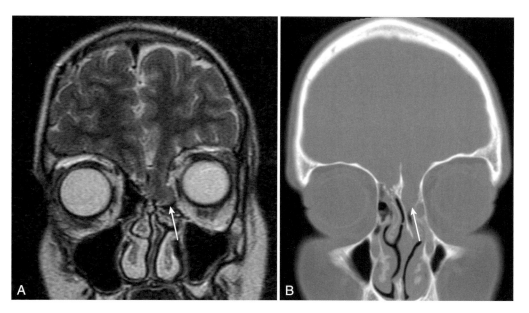

图 8-27　筛窦脑膨出 13 岁右利手男孩,表现为肺炎链球菌脑膜脑炎。冠状位 T2WI 磁共振（A）和冠状位 CT 成像（B）显示筛板缺损和左侧直回（箭）疝入筛窦

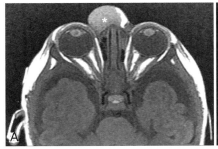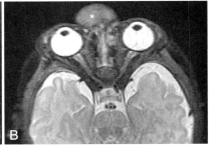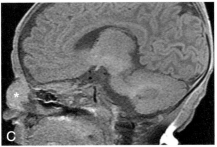

图 8-28　鼻神经胶质瘤新生男婴伴有眉间病变。轴位 T1WI（A）、轴位 T2WI（B）和矢状位（C）增强后 T1WI 显示鼻根部位有一个边界清晰、无强化的肿块信号（星号），在所有成像序列上与脑实质呈等信号

积水性无脑畸形

　　积水性无脑畸形是指绝大多数的大脑半球在宫内受到破坏、液化和吸收，代之以充满脑脊液和残存的大脑皮质及白质的囊袋（图 8-29）。它可继发于多种破坏性因素，包括双侧颈内动脉（internal carotid artery，ICA）床突上段闭塞，弥漫性缺氧缺血性坏死，宫内感染引起的坏死性血管炎以及双胎中有一死胎引发的血管栓塞。

　　颅缝早闭　颅缝早闭是指颅缝过早闭合。它可能影响全部或部分颅缝导致单一或多条颅缝异常。闭合缝的形成失败会导致开放缝处的生长增加，从而引起颅面异常（表 8-2）。颅缝早闭可以是原发性的（由颅缝闭合异常引起），也可以是继发性的（由于脑部发育失败）。单颅缝早闭不会限制大脑的发育，仅影响美观。

表 8-2　颅缝早闭

颅缝	颅骨外形	描述性名词
矢状缝	头型狭长	舟状头
双侧冠状缝	头型短宽 眼距增宽 小前颅窝	短头
额缝	前额三角楔形 船型头	三角头
双侧人字缝	小颅后窝 颅骨高耸	塔形头
单侧冠状缝	病侧额骨扁平 眼眶上缘提高（丑眼角） 鼻子向健侧偏斜	斜头
双侧冠状缝及人字缝	患侧枕部扁平	四叶草型或三叶草型头颅
全部颅缝	小圆头颅	小头

　　原发性颅缝早闭相对常见，出生活婴中发病率大约为 1/2 000~1/2 500。颅缝早闭大部分是孤立性发病，但有 15% 以综合征的形式存在，并伴有其他发育异常。

　　胚胎学上，颅穹窿起源于中胚层脑颅。骨化中心在孕 13 周左右开始骨化。到孕 18 周时，矿化骨的边界已互相靠近并开始形成非骨化颅缝。未骨化颅缝合开放的囟门保持到胎儿足月时，从而允许分娩期间颅骨的重叠和变形。出生后的最初几年是大脑和颅骨生长的快速阶段，颅缝也进一步重塑。

　　颅缝闭合通常遵循从背面到正面和从外侧到

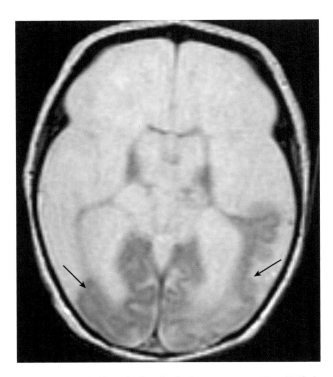

图 8-29　积水性无脑畸形新生儿 MRI T2WI 显示颅腔内充满液体，除了枕叶（箭）外，几乎没有脑实质结构，与锁骨上段颈内动脉（ICA）闭塞有关

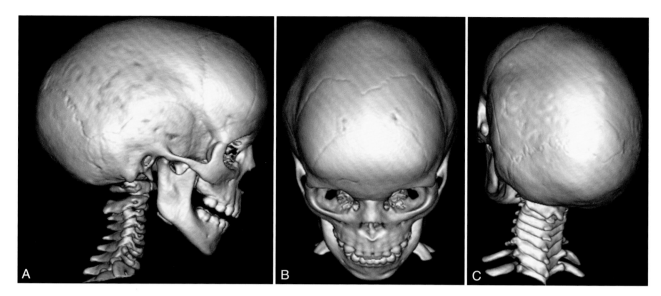

图 8-30　矢状缝早闭三维重建 CT 扫描图像显示一个(A)长的,船型头颅(舟状头),前额突出(B)和 3 岁男童矢状缝早闭(C),正中矢状位骨性隆起

内侧的顺序。额骨缝例外。它的闭合遵循从眉间至前囟门的顺序,并且是最早闭合的颅缝(9~11 个月)。囟门通常在出生后 2 年内闭合。冠状缝、人字缝合矢状缝可能会保持开放直到 40 岁。

矢状缝早闭是最常见的孤立性颅缝早闭。男性的发病率是女性的四倍。临床上表现为长而狭窄的头部形状,具有矢状隆起、顶颞区生长受限、前额突出和枕骨突出。狭长的头骨因外形似"船型"而被称舟状头畸形(图 8-30)。

单一冠状缝早闭是颅缝早闭的第二大常见形式。2/3 为女性患者,临床表现为病侧额头及枕部扁平,"丑角眼"畸形(是由于患侧眼眶上缘及蝶骨小翼提高),患侧颞部隆起,面颊突出,对侧额骨隆起,鼻子向对侧偏斜(图 8-31)。

双侧冠状缝早闭可导致短而宽的头部外形,因此称为短头颅。表现为眼眶上缘凹陷,双颞部和前额上部隆起。在双冠状缝早闭患者中,额蝶缝合额颧缝通常也出现早闭。

双侧人字缝早闭会导致后颅窝变浅和颅骨高耸,称为塔型头。当合并双侧冠状缝早闭时,颅骨可有更严重的畸形,形成高耸而狭窄的形状伴颞部隆起及眶部狭窄,称为四叶草型或三叶草型头颅。

额缝闭合,当发生在 6 个月之前时,可出现前额三角形状(三角头畸形)、眼距过窄,前颅窝狭窄,筛骨发育不全和额脊突出。6 个月之后,额缝闭合过早伴有轻度畸形。

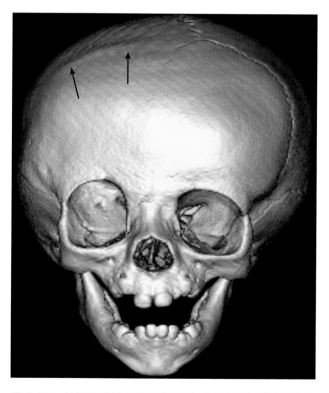

图 8-31　单侧冠状缝早闭三维重建 CT 显示右侧冠状缝早闭(箭),导致右眼眶丑眼角畸形

与颅缝早闭有关综合征超过 180 个。综合征性颅缝早闭的治疗因颅底、面部和大脑畸形而变得复杂。综合征性颅缝早闭的患儿可能存在颅内高压、脑积水、视神经萎缩、腭裂、呼吸系统疾病和听

力异常的风险（表 8-3）。综合征性颅缝早闭最常见的是影响冠状缝。双侧冠状缝早闭可能有脑积水，最常见由于颈椎椎间孔狭窄和静脉高压所致。

表 8-3　综合征性颅缝早闭

综合征	突变基因	临床表现
阿佩尔综合征	FGFR2	双侧冠状缝早闭，中面部发育不全，眼距增宽，眼球突出及并指（趾）畸形
克鲁宗综合征	FGFR2	双侧冠状缝早闭，中面部发育不全，眼距增宽，眼球突出
Pfeiffer 综合征	FGFR1 或 FGFR2	多处颅缝早闭，面中部发育不全，眼距增宽，严重的眼球突出。粗大倾斜的拇指及蹬趾，部分并指（趾）畸形
明克综合征	FGFR3	冠状缝早闭，顶针样中节指骨，腕骨或跗骨融合和感音神经性听力下降

阿佩尔综合征（Apert syndrome）（也称为Ⅰ型尖头并指畸形）是一种常染色体显性遗传病，由 FGFR2 基因突变引起。其特征有双侧冠状缝早闭、中面部发育不全、眼距增宽、眼球突出及严重复杂的并指（趾）畸形（图 8-32）。

克鲁宗综合征同样由于 FGFR2 基因的突变。克鲁宗综合征具有类似的颅骨畸形、面部畸形和眼球突出，但不会导致手足异常。

Pfeiffer 综合征（也称为Ⅴ型尖头并指畸形）是由于 FGFR1 或 FGFR2 基因突变所致。它的特点是多处颅缝早闭、面中部发育不全、严重的眼球突出和眼距增宽。末端结构异常表现为粗大倾斜的拇指及蹬趾，部分并指（趾）畸形。

明克综合征（Muenke syndrome）是由 FGFR3 基因突变所致，并且与冠状缝早闭密切相关。手脚常受累及，但仅有轻度异常，例如顶针样中节指骨，腕骨或跗骨融合和锥形骨骺，临床表现可不明显。所有明克综合征患者应进行感音神经性听力下降的检查，但实际上仅有少数受累。

单纯的临床体查难以实现颅缝早闭的诊断和治疗，影像学对评估受累程度起着重要作用。CT 是用于评估颅缝的主要成像方式。颅缝早闭表现为骨桥跨越颅缝，结构消失或隆起。当主要累及骨结构时，可以使用低剂量螺旋 CT 扫描技术，而 3D 重建可以很好地观察其异常情况，对手术计划至关重要。

影像学也可以帮助区分人字缝早闭和姿势性斜头畸形，后者其表现为颅骨形态异常的畸形，是由于婴儿姿势不正确，而不是由于颅缝早闭引起（图 8-33）。在过去的二十年中，由于"背靠背"运动鼓励使婴儿仰卧睡觉，以减少婴儿猝死综合征的风险，因此枕部斜头畸形有所增加。在姿势性斜头畸形中，除了人字缝开放外，扁平侧的耳朵向前"推"移；但在人字缝早闭患者中，同侧耳朵向后"拉"向

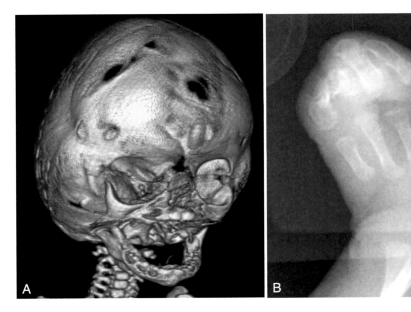

图 8-32　阿佩尔综合征。A. 三维重建计算机断层图像显示，累及矢状缝合双侧冠状缝的颅缝早闭和面中部发育不全。B. 手部 X 线片显示典型的软组织和部分骨性并指畸形

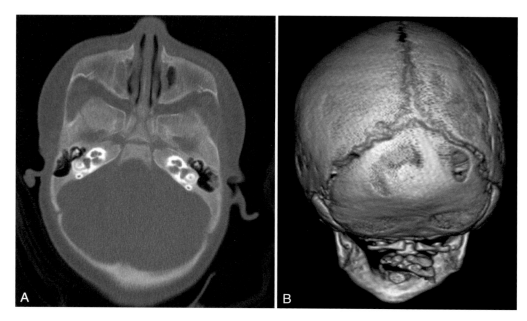

图 8-33 姿势性斜头畸形 3 月龄女婴疑似颅缝早闭。A. 低剂量轴位 CT 与(B)重建显示人字缝未闭,右顶枕区变平,右耳郭前位与姿势性斜头畸形相符

早闭颅缝。

在复杂病例中,术前可进行磁共振静脉血管成像(MRV)或计算机断层静脉血管成像(CTV)成像,以评估相关的硬脑膜静脉窦异常。在伴有颈部椎间孔狭窄的双侧冠状缝早闭患者中,可出现经骨扩张的导静脉(颅骨骨膜窦)。如果使用低剂量螺旋CT 技术成像不足以评估的潜在实质异常,则可能需要进一步 MRI 检查。

对于各种类型的颅缝早闭有其独特的手术干预。可以采取手术纠正影响美容的单缝早闭,或需要手术预防多发型颅缝早闭并发症,例如 ICP升高。

神经皮肤综合征

斑痣性错构瘤病(phakomatoses)是一组遗传性疾病,其特征是错构瘤和其他先天性畸形,累及起源于外胚层的结构,如神经系统,皮肤,视网膜和眼球。由于涉及皮肤和神经组织,因此也被称为神经皮肤病。较常见的斑痣性错构瘤病包括神经纤维瘤病(neurofibromatosis, NF),结节性硬化症(tuberous sclerosis complex, TSC),斯德奇 - 韦伯综合征(Sturge-Weber syndrome, SWS)(曾称脑面血管瘤病),希佩尔 - 林道病(von Hippel-Lindau disease,

VHL)(又称脑视网膜血管瘤病)和毛细血管扩张性共济失调综合征(ataxia-telangiectasia)。

神经纤维瘤病

神经纤维瘤病有多种亚型。最常见的两种是Ⅰ型和Ⅱ型。

神经纤维瘤病 1 型

神经纤维瘤病 1 型(neurofibromatosis type 1,NF-1)是影响中枢神经系统最常见的常染色体显性遗传病之一。它由冯·雷克林豪森(vonRecklinghausen)于 1885 年首次描述。据估计,出生活婴发病率为 1/3 000~1/2 000。NF-1 基因定位在 17q11.2 号染色体上,产生一种细胞质蛋白称为neurofibromin 神经纤维瘤蛋白。在中枢神经系统中,这种蛋白主要在神经元、施万细胞、少突胶质细胞和星形胶质细胞中表达。

NF-1 的表型表达是多样的。诊断需要满足以下两个或以上临床标准:①6 个或以上咖啡牛奶斑;②2 个或以上神经纤维瘤或 1 个或以上丛状神经纤维瘤;③腋窝雀斑;④视神经胶质瘤(optic pathwayglioma, OPG);⑤两个或以上虹膜 Lisch 结节(错构瘤);⑥明显的骨发育不良或长骨皮质变薄;⑦一级亲属中有确诊 NF-1 者(框 8-1)。

框 8-1　神经纤维瘤病 1 型的诊断标准

诊断需要以下两个或以上条件：

1. 六个或以上咖啡牛奶斑

2. 两个或以上神经纤维瘤或 1 个或以上丛状神经纤维瘤

3. 腋窝雀斑

4. 视神经胶质瘤

5. 两个或以上虹膜 Lisch 结节

6. 明显的骨发育不良或长骨皮质变薄

7. 一级亲属中有确诊 NF-1 者

　　咖啡牛奶斑是 NF-1 最常见的表现,95% 以上的患者出现。大约 2/3 的患者出现腋窝雀斑。皮肤神经纤维瘤和 Lisch 结节的数量随着年纪增长而增加。在多达 50% 的患者中可发生认知障碍。

　　90% 的 NF-1 患儿在脑干、小脑白质、基底核、丘脑、内囊部位有特征性的多个 T2/FLAIR 高信号病灶,偶尔可见于放射冠(图 8-34)。以往称为"不明亮点"或"NF-1 点",现在认为这些病灶代表髓磷脂空泡化。这些病变在前 10 年后期消退,20 岁以后很少见到。有助于与星形细胞瘤区分的表现包括其特征性部位,T1 加权序列上的等信号或稍高信号,无强化。NF-1 点无占位效应,但大脑局部可

能有轻微畸形,尤其是脑干和小脑中脚。如果不能识别 NF-1 的其他临床或影像学特征,这些畸形和信号异常可能误诊为脑干胶质瘤。

　　在 NF-1 中,很重要的原发性中枢神经系统异常是视神经胶质瘤,发生率为 15%~20%。视神经胶质瘤往往发生在 7 岁之前,可累及单侧视神经、双侧视神经、视交叉和后视觉神经通路(图 8-35)。与散发性视神经胶质瘤相比,NF-1 患者视神经胶质瘤的病程更缓慢。NF-1 中的一些视神经通路肿瘤甚至会随时间而自发消退。在 NF-1 中大多数视神经胶质瘤是组织学上低级的毛细胞星形细胞瘤。在 NF-1 中,即使没有视神经胶质瘤,其视神经也常常是弯曲的。视神经通路肿瘤可无强化,也可明显强化。与普通人群相比,NF-1 中非视神经通路的星形细胞瘤更常见。与神经纤维瘤病 2 型(NF-2)相比,除了视神经胶质瘤外,脑神经肿瘤在 NF-1 中很少见。

　　NF-1 中也可见大头畸形和胼胝体增大。高达 6% 的 NF-1 患者有脑血管发育不良。最常见的是内膜和平滑肌增生,导致颈内动脉终末、大脑中动脉近端(MCA)和大脑前动脉(ACA)多灶性狭窄和闭塞。结果在许多此类患者中产生脑血管烟雾病变,涉及近端血管狭窄、闭塞性改变伴豆纹动脉和

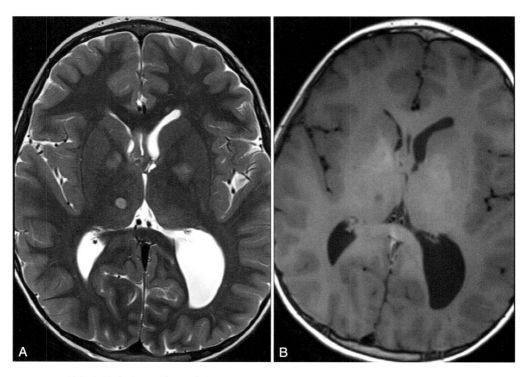

图 8-34　神经纤维瘤病 1 型(NF-1)空泡化。8 岁 NF-1 患儿。轴位 T2(A)和轴位 T1(B)增强后图像显示深部灰质中有多个圆形的 T2 高信号灶并无强化

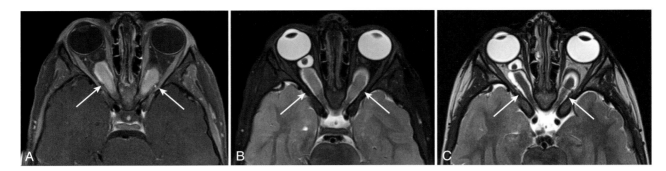

图 8-35 神经纤维瘤病 1 型（NF-1），视神经胶质瘤。轴位 T1WI 脂肪抑制增强后（A）和轴位 T2WI（B）图像显示双侧视神经的弥散性增大（箭），与视神经胶质瘤相符。C. 用长春新碱和卡铂化疗后 9 个月，轴位 T2WI 成像显示肿瘤缩小了

丘脑穿孔动脉扩张增粗或侧支血管形成（图 8-36）。NF-1 患儿鞍上胶质瘤即使没有放疗史，也可能发生血管病变。

颅骨和眼眶异见于 NF-1，典型病变为蝶骨翼发育不良（sphenoid wing dysplasia）（图 8-37）。颅面神经纤维瘤和丛状神经纤维瘤可引起颅内并发症。神经纤维瘤的 MRI 特征是 T2 序列中心低信号的"靶征"。丛状神经纤维瘤体积较大，范围更广，信号不均匀。NF-1 的脊柱表现包括脊柱侧凸、髓内肿瘤、硬脑膜扩张、脑膜外侧膨出和神经根神经纤维瘤。

神经纤维瘤病 2 型

神经纤维瘤病 2 型（NF-2）是一种与 NF-1 不同的疾病。*NF-2* 基因定位在 22q12 号染色体上，并产生膜突（merlin 或 schwannomin, M/S）蛋白质。NF-2 是常染色体显性遗传，但发病率远低于 NF-1，估计发病率为 1/50 000。50% 的病例为散发。NF-2 在儿童中极为少见。NF-2 的主要临床特征并在几乎所有患者中都存在的是双侧前庭神经鞘瘤（第Ⅷ脑神经）。其他的表现可以用 MISME 来记忆［即多种遗传性神经鞘瘤（multiple inherited schwannomas）、脑膜瘤（meningioma）和室管膜瘤（ependymomas）］（图 8-38）。简而言之，NF-2 累及神经结构周围的组织，而 NF-1 通常直接影响神经结构。

神经鞘瘤起源于神经轴突周围形成髓鞘的施万细胞。大多数前庭神经鞘瘤部分位于内听道管内，常导致听孔扩大和"喇叭状"内耳道征。管外性生长进入桥小脑角部可形成"冰激凌蛋筒"征。在 MRI 上，神经鞘瘤的信号特征因细胞组成而不同，在 T1 上表现常为等信号或稍低信号，在 T2 上表现为不均匀高信号，增强后显著强化。以 Antoni A 细胞为主的病变在 T2WI 上比以 Antoni B 细胞为主的病变信号低。而 Antoni B 细胞的肿瘤更容易发生

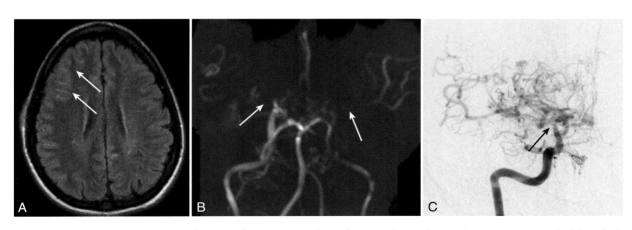

图 8-36 神经纤维瘤病 1 型（NF-1）血管病（烟雾病综合征）。8 岁 NF-1 患儿头痛。A. 轴位 MRI FLAIR 序列表现为典型的"常春藤征"，由软脑膜血管流动缓慢导致高信号的脑沟（箭）。B. MRI 3D-TOF 血管成像正面图显示大脑中动脉（箭）和双侧大脑前动脉近端血流有关信号减弱。C. 右颈内动脉血管造影的正面图显示，颈内动脉末端闭塞（箭），有大量的基底侧支络脉，形成"烟雾"状，重建了大脑中动脉的分支

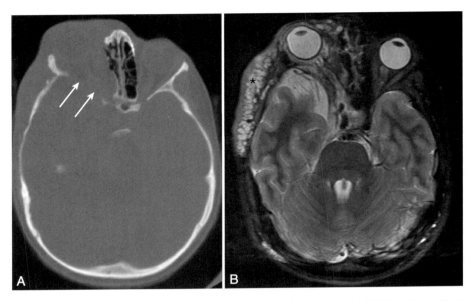

图 8-37　神经纤维瘤病 1 型(NF-1),蝶骨翼发育不良和面部丛状神经纤维瘤。轴位 CT(A)和轴位 T2WI(B)MRI 显示右侧蝶骨翼发育不良(箭)和右侧面部广泛的丛状神经纤维瘤(星号)

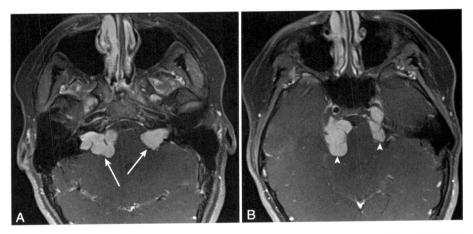

图 8-38　神经纤维瘤病 2 型(NF-2),多发性神经鞘瘤。轴位 T1WI 脂肪抑制序列显示许多增强的神经鞘瘤,累及多组脑神经(CN),包括:(A)双侧听神经(箭)和(B)双侧三叉神经(箭头)

瘤内出血。NF-2 中的神经鞘瘤可影响其他脑神经,最常见的是三叉神经(第 V 脑神经)和动眼神经(第 Ⅲ 脑神经)。

　　年轻患者中发生脑膜瘤者罕见,一旦发现,需怀疑 NF-2。在儿童中发生于脑室内的脑膜瘤比在成年人更常见。与成人典型的脑膜瘤相比,儿童脑膜瘤通常体积较大,生长迅速且恶变率高。CT 平扫显示脑膜瘤呈等密度至高密度,实性成分在造影剂增强后呈弥漫性强化。T1 序列上肿瘤通常与灰质呈等信号,T2/FLAIR 序列上呈高信号,增强后显

著强化。2/3 的表现出邻近硬脑膜的反应性增厚,从而产生"硬脑膜尾"征。但这不是脑膜瘤所特有的(图 8-39)。

　　多达 75% 的 NF-2 患者发生脊髓肿瘤,包括椎旁神经鞘肿瘤、椎管内脑膜瘤和髓内肿瘤(主要是室管膜瘤)。在 NF-2 中也可见脊髓空洞症。

结节性硬化症

　　结节性硬化症(tuberous sclerosis complex,TSC)

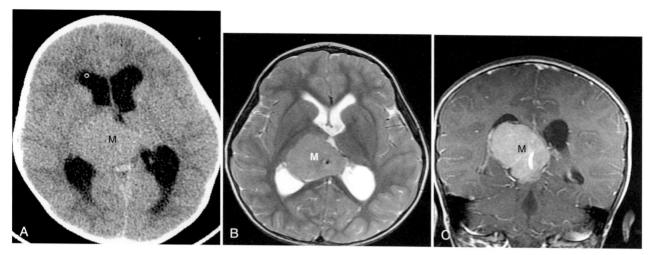

图 8-39 神经纤维瘤病 2 型(NF-2),脑膜瘤。轴位 CT 扫描(A)和轴位 T2WI MR(B)图像上的脑膜瘤(M)。在(C)冠状位 MRI 钆剂增强后可见强化

又称为 Bourneville 病,是以多器官错构瘤为特征的常染色体显性遗传病。据估计,出生活婴发病率为1/6 000。2/3 的病例是散发的。目前已知涉及两个独立的基因:*TSC1* 基因,它定位于 9q34 号染色体,编码一种叫做 hamartin 的蛋白质;*TSC2* 基因,定位于 16p13.3 号染色体,编码一种叫做 tuberin 的蛋白质。这些蛋白在体内结合形成异二聚体,通过抑制哺乳动物西罗莫司靶蛋白(mTOR)激酶途径的靶点发挥抑癌作用。TSC 中 mTOR 的激活增加会导致细胞过度增生和细胞分化异常。

与 TSC 相关的典型临床三联征包括智力障碍、癫痫发作和皮脂腺瘤(起源于鼻唇沟的结节性红棕色面部皮疹)。但目前所有这些表现的发生不到1/3。半数 TSC 患者智力正常,1/4 没有癫痫发作。在某些形式的综合征中可发生自闭症。上面列出了 TSC 诊断的详细标准(表 8-4)。

儿童 TSC 最常见的症状是幼儿期的婴儿痉挛或肌阵挛癫痫。这些可以演变成全身性癫痫、部分性癫痫或两者的混合。神经影像学在 TSC 的诊断中起着关键作用(图 8-40,图 8-41)。95% 以上的患者存在特征性异常。中枢神经系统畸形从出生前就发生,而皮肤和全身畸形则可能出现更晚在儿童时期形成。

TSC 最常见的颅内病变是室管下错构瘤(结节)。它们在组织学上与皮质错构瘤(结节)不同,并表现出不同的影像学特征。在超声上,室管膜下错构瘤表现为回声肿块。在 CT 和 MRI 上的表现是多变的。室管膜下错构瘤的钙化随年龄增加而

表 8-4 结节性硬化症(TSC)诊断标准的修订

主要指征	• 面部血管纤维瘤或前额斑块
	• 非外伤性指(趾)甲或甲周纤维瘤
	• 色素减退斑(≥3)
	• 鲨革样皮疹(结缔组织痣)
	• 多发性视网膜错构瘤结节
	• 皮质结节
	• 室管膜下结节
	• 室管膜下巨细胞星形细胞瘤
	• 单个或多发的心脏横纹肌瘤
	• 肺淋巴管性肌瘤病
	• 肾血管平滑肌瘤
次要指征	• 多发性、随机分布的牙釉质凹陷
	• 错构瘤性直肠息肉
	• 骨囊肿
	• 脑白质放射状移行束
	• 牙龈纤维瘤
	• 非肾性错构瘤
	• 视网膜色素缺失斑
	• "Confetti" 皮损
	• 多发性肾囊肿
确诊 TSC	两个主要指征或一个主要指征加两个次要指征
可疑 TSC	一个主要指征加一个次要指征
可能的 TSC	一个主要指征或两个及以上次要指征

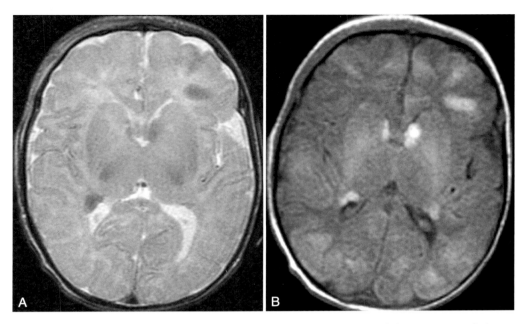

图 8-40　结节性硬化症（婴儿）。5 天婴儿患多发横纹肌瘤。轴位 T2WI（A）和轴位 T1WI（B）MRI 图像显示皮质结节和室管膜下结节与结节性硬化相符合。注意结节性硬化病灶相对于无髓鞘白质显示 T2 缩短（低信号）和 T1 缩短（高信号）

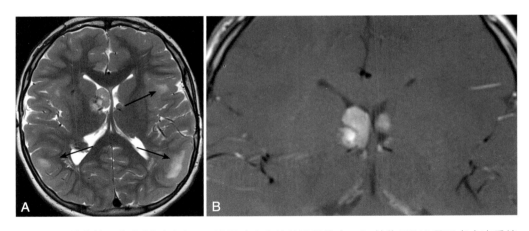

图 8-41　结节性硬化症（青少年）。10 岁男孩患有结节性硬化症。A. 轴位 T2WI 显示多个皮质结节（箭），伴有脑回增宽和室管膜下结节。值得注意的是，与新生儿相比，皮质下白质在 T2WI 上相对于髓鞘化的白质是高信号。B. 增强后 T1WI 显示室管膜下结节强化

增加，增加了在 CT 上的可见度。MRI 上，室管膜下结节未钙化时与脑组织呈等信号，钙化后其 T1 和 T2 缩短。室管膜下结节有不同程度的强化，其强化方式和程度无临床意义。

室管膜下巨细胞星形细胞瘤（subebendymal giant cell astrocytoma，SEGA）是指呈进行性增大的室管膜下结节，可发生在室管膜的任何位置，大多数位于孟氏（Monro）孔附近。SEGA 在 TSC 患者中的发生率为 5%~10%。组织学上与室管膜下错构

瘤难以区分。患有 SEGA 的儿童可出现疲劳、食欲缺乏、头痛、视野缺陷或由脑积水引起的行为异常。病变尺寸在一系列随访检查中的增加和典型的部位是诊断 SEGA 最可靠的指标，而不是绝对大小或其固有的特征信号。治疗通常是手术切除。

高达 90% 的 TSC 患者可见皮质和皮质下结节 / 错构瘤。这些错构瘤在影像学检查中表现为增大的、非典型脑回样形状结构。患者可有一个到几十个结节。常见于幕上，也可累及小脑。皮质结节的

钙化随着年龄的增长而增加。在婴儿的超声检查中,皮质结节可为回声增强的区域。在 MRI 上,皮质结节的影像表现类似于 II 型(气球样细胞)皮质发育不良,在 T1 相对于无髓鞘化白质呈高信号,在 T2 呈低信号。在年龄较大的儿童中,结节在 T1 上中心部分呈低信号,在 T2 和 FLAIR 上呈高信号。弥散序列结节表现出高信号。通常无强化。结节显示胆碱峰(Cho)正常 / 略高,NAA 略低,与之相比,大多数恶性肿瘤 Cho 峰显著升高,NAA 明显降低。在儿童难治性癫痫中,结合 MRI、发作间期 FDG-PET 和发作期 SPECT 与脑电图结果,有助于发现潜在的需手术的癫痫灶。

在 TSC 中可以见到白质的各种异常,最常见的是横跨整个大脑皮质到室管膜表面的放射状条带。也可以看到结节状和边界不清的白质病变。约 10%~15% 的 TSC 患者有脑实质囊肿。TSC 的儿童患脑动脉瘤的风险略有增加。

斯德奇 - 韦伯综合征

斯德奇 - 韦伯综合征(Sturge-Weber syndrome,SWS)(也称为脑三叉神经血管瘤病)是一种散发性疾病,累及面部、眼眶和软脑膜为特征的血管畸形。患者通常有偏瘫、癫痫和智力障碍。面部血管异常表现为葡萄酒痣(红斑痣),通常沿三叉神经第 I 支范围分布的毛细血管畸形。SWS 儿童早期发育正常,出生后 1 年左右出现婴儿痉挛和癫痫。随着偏瘫和偏盲的进展,控制癫痫发作的药物耐药性会逐渐增强。

SWS 的原发性颅内异常是伴有皮质静脉发育异常的软脑膜毛细血管 - 静脉畸形。其他颅内表现认为是这种异常的继发性表现。因为皮质静脉形成的不正常,所以会形成侧支静脉通路。髓(实质)静脉增大。同侧脉络丛充血。受到慢性静脉高压和缺血的影响,血管畸形受累的脑部最终萎缩并形成层状钙化。由于缺乏脑组织的增长和皮肤毛细血管血流的增加,病变侧颅盖骨增厚。

SWS 的软脑膜异常的病理机制尚不完全清楚。一种理论认为,血管畸形是妊娠第 4 周和第 8 周之间存在的原始窦状血管通道的持续存在导致。第二种理论认为,浅静脉引流没有随着毛细血管和小静脉的二次扩张而发展。

在 CT 和 X 线片上,皮质钙化形成特征性的"轨道状"脑回形态,而出生时不常见。增强 MRI 能更好地显示脑膜血管异常的全部范围,即在受累及的皮质其脑沟内出现软脑膜明显强化(图 8-42)。早期,血管畸形累及的大脑在平扫时可仅发现脑体积轻微的减少。增强扫描是早期诊断的关键。动态 MRI 灌注研究显示,血管异常下的脑组织呈低灌注状态。MRS 显示 Cho 峰升高,NAA 峰减少,乳酸峰轻微升高。

希佩尔 - 林道病 / 综合征

希佩尔 - 林道病 / 综合征是常染色体显性遗传病,特征有小脑和脊髓血管母细胞瘤、视网膜血管瘤、肾细胞癌、内淋巴囊肿瘤、嗜铬细胞瘤、肝和肾血管瘤、胰腺、肾、肝和附睾囊肿。每 4 万人中就有 1 人患有 VHL;具有高表达和可变外显率。主要原因是染色体 3p25-p26 上的抑癌基因 *VHL* 失活。其

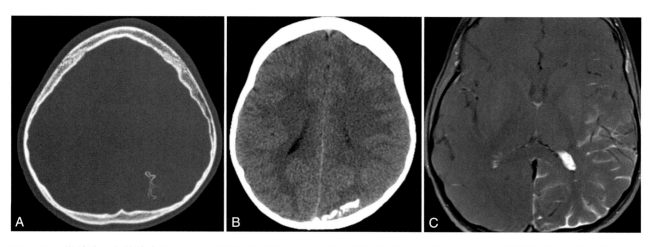

图 8-42　斯德奇 - 韦伯综合征。A、B. 轴位 CT 图像显示左顶枕区有"轨道状"脑回钙化。C. 增强后 T1WI 脂肪抑制轴位显示强化的软脑膜毛细血管 - 静脉畸形伴同侧脉络丛扩大

诊断标准为患者有一个以上的中枢神经系统血管母细胞瘤,或一个中枢神经系统血管母细胞瘤加有内脏器官表现,或有一项表现加有 VHL 家族史。

血管母细胞瘤可发生在儿童期、青少年期或成年早期。50% 发生在脊髓,38% 在小脑,10% 在脑干,2% 在大脑。血管母细胞瘤通常由边界清楚的囊肿和一个增强的实性壁结节组成。有时,尤其是小的血管母细胞瘤可完全是实性的。在脊髓,肿瘤周围可有广泛的水肿。钙化不常见。在 MRI 上,实性结节在 T1 上呈低至等信号,在 T2 上呈高信号,显著强化。结节内可见线状流空血管信号。手术切除常可以完全治愈;较大的病变术前需要进行血管栓塞术(图 8-43)。

毛细血管扩张性共济失调综合征

毛细血管扩张性共济失调综合征是一种常染色体隐性遗传疾病,其特点是小脑变性、血管病变、免疫缺陷、早衰、易患癌症和对电离辐射的敏感性增加。据估计,每 4 万名出生活婴中就有 1 人发病。相关基因 *ATM* 定位于染色体 11q22~23,编码一个参与 DNA 修复的核蛋白激酶。当患儿开始行走时,通常表现为小脑性共济失调,然后逐渐出现严重的神经功能减退。

影像学上的主要异常是小脑萎缩和第四脑室扩张(图 8-44)。脑实质毛细血管扩张破裂可产生

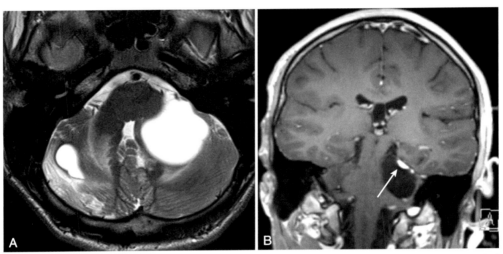

图 8-43 希佩尔 - 林道病 / 综合征(VHL)。17 岁男性,VHL 伴多发性血管母细胞瘤。T2WI(A)和增强后 T1WI(B)显示小脑囊性病变。以左侧小脑为主的病变有强化的壁结节(箭)

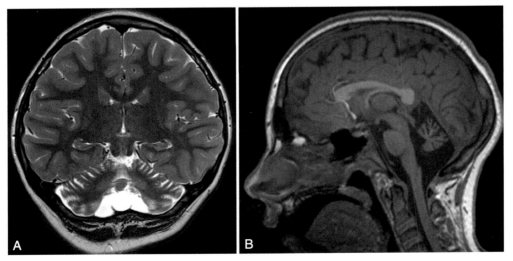

图 8-44 毛细血管扩张性共济失调综合征。患者,女,7 岁。冠状位 T2WI(A)和矢状位 T1WI(B)MRI 显示小脑半球和下蚓部发育不全

轴内出血。肺毛细血管扩张形成的栓子分流至大脑可导致脑栓塞。脑实质毛细血管扩张在增强后可强化。由于对电离辐射效应的敏感性增加,这些患儿的中枢神经系统成像应尽可能使用超声或 MRI,而 CT 和血管造影主要用于其他影像检查无法解决的特定情况。

脑积水

脑积水(hydrocephalus)是由于 CSF 过多并伴有颅内压增高。其特点是脑室增大和脑组织逐渐受压。将颅内压升高相关的脑积水与其他各种原因引起的脑室扩大相鉴别很重要,如由脑白质体积减小和脑畸形引起的畸形性脑室增大所产生的真空性扩大(负占位效应)。

脑脊液的产生与循环

脑脊液形成的确切时间尚不清楚;然而,从脑室到蛛网膜下腔的脑脊液循环大约在妊娠第 9~10 周开始。脉络丛产生大约 60% 的脑脊液。成人脉络丛产生脑脊液的速率约为 500ml/24h。脑脊液吸收的部位有争议。在成人和大龄儿童中,蛛网膜颗粒是主要吸收部位。然而,这些颗粒直到囟门关闭才形成,在婴儿中,似乎大多数脑脊液吸收是通过静脉系统进行的。因此,静脉高压是脑积水的潜在原因。

一直以来认为婴儿的脑脊液总量估计为 40~60ml,儿童为 60~100ml,成人约为 150ml。而 MRI 容积测量研究表明,这些数值低于脑脊液的真实容量。

脑脊液流动的动力学复杂。在颅腔中,每一次心房收缩都会导致颅内血容量的增加。由于颅骨是一个封闭的空间,液体不能压缩,脑脊液在动脉收缩后通过大孔排出,在舒张过程中返回。脑脊液流动在 MR 电影检查中容易显示。

脑积水的原因

脑积水最常见的原因是脑脊液吸收障碍,有极少原因为脑脊液分泌过多,如脉络丛乳头状瘤(choroid plexus papilloma,CPP)和脉络丛增生。任何阻碍脑脊液循环的情况,无论是在脑室内还是在脑室外,都可能导致脑积水(图 8-45)。当梗阻发生在脑室内时,称为非交通性脑积水,当梗阻部位发生在脑室外时,称为交通性脑积水。因为交通性和非交通性脑积水都是由于梗阻引起的,所以这些术语并不是很有用,应该避免使用。相反,应该报告可疑梗阻的部位。先天性和后天性疾病,均可导致脑脊液吸收障碍(表 8-5)。

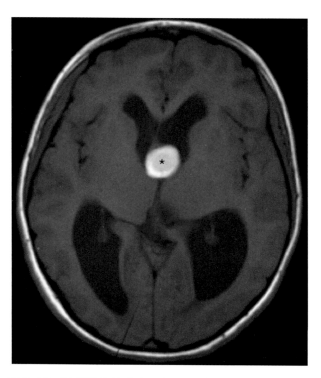

图 8-45　胶样囊肿继发脑积水。16 岁女孩呕吐。轴位 T1 表现为特有的短 T1 信号,与胶样囊肿(星号)中的蛋白质含量有关,病灶阻塞了 Monro 孔,导致侧脑室增大

表 8-5　儿童脑积水的原因

先天性脑积水	● Chiari Ⅱ 畸形
	● 导水管狭窄
	● 先天性囊肿
	● 脑膨出
	● 颅缝早闭
	● 颅底异常
	● 室间孔闭锁
	● Galen 静脉畸形
后天性脑积水	● 出血
	● 感染
	● 肿瘤
	● 静脉窦血栓形成

脑积水的影像学表现

压力升高引起的脑室扩大应与脑发育不良或脑畸形引起的脑室扩大相区别。仅凭影像学检查常不足以作出诊断,因而结合头部生长的规律,对于理解脑室扩大的意义至关重要。例如,一个 6 月龄的婴儿脑室轻微扩大,这可能是大脑的正常发育也可能是脑积水的征兆。如果头围符合生长图预期的生长百分位数,那么脑室轻微扩大可能是正常,而如果头围与生长曲线不符,则可能是异常。

超声是检测和监测胎儿脑积水的影像学手段。胎儿 MRI 在监测和评估潜在病因方面次于超声。

在大约 2 岁之前,脑积水几乎总是表现为进行性头围增大(大头畸形)。婴儿期颅内压升高的其他临床症状包括头皮静脉怒张、颅缝裂开和囟门隆起。

在年龄较大的儿童中,头痛、呕吐和嗜睡是典型的临床三联症。由肿瘤阻塞引起的慢性脑积水的患儿常表现为早晨持续性头痛和间歇性呕吐。可出现视乳头水肿,以及继发于第三脑室前隐窝扩大引起的占位效应导致的下丘脑 - 垂体功能障碍。

MRI 是诊断脑积水,评估潜在原因,并进行动态监测的理想方法。在胎儿和婴儿期,超声是常用的检查方法,通过开放的囟门作为声窗进行检查。在实际应用中,CT 常用于紧急情况。CT 的优点包括其广泛的可用性和快速的图像采集;但需要考虑电离辐射的风险,尤其是在儿童和那些因脑室分流而需要频繁检查的患者。

脑室内压升高可使脑脊液通过室管膜,导致脑室周围间质水肿。轴位 MRI FLAIR 序列显示脑室周围白质高信号。CT 表现为脑室周围低密度。

在评估脑室扩大时,应尽量确定梗阻部位。如果侧脑室局部不成比例地扩大则可能是由于脑室内囊肿或隔膜所致。如果第三脑室和第四脑室大小正常,但侧脑室扩张,则梗阻部位可能位于室间孔处。如果第三脑室也存在扩张,则梗阻部位可能位于导水管水平(图 8-46)。导水管阻塞可能是第三脑室后部肿块所致,如松果体肿瘤、顶盖肿瘤或由隔膜引起的导水管狭窄。导水管狭窄通常与顶盖升高有关,除先天性原因外,还可能继发于出血或感染。四脑室扩张提示第四脑室出口或大脑表面周围存在阻塞。可能需要高分辨率 T2WI 成像显

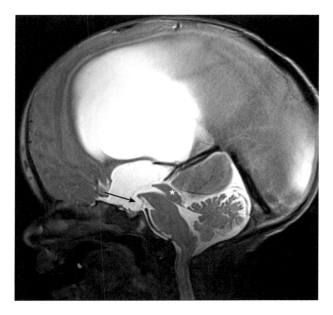

图 8-46　导水管狭窄。患有脑积水的新生儿。中线矢状位 T2WI 显示大脑导水管明显变窄伴顶盖升高(星号),导水管内流空效应消失,与狭窄相符合。侧脑室明显增大,第三脑室底部凹陷(箭)表明脑室扩张

示脑脊液中的分隔结构,而 T2*GRE 序列成像(SWI)有助于证明既往的出血是梗阻的原因。

脑室快速增大和颅内压的迅速增高可导致颞叶中部结构沿小脑幕游离缘向下疝出。由此产生的对中脑、导水管、基底池和 Willis 环的压迫可导致缺血和梗死。大脑后动脉在穿过中脑时尤其容易受压。颅内静脉窦和皮质静脉延颅骨内板受压减少了静脉的回流,导致颅内压进一步升高。后颅窝压力增加可导致向上或向下疝出。枕大孔闭塞可导致瓶塞样颅内压快速升高(图 8-47)。最终,灌注压不能克服颅内压差,导致颅内循环停止。

脑积水的治疗

脑积水的传统治疗方法是在脑室内放置分流器,为脑脊液提供替代性引流途径来降低颅内压。导管的近端部分可通过额叶,顶叶,颞叶或枕叶插入。导管近端部分连接到瓣膜阀门,在大多数情况下,导管远端将脑脊液引流到腹腔。如果腹腔有放置导管的禁忌证,也可以引流至胸腔、中央静脉、右心房以及胆囊。

1% 的患者因分流术时颅内部分的置入而发生出血。拆除旧分流器后的出血更常见。放置分流器后可导致癫痫发作,且在额叶导管中更常见。

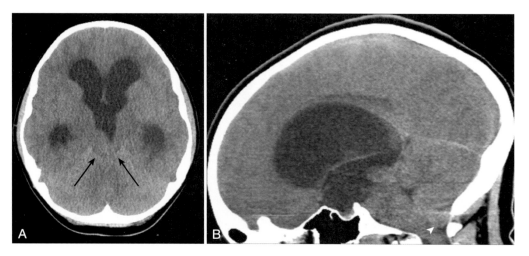

图 8-47   脑积水及小脑下疝。8 岁患儿头痛和呕吐。轴位（A）和矢状位（B）重建 CT 图像显示脑室明显增大、脑沟弥漫性消失、四叠体池缩小（箭）和小脑扁桃体下疝（箭头）

机械故障和分流器感染是术后立刻造成分流器故障的两个常见原因。

机械分流器故障是最常见的原因。梗阻可位于继发于脑实质、脉络丛或肿瘤闭塞的近端（图 8-48）。导管断裂可能发生在任何部位，常见于阀门和远端导管的连接处以及活动性过多的部位（如颈部）。腹腔内远端导管末端周围假性囊肿的形成是远端机械故障最常见的原因。

分流术后感染是分流失败的第二大常见原因，占分流故障的 5%~10%。大多数分流感染出现在分流术后的 2 个月内。分流感染也可能由腹部外科手术引起。

分流器故障的诊断主要基于临床评估。影像学检查包括整个分流导管的"分流系列"平片。需要仔细查找导管中断或移位的情况。

如果怀疑有分流器故障，则应进行头部检查以评估脑室大小和形状的变化。传统方法为进行急诊 CT 检查；但是，快速的 MRI 序列可以快速评估脑室大小，而没有与 CT 相关的电离辐射的风险。评估头部影像需与先前的检查比较，以了解颅内部

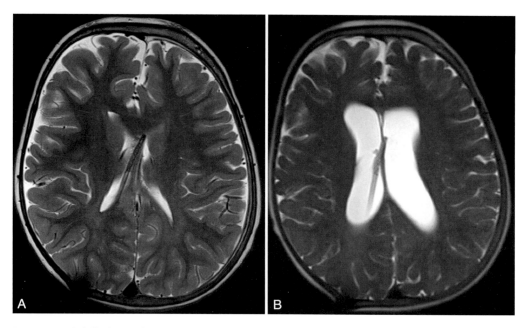

图 8-48   分流故障。6 岁女孩行脑室 - 腹腔分流术，表现为进行性嗜睡。A. 轴位 T2WI 显示她的基线。B. 在症状出现时轴位 T2WI 显示脑室增大，与分流功能障碍相符合

分导管的位置以及脑室大小或形状的任何变化。脑室扩大通常与分流功能障碍有关;但有些分流的患儿在有分流障碍或颅内压升高时,仅表现轻微或不明显的脑室扩大。脑室明显扩大在 70% 机械性梗阻的患儿中可见,而分流感染患儿中只有 30%。由于分流患者脑室大小的基线差异很大,如果没有既往中枢神经系统影像检查,可能难以判定脑室大小的意义。除评估脑室大小外,还应行脑部影像学检查明确头皮下或硬膜下是否存在异常积液,这可提示分流导管阻塞或中断。

部分患者在分流后表现出脑室明显塌陷。裂隙脑室综合征(slit ventricle syndrome)这一术语仅在有过度分流的临床证据(如慢性头痛或神经系统症状)或其他证据(如颅骨增厚)的情况下使用。

由于分流术的并发症常见,内镜治疗脑积水再次引起了人们的重视。内镜下 ETV 是最常用的技术之一,对于由脑室内阻塞引起的脑积水成功率高达 60%~70%。ETV 涉及使用内镜在乳头体前的第三脑室底部穿孔,从而在第三脑室和基底池之间形成引流通道。ETV 成功实施的基础要求梗阻部位在脑室内而不是在大脑表面,因为其主要是重建绕过梗阻的通路。

内镜治疗脑积水与脑室腹腔分流相比,脑室体积缩小更缓慢,更缓和,需要几周甚至几个月,而后

者仅需几天时间。MRI 是这些患者进行随访的首选方式。在中线矢状面高分辨率 T2 加权序列上,第三脑室底缺损处的流空信号表明 ETV 的通畅(图 8-49)。磁共振相位对比法检查也可用于提供脑室造口部位脑脊液流动的证据。

婴儿轴外积液

在评估轴外(脑外)间隙增宽时,分辨正常或病理性蛛网膜下腔扩大和硬膜下间隙内异常液体非常重要。

一些婴儿,特别是在父母一方或双方都有大头的家庭中,可能会有良性的脑脊液间隙增宽。在这种情况下,脑室和脑外脑脊液间隙有轻微的增宽。尽管可能会出现大头颅,但头部大小应与正常的生长曲线平行。与由外部性脑积水引起的脑脊液间隙增宽对比,后者随着时间的推移,头围与生长曲线不符。脑脊液间隙良性增宽常见于 2~6 个月大的婴儿。其头围在 95 个百分位数以上,并趋于稳定,直到大约 18~24 月龄,脑外间隙的增宽程度减小。

鉴别蛛网膜下腔脑脊液增多和硬膜下腔异常液体积聚,在疑似虐童头部创伤(疑似摇晃婴儿综合征)诊断中尤为重要。无论是良性脑脊液增加或

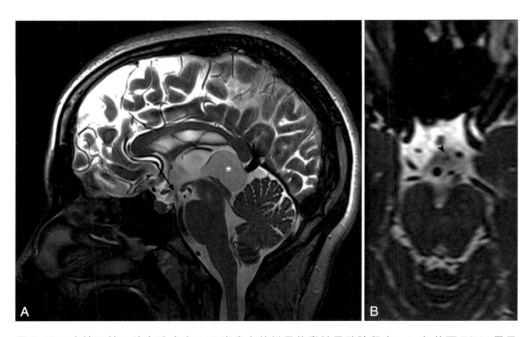

图 8-49　内镜下第三脑室造瘘术。15 岁患者伴松果体囊肿导致脑积水。A. 矢状面 T2WI 显示第三脑室底缺损(箭),流空效应表明第三脑室造口通畅。B. 轴位 T2WI 证实流空信号灶伸入鞍上池(箭头)。注意巨大的松果体囊肿(星号)压迫导水管

脑室外梗阻性脑积水,在超声和 MRI 上均表现为皮质静脉走行于扩大的蛛网膜下腔,靠近颅骨内侧(图 8-50)。相反,如果硬膜下间隙因血肿或异常液体积聚而增宽,则皮质静脉向大脑皮质内侧移位。脑脊液间隙的增宽是否导致轻微脑损伤的儿童更容易出现硬膜下出血尚有争议,也是在疑似虐童头部创伤中常提及的可能原因。

炎症

由细菌、病毒、真菌或寄生虫引起的颅内感染可表现为脑炎、大脑炎或脑膜炎。脑炎是指脑实质的弥漫性炎症;大脑炎是一种较局限的实质感染。脑膜炎是指软脑膜、蛛网膜和硬脑膜的炎症。感染的并发症包括脑脓肿和脑积脓。

MRI 是评估颅内感染的最佳成像方式,特别是对诸如脑积脓、血管炎和脑缺血等并发症的鉴别。T1WI 增强扫描可评估包裹性积液和脑膜强化。DWI 有助于硬膜外或硬膜下脓肿的定位。MRV 和增强后 GRE T1WI 序列有助于确定静脉窦血栓是否合并感染。如果在需要治疗的时间范围内无法完成 MRI 检查,可用 CT 来评估脑积水和脑水肿。虽然 MRI 对骨感染的早期征象(如骨髓水肿和强化)

更为敏感。而 CT 在显示骨髓炎的骨质侵蚀和破坏方面优于 MRI。

细菌感染

脑膜炎

细菌性脑膜炎是小儿中枢神经系统感染最常见的原因。细菌性脑膜炎可继发于血行播散性感染、直接外伤、邻近窦道的蔓延或乳突疾病。也可是先天性感染或在分娩期间的获得性感染。

新生儿细菌性脑膜炎最常见的病因是 B 组链球菌(streptococcus)和大肠埃希菌(*Escherichia coli.*)。大于 1 月龄儿童中,最常见的病原体是 B 型流感嗜血杆菌(*Haemophilus influenza*)、肺炎链球菌(*Streptococcus pneumonia*)、脑膜炎奈瑟菌(*Neisseria meningitides*)和大肠埃希菌。B 型流感嗜血杆菌疫苗的使用大大降低了儿童中枢神经系统感染的发生率。

细菌性脑膜炎的诊断无须影像学检查,而且影像学检查在临床早期可能是阴性。然而,当诊断不明确或治疗后症状不改善而疑似引起并发症时,影像检查就发挥着重要的作用(图 8-51)。细菌性脑膜炎的并发症包括脑炎、脓肿、积脓、积水、静脉血

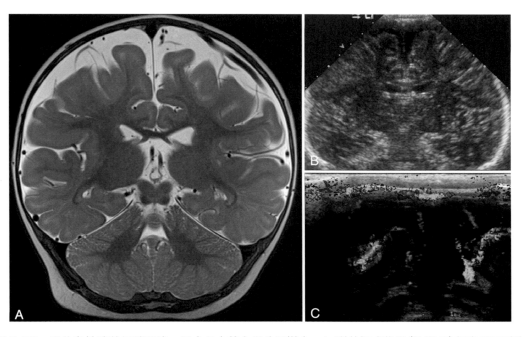

图 8-50 婴儿良性脑外间隙积液。四个月大的女婴头围增大。A. 磁共振成像和(B 和 C)超声显示对称性的脑外间隙增宽。请注意,皮质静脉走行于扩大的蛛网膜下腔,而不像硬膜下积液那样被压向脑实质

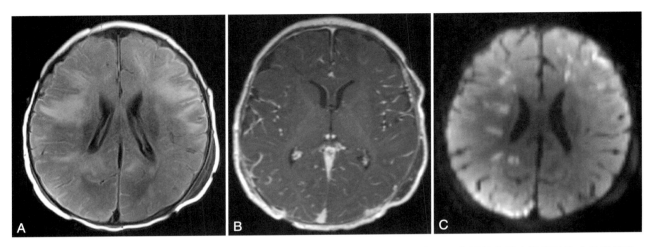

图 8-51　细菌性脑膜炎。6 月龄女婴患有链球菌性脑膜炎。A. 轴位 T2FLAIR 图像显示广泛的白质水肿和脑沟内异常信号。B. 增强后轴位 T1WI 显示软脑膜呈弥漫性强化。C. 轴位 DWI 序列显示脑室周围多个弥散受限的病灶,很可能由髓质静脉梗死引起的

栓形成、脑梗死、脑室炎、真菌性动脉瘤和感音神经性耳聋。头颅超声有助于筛查新生儿脑膜炎并发症(图 8-52)。对年龄较大的儿童,应选用 MRI。

脑炎和脑脓肿

　　区分局灶性脑炎和脑脓肿很重要,前者一般对静脉注射抗生素有效,后者需要手术引流。脑炎在 CT 上表现为斑片状低密度,T1 低信号,T2/T2FLAIR MRI 为高信号。可伴有轻度的占位效应。增强后可见明显斑片状强化。脑脓肿是一种局限性、充满液体的结构,其周边通常为 T1 高信号和 T2 低信号。脓肿的内侧壁通常比外侧壁薄。增强

后脓肿壁边缘强化。在 DWI 序列上脓肿坏死的中心部分表现出弥散受限,而在肿瘤坏死区域则表现为弥散增加(图 8-53)。MRS 上脓肿出现显著的氨基酸和乳酸峰。

　　硬膜外脓肿或硬膜下积脓是鼻窦炎和乳突炎最常见的并发症。积脓量可能很少,伴不同程度的占位效应。MRI 表现为弥散受限和边缘强化(图 8-54)。

结核感染

　　结核分枝杆菌引起的中枢神经系统感染在临

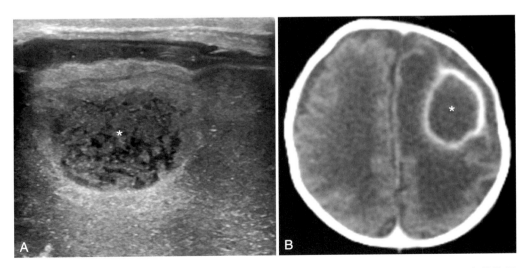

图 8-52　脑脓肿。2 月龄婴儿(在妊娠 26 周时出生)。A. 超声显示左侧额叶有一界限清楚的混合回声团(星号),周围白质和灰质有高回声。B. 增强 CT 轴位显示左侧额叶有环状强化的肿块(星号)

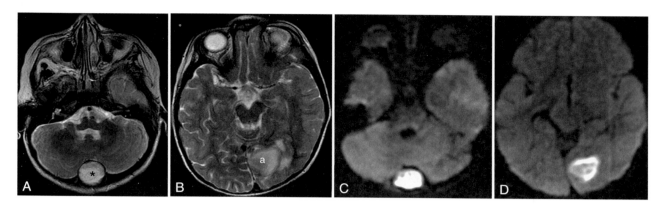

图 8-53 皮样囊肿并脑脓肿。27 月龄的女孩,后颅窝皮样囊肿并发热。A、B. 轴位 T2WI 显示左侧枕叶中线后窝皮样囊肿(星号)和邻近脓肿(a)。C、D. 轴位 DWI 显示中线皮样囊肿和枕叶脓肿弥散受限

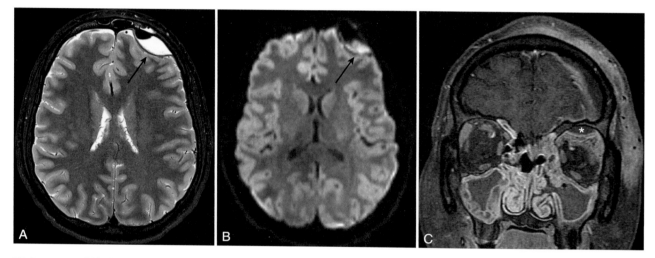

图 8-54 硬膜外脓肿。16 岁女孩眼眶蜂窝织炎和额窦炎伴硬膜外脓肿。A. 轴位 T2WI 显示左额硬膜外积液和积气(箭)。B. DWI 显示液体内扩散受限,提示为脓液(箭)。C. T1WI 增强后显示左侧眼眶强化 / 蜂窝织炎、骨膜下脓肿(星号)和广泛的鼻旁窦疾病皮质浅或深静脉或硬膜静脉窦血栓形成可并发于中枢神经系统感染。发现皮质静脉或硬脑膜窦增大或异常信号,应常规行 MRV 或 T1WI GRE 容积增强成像评估静脉通畅性。静脉窦血栓可导致脑梗死和脑出血(图 8-55)

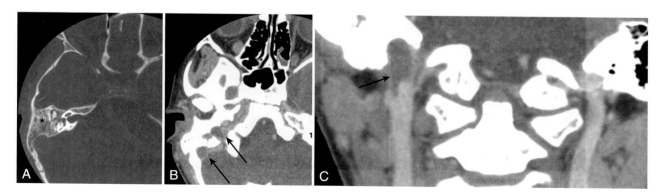

图 8-55 静脉窦血栓。5 岁男孩伴有头疼。A. 轴位 CT 骨窗显示右耳乳突炎(星号),在(B)软组织窗中见右颈内静脉和乙状窦内血栓(箭)。C. 冠状位重建图像证实右侧颈内静脉近端内有血栓(箭)

床和影像上与化脓性感染有很大不同。结核杆菌的血行播散可在脑膜、灰质 - 白质交界处、脊髓和脉络丛中产生结核瘤(干酪样肉芽肿)。结核瘤破裂，导致细菌进入到脑脊液或蛛网膜下腔，引起肉芽肿性脑膜炎。结核性脑膜炎最严重的部位通常是基底池，表现为脑神经麻痹或继发于第四脑室出口孔阻塞的梗阻性脑积水。

MRI 增强后常见蛛网膜下腔和脑池显著增化。结核球最常见于灰 - 白质交界，MRI 上 TWI 呈高信号，T2WI 呈低信号，较大时呈均匀增化或边缘强化。结核性脓肿较罕见，可表现为脓腔内弥散不受限，而与细菌性脓肿相鉴别(图 8-56)。

莱姆病是一种以蜱为媒介，由伯氏螺旋体感染引起的多系统疾病。20% 的患者有中枢神经系统受累，可表现为淋巴细胞性脑膜炎、脑膜脑炎或脑神经病变。MRI 可显示整个大脑、小脑、脑干和基底核 T2 高信号的白质病变，增强扫描后可强化，或不强化。MRI 增强也可显示软脑膜或脑神经强化(图 8-57)。

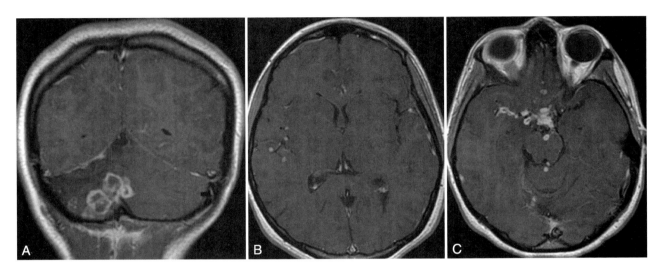

图 8-56　结核性脑膜脑炎(Tuberculous meningoencephalitis)。多张 MRI 增强 T1WI 图显示：A. 右侧小脑实质脓肿。B. 右侧大脑侧裂软脑膜结节样强化。C. 基底池强化

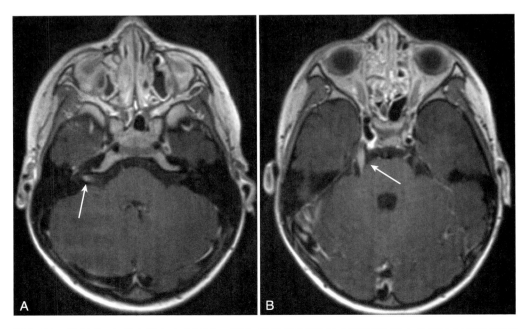

图 8-57　莱姆病。6 岁女孩有右侧面瘫。增强 T1 图像显示(A)内听道(IAC)内的面神经(箭)和(B)右三叉神经(箭)强化。酶联免疫吸附试验和蛋白质印迹分析，莱姆病呈阳性反应

病毒感染

先天性和新生儿中枢神经系统感染最常见病原体为 TORCH[弓形虫（toxoplasmosis）、其他（other）、风疹（rubella）、巨细胞病毒（cytomegalovirus，CMV）和 2 型单纯疱疹病毒（herpes simplex virus types 2，HSV-2)/1 型人类免疫缺陷病毒（herpes simplex virus types1，HIV-1)]。弓形虫、风疹、巨细胞病毒和 HIV-1 感染是通过胎盘传播，而 HSV-2 和细菌感染是在分娩时获得。

CMV 是最常见的 TORCH 感染，出生婴儿中发生率为 1%。CMV 感染的临床特点包括小头畸形，听力障碍，癫痫发作，脉络膜视网膜炎，发育迟缓和肝脾肿大。受累患者的颅骨超声通常显示基底神经节钙化性血管病变。其临床表现取决于获得感染的胎龄时间。在早孕和中孕期感染可导致皮质畸形，包括多小脑回畸形 PMG，无脑回畸形和灰质异位症。中心钙化，脑室周围钙化，脑室扩大，神经胶质增生，髓鞘发育不全和囊肿与晚孕期感染有关（图 8-58）。

弓形虫病（toxoplasmosis）远不如巨细胞病毒感染常见，它是一种寄生虫感染（弓形虫），与母亲食用未煮熟的猪肉或牛肉有关。临床上弓形虫病可引起癫痫发作、发育迟缓和脉络膜视网膜炎。严重程度取决于胎儿感染的时间。影像学表现为弥漫性钙化（与 CMV 脑室周围钙化相反）。与巨细胞病毒感染相比，弓形虫病较少发生皮质畸形（图 8-59）。

新生儿疱疹病毒感染是由于阴道分娩时，受 HSV-2 感染的产道所致。新生儿 HSV-2 感染在出生中活婴的发病率是 1/10 000。感染的儿童在 2~4 周时出现癫痫，脑膜脑炎，嗜睡和发烧。HSV-2 感染可导致中枢神经系统的严重破坏。影像学表现为脑水肿，梗死，脑软化和髓鞘形成不良。DWI 弥散受限是疱疹病毒脑实质破坏的最早影像学表现。HSV-1 引起的脑炎反应常涉及颞叶和额叶，而 HSV-2 引起的脑炎没有好发部位。

在大龄儿童中，原发性病毒性中枢神经系统感染常导致脑炎或脑膜脑炎。急性病毒感染常导致脑实质水肿，在 MRI 上常表现为 T2/FLAIR 高信号（图 8-60）。

HSV-1 型中枢神经系统感染（相对于产前获得的 HSV-2 型而言）最常见的是潜在口面部疱疹感染的表现。早期症状包括发烧、萎靡和嗜睡。可导致癫痫发作、偏瘫和意识障碍。病毒位于调控颞叶和额叶下区脑膜的三叉神经分支内，因此这些区域最早出现脑炎病变。影像学表现为单侧或双侧颞叶内侧改变，DWI 弥散受限为最早的影像学征象。也可见到软脑膜强化和钙化。皮质点状出血和坏死很常见。

急性播散性脑脊髓炎（acute disseminated encephalomyelitis，ADEM）是一种感染后脱髓鞘疾

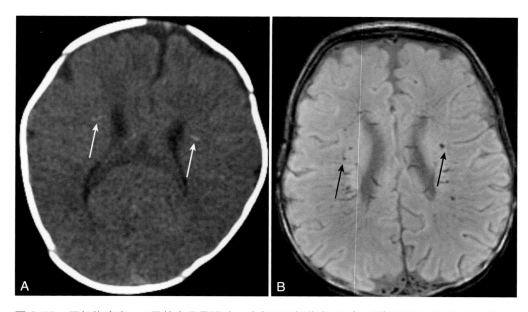

图 8-58　巨细胞病毒。4 周龄患儿易躁动。脑室周围钙化在 CT（A，箭）和磁敏感加权成像（SWI）（B，箭）。注意，SWI 显示钙化甚至比 CT 更敏感，能显示更多病灶

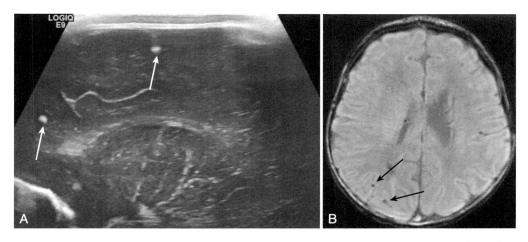

图 8-59　弓形虫病。6 天女婴，新生儿筛查弓形虫阳性。头部超声见多发点状回声（A，箭）和 SWI 上的磁敏感伪影（B，箭）。注意弓形虫的钙化常见于皮质下，而巨细胞病毒见于中央脑室周围（图 8-58）

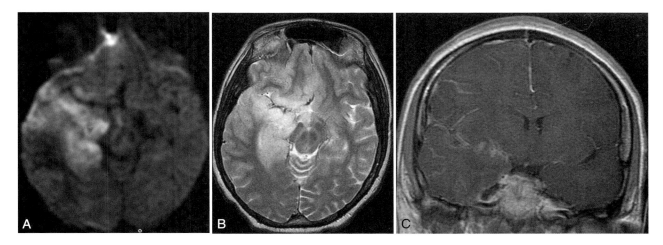

图 8-60　单纯疱疹病毒 1 型脑炎（herpes simplex virus type 1encephalitis）。轴位 DWI（A）、轴位 T2WI（B）和冠状位 T1 增强后（C）扫描显示右侧颞叶、右侧丘脑、右侧基底核、右侧脑岛和右侧额叶信号异常，扩散下降（弥散受限），并伴有软脑膜强化

病，累及脑和脊髓，往往与注射疫苗或病毒感染有关。临床上，ADEM 可引起癫痫、嗜睡或局灶性神经功能障碍。糖皮质激素对 ADEM 治疗有效，常可临床治愈。ADEM 的特点是大脑、脑干、小脑和脊髓的多灶性 T2/FLAIR 白质高信号。偶见深部灰质结构的病变，多见于丘脑。ADEM 中脱髓鞘性病变的增强程度不一，但可非常明显。影像学表现无特异性，可与感染性和其他脱髓鞘疾病相混淆，但 ADEM 病变通常表现为"杯状"在脑回基底（图 8-61）。

亚急性硬化性全脑炎（subacute sclerosing panencephalitis）是麻疹病毒在初次感染数年后再次激活引起的。MRI 表现为皮质和基底核区信号异常。通常无强化或占位效应。

拉斯马森脑炎（Rasmussen encephalitis）是一种慢性、局灶性脑炎，可能是病毒性、病毒感染后或自身免疫性所致。会导致儿童难治性、局灶性癫痫。其特点是单侧进行性脑萎缩，多见于额叶和颞叶。控制癫痫发作可能需要行大脑半球切除（图 8-62）。

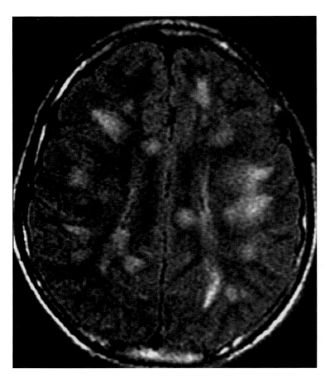

图 8-61 急性播散性脑脊髓炎（ADEM）。3 岁患儿有精神状态改变。轴位 FLAIR 图像显示脑白质病灶，有典型 ADEM 的"模糊"边界

中枢神经系统肿瘤

脑肿瘤是儿童期最常见实质性脏器的恶性肿瘤，也是导致儿童死亡最常见的实体肿瘤。肿瘤的好发部位随患者年龄而改变。出生后的第一年，肿瘤在幕上和幕下发生频率大致相同。1 岁以后幕下肿瘤更为常见。

幕上肿瘤

星形细胞瘤

星形细胞瘤是原发性胶质细胞瘤，是儿童期最常见的脑肿瘤。分为低级别（WHO I～II 级）和高级别（WHO III～IV 级）肿瘤。预后常取决于肿瘤的组织学类型和部位。

毛细胞型星形细胞瘤是 I 级，占所有儿童中枢神经系统肿瘤的 20%~30%。常发生于 20 岁以下的人群，小脑幕上和幕下均可见到。常见的位置包括视觉传导通路、下丘脑，小脑和脑干，偶尔毛细胞型星形细胞瘤也可发生大脑半球内。位于大脑内毛细胞型星形细胞瘤往往与大脑其他部位的影像学特点相似，因其含水量高，故 T1WI 通常为低信号、T2WI 为高信号，边界清晰的肿块。由于缺乏正常的血脑屏障，常明显强化（图 8-63）。ADC 值的增加有助于毛细胞型星形细胞瘤与高级别病变的区分。毛细胞型星形细胞瘤中存在乳酸，是 MRS 的一个特殊的征象，除此之外该表现几乎仅出现于高级别肿瘤。毛细胞型星形细胞瘤常通过外科手术切除治愈。

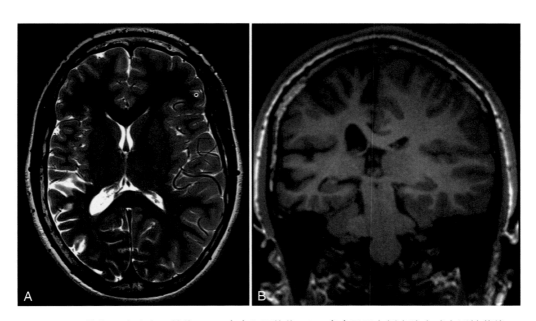

图 8-62 拉斯马森脑炎。轴位 T2WI（A）和冠状位 T1WI（B）显示右侧大脑半球广泛性萎缩

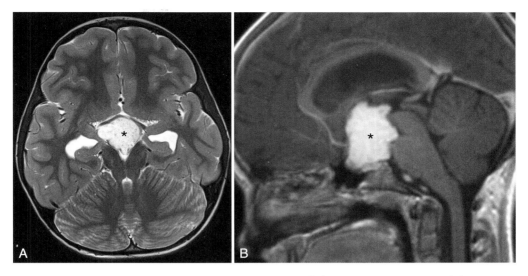

图 8-63 下丘脑幼稚型毛细胞星形细胞瘤。轴位 T2WI（A）和增强后矢状面 T1WI（B）图显示鞍上区明显强化的肿块（星号），该肿块压迫第三脑室并紧邻 Willis 环

高级别神经胶质瘤约占儿童期神经胶质瘤总数的 20%，常发生于大脑半球或脑桥。在 CT 和 MRI 上的分界较低级别肿瘤模糊。病灶内常有出血和局部的明显占位效应。但当大脑半球的肿瘤以囊性为主，可表现出类似低级别毛细细胞型星形细胞瘤的形态。高级别肿瘤因存在坏死区域，往往强化不均匀。治疗方法包括尽可能外科切除，结合辅助放疗和化疗。儿童期高级别神经胶质瘤的 5 年无进展生存率约为 30%。

幕上原始神经外胚层肿瘤

幕上原始神经外胚层肿瘤（primitive neuroectodermal tumor，PNET）是一种少见肿瘤，常发生于 10 岁以内，多于生后一年内发现。组织学为高级别胚胎性肿瘤，由未分化神经上皮细胞（WHO Ⅳ 级）组成。影像特点表现为大而分界清晰，有混杂信号的大脑半球肿块，并伴发不同程度的周围脑组织水肿（图 8-64）。50%~70% 的病例可见钙化。可发生肿瘤内出血。MRI 上肿瘤实质部分不均匀增强，且弥散受限。治疗方法包括手术切除、化疗和颅脑脊髓放疗。幕上 PNET 一般预后较差，5 年生存率在 30%~35% 之间。

胚胎发育不良性神经上皮瘤

胚胎发育不良性神经上皮瘤（dysembryoplastic neuroepithelial tumor，DNT）是一种大脑皮质的良性肿瘤，组织学来源显示通常其边缘伴有皮质发育异常。DNT 是儿童或成年后癫痫发作的常见原因。

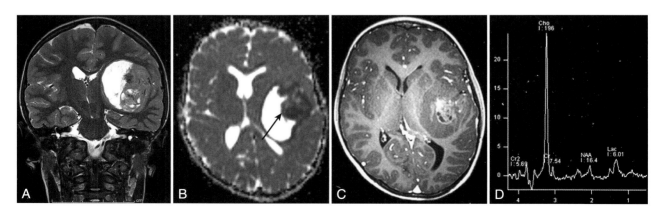

图 8-64 原始神经外胚层肿瘤。6 岁男孩患右侧偏瘫。MR 显示左侧岛叶水平中央可见囊实性混杂信号肿块。注意冠状位 T2WI（A）见低信号灶，实性部分 ADC 图（B）弥散受限（箭），且 T1 增强（C）后，相应处强化。MR 波谱图（D）显示病变实质部分 Cho 峰显著升高，N-乙酰天门冬氨酸峰下降以及少量乳酸峰，与高级别肿瘤相符

60% 的 DNT 发生于颞叶。在 CT 影像上，DNT 表现密度不均，但大多数是脑皮质内分界清楚的分叶状肿块，密度低于脑白质。常在 T1WI 序列上为低信号，在 T2WI 序列上为高信号（图 8-65）。DNT 通常为多囊性或有"气泡状"形态。1/3 的病例可见钙化。DNT 位于外周且生长缓慢，可与颅骨内表层的重塑有关。20%~30% 的 DNT 可呈结节状、斑片状或环状强化。手术切除有临床症状的病变常可以达到治愈，但是偶尔有局部复发。

神经节神经胶质瘤

神经节神经胶质瘤通常是由神经元和神经胶质成分组成的低级别肿瘤。神经胶质成分决定了病变的生物学行为，可发生高级别肿瘤。肿瘤常位于皮质，且常与癫痫发作有关，尤其是病变位于颞叶。神经节神经胶质瘤多数分界清楚，MR 信号多变（图 8-66）。大约 1/3 的肿瘤有钙化，1/3 的肿瘤是囊性，强化程度不一。

脉络丛肿瘤

脉络丛乳头状瘤（choroid plexus papilloma，CPP）是一种良性肿瘤，占脉络丛肿瘤的 85%。在儿童中，典型的 CPP 发生在侧脑室三角区，而成人该肿瘤在第四脑室更为常见。在 CT 上，CPP 表现为分

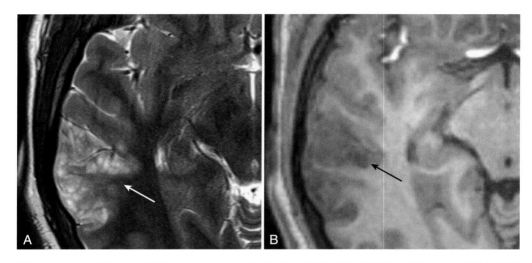

图 8-65 胚胎发育不良性神经上皮瘤（DNT）。男孩 15 岁首次癫痫发作。轴位 T2WI（A）和增强后 T1WI（B）显示右颞叶后外侧浅表可见高信号（"肥皂泡"）、无强化肿块（箭）。尽管此病例的病变无强化，但少数 DNT 可表现出一定的增强

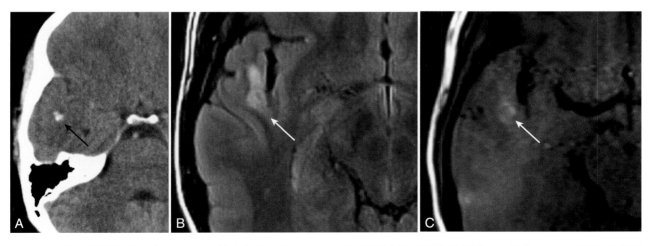

图 8-66 神经节神经胶质瘤 12 岁男孩首次癫痫发作。A. CT 平扫显示右颞叶钙化灶（箭）。B. 轴位 T2WI 显示位于皮质内病变（箭），在 T1WI 上呈稍短 T1（C）信号

叶状、高密度，并可有点状钙化。在 MRI 上，肿瘤在 T1 上呈低信号，在 T2 上呈高信号，且均匀强化（图 8-67）。脉络丛癌（choroid plexus carcinoma，CPC）是起源于脉络丛的恶性肿瘤，其特点是在 CT 和 MRI 上的形态比 CPP 更不均匀，浸润或导致邻近脑组织的水肿（图 8-68）。然而 CPC 可能缺乏侵袭性的特点，可类似良性 CPP 的影像表现。CPP 和 CPC 均可发生颅内或脊柱内软脑膜转移。CPP 手术切

除后，预后极好。CPC 通过手术切除、化疗和放疗等治疗，其 5 年生存率约为 40%。

松果体区肿瘤

　　松果体区肿瘤占所有小儿脑肿瘤的 3%~8%。松果体肿瘤常表现为因脑导水管受压导致的梗阻性脑积水。在松果体区最常见的肿瘤是生殖细胞瘤，其中 65% 是单纯的生殖细胞瘤。生殖细胞瘤

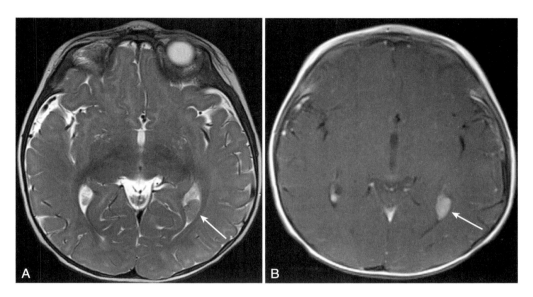

图 8-67　脉络丛乳头状瘤，9 月龄男婴患轻微左侧肢体无力。轴位 T2WI(A) 和轴位增强后 TWI(B) 显示左侧脑室后部枕角一强化肿块（箭）。手术切除证实为脉络丛乳头状瘤

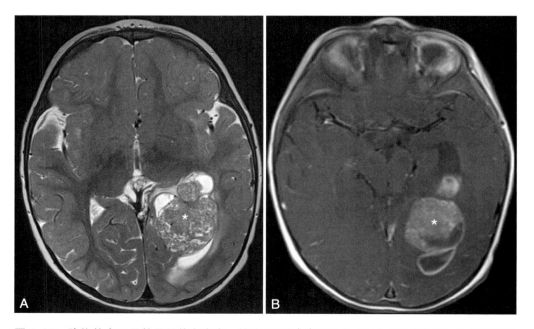

图 8-68　脉络丛癌 7 月龄男婴伴有癫痫。轴位 T2WI(A) 和轴位 T1WI 增强(B) 显示左侧脑室枕角见巨大混杂囊实性（星号）肿块伴脑室周围水肿和不均匀强化。手术切除证实为脉络丛癌

男性多发,约 10∶1 的占比。生殖细胞瘤在 CT 上表现为高密度,在所有 MR 序列均与大脑灰质呈等信号,可明显强化(图 8-69)。生殖细胞瘤可向前生长突入第三脑室的底部。垂体漏斗可同步出现病变。多达 36% 的生殖细胞瘤患者可见软脑膜播散。对放射治疗反应趋向很好。

畸胎瘤(teratoma)是松果体区常见的非生殖细胞起源的生殖细胞肿瘤。因其包含脂肪、囊变和钙化,故在所有影像表现上都是不均匀的(图 8-70)。松果体实质细胞肿瘤,如松果体母细胞瘤和松果体瘤在儿童中要比生殖细胞瘤少见很多,但偶见于青少年。

松果体囊肿常为脑部影像检查中意外发现。20~30 岁时发病率增加。如果囊肿小于 1cm 且无不典型征象,可不需要进一步的影像随访。

蝶鞍和鞍旁肿瘤

颅咽管瘤

颅咽管瘤(craniopharyngioma)是一种组织学上良性、但局部具有侵袭性的低级别肿瘤,起源于蝶鞍和鞍旁区域 Rathke 囊的外胚层残留物。颅咽管

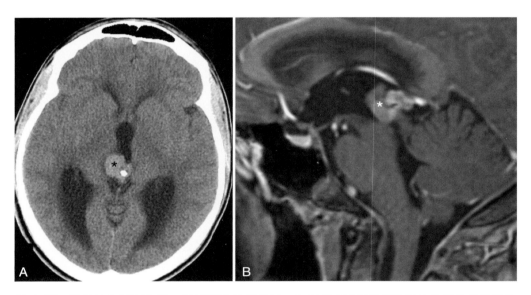

图 8-69　松果体生殖细胞瘤。17 岁男孩头疼 2 周。A. 轴位 CT 平扫显示局灶性钙化的松果体区肿块(星号)导致急性脑积水。B. 矢状位 T1 增强显示不均匀强化肿块阻塞了脑导水管。病灶切除后,病理证实为生殖细胞瘤

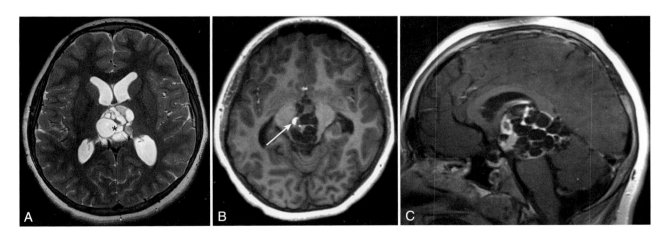

图 8-70　松果体畸胎瘤。12 岁男性伴有头痛和复视。A. 轴位 T2WI 显示 A 图松果体区多囊性肿块(星号)。B. 轴位 T1WI 增强后显示其内局灶点状短 T1 信号(箭),提示脂肪。C. 矢状位 T1 增强后显示分隔强化。活检证实为畸胎瘤

瘤占所有儿童中枢神经系统肿瘤的 3%~10%。颅咽管瘤有两个发病高峰,10 岁以内和 50 岁时。临床上颅咽管瘤可伴有身材矮小。

颅咽管瘤以囊性和实性混合为影像学特点(图 8-71)。在 CT 上,90% 的颅咽管瘤有钙化。MRI 在 T1WI 上,局部信号增加提示囊肿内蛋白质含量增加或囊内出血。手术切除是其治疗方法,但由于肿瘤与基底部血管结构的粘连,很难完全性切除肿瘤。受累血管形成动脉瘤样扩张是外科手术的晚期并发症,可能与手术时血管外膜的损害有关。放疗在治疗中也起作用。5 年无复发生存率接近 87%,但次全切除术时会下降到不足 50%。

Rathke 囊肿

Rathke 囊肿,同颅咽管瘤一样,是由胚胎时期 Rathke 囊残留所致。Rathke 囊肿常起源于蝶鞍内,但可延伸进入鞍上池。同颅咽管瘤一样,该囊肿常表现 T1WI 高信号,但较颅咽管瘤囊肿信号低。与颅咽管瘤不同的是,Rathke 囊肿不伴有钙化和囊壁增强。

视交叉 / 视神经 / 下丘脑胶质瘤

视神经胶质瘤(optic pathway glioma,OPG)占幕上肿瘤的 15%。患者常出现视力受损。双侧 OPG 是 NF-1 的特征性病变。总体而言,所有 OPG 中有 20%~50% 的患者有 NF-1。肿瘤可累及视神经、视交叉、视束、膝状体或视辐射。

OPG 在 T1WI 上是等信号或低信号,在 T2WI 上为混杂高信号。大多数(但不是全部)肿瘤增强后强化。在治疗过程中可形成囊肿,并随时间可增大或变小。囊肿常不会影响或干预治疗的改变,除非囊肿的占位效应产生了明显的症状。

OPG 的临床进程差异很大。肿瘤可非常缓慢生长或具有侵略性。下丘脑的毛细胞型星形细胞瘤很少发生转移,但在 2 岁以下儿童下丘脑的毛细胞星形细胞瘤或毛细黏液样星形细胞瘤可能发生转移。治疗基于临床症状。常用外科手术和辅助疗法相结合的方法。

生殖细胞瘤　生殖细胞瘤有时因浸润垂体漏斗部引起中枢性尿崩症。与松果体区生殖细胞瘤一样,男性患者占大多数。鞍上区生殖细胞瘤最常见,漏斗部增厚或有明显肿块(图 8-72)。当漏斗柄受肿瘤的浸润,正常垂体后叶光点状高信号会消失。有时垂体后叶光点状高信号消失是在中枢性尿崩症患者中唯一可见的异常。这些患者应进行一系列的影像学检查来监测,由于在一段时间内漏斗柄的增厚进展非常缓慢。应仔细寻找在松果体区或软脑膜是否存在扩散引起的同步病变。生殖细胞瘤对放射性治疗效果明显。

下丘脑错构瘤

下丘脑错构瘤(hypothalamic hamartoma)是非肿瘤性病变,但在下丘脑处形成肿块样病变,并可引起痴笑样癫痫发作(突然发出不恰当的笑声)或性早熟。错构瘤在所有 MR 序列上都与大脑灰质的信号强度相似,且无强化(图 8-73)。与该病相关的嗅球缺失,临床可诊断为卡尔曼综合征(Kallmann syndrome)。

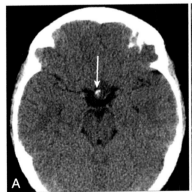
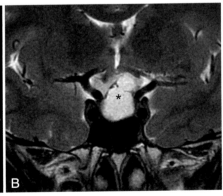
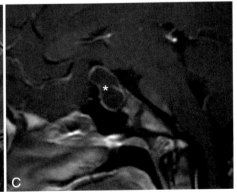

图 8-71　颅咽管瘤 12 岁男孩伴有头痛和视力改变。A. 轴位 CT 扫描显示鞍上区低密度肿块伴局部钙化(箭)。冠状位 T2WI(B)和矢状位 T1WI(C)增强后显示一囊性为主、边缘强化的肿块(星号)填充于蝶鞍,并延伸至鞍上池。病变切除后证实为颅咽管瘤

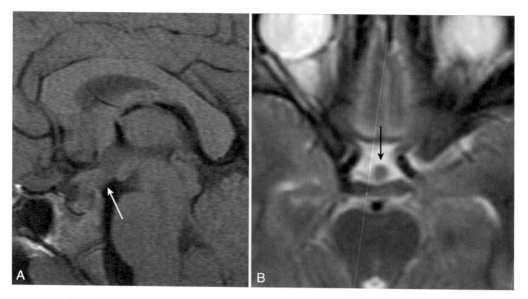

图 8-72　垂体生殖细胞瘤。7 岁男孩有尿崩症。矢状位 T1WI（A）和轴位 T2WI（B）MRI 显示，漏斗部增厚（箭），垂体后叶光点高信号消失

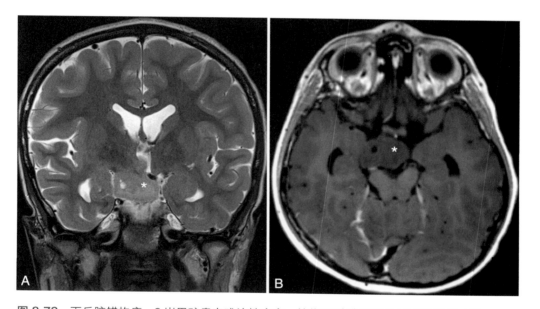

图 8-73　下丘脑错构瘤。6 岁男孩患有难治性癫痫。轴位 T2（A）和轴位 T1（B）增强后显示无强化的肿块（星号）累及下丘脑并向下延伸，填充鞍上池、桥前池和第三脑室。该肿块在所有序列上信号均接近正常大脑灰质

垂体腺瘤

　　垂体腺瘤（pituitary adenoma）在儿童中并不常见，偶见于青少年。与成人腺瘤一样，微腺瘤可导致激素分泌增多，其中引起催乳素分泌增加的病变类型最常见。在影像学上，腺瘤的尺寸大小不一，但强化常低于周围垂体组织。瘤内出血罕见，但可引发垂体卒中的症状。

后颅窝肿瘤

髓母细胞瘤

　　髓母细胞瘤（medulloblastoma）是儿童期常见的后颅窝肿瘤，占所有后颅窝肿瘤的 30%~40%，约占所有儿童颅脑肿瘤的 15%~20%。髓母细胞瘤是 6~11 岁儿童中最常见的脑肿瘤。髓母细胞瘤是

非常原始的、未分化的小圆细胞组成的高度恶性肿瘤。所有亚型均归类为 WHO Ⅳ 级。

在儿童中，髓母细胞瘤好发起源于下蚓部并长入第四脑室，导致阻塞性脑积水（图 8-74）。髓母细胞瘤在 CT 上常为高密度。MRI 表现多样，但在 T2WI 上肿瘤相对大脑常表现为稍低信号。增强后肿瘤可表现出均匀强化、不均匀强化或无强化。钙化的发生率约为 20%，囊性变或坏死的发生率高达 50%。髓母细胞瘤相对于脑实质常显示弥散受限。MRS 表现为侵袭性类型，伴有 Cho 峰升高，NAA 峰显著降低。MRS 也可显示牛磺酸峰升高。

确诊髓母细胞瘤时发现有 CSF 转移的概率为 25%~30%。脑部和脊柱的增强 MRI 是转移最敏感的影像检查。髓母细胞瘤的治疗方法包括手术、放疗和化学疗法。预后不良的指标包括手术切除不完整，c-erbB-2（HER2/neu）致癌基因表达以及诊断时存在 CSF 转移。无转移、HER2 阴性并肿瘤完整切除的患者 5 年生存率接近 100%。肿瘤不能完全切除并存在 HER2 表达和确诊时存在转移的患者，其 5 年生存率为 24%。

小脑星形细胞瘤

小脑星形细胞瘤（cerebellar astrocytoma）是继髓母细胞瘤之后第二常见的后颅窝肿瘤。40% 的星形细胞瘤发生于小脑，其中 70% 是青少年毛细胞型星形细胞瘤（juvenile pilocytic astrocytomas，JPA）。

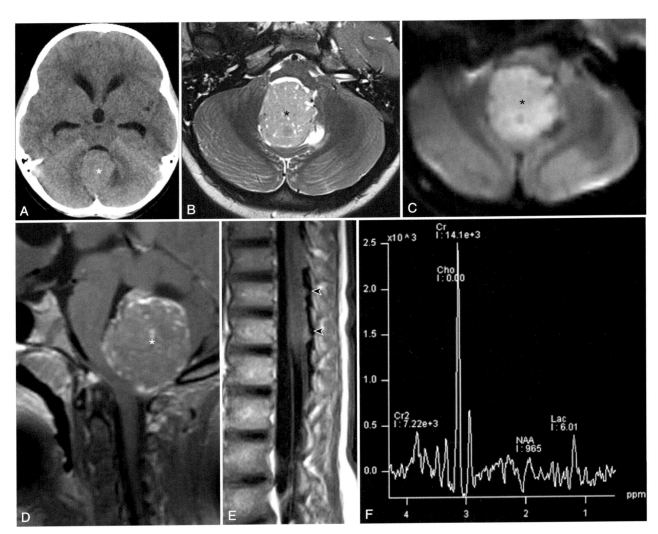

图 8-74　髓母细胞瘤。8 岁男孩有近 6 周的头痛和呕吐病史。A. CT 显示一高密度肿块（星号）位于颅窝中央第四脑室。B. 轴位 T2WI，（C）弥散加权，（D）T1WI 增强后显示不均匀性肿块（星号），T2 序列上信号较大脑灰质为稍低信号，病灶弥散受限呈不均匀性强化。E. 脊柱 T1WI 增强后显示有软脑膜播散（箭头）。F. MRS 显示为侵袭性肿瘤波谱，表现为 Cho 峰极高，NAA 峰低伴有乳酸

JPA 可发生在小脑蚓部或小脑半球。后者在较小儿童中更常见。JPA 可以是囊性、实性或伴有中心坏死的实性肿瘤。囊性病变通常在囊壁上有一个实性的"壁挂样"结节。周围水肿程度不一。小脑星形细胞瘤在 CT 和 MRI 上表现各异。在囊性病变中,壁结节增强后常出现明显强化(图 8-75)。JPA 的弥散率高(图 8-76)。患有囊性 JPA 的患者预后很好。实体瘤或未完全切除肿瘤的患者预后需严格监控。

非典型畸胎瘤样瘤

非典型畸胎瘤样瘤(atypical teratoid rhabdoid tumor,ATRT)是一种高度恶性的肿瘤,多发于生后头 3 年,占所有儿科肿瘤的 2%。大部分肿瘤发生于桥小脑角,但也可能出现在脊柱、松果体和鞍上区。在后颅窝中的影像表现与髓母细胞瘤相似,但是当在幼儿中发现侵袭性肿瘤或瘤内明显出血时,必须高度考虑 ATRT 的可能(图 8-77)。尽管近几

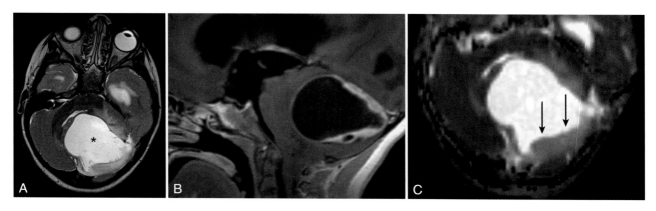

图 8-75　小脑青少年毛细胞型星形细胞瘤。2 岁女孩患有共济失调。A. 轴位 T2WI 显示一个较大囊性为主的肿块(星号)。B. 矢状面 T1WI 显示肿块周围实质部分明显增强。C. 轴位弥散成像的弥散系数(apparent diffusion coefficient,ADC)图显示囊肿内部高弥散性,边缘肿瘤实质 ADC 稍增高(箭)

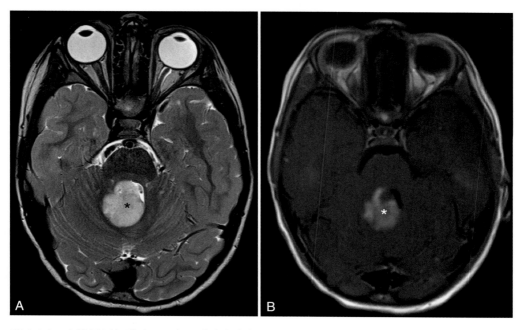

图 8-76　小脑星形细胞瘤。2 岁男孩头向左侧倾斜。A. 轴位 T2WI 成像显示一实性的、稍高信号肿块(星号),并在(B)增强后 T1WI 显示强化

年生存率有所提高,但总体来说 ATRT 患者的预后很差,生存期在 2 周至 11 个月之间。

室管膜瘤

　　幕下室管膜瘤(infratentorial ependymoma)占儿童所有后颅窝肿瘤的 8%~13%。室管膜瘤有两个发病高峰:1~5 岁以及 30~40 岁。后颅窝室管膜瘤源自第四脑室延髓部分内衬的室管膜。其特征不是直接侵入髓质,而是通过 Luschka 孔和 Magendie 孔向外生长进入桥小脑角、脑干周围脑池以及颈延髓连接部。

　　室管膜瘤在 CT 上与大脑灰质等密度。多达

50% 肿瘤存在点状钙化。在 MRI 上倾向 T1WI 低信号和 T2WI 等信号,以及不均匀性强化(图 8-78)。肿瘤内信号不均匀及其通过第四脑室出口孔向外生长的方式高度提示室管膜瘤。预后与手术切除的程度有关,完全手术切除的患者 3 年生存率超过 80%。

脑干胶质瘤

　　脑干胶质瘤(brainstem glioma)占所有小儿中枢神经系统肿瘤的 15%,占幕下肿瘤的 30%。根据脑干胶质瘤的解剖位置又可分为中脑、脑桥和延髓部病变,每种病变都有其各自不同的组织学和生物学行为。

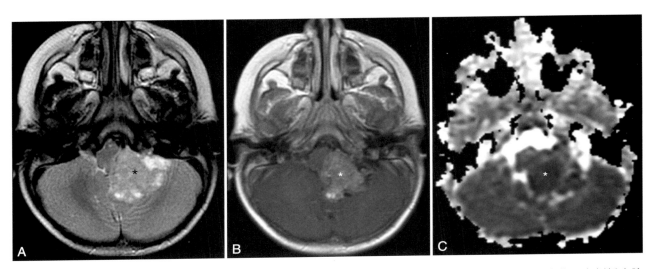

图 8-77　非典型畸胎瘤样瘤。1 岁患儿意识模糊。轴位 T2(A)和轴位 T1(B)WI 增强后显示强化的肿瘤位于左侧桥小脑角中央(星号)。C. ADC 图因病变内细胞致密,显示扩散受限

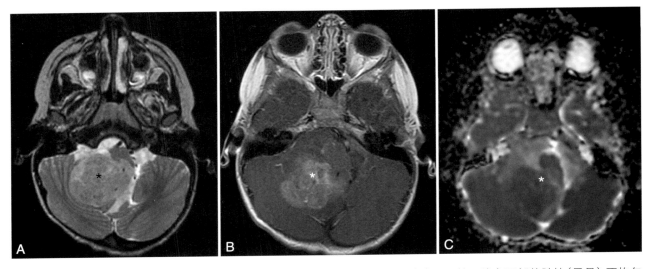

图 8-78　室管膜瘤 30 月龄女孩伴有进行性共济失调。轴位 T2(A)和 T1WI(B)显示第四脑室下部的肿块(星号),不均匀性强化,并通过右 Luschka 孔向外生长。C. 较正常脑实质弥散无明显降低

中脑肿瘤通常是极良性的缓慢生长的肿瘤,并且预后良好。中脑胶质瘤可堵塞导水管引起继发脑积水。通常需通过脑室分流术或第三次脑室造口术来治疗脑积水。中脑胶质瘤通常不会增长,并且几乎不需要任何额外的手术、化疗或放疗(图 8-79)。

脑桥是脑干肿瘤最常出现的部位。脑桥胶质瘤的典型临床表现为患儿出现新发脑神经麻痹(特别是第 VI 脑神经)、锥体束征和小脑病变征象。脑桥胶质瘤大多为弥漫性浸润的侵袭性肿瘤,预后较差。脑桥胶质瘤侵犯脑桥,并填充桥前池。其常延伸进入小脑中脚,也常累及延髓和脑干尾侧。脑桥胶质瘤在 CT 上为低密度,在 T1 上低信号,在 T2 和 FLAIR 序列上为高信号(图 8-80)。在治疗过程中最常出现强化和坏死,初次影像这些表现不常见。脑桥胶质瘤预后极差,2 年生存率仅为 7%。局灶性脑桥胶质瘤较弥漫浸润性胶质瘤预后好,但明显少见于后者。

延髓胶质瘤多为毛细胞型星形细胞瘤。该肿瘤常发生于颈延髓连接部,并向尾部生长进入脊髓和向嘴端延伸至脑桥延髓连接部(图 8-81)。脑桥延髓连接部的交叉纤维阻止了肿瘤向嘴端的进一步生长,肿瘤从背面生长进入第四脑室,在 MRI 上形成"蛋筒冰激凌"样的影像。同其他部位的毛细胞型星形细胞瘤一样,延髓胶质瘤含水量较高且缺乏血脑屏障,在 T2WI 序列上表现为显著高信号和明显强化。

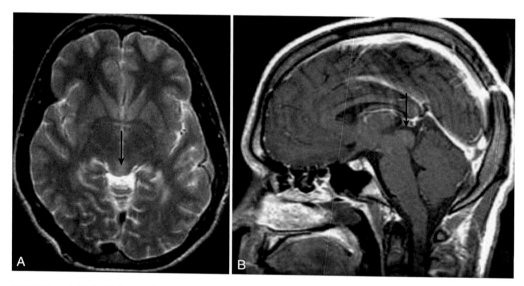

图 8-79 中脑胶质瘤,17 岁女孩患有头疼。横断面 T2 加权(A)和矢状面增强后 T1 加权(B)成像显示一个未增强的肿块使顶盖区扩张(箭)

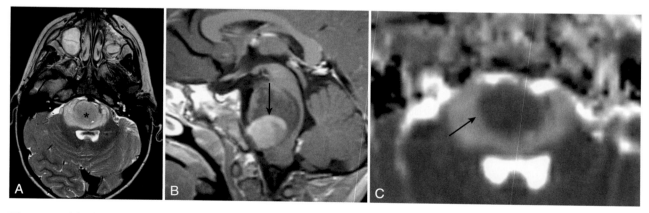

图 8-80 脑桥胶质瘤。2 岁男孩有左侧肢体乏力。A. 轴位 T2WI 显示脑桥中央一膨胀性肿块(星号)。B. 矢状位 T1WI 增强后肿块下部强化(箭)。需注意的是强化仅见于小部分脑桥胶质瘤,在治疗后更常见。C. ADC 图上,结节下部分显示弥散受限(箭)

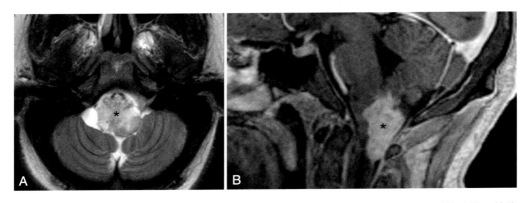

图 8-81　延髓胶质瘤。19 岁男性,完成头部 MRI 检查以评估脑震荡,意外发现延髓处肿块。轴位 T2WI(A)和矢状位 T1WI(B)增强后显示肿块强化(星号),位于延髓后侧部。病理证实为低级别胶质瘤

血管疾病

卒中

卒中定义为神经功能缺陷持续超过 24h。可由局部缺血或出血引起。卒中是儿童死亡的十大原因之一。儿童卒中的诱发因素与成人卒中的原因大不相同(表 8-6)。

胎儿和新生儿卒中

宫内或围生期卒中可在胎儿影像中,或者儿童期出现局部神经功能缺陷或发育迟缓时发现。卒中的危险因素涉及母亲、胎盘和胎儿,但 50% 的患儿病因不确定。最常见的产前影像学改变有实质内出血、空洞形成和脑室扩张。产前卒中最常见的原因是脑室周围静脉出血性梗死,也发生局部动脉缺血性卒中和全脑缺血性脑损伤。

新生儿局灶性卒中应与弥漫性缺氧缺血性脑损伤区别。新生儿动脉缺血性卒中会导致动脉分布区域局部的缺血坏死,多数发生在大脑中动脉(middle cerebral artery,MCA)范围,且常见于左侧。梗死很可能源于栓子。新生儿动脉缺血性卒中与先天性心脏病、凝血障碍、脱水和败血症有关。临床表现通常无特异性,包括癫痫发作。急性发作期头部超声检查可能是阴性。MRI 弥散成像显示动脉区域的弥散降低,是缺血性梗死最早的影像表现。

新生儿静脉卒中的危险因素包括脱水、败血症、窒息、母亲糖尿病和血栓形成。临床表现不典型,可能包括嗜睡、癫痫或 ICP 升高的表现。CT 可

表 8-6　儿童卒中的原因

心源性	• 先天性心脏病
	• 心脏瓣膜病
	• 心内赘生物
	• 心肌炎
	• 心脏手术
脑血管病变	• 中枢神经系统感染
	• 先天性血管畸形
	• 胶原血管病
	• 原发性血管炎
	• 创伤
	• 动脉夹层
凝血障碍	• 蛋白 C 或 S 缺乏
	• 抗凝血酶 III 缺乏
	• 抗心磷脂抗体
	• 狼疮抗凝物
	• 红细胞增多症和高黏血症
烟雾病	• 特发性
	• 继发性(镰状细胞病、NF-1、鞍上区放疗)
代谢性疾病	• 法布里病
	• 高同型半胱氨酸血症
	• 埃勒斯 - 当洛综合征(Ehlers-Danlos syndrome) IV 型
静脉 / 窦内血栓形成	• 感染
	• 脱水
	• 高凝状态
	• 化疗
	• 医源性

显示在所累及的静脉、硬脑膜静脉窦中的高密度血凝块或急性实质性出血。MRI 是确诊和评估损伤范围的最佳方式。

儿童期卒中

在一个月以上年龄的儿童中，卒中的发生率大概为每 100 000 人中有 2.4 名患者。病理上可有动脉缺血性卒中，包括血栓性疾病（来自颅内或颅外血管、先天性心脏病或心脏手术）、动脉疾病（包括烟雾病、镰状细胞病和血管炎）和高凝状态（如蛋白 C 或 S 缺乏）。仅有不到一半的病例可发现病因。脱水、中耳炎和鼻窦炎是儿童静脉卒中的主要危险

因素。

CT 常是儿童卒中最先进行的影像检查方式，但对急性卒中的敏感性有限。偶尔可见有急性血管内血栓的高密度动脉（图 8-82）。几个小时和几天后，在累及的区域发展为大脑灰白质分界模糊，脑沟逐渐消失和密度减低。脑软化和体积缩小需要数月才能在 CT 上显现出来。动脉缺血性卒中在儿童中很少见。

在静脉卒中，如新生儿一样，CT 可能显示在受累静脉或硬脑膜静脉窦内存在高密度血凝块。儿童脑实质出血，静脉性脑梗死比动脉性梗死更常见（图 8-83）。

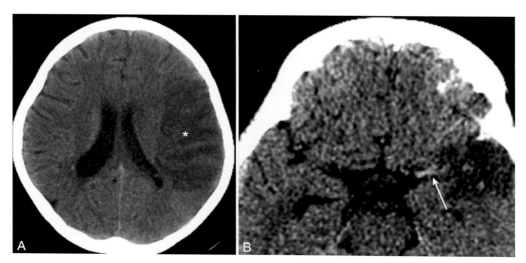

图 8-82 左侧大脑中动脉（MCA）梗死 10 岁男孩心脏移植术后行 ECMO，出现右侧肢体乏力。A、B. 轴位 CT 平扫显示左侧 MCA 区脑组织肿胀和灰白质分界模糊，与亚急性梗死表现一致（星号），左侧 MCA 内可见高密度血栓（箭）

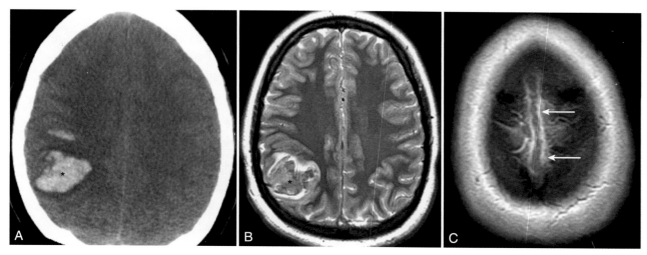

图 8-83 静脉梗死。17 岁患者头疼。A. 轴位 CT 平扫显示右侧中央沟区脑出血（星号）。B. 轴位 T2WI 显示出血（星号）伴周围水肿。C. 增强后 T1WI 成像显示，上矢状窦可见充盈缺损（箭），提示静脉窦和皮质静脉内血栓形成，导致脑实质静脉出血性梗死

急性动脉卒发病数小时内，MRI 的敏感性和特异性明显优于 CT。DWI 是超急性期中最敏感的序列，在发病后数分钟内即可出现明显的弥散受限。在 6~12h 内，梗死会进展为 T2 高信号。数天到数周内在 T1WI 上可见条状高信号带，提示脑皮质层状坏死。出血性卒中在 GRE 或 SWI 上容易显示，但儿童比成人要少见的多。可以使用 MRA 和 MRV 分别对动脉和静脉系统进行成像。在一些患者中，可能需要 CTA 和 CTV 来阐明或佐证 MRA 和 MRV 的影像表现。

烟雾病

烟雾病（moyamoya vasculopathy）是指一种表现为颈内动脉末端狭窄或闭塞并伴基底和软脑膜侧支血管形成为典型特点的异常血管病变。基底侧支血管显著是其命名为烟雾的原因，"moyamoya"来自日语，翻译成英语意为"像烟一样悬在空中的朦胧之物"（图 8-84）。烟雾（moyamoya）是一个描述性术语，并不表示特定的病因。烟雾样改变可见于原发烟雾病（亚裔患者中更常见），也与其他疾病有关，如 NF-1、后颅窝脑畸形、血管瘤、动脉畸形、心脏畸形和主动脉缩窄、眼球和内分泌异常、PHACES 综合征、唐氏综合征或 SCD 和鞍上区放疗后。梗死可位于血管分水岭区域的脑白质内，或位于脑皮质内。

镰状细胞病

镰状细胞病可导致儿童卒中的风险增加 200~400 倍。僵硬的、镰刀样红细胞可引起血管闭塞，或异常的红细胞可附着在颅内动脉壁上，破坏血管内膜并导致进行性多灶性动脉纤维化和狭窄。这种动脉病好发于颈内动脉末端，是导致烟雾样血管病变的主要原因之一。

SCD 的儿童应每 6 个月进行经颅多普勒超声检查。ICA 末端和近端 MCA 的收缩期峰值速度异常升高（>200cm/s），是输血的指征，其可降低多达 92% 的卒中风险。

在影像学上，SCD 患者的急性脑梗死常见有慢性多灶性脑萎缩改变的背景。MRA 显示动脉狭窄-闭塞性疾病，以及来源豆纹动脉和丘脑穿支动脉（thalamoperforator）形成的多个微小侧支血管。需要特别注意的是，SCD 的镰状细胞和贫血都会导致血管分叉部血流的湍流增加，且湍流可导致 MRA 信号丢失产生伪影，类似血管狭窄改变。有时 MRA 扫描中使用长回波，信号丢失的伪影问题会更明显。

缺氧缺血性脑病

足月儿全身缺氧缺血会导致新生儿缺氧缺血性脑病（hypoxic-ischemic encephalopathy，HIE）。损伤的方式是多种多样，取决于诱发缺血和继发再灌注损伤的严重程度和持续时间。中心高代谢结构，包括那些有活跃髓鞘形成的结构，在血供突然中断时最容易受损。特别是腹侧丘脑、背外侧豆状核、后中脑、小脑蚓部、海马、外侧膝状体、中央沟回旁大脑皮质和视辐射尤其容易受到影响。在一些病例中，缺血时间较长，但严重程度较轻，代偿性通路为代谢活跃区域提供了相对保护，也影响了大脑皮质和白质的灌流导致分水岭区损伤。

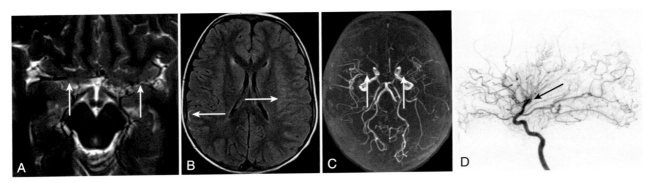

图 8-84　烟雾病。6 岁男孩有慢性头痛。A. 轴位 T2WI 成像显示大脑中动脉正常流空信号消失（箭），伴周围侧支血管生成。B. 轴位 FLAIR 序列显示脑沟内高信号（箭）是由软脑膜血管内缓慢血流引起的（"常春藤征"）。C. MRA 3D-TOF 显示双侧大脑中脑动脉（箭）和大脑前动脉的增强血流减少。D. 左侧颈内动脉造影的侧位图显示颈内动脉（ICA）末端（箭）重度狭窄，基底血管模糊，烟雾样侧支血管，大脑中动脉分支充盈延迟，大脑前动脉未见显影

超声和 CT 对发现缺血性的早期改变都不敏感。MRI 为婴儿 HIE 疑似病例提供了更敏感和更特异的影像检查。前 72h 内影像学检查可能会低估受损的程度,因为 HIE 的损伤会在开始的几天内逐步发展。HIE 累及深部灰质核团(图 8-85)或大脑皮质(图 8-86)时,影像学特点为 T2WI 上的异常高信号和相关区域弥散受限。损伤常为对称性,对不熟悉新生儿髓鞘正常形成方式的医师可能难以发现。HIE 的 MRS 特点是出现乳酸(Lac)峰升高和 NAA 降低。最近,怀疑有 HIE 的婴儿开始接受低体温治疗。低体温治疗可使 MRI 影像表现正常或延迟出现典型的 HIE 改变。

早产儿脑白质损伤 / 脑室周围白质软化

早产儿脑白质损伤是由复杂的血流动力学因素相互作用和其他刺激因素所导致的,例如羊膜炎、胎龄小于 35 周早产。术语“脑室周围白质软化症”已不再常用,因为在血管不成熟的区域,脑室周围白质软化症与低灌注有关。目前认为导致脑室周围白质损伤的原因更复杂,术语“早产儿脑白质损伤”更为恰当。急性期患病的婴儿接受超声检查,可能发现脑室周围白质回声增强。MRI 在急性期常表现为正常或稍有异常,这是因为在早产儿的脑室周围未完成髓鞘化的脑白质 T2 信号相对较长。DTI 在脑白质连接部信号可能会降低。损伤早期脑白质的弥散受限征象偶有报道。早产儿的脑白质损伤慢性期有典型表现,有脑室周围脑白质容量减少,尤其是脑室顶部周围,侧脑室边缘不规则,脑室周围白质信号异常,以及胼胝体变薄(图 8-87)。由于早产儿围生期护理水平的提升,以前比较常见的脑室周围囊肿,已经不那么常见了。

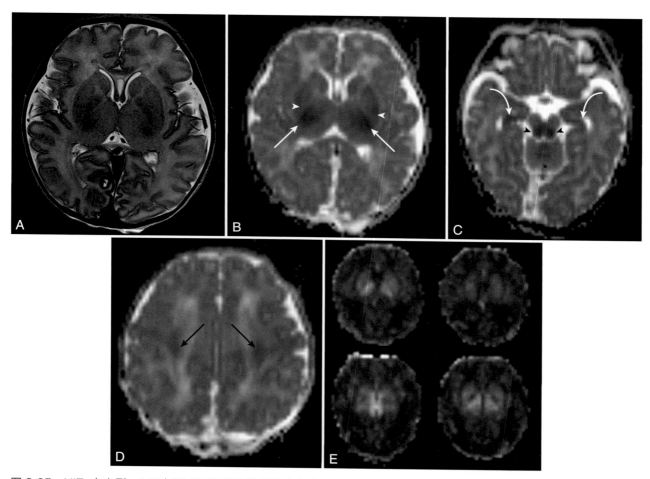

图 8-85 HIE,中央型。1 天女婴,孕 37 周急诊剖宫产出生,APGAR 评分在 0min、10min 时均为 0 分。A. 轴位 T2WI 显示腹侧丘脑信号轻微升高。(B-D)ADC 图显示腹侧丘脑(白箭)、豆状核后部(白箭头)、放射冠(黑箭)、背侧脑干(黑箭头)、小脑蚓部(星号)和海马(弯曲的白箭)弥散明显受限,与继发于缺氧 / 缺血的中央型广泛损伤相符。(E)这些区域由于充血再灌注,在动脉自旋标记(ASL)灌注成像上表现为高灌注状态

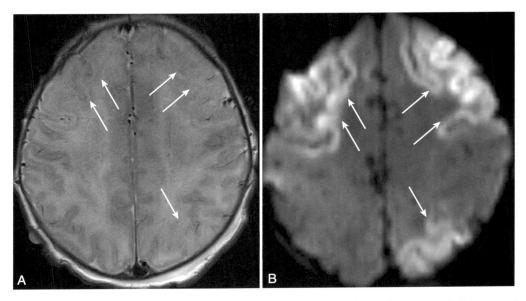

图 8-86　HIE，皮质型。足月儿存在围生期反应低下。轴位 T2（A）和轴位 DWI（B）成像显示双侧额叶和左侧顶叶皮质梗死灶（箭）。梗死主要分布于血管分水岭区域

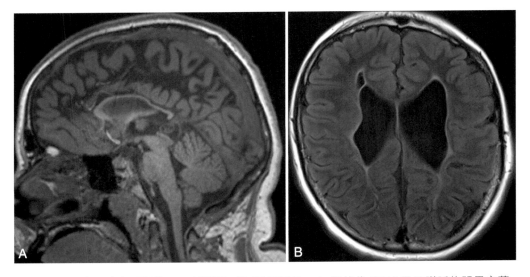

图 8-87　早产儿脑白质损伤。14 岁男孩，孕 33 周出生。A. 矢状位 T1WI 显示胼胝体明显变薄。B. 轴位 FLAIR 显示双侧脑白质容量缩小，脑室周围白质信号异常，侧脑室不规则边缘形成向外真空样突出

生发基质出血

生发基质在胚胎发生早期形成，是神经胶质和神经元分化增殖的过渡带。细胞从这里向周围迁移，发育形成大脑。此处细胞密集，血管丰富。生发基质的血管壁薄，易出血。

在妊娠中期末，生发基质开始退化。在第 32 周时，仅可见于丘脑尾状核沟内。到妊娠 36 周时生发基质已基本消失，在这个年龄以上的出血，可

能性很小。

生发基质出血也称为早产儿出血性脑损伤。在 28~32 周的早产儿中，67% 的病例存在生发基质出血。根据确诊时出血的程度，可将生发基质出血分为四个等级（图 8-88 和表 8-7）。

Ⅰ级和Ⅱ级的发病率和死亡率较低，而Ⅲ级和Ⅳ级的死亡率较高，幸存者有并发严重神经发育不良的风险。如果出现脑积水，可能需要进行 CSF 分流。在Ⅳ级出血中，静脉梗死会导致脑萎缩以及额

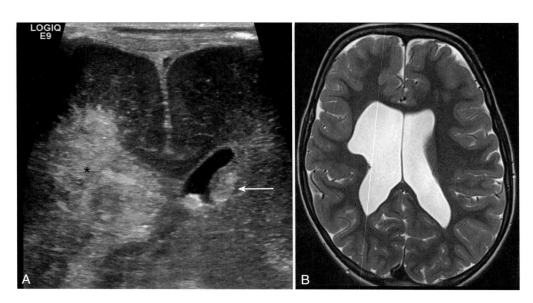

图 8-88　生发基质出血。2 日龄男婴,孕 26 周出生。A. 冠状面超声显示继发于双侧生发基质出血的脑积水;右侧Ⅳ级伴脑室周围出血性静脉梗死(星号),左侧Ⅰ级(局限于丘脑尾状核沟内回声增强)(箭)。B. T2WI 显示由于先前脑室周围的出血性静脉梗死引起的侧脑室慢性向外真空样扩张

表 8-7　生发基质出血的分级

级别	定义
1	出血仅局限于生发基质内
2	脑室内出血不伴脑室扩张
3	脑室内出血伴脑室扩张
4	脑实质出血(与静脉性梗死相关)

叶后部 / 顶叶前部的脑穿通性囊肿形成。

血管畸形

血管畸形是先天性血管发育异常性疾病,可在出生后数月至数年后发病。临床上颅内血管畸形根据其血管组成成分和血流动力学进行分类。

高流量血管畸形

高流量血管畸形的形成是由于绕过正常毛细血管网的动脉和静脉之间存在异常交通所致。在动静脉瘘(arteriovenous fistula,AVF)中,供血动脉通过较大可见的连接直接与引流静脉相通。在动静脉畸形(arteriovenous malformation,AVM)中,供血动脉通过团簇样的畸形血管与引流静脉连通。根据其解剖位置,AVF 和 AVM 进一步分为硬脑膜、蛛网膜下腔(盖伦静脉)、软脑膜和实质内病变。

高流量血管畸形的临床表现多种多样,包括高输出性心力衰竭、静脉高压和 / 或窃血现象所致的脑缺血、癫痫和脑积水。

硬脑膜高流量血管畸形多在产前或新生儿期出现,是导致充血性心力衰竭的原因之一。病灶的供血动脉来自脑膜动脉,并引流至硬脑膜静脉窦(图 8-89)。

盖伦静脉畸形(vein of Galen malformation,VOGM)是一种动静脉交通异常,由原始脉络膜动脉弓连接到动脉瘤样扩张的前脑内静脉(正常盖伦静脉的胚胎前体)。分流量较大的 VOGM 可能导致胎儿或新生儿充血性心力衰竭。流量较低或分流较少的 VOGM 常在婴儿期因慢性静脉高压导致脑积水或脑缺血后,才会出现症状(图 8-90)。

软脑膜 AVF/AVM 由大脑前、中或后动脉的分支与沿着大脑表面的皮质静脉之间形成异常交通组成。由于皮质静脉缺乏支撑结构而逐渐扩张,常导致静脉曲张出血。

脑实质高流量 AVM 与成年人类似。病变由穿过脑实质的动脉和静脉之间的异常交通支构成。症状通常与病变的解剖位置相关,高输出性心力衰竭少见。静脉血可通过浅静脉或深静脉系统引流。

高流量病变的影像学检查旨在描述病变的特征和发现并发症。硬脑膜 AVF 和 AVM 在超声或 MRI 上表现为中线外伴脑膜动脉增大的血管肿块。

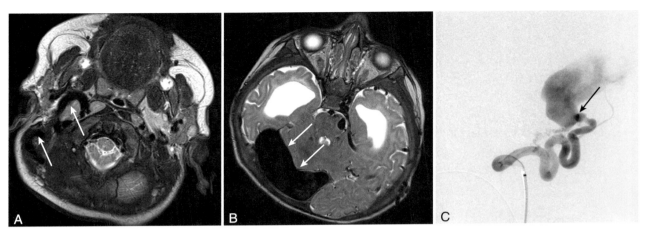

图 8-89　硬脑膜动静脉瘘（DAVF）。五月婴儿有头围增大伴听诊时杂音。A. 轴位 T2WI 显示颅底枕动脉扩张（箭）。B. 通过后颅窝的轴位 T2WI 可见右横窦显著增大（多箭）。C. 选择性右枕动脉血管造影侧位图显示瘘位于枕动脉与横窦、乙状窦交界部（箭）

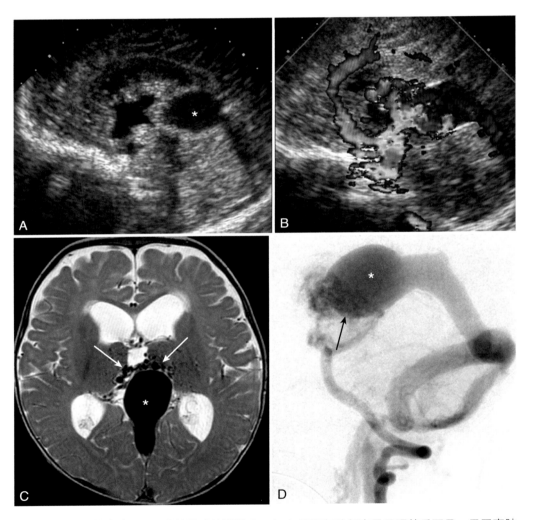

图 8-90　盖伦静脉畸形。6 月龄男孩头围增大。A. 矢状面灰阶超声显示顶盖后可见一无回声肿块（星号）。B. 矢状面彩色多普勒超声图显示该肿块血流丰富。C. 横轴位 T2WI 成像显示前脑内静脉（星号）和沿前表面静脉曲张样的动静脉畸形的流空信号（多箭）。D. 左椎动脉血管造影侧位证实团簇样血管比邻（箭）曲张样前脑内静脉（星号）

VOGM 在彩超上表现为中线上血流增多的血管肿块。软脑膜 AVF/AVM 通常会引起出血，并在影像中显示大量浅表静脉扩张。脑实质 AVM 则是脑实质内异常血管成团纡曲。高流量血管畸形的治疗取决于病灶的类型和位置。某些畸形适合于血管内介入治疗，而另一些则需要外科手术、放射治疗或多种方法联合治疗 (图 8-91)。

低流量血管畸形

低流量血管畸形由畸形的、有内衬上皮细胞的、充满血液的血管结构组成，包括毛细血管扩张症 (capillary telangiectasias)、海绵状血管瘤 (cavernomas) 和发育性静脉异常 / 畸形 (developmental venous anomaly，DVA)。

毛细血管扩张症由扩张的毛细血管组成。毛细血管扩张常见于脑桥被盖，临床上常无症状，偶由 MRI 检查发现，表现为 T2 上点状稍高信号影，无占位效应，增强后稍有强化。

海绵状血管瘤是位于内衬血管内皮细胞间隙内的静脉血积聚。可以是单发或多发。偶见家族性海绵状血管瘤。海绵状血管瘤可无症状，也可因出血或占位效应而出现症状。在 GRE 或 SWI 上，病变区域以信号缺失和磁敏感伪影为特征。由于含铁血黄素沉积，在 T1 和 T2WI 序列上可见边缘低信号 (图 8-92)。

发育性静脉异常 / 畸形 (DVA) 是正常脑实质内的异常静脉，常无症状，但会产生出血，特别是与海绵状血管瘤有关时。在 CT 或 MRI 的增强扫描上，DVA 表现在扩张回流静脉的周围、髓质静脉呈放射状排列，簇状强化 (称为 "水母头" 征) (图 8-93)。

动脉瘤

儿童颅内动脉瘤比成人少见。小儿动脉瘤多为纺锤形，累及后循环，发现时较成人动脉瘤大。在儿童中，因动脉瘤占位效应和动脉瘤破裂所致蛛网膜下腔出血 (subarachnoid hemorrhage，SAH) 引起临床症状同样常见。25% 的儿童动脉瘤合并其他疾病，如胶原血管病、多囊肾、SCD、烟雾病或颅内感染。在成人中典型的 "浆果样" 动脉瘤在儿童中很少见。

CT 常是疑似动脉瘤首选的检查方式。在平扫中可能会发现蛛网膜下腔、脑室内或脑实质的出血。与血管相邻处可见高密度团块样巨大动脉瘤。多平面 CTA 和 3D 重建可以用来显示动脉瘤与母体血管的关系，测量动脉瘤颈部，以及评估血栓和侧支血管，所有这些在制订治疗计划中都很重要。MRA 的空间分辨率较低，且由于流动伪影而应用受限，但由于无电离辐射，适合于随访和筛查。导管血管造影仍然是诊断的标

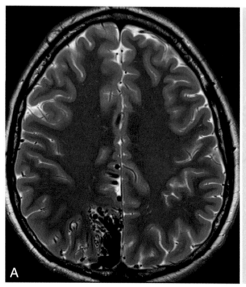
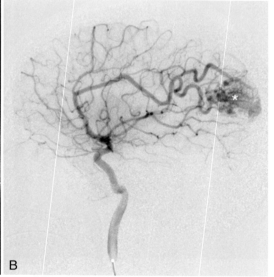

图 8-91 脑实质动静脉畸形 (AVM)。16 岁男孩，患头痛 1 年，首次癫痫发作后行 MRI 检查。A. 轴位 T2WI 显示杂乱成团的异常低信号流空血管，与右顶叶矢状窦旁 AVM 符合。B. 导管血管造影显示供血主要来源于右侧胼周动脉和右侧大脑后动脉 (posterior cerebral artery，PCA) 的右顶枕分支

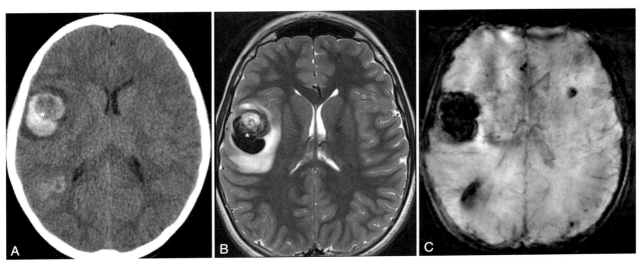

图 8-92　海绵状血管瘤。13 岁男孩伴剧烈头痛、左侧肢体乏力和口齿不清。A. 轴位 CT 扫描显示右侧额叶出血(星号),伴边缘密度减低和局部占位效应。B. MRI 轴位 T2 显示相应部位低信号影(星号)伴周围血管源性水肿。C. SWI 显示双侧可见多个与多发海绵状血管瘤相符的磁敏感伪影

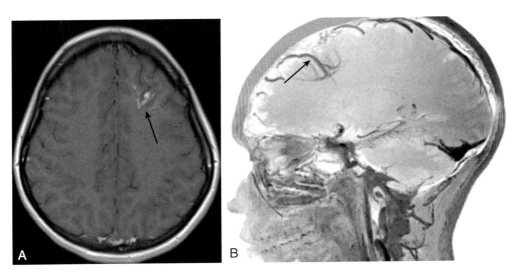

图 8-93　发育性静脉异常 / 畸形。13 岁女孩伴头痛。A. 轴位 T1WI 增强后显示左侧额叶存在一簇状强化的髓静脉(箭)围绕着扩张的回流静脉。B. 矢状位重建(箭)与发育性静脉异常相符

准方法,且在许多情况下可用于动脉瘤的血管内治疗。

创伤和非意外伤害

头部外伤和由此产生的创伤性脑损伤(traumatic brain injury, TBI)是儿童致病和死亡的最常见原因。在美国的婴儿、儿童和青少年中,每年大约有 475 000 例 TBI 病例。其中一半发生在 5 岁以下的儿童中。在 1~14 岁儿童所有的死亡病例中,半数是因头部外伤及相关损伤所致。

总的来说,机动车交通事故是导致儿童 TBI 最常见的原因。在 2 岁以下的儿童中,意外跌倒、婴儿跌落和虐待性创伤(冲击伤 / 虐待儿童 / 非意外创伤)都是 TBI 常见的原因。

通常,使用 CT 对儿童的严重头部创伤进行初步评估。CT 使用普遍,且能快速安全地对不稳定患者进行检查。但在评估非出血性脑实质损伤时,CT 有其局限性,且存在射束硬化伪影(特别是在颅底和后颅窝),并涉及对患儿群体的电离辐射。

MRI 在评估急性创伤方面起着次要作用,但与 CT 相比具有许多优势,包括对非出血性脑实质损伤有较高的敏感性和特异性。MRI 在 TBI 的亚急性期和慢性期尤其适用,但也可用于急性期以帮助指导制订治疗方案,并为虐待性颅脑外伤患者提供重要的补充信息。进一步的 MRI 检查(如 MRS,动脉自旋标记和脑磁图)可以在特定情况下提供有用的信息。

颅骨骨折

跌倒和机动车事故是大部分儿童颅骨骨折的原因。在婴儿中,颅骨骨折可是线性骨折、凹陷性骨折、分离性骨折、开放性骨折、"乒乓球"样骨折(颅盖的环状骨折)(图 8-94)或贯穿性骨折。

线性骨折通常可痊愈且无并发症。分离性骨折累及骨缝,在婴儿和儿童中通常发生在人字缝(图 8-95)。当骨折碎片向内移位超过颅骨厚度时,称为凹陷性骨折。凹陷性骨折通常需要外科手术治疗。

凹陷性骨折如果合并头皮裂伤和硬脑膜撕裂相关的穿通伤则归类为复杂性骨折。复杂性骨折可并发脑脊液漏和感染。软脑膜和蛛网膜疝入到骨折线内可能导致软脑膜囊肿。囊肿内的脑脊液搏动可形成典型的"生长性骨折"征象。

波及颅底的骨折会增加血管和脑神经损伤的风险。

颅脑损伤

挫伤

脑挫伤是指脑实质的挫伤。通常累及大脑皮质和不同程度的脑白质受累。儿童脑挫伤比成人常见。加速/减速形成的剪切力可导致脑挫伤(最常发生于颞叶前部和前额区)。直接撞击可导致撞击部位(冲击伤)和对角线部位(对冲伤)的脑挫伤(图 8-95)。在有脑疝的病例中脑挫伤可发生于邻近大脑镰、小脑幕及枕骨大孔的区域。约 50% 的脑挫伤是出血性的。

在 CT 上,非出血性挫伤表现为区域性密度减低和灰白质分界模糊。微出血灶可见沿皮质的点状高密度灶。合并成较大的、高密度的局灶性脑实质出血可导致神经系统预后不良。

MRI 在检测脑挫伤方面比 CT 更敏感。在最初的 24h 内,DWI 是最敏感的序列。1~2 天后,挫伤在 T2 和 FLAIR 图像上显示为高信号,微出血或积聚血肿的区域则在 GRE 或 SWI 上表现为低信号。

脑实质裂伤包括从皮质延伸至白质的局部撕裂。裂伤更常见于贯穿伤或贯通伤。常发生于额下回和颞前叶。

弥漫性轴索损伤,弥漫性脑水肿和低灌注损伤

弥漫性轴索损伤(diffuse axonal injury, DAI)是 TBI 后导致神经和认知障碍最常见的病

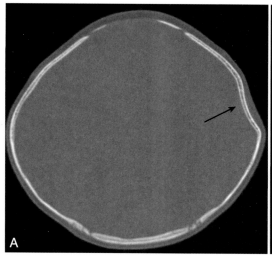
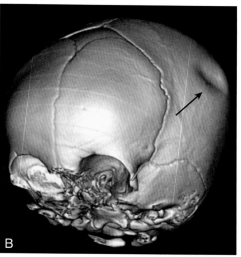

图 8-94 乒乓球样骨折。8 月龄婴儿跌到在硬地板上。轴位(A)和 CT 平扫三维重建(B)显示左侧顶骨凹陷(箭),骨皮质无断裂

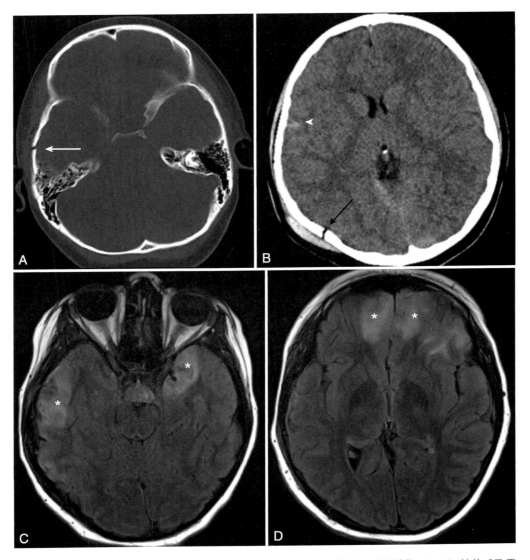

图 8-95　创伤性脑损伤（TBI），对冲伤。12 岁女孩从高尔夫球车掉落而头部受伤。A、B. 轴位 CT 平扫图像显示右侧颞骨鳞部粉碎性骨折（白箭），右侧人字缝分离（黑箭）伴有血肿，以及蛛网膜下腔出血（白箭头）。C、D. 轴位 T2FLAIR 显示在撞击部位和其对侧额叶前部均出现了广泛脑实质挫伤（星号）

因。DAI 与迅速加速和 / 或减速有关，角力和旋转力的组合导致脑白质受到间接剪切损伤。受伤时往往会立即出现严重意识障碍。

DAI 最常累及皮质下脑白质、胼胝体的后部和压部、中脑背外侧和脑桥上部。在最严重的情况下，还可能累及内囊、外囊、基底核、丘脑和小脑。

临床表现常与影像学表现常不一致，20%~50% 的 DAI 病例 CT 正常。CT 上 DAI 的表现为沿白质束方向小于 1cm 的双侧多发高密度或低密度灶。MRI 比 CT 更为敏感，可显示出多个小卵圆形病灶，呈 T1 低信号、T2 和 FLAIR 高信号，在 DWI 上信号异常（图 8-96）。

21% 的小儿头部创伤伴随弥漫性脑肿胀，这种现象比成人更常见。当幼儿头部受伤时，不成熟的血管调节系统反应性地使血管舒张和脑灌注增加，从而导致弥漫性脑皮质肿胀和水肿。弥漫性水肿的 CT 特征包括广泛性脑灰白质分界模糊，脑实质密度弥漫性降低和脑沟、基底池和脑室的消失。脑实质密度减低导致循环血流或小脑表现高密度，分别导致"假性 SAH"和"白色小脑"征（图 8-97）。

严重头部损伤带来的进行性脑水肿和 ICP 升高，可导致小脑幕裂孔疝、大脑镰下疝和小脑扁桃体疝，甚至可导致儿童死亡。

小儿头部外伤也可表现为低灌注损伤，可由低

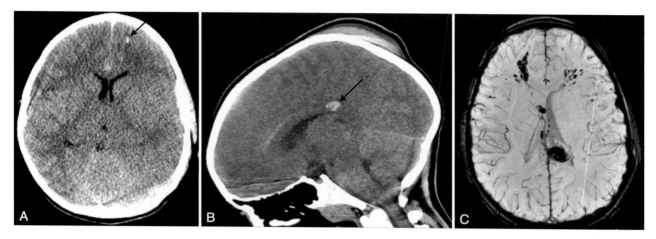

图 8-96   弥漫性轴索损伤。7 岁女孩因车祸导致头部闭合性损伤。A. 轴位 CT 平扫显示左额叶因剪切伤导致的皮质下出血（箭）。B. 矢状位重建显示胼胝体后部及压部有急性出血（箭）。C.7 天后，SWI 显示大量的磁敏感伪影，提示多灶性脑实质出血

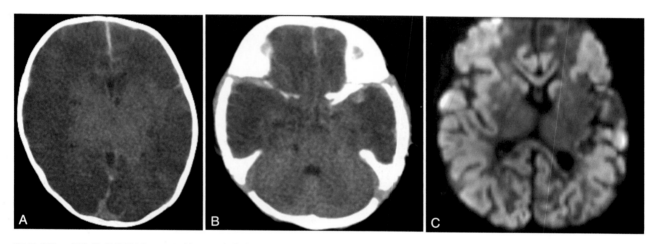

图 8-97   虐待性头部创伤。4 月龄婴儿患癫痫、面部瘀斑和视网膜出血。A 和 B 轴位 CT 平扫显示脑皮质弥漫性水肿，可见"白色小脑"征（脑实质密度减低和小脑密度不变），脑沟、脑室和基底池消失。C. DWI 证实弥漫性脑皮质损伤

血压或休克引起。ICP 明显升高也可导致大脑灌注不足。灌注不足会导致 CT 检查中脑灰白质分界模糊，MRI 检查显示弥散受限和脑皮质水肿。

硬膜下血肿

　　婴儿的硬膜下血肿（subdural hematoma）比年长儿童和成人更常见。硬膜下血肿是由于穿过硬脑膜和蛛网膜内层的桥静脉被撕裂而引起。80%~85% 婴儿硬膜下血肿是双侧。

　　除产伤外，小于 2 岁婴幼儿的硬膜下血肿，大多是因虐待性头部外伤引起。儿童受虐待的其他迹象包括多处损伤、病史与损伤的严重度或损伤类型不一致、半球间硬膜下血肿和视网膜出血。

　　硬膜下血肿的其他原因包括意外伤、分流管置放或分流过度所致的低颅压。尽管存在争议，但在蛛网膜下腔增宽的儿童其发生硬膜下血肿的风险确实有增加。

　　年龄较小的患儿可能无症状，或者出现呕吐、进食不佳、嗜睡、头围增大、囟门饱满等隐匿性症状。年龄较大的患儿可出现 ICP 升高的经典表现，包括头痛、意识改变、血压升高、瞳孔不对称和偏瘫。

　　硬膜下血肿常见于额、顶和颞叶部。硬膜下血肿可通过骨缝，但不能通过大脑镰和小脑幕；这是与硬膜外血肿最重要的区别。硬脑下血肿常是新月形的，但并不限于这一表现（图 8-98）。

　　硬膜下血肿 CT 表现取决于硬膜下的内容物。充满不凝血的超急性血肿，密度可能与硬脑膜窦相

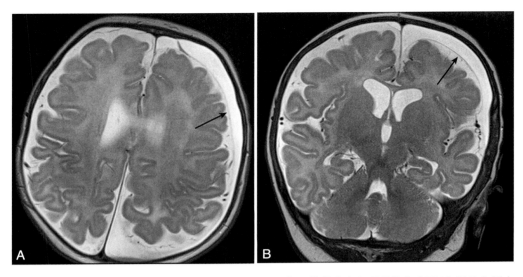

图 8-98　硬膜下积液，2 月龄婴儿遭受虐待性头部外伤。轴位(A)和冠状位(B)T2WI 显示左侧中量和右侧少量的硬膜下积液。低信号线样蛛网膜(箭)将蛛网膜下腔中的硬膜下积液与脑脊液分开。注意皮质静脉向内侧移位，其与图 8-50 所示的婴儿良性脑外积液的位置相反

等。数小时后，由于血液凝结，急性硬膜下血肿常表现为高密度。但急性期由于活动性出血、血块收缩或混有脑脊液(血凝块)，其密度或表现为不均匀或混杂特点。在 1~3 周内，硬膜下血肿的病灶密度减低至接近脑实质密度。2~3 周后，密度可降低到与 CSF 一样。

MRI 对发现少量硬膜下血肿更为敏感。与 CT 一样，硬膜下血肿的影像表现取决于其内容物。硬膜下腔的脑脊液信号与脑室内的一致，但是混有血液或蛋白时，可缩短 T1 信号。出血引起的信号强度变化取决于血液的状态。对于外伤病例，人们习惯使用实质性血肿的 CT 密度或 MR 信号来推测硬膜下血肿发生的时间。应避免这种做法，因为用影像表现推测硬膜下血肿的时间往往不准确。当报告混合密度/信号的硬膜下内容物时应格外小心。CSF 泄漏到硬膜下腔时、有凝结和未凝结的血液时或者硬膜下腔发生再出血时，可出现混合密度/信号影。将所有混合密度/信号的硬膜下内容物简单解释为"急性或慢性"出血，而不考虑其他潜在原因，常会引起医疗纠纷。

硬膜下囊肿是由于蛛网膜撕裂造成的硬脑膜下腔 CSF 的积聚。硬膜下囊肿可以独立发生，也可并发于创伤后的急性出血。硬膜下囊肿在 CT 上表现为低密度，在所有 MR 序列上均与 CSF 信号特征相同。

硬膜外血肿

硬膜外血肿(epidural hematoma)在婴儿并不常

见，但随着年龄的增长，硬膜外血肿逐渐增多。在幼儿中，静脉性硬膜外血肿更为常见，而年长儿童和成人中经典动脉性硬膜外血肿常见。硬脑膜静脉窦、导静脉或板障静脉撕裂是引起静脉性硬膜外血肿的常见原因。在新生儿中，静脉性硬膜外血肿最常见于后颅窝。

硬膜外血肿受骨膜包裹而不通过颅盖骨缝；但是可以越过大脑镰和小脑幕。这是与硬膜下血肿最重要的区别，但这些征象只有当血肿位于这些结构附近时才出现。典型的硬膜外血肿为双凸面形，但是并不总是呈现这种形状，尤其发生于儿童颅后窝的血肿。

急性硬膜外血肿由于有急性血凝块在 CT 上常为高密度。混合密度可出现于活动性出血、硬脑膜撕裂伴混合脑脊液和出血，或血凝块回缩(图 8-99)。硬膜外血肿在亚急性期和慢性期，分别逐渐变成等密度和低密度。

硬膜外血肿在 MRI 上信号的演变与其所含血液状态有关。超急性出血信号与液体相似。急性出血的信号在很大程度上与脱氧血红蛋白有关，在 T1 和 T2WI 中通常都呈现等密度或低密度信号，逐渐地，因在血肿中细胞内含有高铁血红蛋白，导致 T1 和 T2 信号缩短，随着血液的进一步老化、细胞裂解、高铁血红蛋白转至细胞外，最终导致 T2 信号延长(高信号)。

蛛网膜下腔出血

外伤性 SAH 通常是由于蛛网膜血管撕裂引起

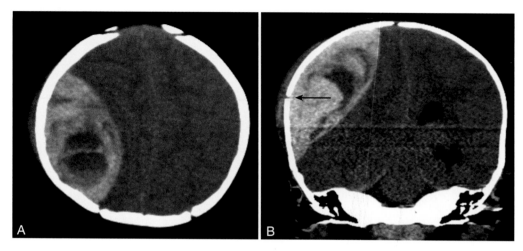

图 8-99 硬膜外血肿，4 月龄男婴跌落后次日出现呕吐和右头皮肿胀。轴位（A）和冠状位（B）CT 平扫显示在右侧额顶叶颅骨线性骨折（箭）的下方可见一巨大、双凸面镜形的硬膜外血肿，并压迫右侧大脑半球。血肿内的混杂密度提示可能存在活动性出血

的，且常伴有脑实质出血损伤。儿童闭合性颅脑损伤中多达 25% 的存在 SAH。出现大量的 SAH 而没有脑实质损伤或脑外出血的患者，应考虑潜在的动脉瘤或动静脉畸形的可能。

外伤性脑室内出血可能是由于室管膜下静脉破裂，或因蛛网膜下腔或脑实质出血延伸至脑室周围所致。

SAH 的 CT 显示脑沟内密度升高，沿脑沟、脑裂隙或小脑幕覆盖分布。脑室内出血 CT 上显示后脑室内部位密度升高。对于少量 SAH，MRI 比 CT 更敏感。SAH 在 FLAIR 序列上呈高信号，而在 GRE 和 SWI 序列上是低信号。

虐待性头部创伤

在美国每天有五个孩子死于虐待和疏于照顾。"非意外"性创伤所致的头部受伤是婴幼儿死亡的主要原因之一。受伤包括颅骨骨折、视网膜出血、颅内出血和脑实质损伤，包括挫伤、水肿，缺血和梗死。

虐待性头部外伤的临床表现可无特异性。婴儿可表现为烦躁不安或嗜睡，而没有外表损伤，影像学上的检查发现可能最先提供虐待性脑损伤的依据。不同年龄的儿童发现存在与所提供的病史不一致的损伤，都应怀疑虐待性外伤。多学科协作在临床诊治中很重要。与相关医生沟通、详细了解临床病史、必要时行进一步影像学检查，都至关

重要。

硬脑膜下出血继发于头部受旋转力作用而造成桥静脉撕裂，比硬膜外出血更常见。硬膜下出血的 CT 密度和 MR 信号可因硬脑膜撕裂混合脑脊液或陈旧性血肿而变化。区分硬膜下血肿与蛛网膜下腔显著增宽的关键在于，发生血肿时是否存在桥静脉内侧移位（图 8-98），后斜坡出现硬膜下血肿是一个细微的表现，但可能是虐待性头部外伤的重要提示（图 8-100）。怀疑虐待性头部外伤时，颈椎 MR 有时可见颈部软组织水肿。

虐待致死通常是由于脑实质受损。缺氧缺血性损伤和水肿比脑实质挫伤或 DAI 更常见。MRI 在全面描述脑实质损伤方面比 CT 更为敏感。

代谢性脑病

大量遗传基因突变导致酶的产生、蛋白质和线粒体表达发生变化，这些变化表现为脑代谢和结构异常。患有代谢性脑病的儿童临床往往表现无特异性症状，如肌张力低下、癫痫发作、发育落后和无法解释的发育迟缓。这些代谢性疾病具有不同的临床表型，但往往都进行性加重。

尽管许多疾病在其病程中某个阶段表现为特定的影像学类型，但代谢性脑病的影像学表现变化很大。进行性脱髓鞘、白质束对称受累以及弥漫性大脑灰白质受累等一些较常见的影像学表现，会随

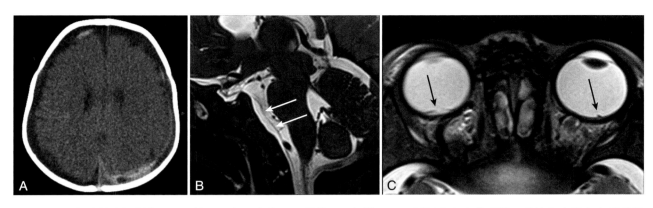

图 8-100　虐待性头部创伤。6 月龄婴儿意识丧失。A. 轴位 CT 扫描可见双侧混合密度的硬膜下积液和大脑灰白质分界模糊。B. 矢状位 T2WI 显示后斜坡硬膜下血肿（箭）。C. MRI 轴位 T2W 显示双侧视网膜形态不规则并增厚（箭），与临床所见视网膜出血相符合

着时间的推移逐渐进展。

传统诊断遗传性代谢疾病是通过临床表现、血液和尿液样本分析以及组织活检。MRI 可定位受累部位，先进的成像技术如 DWI 和 MRS 有助于缩小鉴别诊断的范围，并提供基因检测的筛选条件。进行此类先进成像技术的适应证包括发育倒退、进行性发育障碍、进食困难、血缘鉴定、兄弟姐妹存在已知代谢诊断 / 表型相似、有发育迟缓家族史、多器官受累以及常规 MR 序列发现发育迟缓或进行性脱髓鞘。

虽然有大量的代谢紊乱疾病，但大多数都是罕见病。这些疾病可以根据 MRI 上 CNS 的主要累及部位（表 8-8）或潜在的代谢缺陷进行分类。多达60% 的病例无法确诊。

对遗传性代谢疾病进行深入讨论超出了本文范围。然而，本文将介绍一些常见的和有独特的影像表现的疾病，并将会提及少数有效的治疗干预方法。

主要影响脑白质的疾病（脑白质营养不良）

异染性脑白质营养不良

异染性脑白质营养不良（metachromatic leukodystrophy，MLD）是常见的脑白质营养不良，发病率约为 100 000 分之一。它是由位于染色体 22ql3 上的芳基硫酸酯酶 A（arylsulfatase A，ARSA）基因突变引起的，可导致中枢神经系统和全身的硫苷酯积累。发病的年龄广。常见的晚期婴儿型在生后第二年会隐匿地出现步态障碍、共济失调、言语障碍和肌张力低下等症状。患儿常在进行性神经功能下降后 4 年内死亡。MRI 上的典型表现为

表 8-8　代谢性脑病

主要受累区域	疾病	影像学表现
皮质灰质	• 溶酶体疾病 • 黏多糖病 • 黏脂糖病	• 皮质萎缩 • 脑室扩大 • 白质继发改变
深部灰质	• 线粒体病 • 有机酸和氨基酸代谢性疾病 • 泛酸激酶相关的神经变性 • 青少年亨廷顿病 • 克拉伯病 • 威尔逊病 • 费氏病 • 科克因综合征	• 基底神经节或丘脑的信号强度异常 • 深部灰质矿化 • 第三或侧脑室扩大
白质	• 溶酶体疾病 • 过氧化物酶体病 • 佩 - 梅病 • 卡纳万病 • 亚历山大病 • 科克因综合征	• 皮质下弓形纤维表面受累 • 深部白质纤维的深层受累 • 迟发继发性灰质变化
白质和皮质灰质	• 溶酶体疾病 • 线粒体疾病	
白质和深部灰质	• 莱氏综合征 • MELAS • 威尔逊病 • 科克因综合征 • 克拉伯病 • 卡纳万病 • 枫糖尿病	

MELAS，线粒体脑肌病伴乳酸酸中毒和卒中。

融合性脑室周围 T2-FLAIR 高信号。由于静脉周围髓鞘相对保留,故可看到从脑室到大脑皮质的放射状条纹。这种条纹的呈现产生了所谓的虎纹征(图 8-101)。MLD 不强化。髓鞘异常的区域可在 DWI 上弥散受限。MRS 显示 NAA 降低和肌醇升高。

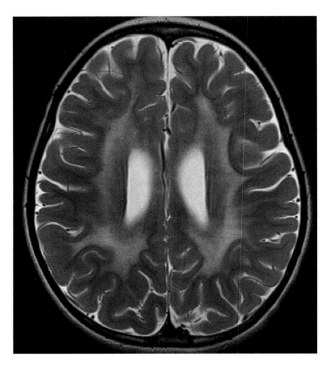

图 8-101 异染性脑白质营养不良。6 岁女孩,轴位 T2WI 显示脑室周围 T2 信号延长,而静脉周围髓鞘相对低信号,放射状低信号条纹形成"虎纹征"

克拉伯病

克拉伯病(Krabbe dieases)是由溶酶体酶半乳糖脑苷脂的 β - 半乳糖苷酶缺乏而引起。有婴儿型、晚期婴儿型和成人型。婴儿通常在 3~6 个月之间发病,极度易激惹。如果在疾病早期进行 CT 检查,可见特征性的丘脑密度微弱增高。疾病早期 MRI 可见双侧丘脑和基底核中散在 T2 高信号(图 8-102)。这种异常的分布让人联想到缺氧缺血性脑损伤的受累部位,但该疾病发生在没有明显围生期缺血史的婴儿中,初期病变随着时间的推移逐渐进展,变得更加融合和弥散。在克拉伯病可见视神经肿大,这种现象可称得上是该病的特征。MRS 显示 NAA 降低,胆碱升高,乳酸可能升高。

经典型 X 连锁肾上腺脑白质营养不良

经典型 X 连锁肾上腺脑白质营养不良(classic X-linked adrenal leukodystrophy)是 Xq28 染色体上 *ABCDI* 基因突变的结果。该基因编码过氧化物酶膜蛋白,突变会导致大量长链脂肪酸过度堆积。该病可见各种各样的临床表型,但儿童期的经典症状为 5~10 岁男童存在行为落后、步态异常和视觉 / 听力障碍。肾上腺受累可导致皮肤古铜色、恶心、呕吐和疲劳。临床症状逐渐进展,患儿通常在 3 年内死亡。在影像学检查中,80% 的患者存在以后部脑白质为主的明显脱髓鞘,通常自侧脑室三角区开始。所累及区域的边缘可有强化(图 8-103)。MRS 显示

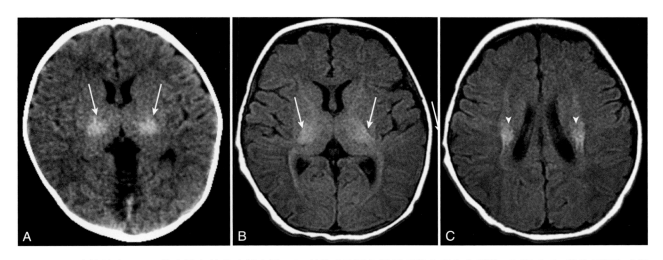

图 8-102 克拉伯病,79 日龄女婴有神经功能衰退。A. 轴位 CT 平扫显示丘脑中高密度(箭)。B 和 C 中,轴位 T1WI 成像显示丘脑(箭)和放射冠(箭头)高信号

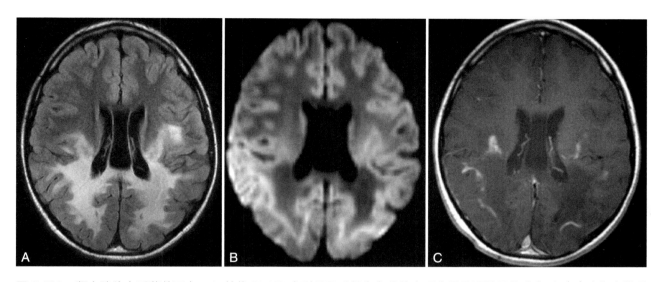

图 8-103　肾上腺脑白质营养不良。A. 轴位 FLAIR 序列显示后部为主的脑白质信号弥漫性显著升高,与(B)边缘弥散受限和(C)增强后边缘强化

NAA 峰下降,胆碱、谷氨酰胺、谷氨酸及乳酸峰增高。

枫糖尿病

枫糖尿病(Maple syrup urine disease)是一种罕见的代谢疾病。与其他许多疾病不同,常在出生后几天内出现症状,可以通过饮食管理来得到控制。该病是由基因突变致使支链氨基酸无法脱羧基。患儿在生后的头几天出现喂养不良、呕吐、酮症酸中毒、癫痫发作和嗜睡。该疾病获名于尿液中酮酸的甜味。头颅超声检查显示脑室周围白质回声对称性增高。MRI 常显示出生时大脑存在严重局部水肿,涉及已经髓鞘化或正在髓鞘化的受累区域(小脑白质深部、背侧脑干、大脑脚、内囊后肢)。受累区域 DWI 弥散受限。MRS 在 0.9ppm 处出现一个宽峰,对应支链氨基酸的累积(图 8-104)。

主要累及大脑灰质的疾病

泛酸激酶相关性神经系统变性病

泛酸激酶相关性神经系统变性病也称为脑组织铁沉积性神经变性病,既往称为 Hallervorden-Spatz 综合征。该病会引起苍白球和黑质的网状带中的铁质沉积,而导致进行性步态异常、舞蹈性运动障碍、构音障碍和智力下降。MRI 上 T2 序列显示双侧苍白球低信号,而其中心因苍白球破坏和胶质增生存在高信号病灶,形成独特的"虎眼"征

(图 8-105)。DWI 显示苍白球弥散受限。MRS 显示 NAA 峰减少,肌醇增加。

同时累及大脑灰质和白质的疾病

卡纳万病

卡纳万病(Canavan disease),也称为海绵状脑白质营养不良,是一种由天冬氨酸酰化酶缺乏而引起的常染色体隐性遗传疾病,可导致脑组织内 NAA 沉积和 N-乙酰天门冬氨酸尿症。卡纳万病的患者通常在生后最初几个月出现严重的肌张力减退。他们的神经功能进行性退化,并常伴巨颅和癫痫发作。患儿通常在 5 年内死亡。MRI 显示脑白质弥散融合性的信号增高,在起病早期优先累及皮质下 U 形纤维,而克拉伯病和 MLD 则始于深部白质,初期不累及皮质下 U 形纤维。累及脑白质显示弥散受限。MRS 显示 NAA 峰的升高,MRS 异常改变可早于 T2(图 8-106)。

亚历山大病

亚历山大病(Alexander disease),也称为纤维蛋白样脑白质营养不良,是由突变引起神经胶质纤维酸性蛋白功能障碍而导致。临床有三大类表型:婴儿型、幼年型和青少年型。婴幼儿发作的亚历山大病病程迅速而致命。其他两种表型则进展缓慢。MRI 显示以前部为主的 T2 高信号为特征(图 8-107)。

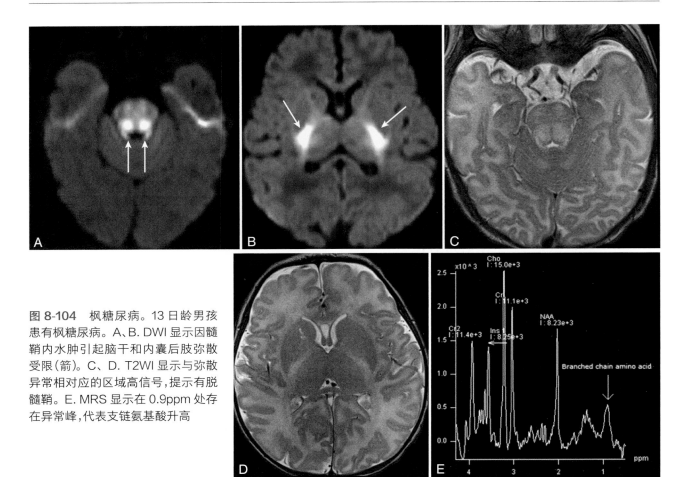

图 8-104 枫糖尿病。13 日龄男孩患有枫糖尿病。A、B. DWI 显示因髓鞘内水肿引起脑干和内囊后肢弥散受限（箭）。C、D. T2WI 显示与弥散异常相对应的区域高信号，提示有脱髓鞘。E. MRS 显示在 0.9ppm 处存在异常峰，代表支链氨基酸升高

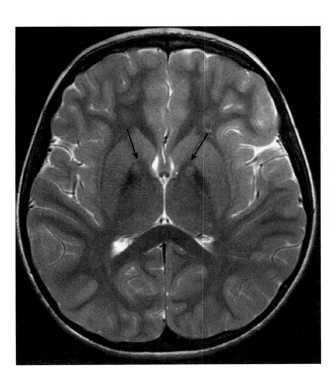

图 8-105 泛酸激酶相关性神经系统变性病。6 岁患儿共济失调。T2WI 显示双侧苍白球低信号，其中可见因苍白球破坏和胶质增生引起的 T2 高信号病灶（箭），形成了独特的"虎眼"征。该患儿随后确诊为泛酸激酶相关性神经系统变性病

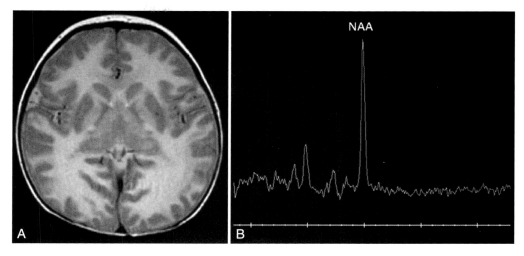

图 8-106　卡纳万病。6 月龄女婴有巨颅、肌张力低下和运动发育迟缓。A. T2WI 显示弥漫性白质信号异常。B. MRS 显示 N- 乙酰天门冬氨酸峰（NAA）明显升高，与之随后确诊的卡纳万病相符

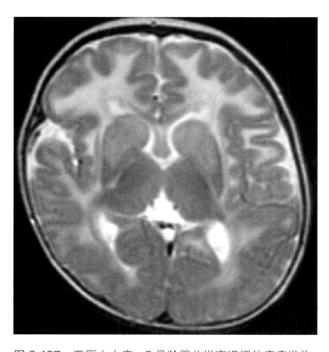

图 8-107　亚历山大病。5 月龄婴儿发育迟缓伴癫痫发作。轴位 T2WI 显示亚历山大病特征性的以前部脑白质为主的 T2 高信号。基底神经节也可见 T2 高信号

脑室周边 T1 高信号和 T2 低信号形成脑室周围"花环"。随疾病进展，基底神经节、丘脑和脑干也可见 T2 高信号。受累区域有时可见强化。MRS 显示 NAA 峰明显降低，肌醇、胆碱和乳酸峰升高。

黏多糖病

黏多糖病（mucopolysaccharidosis）是因特定的溶酶体酶缺陷导致黏多糖过度积聚的疾病。患者通常出现骨、肝脏、心脏、眼睛和中枢神经系统混合受累。Hurler 综合征和莫基奥综合征（Morquio syndrome）是最熟悉的两种具有特征性影像表现的疾病。中枢神经系统受累常部分继发于颅底的骨骼改变。影像学检查可见巨颅、颅盖增厚、脑膜增厚、巨脑、脑白质变性、脑容量减少和脑积水。可有明显增宽的血管周围间隙。常见 J 型蝶鞍（图 8-108）。

线粒体脑肌病伴乳酸酸中毒和卒中

线粒体脑肌病伴乳酸酸中毒和卒中（mitochondrial encephalomyopathy with lactic acidosis and stroke, MELAS）是一组继发于线粒体 DNA 缺失的疾病。患者表现为头痛、恶心、呕吐以及出现永久或可逆的卒中样事件。症状常出现在 10~20 岁阶段。急性发作期间的影像显示大脑受累区域 T1 低信号和 T2/FLAIR 高信号，常位于枕叶和顶叶皮质以及皮质下脑白质（图 8-109）。在 MELAS 中，皮质病变常跨越动脉供血区域，与栓塞性或血栓性梗死不同。影像学表现可以是暂时性的并且可完全消退，或出现进展为脑萎缩。受累区域 MRS 显示乳酸升高。

泽尔韦格综合征

泽尔韦格综合征（Zellweger Syndrome）或脑肝肾综合征是一种过氧化物酶体疾病。在已确定 10 个以上影响过氧化物酶体生物合成的 PFX 基因中，大多数患者有某 1 个会降低的基因活性的突

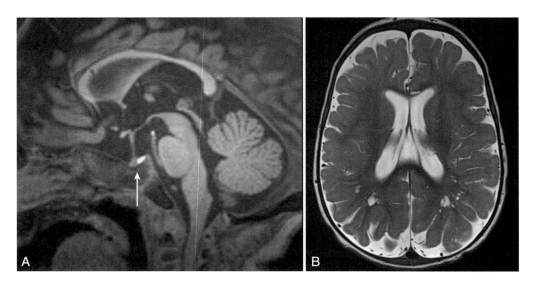

图 8-108 Hurler 综合征。6 岁女孩自 2 岁时因发育迟缓,诊断出 α- 左旋艾杜糖醛酸酶缺乏(Hurler 综合征)。A. 中线矢状位 T1 成像可见 J 形蝶鞍(箭)。B. 横断面 T2 显示脑白质变性,并伴有血管周围间隙显著增宽和脑容量减少

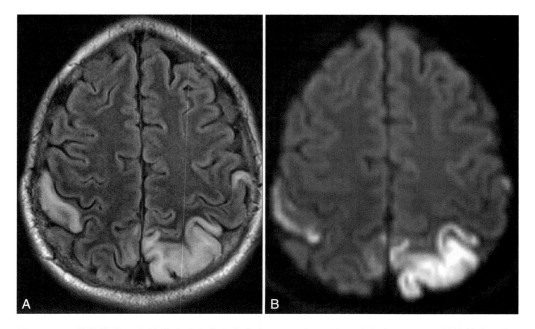

图 8-109 线粒体脑肌病伴乳酸酸中毒和卒中(MELAS)。14 岁男孩确诊 MELAS,精神状态异常。(A)轴位 FLARI 序列显示双侧大脑皮质信号异常。B. DWI 成像显示病变内弥散受限

变。患者通常存活不超过 1 岁。影像学显示经典的 PMG、脑白质脱髓鞘和脑室周围生发基质囊肿(图 8-110)。

佩 - 梅病

佩 - 梅病(Pelizaeus-Merzbacher Disease)是一种罕见的,X 连锁隐性遗传性脑白质营养不良,因无法合成髓磷脂而致病的,每 500 000 名男童中有 1 名患病。该病是由于合成蛋白脂 1 型蛋白所需的 PLP1 基因突变引起的。患儿常表现为肌张力低下、眼球震颤和运动发育迟缓。影像学检查显示弥漫性缺乏正常的白质髓鞘化(图 8-111)。

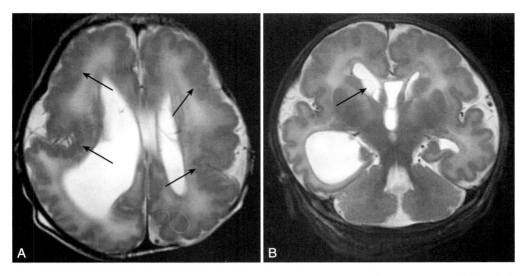

图 8-110　泽尔韦格综合征。2 日龄婴儿确诊泽尔韦格综合征。A. 轴位 T2WI 显示双侧广泛多小脑回畸形（箭）和脑白质异常。B. 冠状位 T2WI 显示丘脑尾部见生发基质囊肿（箭）

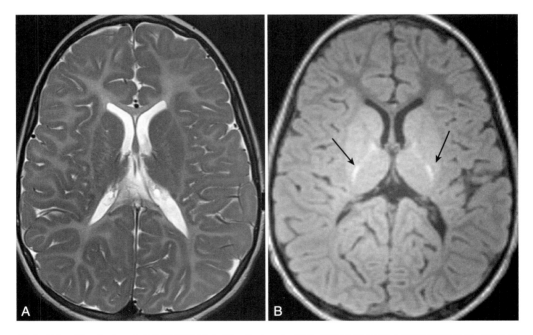

图 8-111　佩 - 梅病。27 月龄男孩患有佩 - 梅病。A. 轴位 T2WI 显示脑白质异常高信号，提示髓鞘化弥漫性缺乏。B. 轴位 T1WI 显示内囊后肢髓鞘形成产生细微的高信号（箭）

其他病变

颞叶内侧硬化

　　癫痫和癫痫性疾病是儿童致病的重要病因，也是进行神经影像学检查的常见原因。前面各节中描述的众多病例，尤其是皮质发育异常、肿瘤、感染和代谢异常等都可出现癫痫发作。对于药物难以控制的顽固性癫痫患者，神经影像学检查在识别和与外科手术相关定位中起着重要作用。颞叶内侧硬化（mesial temporal sclerosis，MTS；又称海马硬化）是癫痫病中最常见的与定位相关的类型，尤其是在年长儿和成年人中。MTS 的确切病理生理机制尚不清楚，关于是颞叶癫痫导致 MTS，还是 MTS 导致颞叶癫痫，目前尚有争议。有证据表明，MTS 可能与婴儿期高热惊厥有关，然而这种说法也存在争议。

病理上，MTS 以海马和邻近结构的神经元丢失和胶质细胞增生为特征。海马体是最常受累的部位。冠状位 T2 加权高分辨成像是识别 MTS 的首选序列顺序。MTS 在 MRI 上的特征是海马和同侧穹窿萎缩、大脑灰 - 白质正常结构 / 分界消失以及相邻侧脑室颞角或脉络膜裂孔扩张（图 8-112）。

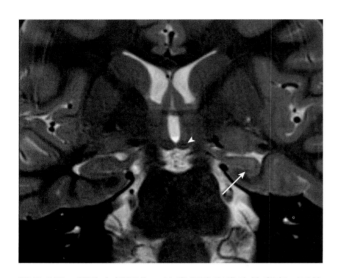

图 8-112　颞叶内侧硬化。11 岁男孩有难治性癫痫。冠状位 T2WI 成像显示大脑内侧颞叶的体积缩小，T2 信号稍延迟长，以及左侧海马正常的突起缺失（白箭）。左侧乳头体小于右侧（白箭头）

^{18}F-FDG PET 上可见癫痫病灶中在发作期显示代谢减退，而 SPECT 可表现为代谢亢进。

（翻译：胡限，程恰，吴琼；校对：毛志群，黄寒）

推荐读物

Adamsbaum C, Barr M. Imaging in abusive head trauma: an in-depth look at current issues. *Pediatr Radiol.* 2014;44(suppl 4):S535-S536.

Barkovich AJ, Guerrini R, Kuzniecky RI, et al. A developmental and genetic classification for malformations of cortical development: update 2012. *Brain.* 2012;135:1348-1369.

Barkovich AJ, Millen KJ, Dobyns WB. A developmental and genetic classification for midbrain-hindbrain malformations. *Brain.* 2009;132(Pt 12):3199-3230.

Barkovich AJ, Raybaud CA. Neuroimaging in disorders of cortical development. *Neuroimaging Clin N Am.* 2004;14:231-254, viii.

Barkovich AJ, Raybaud C, eds. *Pediatric Neuroimaging.* 5th ed. Philadelphia, PA: Lippincott Williams & Wilkins; 2011.

Barnes P, Krasnokutsky M. Imaging of the central nervous system in suspected or alleged nonaccidental injury, including the mimics. *Top Magn Reson Imaging.* 2007;18:53-74.

Lowe L, Bailey Z. State-of-the-art cranial sonography: part 1, modern techniques and image interpretation. *AJR Am J Roentgenol.* 2011;196:1028-1033.

Lowe L, Bailey Z. State-of-the-art cranial sonography: part 2, pitfalls and variants. *AJR Am J Roentgenol.* 2011;196:1034-1039.

Osborn A. *Osborn's Brain: Imaging, Pathology, and Anatomy.* Salt Lake City, UT: Amirsys; 2012.

Panigrahy A, Blüml S. Neuroimaging of pediatric brain tumors: from basic to advanced magnetic resonance imaging (MRI). *J Child Neurol.* 2009;24: 1343-1365.

Sivaganesan A, Krishnamurthy R, Sahni D, et al. Neuroimaging of ventriculoperitoneal shunt complications in children. *Pediatr Radiol.* 2012;42:1029-1046.

Yang E, Prabhu SP. Imaging manifestations of the leukodystrophies, inherited disorders of white matter. *Radiol Clin North Am.* 2014;52:279-319.

Yousem DM, Grossman RI. *Neuroradiology: The Requisites.* 3rd ed. Philadelphia, PA: Mosby; 2010.

第 9 章
脊柱影像

Thangamadhan Bosemani ◆ Thierry A. C. M. Huisman

脊髓是神经轴及中枢神经系统的组成部分。大脑和脊髓的疾病之间可能存在直接或者间接的相互影响。儿童的脊柱影像与成人相比，因其相关的解剖和病理均有不同而表现不同。准确的进行影像学评估需要对儿童脊柱疾病众多的鉴别诊断非常熟悉。儿童脊柱疾病包括很多方面，诸如感染、创伤以及肿瘤等。脊柱的发育性异常需要对脊柱的胚胎学进行全面的理解。脊柱的全面评估内容应该包括脊柱骨性结构、椎管、脊髓外覆的脑膜以及脊髓本身。影像学方法的选择则根据患儿的年龄及整体评估情况而异。这一章我们会讨论儿童脊柱发育异常和各种脊柱疾病的影像学技术、胚胎学和发育学特点，以及影像学结果。

影像学技术

X 线平片

常规平片是评估创伤、脊柱侧凸、环枢椎不稳以及形成 / 分节不良等脊柱骨性结构的首选方法。通常采用脊柱的正位和侧位投照。但根据不同的需要，可进行更多角度的投照以及获得随访影像。比如，脊柱侧凸常要求拍摄系列平片用来监测侧凸弧度的动态变化。侧凸弧度常会受患者姿势的影响，如坐位、站立位、仰卧位或侧卧位。平片也常是评估儿童背痛的主要手段，以筛查背部先天性、创伤性、肿瘤以及感染性病因。侧凸合并疼痛需警惕患儿存在脊柱病理改变的可能。因此，对侧凸合并背痛的患儿应该对其临床病史、体格检查、实验室检查以及神经影像学包括 MRI 进行详细检查。由于担心儿童的辐射暴露，磁共振越来越多的替代了

平片和 CT，用于评估侧凸、形成 / 分节不良以及枕颈交界区的不稳定。但平片仍然是脊柱评估非常重要的影像手段，应该按照辐射防护与安全最优化的原则使用它。

超声

超声是种便携的、床旁的、易用的以及无辐射的影像学技术，常在评估新生儿及婴幼儿时非常有用。最常见的适应证是新生儿的神经管闭合不全，其中包括新生儿背部的皮毛窦病变。患儿取俯卧位，使用直型 5~12MHz 的探头获取纵轴面和横断面的影像。如果怀疑有脊髓栓系可通过动态实时图像评估腰骶椎神经根的活动度。从第 12 肋向下数或从骶骨向上数可以定位椎体节段。如果椎体节段难以确定，可以采用平片根据相应标记物进行定位。彩色或能量多普勒超声可以用于辅助判断椎管内或者皮肤的软组织肿块特点。

磁共振

磁共振是脊柱及椎管内容物成像的主要手段。常规磁共振的优点在于其独特的对比分辨率、多维成像能力以及高分辨多向三维成像能力。弥散张量成像是种更先进的磁共振技术，可以用来研究体内脑白质纤维束。当怀疑有脊髓缺血或梗死时可以使用它，另外，可进行功能性成像，比如，测量脑脊液（CSF）的流动。

常规磁共振包括从后颅窝至尾骨的全脊柱矢状面 T1 和 T2 加权成像以及轴向 T2 加权成像。所有序列皆可采用抑脂或非抑脂成像。抑脂成像用于确认骨髓水肿，或评估椎管内的脂肪病变（如脂

肪瘤）。另外，加用轴位 T1 加权成像可用以评估神经丝粗大、皮毛窦扩张、栓系性肿块（如脂肪瘤）以及亚急性出血。冠状位 T2 加权成像可以帮助评估脊柱骨性异常（如先天性脊柱侧凸的半椎体）、脊髓分裂畸形（如脊髓纵裂）以及肾脏畸形。矢状位短 T1 反转恢复序列成像（STIR）对于评估创伤后的韧带损伤以及感染中是否存在骨髓水肿很有帮助。无论抑脂或不抑脂，在矢状面或轴位，静脉注射钆剂后的 T1 加权采集成像均可以提高 MRI 评估髓内、硬膜内或硬膜外的炎症或肿瘤的能力。

磁共振也是评估骨髓、椎间盘以及硬膜外软组织的主要手段。骨髓信号的强弱与患儿年龄有关，因为年龄不同其红骨髓与黄骨髓的比例不同。红骨髓的 T1 信号强度接近或略高于肌肉，但弱于脂肪。某些广泛累及骨髓的系统性疾病（如白血病）在骨髓置换后或者某些局限性的骨髓水肿疾病（创伤或感染）可以通过非抑脂 T1 加权成像和抑脂 T2 加权成像很好地进行评估。矢状面 T1 加权成像随后矢状面抑脂 T2 加权或 STIR 成像可以评估硬膜外创伤、感染或肿瘤（如韧带损伤、椎间盘突出、骨髓炎、肉瘤等）。钆剂增强矢状面和轴位抑脂 T1 加权成像对于评估肿瘤和感染，以及椎间盘手术后瘢痕处（增强）椎间盘突出复发（非增强）这几类病变非常必要。这些技术可以完整评估骨髓、骨质以及椎旁软组织是否受累和受累范围，以及脊髓、马尾神经或神经根是否受压。应用钆剂增强也在髓内肿瘤（如星形细胞瘤、室管膜瘤以及神经节细胞胶质瘤）、硬膜内肿瘤（如神经纤维瘤和神经鞘瘤）以及软脑膜种植性肿瘤（如髓母细胞瘤和生殖细胞肿瘤）的评估中非常必要。

矢状位及轴位 T2 加权 MRI 也可以在屈曲位及伸直位（需患儿配合或医生指导下）成像，以评估枕颈区域不稳或固定（如枕颈畸形）。矢状位 T2 加权或 STIR 成像结合轴位 T2 加权成像及造影剂 T1 加权成像则对于评估髓内感染或退变包括脊髓萎缩更有帮助。矢状位和冠状位 T1 和 T2 加权的结合再加上轴位 T2 加权成像可以用于筛查疑似脊髓血管畸形的患者。

在一些特定情况下增加脉冲序列很有帮助。比如，出血在梯度回波 GRE 序列中显示最清晰（如 MEDIC-T2 加权二维快速扰相梯度 GRE 多回波序列成像），在创伤后 3h 就可呈现阳性。高分辨率序列［如重 T2 加权高分辨率多向三维标准扰相自旋回波高分辨稳态图像（3D-CISS）或者 T1 加权三维磁化强度预备梯度回波序列（MPRAGE），一种多平面重建的快速抑脂梯度回波序列（MPR）］对于窦道、脑脊液以及假性脑脊膜膨出的评估十分有用。脑脊液流动的功能可以通过速度编码成像（VEC）评估，这在 Chiari I 型畸形患儿中后颅窝减压手术计划中非常有用。

计算机体层摄影

脊柱的 CT 成像通常不需要采用静脉注射造影剂。轴位成像可以分别以骨和软组织为核心在冠状位和矢状位做多平面重建。CT 正在取代平片成为脊柱创伤急诊评估的标准手段。尽管如此，由于相对平片来说有更大的辐射暴露，CT 应该被限制用于平片有疑问的基础上，或者平片上有证据存在骨性创伤或韧带损伤需要评估附加损伤的时候。CT 也是评估局部骨性异常的选择，尤其是异常节段已通过临床或者平片得到确认，单光子发射计算机断层扫描（SPECT），或者 MRI（如脊髓纵裂、脊柱滑脱、椎管狭窄、强直性脊柱炎、骨肿瘤 - 骨样骨瘤或动脉瘤样骨囊肿）定位后。二维轴面重组（冠状位、矢状位或斜位）和 / 或三维重建对脊柱创伤、枕颈畸形以及先天性脊柱侧凸的手术内固定和融合的术前、术后评估十分重要。CT 也可在脊柱屈曲位和伸直位或头向左右旋转的位置进行成像，以评估枕颈区的平移性失稳或旋转性失稳或相对固定畸形。CT 脊髓造影很少用到，除非 MRI 成为禁忌，或者脊柱内固定装置影响 MRI 清晰度。CT 脊髓造影可能有助于更好显示神经根或者其他硬膜内病变（如囊肿）的轮廓。一种水溶性、低渗透的非离子造影剂由于其低毒性和副作用少被特批用于脊髓造影。这些技术最好被限制使用并按照辐射防护与安全最优化的原则使用以减少辐射暴露。

放射性核素扫描

放射性核素扫描在怀疑感染的患儿评估中起着重要作用。用 ^{111}In-8- 羟基喹啉和 ^{99m}Tc- 六甲基亚丙基胺离体放射性标记白细胞对于定位细菌感染可能有帮助。用 ^{99m}Tc 标志的二膦酸盐进行骨骼闪烁显像(^{99m}TC-亚甲基二膦酸盐)以及 SPECT 常对评估脊柱骨性病变(如骨样骨瘤和转移瘤)很有帮助。氟-18-脱氧葡萄糖正电子发射型电子断层显像(^{18}F-FDG-PET)用于感染和肿瘤成像。^{18}F-FDG-PET(包括 ^{18}F-FDG-PET-CT)也可用于儿童肿瘤进展评估或疗效评估。

胚胎学和正常发育

脊柱椎管及其内容物的正常发育涉及 4 个主要步骤:①原肠胚形成伴随脊索的发育;②初级神经胚形成伴随神经节的发育;③体节的出现及分节;④次级神经胚形成(尾部细胞团)。

第一阶段原肠胚的形成发生于胚胎发育的第 2 或 3 周,并包括了胚盘由两胚层(外胚层、内胚层)转变为三胚层(外胚层、中胚层和内胚层)。外胚层细胞移行至内外胚层之间,大部分原外胚层细胞向外移行形成中胚层,而留在中线处的细胞沿原条的头尾轴移行形成脊索突。在妊娠 20 天,脊索突的基底部再吸收形成脊索。脊索确定了原轴以及胚胎的骨架,最终被椎体组织所取代。

第二阶段初级神经胚的形成发生于胚胎发育的第 3 或 4 周。脊索诱导覆盖表面的外胚层转变为神经外胚层并形成神经板,这也代表着初级神经胚开始形成。神经板转变为神经沟,进而弯曲折叠形成神经管,完成闭合。在神经管的闭合过程中,覆盖表面的神经外胚层逐渐分开形成邻面外胚层。这一过程被称之为分离。表面外胚层闭合并覆盖神经管。同时,神经外胚层与外胚层边缘的细胞分开形成神经嵴。神经嵴随后分裂形成神经节的原基,再由此形成感觉神经。神经管的对应节段及随后的脊髓形成运动神经。初级神经胚负责脑和 90% 上部脊髓的发育。

第三阶段胚胎的发育包括在神经管的两边形成体节板。在胚胎发育的第 5 周末,42 对体节形成。体节进一步分化为生骨节、皮节和生肌节。

第四阶段是次级神经胚,发生于胚胎期第 5 周与第 6 周之间,其间下 10% 的脊髓和终丝发育。很大一部分神经管也称之为次级神经管从尾部细胞团发育成后神经孔。尾部细胞团来自原条的尾端,初始较硬,经历一段成腔及限制性发育,最终退行分化形成脊髓圆锥的尖部和终丝。

发育性异常

畸形的定义是由于发育过程改变所导致的一个单独器官或身体部分的先天性外观异常。基于脊柱椎管及其内容物的正常发育过程,畸形可以分为:①初级神经胚发育异常;②次级神经胚发育异常;③脊索发育异常。

初级神经胚发育异常

从临床和胚胎学的角度,初级神经胚发育异常可以分为:①开放性神经管闭合不全;②闭合性神经管闭合不全;以及③背部皮毛窦。在开放性神经管发育不全病例里,覆盖的皮肤有缺损,神经组织直接暴露于环境中。在闭合性神经管闭合不全病例里,畸形的神经管被中胚层(皮下脂肪层)以及外胚层(皮肤)所覆盖。

开放性(无皮肤覆盖)脊柱神经管闭合不全

脊髓脊膜膨出和脊髓膨出 神经管闭合不全或缺陷导致神经基板从邻面外胚层分离失败,该过程称为分离失败。因此,神经基板的中线变平,如果与皮肤表面持平,则发育为脊髓膨出(myelocele),如果被推至超过邻近的皮肤水平,则发育为脊髓脊膜膨出(myelomeningocele)。其中脊髓脊膜膨出占开放性脊柱神经管闭合不全(open spinal dysraphism)的 98%。无论是脊髓膨出还是脊髓脊膜膨出,其预后均较有皮肤覆盖的脊柱神经管闭合不全差。脊髓脊膜膨出和脊髓膨出对于生活质量有显著影响。所有开放性脊柱神经管闭合不全的患儿都合并有 Chiari Ⅱ 型的后脑畸形(图 9-1)。有学说认为胎儿在宫内脑组织发育时,神经基板水平的脑脊液漏导致后脑室的扩张不全或缺损。这反过来阻止了颅底的正常生长发育,导致后颅窝小并有部分后脑组织疝入颈椎椎管内。在这些脊髓脊膜膨出和脊髓膨出的患儿中脊髓可能存在不同程度的中央管扩张或中心管积水。这些畸形在胎儿期可以通过超声或胎儿 MRI 得以确诊。

半脊髓脊膜膨出和半脊髓膨出 半脊髓脊膜膨出(hemimyelomeningocele)和半脊髓膨出(hemimyelocele)出较为少见,但当半根脊髓经历初级神经胚发育失

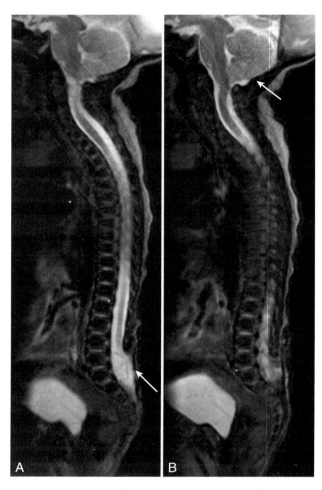

图 9-1 出生后 11 天新生儿的 T2WI 图。A. 腰椎脊髓脊膜膨出宫内开放性手术术后改变(箭)。B. Chiari Ⅱ型后脑畸形(箭)

败时会出现,常合并脊髓纵裂(脊髓分裂)。

闭合性(有皮肤覆盖)脊柱神经管闭合不全

脂肪瘤型脊髓脊膜膨出和脂肪瘤型脊髓膨出 脂肪瘤型脊髓脊膜膨出(lipomyelomingocele, LMMC)和脂肪瘤型脊髓膨出(lipomyelocele,LMC)比开放性神经管缺损有明显更好的预后,可能是由于神经基板被皮肤及皮下组织覆盖和保护。脂肪瘤型脊髓脊膜膨出和脂肪瘤型脊髓膨出常不合并Chiari Ⅱ型畸形。神经管在闭合前过早从邻面外胚层分离导致间充质侵入神经沟及沟内的室管膜。有学说认为间充质和神经管内层的互相作用导致了脂肪的大量形成。在影像上,脂肪瘤型脊髓膨出的神经组织与椎管持平,而脂肪瘤型的脊髓脊膜膨出其神经组织被扩张的蛛网膜下腔推出椎管外(图 9-2)。大块的脂肪瘤常覆盖于神经基板上并从

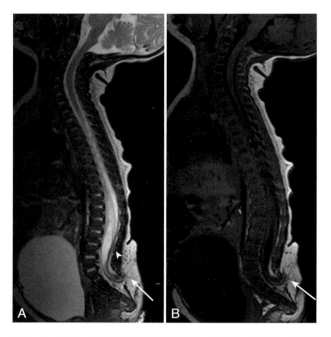

图 9-2 脂肪瘤型脊髓脊膜膨出的矢状位 T2(A)及 T1(B)加权像,可见神经基板延伸至椎管外,终止于皮肤覆盖的脂肪瘤(箭),脊髓尾端还有脊髓积水(箭头)

皮下区域扩张至增宽的椎管。

背部皮毛窦

背部皮毛窦(dorsal dermal sinus)是一类独特的畸形,其分类介于开放性与闭合性脊柱神经管闭合不全之间。它们是连接神经组织或脑膜与皮肤之间的上皮管或上皮束。其很大可能是由于神经外胚层从表面外胚层不全分离所致。体格检查常发现中线处一小浅凹或者带孔的点状突起并可能合并毛痣、局部的色素沉着或者毛细血管瘤。脑脊液可能间歇性的从小孔漏出。窦道可能成为感染的入口,可导致脑膜炎或者脓肿形成。管状窦道在薄切高分辨 T1 或 T2 加权矢状位成像上清晰显示,具体显示为 T1 低信号,T2 低信号或从皮肤凹向椎管的高信号线状条纹(图 9-3)。畸形还可能导致脊髓低位(如低于 L2~3 椎间盘水平)以及脊髓栓系。

次级神经胚发育异常

次级神经胚负责低位脊髓的形成,包括脊髓圆锥和终丝。次级神经胚发育异常包括:①终丝纤维脂肪瘤;②终丝牵拉综合征;③尾部退化综合征(caudal regression syndrome,CRS);④骶尾部畸胎瘤(sacrococcygeal teratoma,SCT)。

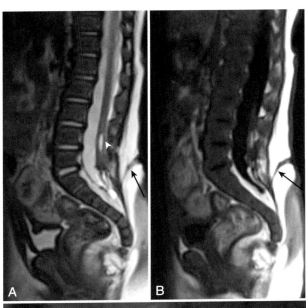

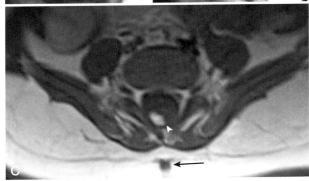

图 9-3　背部皮毛窦。矢状位 T2(A) 及 T1 加权(B) 图像显示皮毛窦(黑箭),低位圆锥伴脊髓栓系,以及尾部的脊髓积水(白箭头)。轴向 T1 加权(C) 显示终丝脂肪瘤(白箭头)以及背部皮毛窦(黑箭)

终丝纤维脂肪瘤

终丝部纤维脂肪化增厚称为终丝脂肪瘤(fibrolipoma of the filum terminale)。而终丝增厚也可能只是纤维组织。终丝增厚伴或不伴脂肪,均在尸检中是比较常见的正常发现(4%~5%),只有存在脊髓栓系时两者才有相关性。脊髓栓系综合征是一种以低位脊髓和脊髓圆锥受到牵拉而出现进行性神经功能异常为特征的临床综合征。在影像学上,终丝脂肪瘤在矢状面及轴面 T1 加权像上呈现高信号条状或点状信号,周围被增厚的终丝包绕(图 9-4 和图 9-5)。轴向 T2 加权成像常用于显示纤维增厚的终丝。

终丝牵拉综合征

终丝牵拉综合征(tight filum terminale syndrome)

是一类以终丝变短肥大为特征的综合征。这种情况造成了脊髓的栓系并相对地影响了脊髓圆锥发育过程中的正常上升。最后脊髓圆锥处于相对低位,正常应在 L2-L3 椎间盘水平以上(图 9-6)。

尾部退化综合征

尾部退化综合征(caudal regression syndrome, CRS)是一系列的异常,其共同点在于缺少部分低位椎体及尾部脊髓。CRS 常合并肛肠部位、下肢以及泌尿生殖系统畸形。另外,CRS 可能成为 OEIS 征候群[脐疝(omphaloele)、膀胱外翻(exstrophy)、肛门闭锁(imperforate anus)以及脊柱裂(spinal defects)]的一部分。特征性的影像学改变是脊髓的大部分远端分节以及相应的骨骼肌肉的缺失。典型的改变为脊髓突然终止,其尾端为一个短棍样或楔形的下缘(图 9-7)。骶骨及尾骨常缺如。该畸形依据其位置和脊髓圆锥的外形可以分为两种类型:高位终止型(Ⅰ型)和低位栓系型(Ⅱ型)。

骶尾部畸胎瘤

骶尾部畸胎瘤(sacrococcygeal teratoma, SCT)是新生儿最常见的大的先天性肿瘤,其源自尾部细胞团的多能细胞。SCT 在女孩中的发病率比男孩更高(3∶1)。SCT 根据肿瘤的位置被分为 1~4 型。1 型病灶完全在骨盆外,而 4 型完全在骨盆内。产前超声以及胎儿 MRI 可以鉴别并对 SCT 进行特征化识别(囊性还是实性)(图 9-8)。产后 MRI 对于术前的评估诊断是必要的,可以显示肿瘤扩张进入骨盆以及骨盆结构被侵犯和移位的程度。

脊索发育异常

脊索的发育异常代表了一系列复杂的神经管闭合不全。这些畸形与次级神经胚发育不良的畸形有部分重叠(如 CRS)。畸形包括以下方面:①脊索裂综合征,也被称为脊髓纵裂;②神经管原肠瘘;③脊索发育分节异常导致如前所述的一系列 CRS 变化;④椎体结构的分节与形成异常。

脊髓纵裂

脊髓分为两束半脊髓被称为脊髓纵裂(diastematomyelia)。半脊髓束可被膜性隔板或骨性隔板分开。外胚层细胞出现排布异常并移行至内外

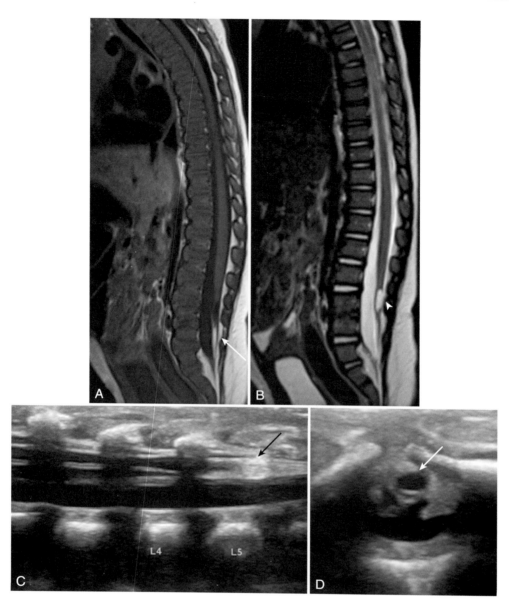

图9-4 终丝的纤维脂肪瘤。矢状位 T1(A)和 T2 加权成像（B）显示一个低位的脊髓圆锥以及丝状增厚，脂肪瘤（白箭）。另外，可见脊髓终室的囊性变（白箭头）。矢状位超声图像（C）显示低位的圆锥以及 L5 水平的脂肪瘤（黑箭）。L4 水平的轴位超声图像（D）显示脊髓终室的扩张（白箭）

胚层之间，但并未保持在中线，形成两个外侧的半脊索，从而导致两束分离的神经外胚层形成，最后导致两束半脊髓。每束半脊髓都有一个腹侧及背侧的神经根和一个中央管。另外，2 根半脊髓可能共一个硬膜囊也可能有两个独立的硬膜囊（图 9-9）。脊髓纵裂与椎体的形成和分节异常有关。50%~70% 的患者伴有与皮肤覆盖缺损相关的色斑，90% 的患儿有脊髓栓系的相关症状。诊断需借助胎儿超声或者 MRI。产后 MRI 可以详细评估脊髓的解剖特点。CT

对是否存在骨性隔板的鉴别非常有帮助。

神经管原肠瘘

神经管原肠瘘（neurenteric fistula）是一种少见的畸形，源于脊索突的持续存在。在内胚层的衍生物和神经外胚层之间有直接的通道相连，从而导致在皮肤表面和肠道之间有瘘管形成。神经管原肠囊肿代表了神经管原肠瘘的一种常见的局部向前扩张的形态。

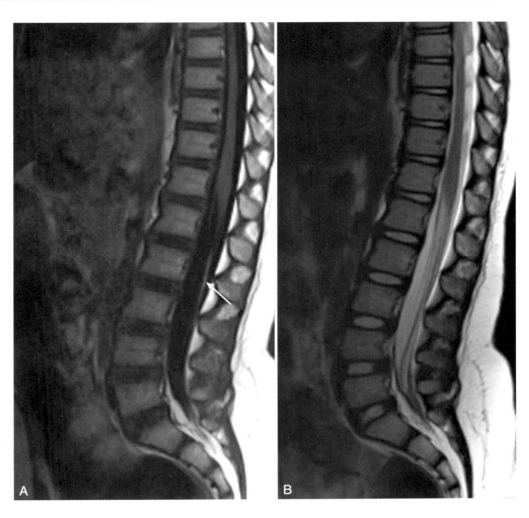

图 9-5　矢状位 T1 加权(A)和 T2 加权(B)图像中正常位置的终丝脂肪瘤(箭)和脊髓圆锥结构

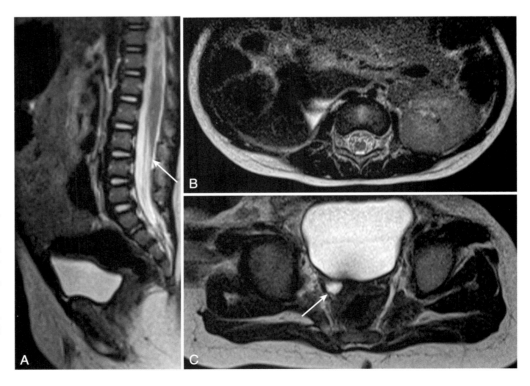

图 9-6　终丝牵拉综合征。矢状位 T2 加权成像(A)显示低位脊髓,脊髓圆锥止于 L3-L4 水平,终丝可见轻度肥大(箭)。另外,轴位 T1 加权影像显示右肾缺如(B),右侧精囊腺囊肿(箭)(C),提示 Zinner 综合征

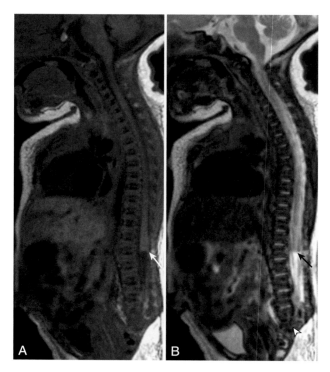

图 9-7 尾部退化综合征。矢状位 T1(A)和 T2 加权(B)成像显示脊髓远端的发育不良(箭)和腰骶部发育不良(箭头)。脊髓突然终止,貌似被剪断

脊柱骨性结构的分节和形成异常

一系列的分节和形成异常可能是:①偶然发现,如胸部或者腹部摄平片时发现,无神经症状;②检查脊柱侧凸的时候发现;③作为各种综合征或者并发症的一部分(如 Klippel-Feil 综合征,VACTERL 联合畸形等)。VACTERL 联合畸形是由于肌肉骨骼体节的分节错乱所致。如需评估骨性解剖和椎管内容物应行 MRI 检查。

其他的发育异常

脊髓囊肿

脊髓囊肿(myelocystocele)是一类隐匿的、有皮肤覆盖的脊柱神经管闭合不全,其脊髓的中央管扩张,蛛网膜通过脊柱的骨性缺损凸向背侧。终端脊髓囊肿可能是源自次级神经胚异常,脑脊液从早期的神经管溢出,造成神经基板终室的膨胀成为囊肿(图 9-10)。非终端脊髓囊肿则源自初级神经胚的部分异常,常伴有脑脊液充填囊肿远端的脊髓组织,多发生于颈部或颈胸交界区域。

脑脊膜膨出

脑脊膜膨出(meningocele)是一类不常见的病变,是由脑脊液填充并有硬脊膜和蛛网膜覆盖,从椎管膨出的疝囊,脑脊膜膨出内无神经组织(图 9-11)。膨出可能在背侧,外侧或者腹侧。

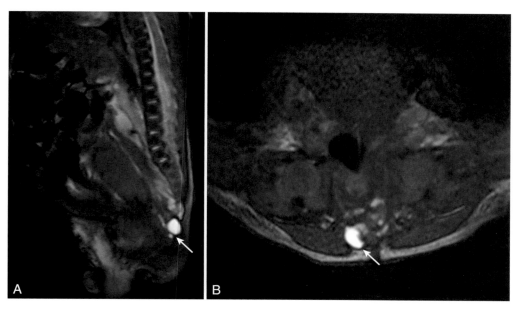

图 9-8 骶尾部畸胎瘤。矢状位(A)和轴位(B)T2 加权成像显示多个分隔的囊性包块(箭),源自尾骨并延至骨盆内

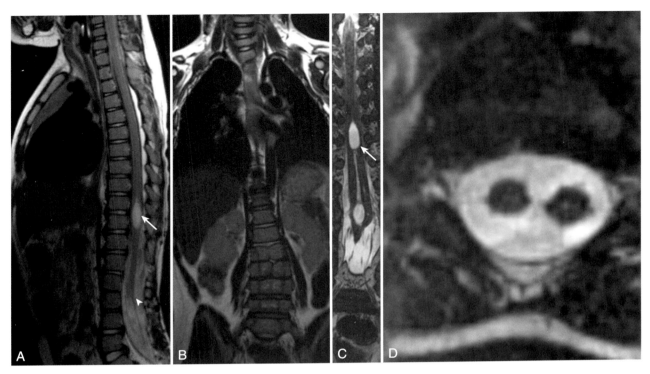

图 9-9　脊髓纵裂。矢状位（A）和冠状位（B）T2 加权成像显示下胸段脊髓积水（箭）、脊髓圆锥截断（箭头）以及腰椎的分节异常。冠状位（C）和轴位（D）CISS 成像显示脊髓在积水的胸段以下分裂为两根半脊髓（箭）

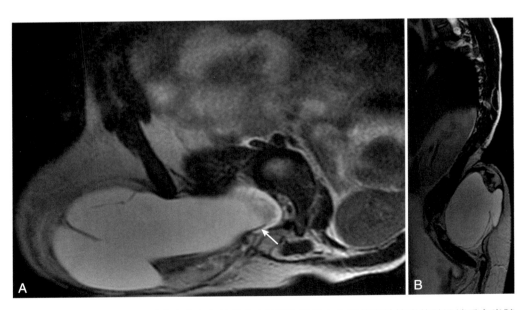

图 9-10　终端脊髓囊肿。轴位（A）和矢状位（B）T2WI 显示中央管的囊性扩张伴随远端后方脊髓组织的拉伸和变薄（箭）

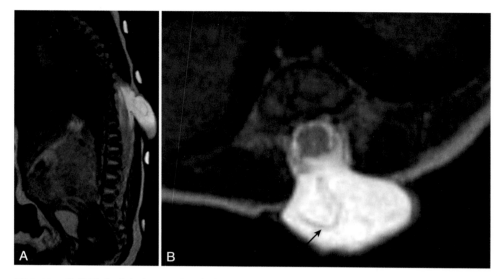

图 9-11 胸椎脑脊膜膨出。矢状位(A)和轴位(B)T2WI 显示有脑脊液填充的由硬脊膜和蛛网膜组成的疝囊。脑脊膜膨出内有薄壁分隔(箭),但无神经组织

脊椎发育不良

脊椎发育不良(spondylodysplasia)是指脊柱骨性结构的任何发育异常。这一类疾病包括特发性脊柱侧凸,先天性脊柱侧凸及后凸,休门病(Scheuermann disease)以及骨骼发育不良[如神经纤维瘤病 1 型(NF-1),黏多糖贮积症(mucopolysaccharidosis,MPS),脊柱骨骺发育不良(spondyloepiphyseal dysplasia,SED),软骨发育不全以及唐氏综合征]。常见的表现为脊柱的曲度异常,结合临床和平片,可分为侧凸(向外的弧度)、后凸(向后成角)以及前凸(向前成角增加)。骨骼发育不良是一类表现不同的疾病,包括软骨和骨的形成,生长以及塑形异常。椎管/孔径的挤压以及枕颈区域的不稳,可能导致对神经轴索的机械性压迫,是骨骼发育不良的主要问题。平片、CT 以及 MRI 在脊椎发育不良的评估中起到非常重要的作用。

特发性脊柱侧凸

脊柱侧凸(scoliosis)是指在平片上脊柱侧向弯曲超过 10°,常伴有躯干的旋转。侧凸的两个主要的类型是特发性脊柱侧凸和非特发性脊柱侧凸。非特发性脊柱侧凸可被分为:①先天性脊柱侧凸,由于形成不良的半椎体或阻滞椎引起;②神经肌肉型脊柱侧凸,是由于脊柱的主动性肌肉稳定因素不足所致,如脑瘫、脊肌萎缩、脊柱裂、肌

营养不良或脊髓损伤;③间质性脊柱侧凸,由于脊柱的被动性肌肉稳定因素不足所致,比如马方综合征、黏多糖贮积症或成骨不全。特发性脊柱侧凸的诊断则须排除所有非特发性的病因后方可确立。

特发性脊柱侧凸(idiopathic scoliosis,IS)基于患者的年龄被分为以下三个亚型:①婴儿型,患儿年龄小于 3 岁;②幼年型,患儿年龄在 3~10 岁;③青少年型,患儿年龄在 10 岁以上但骨骼仍未成熟。青少年型占特发性脊柱侧凸患儿的近 90%。特发性脊柱侧凸的并发症包括侧凸进展、心肺功能受损、疼痛性侧凸、畸形外观、神经功能异常以及退行性关节病。侧凸进展常发生于生长加速期。可能需要治疗,包括佩戴支具或脊柱融合手术(如哈灵顿棒)。

平片是特发性脊柱侧凸确定诊断和随访追踪的标准方法。CT 可用于术前评估时(图 9-12)。特发性脊柱侧凸的患儿中枢神经系统异常的发生率在 2%~4%。如存在不典型的侧凸模式(如左胸弯、胸椎顶椎区的节段性前凸消失)、神经系统异常(反射亢进、深腱反射不对称、泌尿功能受损、直肠张力减低或后背皮肤病变),或者婴儿型或幼年型侧凸都需要采用 MRI 评估。MRI 可以显示并存的异常如脊髓空洞症,肿瘤,囊肿或者有皮肤覆盖的神经管闭合不全。

先天性脊柱侧凸和后凸

先天性脊柱侧凸的发病源自椎体畸形的存

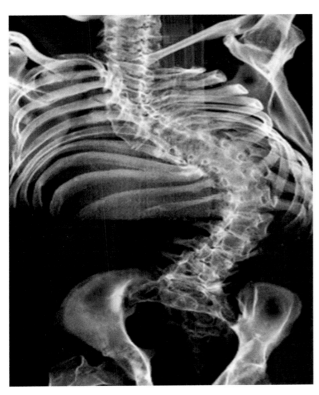

图 9-12　特发性脊柱侧凸。平片显示重度的 S 形脊柱侧凸以及其导致的胸廓畸形

在。椎体畸形包括半椎体，椎体骨桥（发育时椎体分节不良所致的异常），蝴蝶椎以及楔形椎。椎体畸形可能：①成为唯一的畸形；②合并有肾脏、心脏或者脊髓畸形；③成为综合征或染色体异常的一部分（图 9-13）。常见的合并椎体畸形的综合征见表 9-1。其他儿童时期后凸以及侧后凸的原因包括姿势性、休门病、神经肌肉疾病、创伤、感染、手术、放疗、代谢性疾病、关节炎以及肿瘤。

表 9-1　伴发椎体畸形的常见综合征

综合征	关键特征
Alagille 综合征	周围肺动脉狭窄，胆汁瘀积以及先天性面部畸形
Jarcho-Levin 综合征	躯干短缩矮小，多个椎体及肋骨缺如，后方肋骨翼状融合
Klippel-Feil 综合征	短颈，后方发际线低，颈椎椎体融合，半侧面部肢体发育不良畸形
戈尔登哈尔综合征（Goldenhar syndrome）	半侧面部肢体发育不良畸形和眼球上皮样囊肿
VACTERL 综合征	椎体畸形，肛门闭锁，心脏畸形，气管食管瘘，肾脏和桡骨畸形以及肢体缺损

休门病

休门病（Scheuermann disease）常发生于青少年，以疼痛，僵硬，背部后凸为特点，伴有楔形椎体以及椎体终板异常。典型的影像学改变包括椎体楔形变、不规则的椎体终板以及许莫结节（椎间盘疝入骨质内）。后凸常发生于胸椎中段。

神经纤维瘤病 1 型

神经纤维瘤病 1 型（NF-1）是一类常染色体显性遗传病，源于 ATF1 基因的杂合突变。10%~20%的 NF-1 患儿会出现脊柱侧凸。侧凸的形成可能是中胚层发育不良所致。NF-1 患儿可能存在的脊柱病变包括脊髓脊膜膨出、硬膜囊扩张以及肿瘤（单发或丛状神经纤维瘤）（图 9-14）。其他的畸形包括颈椎后凸，棘突、横突或椎弓根发育不全，以及扭曲纤细的肋骨。

软骨发育不全

软骨发育不全（achondroplasia）是一类骨骼发育不全的疾病，由于 *FGFR3* 基因的功能激活性突变引起。其表型主要为不成比例的矮小，肢体则由于软骨成骨形成异常导致肢体短缩。巨颅畸形、脑积水和枕颈交界区受压是软骨发育不全患儿主要的神经并发症。软骨发育不全患儿也常存在椎管狭窄（图 9-15）。椎体骨化中心和后方神经弓的提前融合导致椎板和椎弓根变短变厚。另外，椎体高度下降，椎体扇形改变以及椎弓根间距的缩短导致椎管或者神经根出口的狭窄。约 1/3 的软骨发育不全的患儿存在侧凸、后凸或侧后凸。其他的枕颈畸形还包括齿状突发育不全、寰枢椎不稳、颅底凹陷以及寰椎枕化。

黏多糖贮积症

黏多糖贮积症（mucopolysaccharidosis，MPS）是一组代谢紊乱疾病，特点为正常细胞副产物的溶酶体代谢酶缺乏造成的黏多糖（glycosaminoglycans，GAG）在体内的贮积。枕颈交界区的脊髓压迫在黏多糖贮积症患儿中较为常见。齿状突后方的 GAG 蓄积、硬膜囊增厚以及寰椎椎弓发育不良将导致椎管狭窄。另外，GAG 在软组织的蓄积可能引发环枢椎不稳定（图 9-16）。骨性特征包括鸡胸，胸椎后凸、侧凸、膝外翻、扁平椎、椎体前方鸟嘴样改变、喇叭

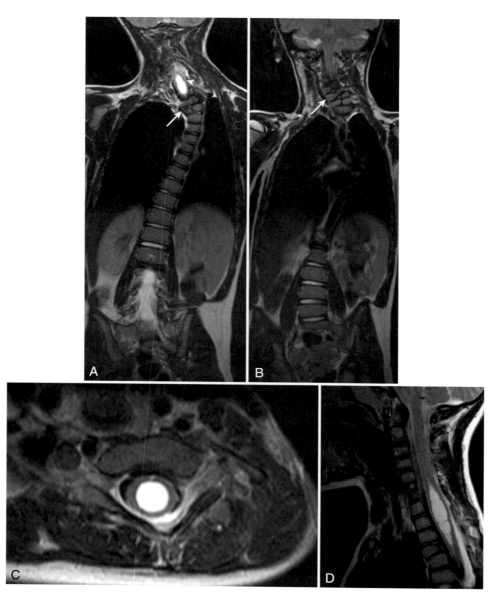

图 9-13　先天性脊柱侧凸。脊柱冠状位 T2 加权成像（A，B）显示形成和分节异常，有蝴蝶椎（箭），脊髓积水（箭头）。颈椎的轴位及矢状位 T2 加权（C，D）显示脊髓积水

形肋骨以及关节活动度异常增大。

唐氏综合征

　　唐氏综合征（Down syndrome）是由第 21 号染色体的三体化引起的，是最为常见的遗传性染色体异常，每 700 个新生儿中约出现 1 例。寰枢椎不稳常见于唐氏综合征患儿，其可能与寰枢关节的横韧带过度松弛有关。另外，骨化异常如游离齿状突、齿状突发育不良、齿状突终末小骨或旋转性寰枢椎半脱位较常见，也均能导致寰枢椎不稳（图 9-17）。寰齿前间距（atlantodens interval，ADI）是指寰椎前

弓的后方皮质面到齿状突前方皮质面的距离。正常儿童上限约为 4~5mm。颈椎稳定性可以用平片来检查，如颈椎平片上 ADI 超过 5mm，需行 MRI 以评估是否存在脊髓损伤。

脊椎骨骺发育不良

　　脊椎骨骺发育不良（spondyloepiphyseal dysplasia，SED）的特征是椎体和骨骺的异常生长。有两种主要类型：先天型和迟发型。先天型的临床表现包括矮小、胸腰段后凸、腰椎前凸、扁平椎、齿状突发育不良以及寰枢椎不稳（图 9-18）。迟发型 SED 则包

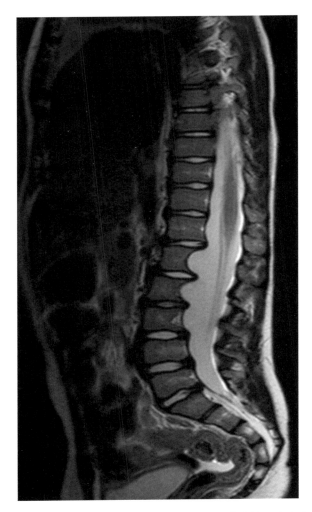

图 9-14　神经纤维瘤病 1 型。腰椎硬膜囊扩张并导致多个椎体背侧呈扇形改变

括扁平椎、矮小以及早期的脊柱及髋关节退行性改变。

枕颈交界区发育异常

枕颈交界区(craniocervical junction,CCJ)是指包括寰椎(C1)、枕骨以及枢椎(C2)形成的复杂关节,由寰枕和寰枢关节组成。该区域的影像学评估需要平片包含过伸过屈位,需要时透视、CT 及 MRI 可作为补充评估手段。

评估 CCJ 时一些解剖标记非常有帮助。比如 Chamberlain 线,从硬腭后缘到枕骨(从硬腭后缘到枕骨大孔后上缘)连线。齿状突顶点常低于 Chamberlain 线。婴幼儿及小年龄儿童的齿前间隙或寰齿前间距屈曲位变化为 3~5mm,过伸位与过屈位时约有 2mm 差别。在青少年和成人中这一间距正常小于 3mm。齿后间隙(寰齿后间距或齿状突 - 枕骨大孔后间距)在儿童时期至少有 15mm,成人时至少 19mm。齿状突应与斜坡顶点(颅底点)基本持平,这两个解剖结构分离不能超过 1cm。

CCJ 常见的异常包括枕骨基底部发育不良、寰椎枕化、Klippel-Feil 畸形、齿状突异常以及枕颈交界区不稳。CCJ 异常可能的临床特征为斜颈、颅面或枕颈先天性畸形、活动受限、头痛或者颈部疼痛。

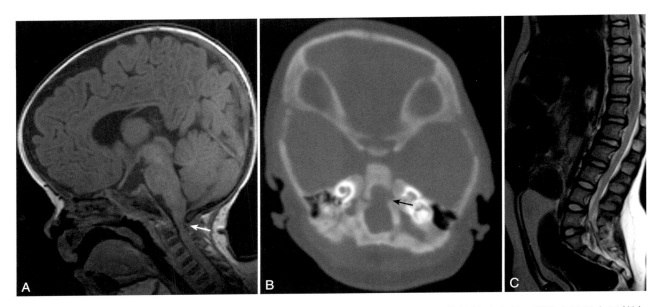

图 9-15　软骨发育不全。矢状位 T1 加权成像(A)可见巨颅畸形,枕骨大孔及上颈椎椎管狭窄以及颈髓交界区卡压(箭)。轴位 CT 成像(B)显示枕骨大孔狭窄(箭),胸腰椎矢状位 T2 加权成像(C)显示椎管轻度狭窄,椎体后缘呈扇形改变

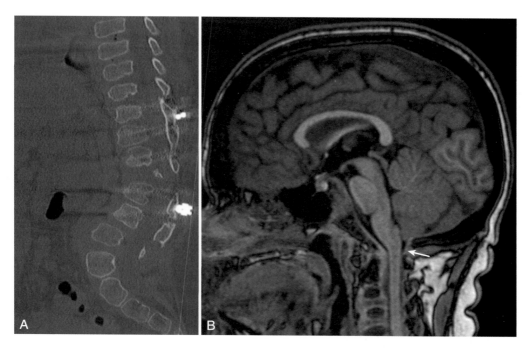

图 9-16　Hurler 综合征。A. 骨核心的矢状面多平面重建 CT 成像显示多个腰椎椎体变扁,前下方鸟嘴样改变,区域性驼背畸形需要后方脊柱融合。B. 矢状位 T1 加权成像显示枕颈区的狭窄(箭)

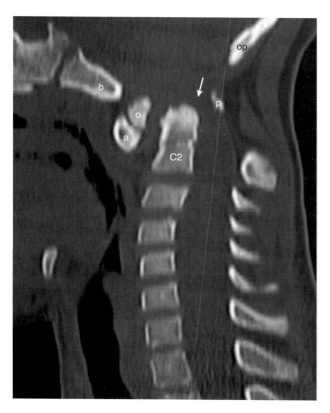

图 9-17　唐氏综合征。矢状位 CT 成像显示齿状突发育不良(C2),游离齿状突(o)和标出的 C1-C2 椎管狭窄(箭)。a,寰椎前弓;b,颅底点;op,枕骨大孔后缘;p,寰椎后弓

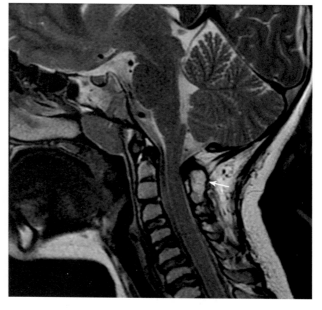

图 9-18　脊椎骨骺发育异常。颈椎矢状位 T2 加权成像显示齿状突发育不良,扁平椎以及 C1-C3 椎体的后方融合(箭)

枕骨基底部发育不全

枕骨基底部发育不全,也称为颅底凹陷(basilar invagination)或者短斜坡畸形(short clivus),是指齿状突相对于 Chamberlain 线向上移位。枕骨基底部发育不全常合并枕骨髁发育不良(图 9-19)。颅底凹陷可能是:①原发性(如发育性)并伴发其他枕颈畸形或综合征;②继发性(如颅底卡压)并伴发骨软骨发育不良或者代谢紊乱(如佝偻病、骨纤维发育不良、软骨发育不全、黏多糖贮积症、成骨不全、骨质软化、颅锁骨发育不良)。可能存在血管或神经卡压,其发生取决于颅底凹陷的严重程度。

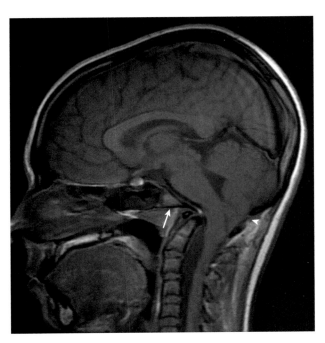

图 9-19　颅底凹陷和 Chiari 畸形 1 型。矢状位 T1 加权成像显示水平短斜坡(箭),齿状突向上移位(超过 Chamberlain 线),以及小脑扁桃体下降(箭头)

寰椎枕骨化

枕骨第 4 生骨节与颈椎第 1 生骨节之间的分节障碍导致了寰椎 - 枕骨(atlanto-occipital,AO)未分节 / 同化或融合,称为寰椎枕骨化(occipitalization of the atlas)。融合可能限于前弓、后弓、侧块或三者混合。寰枕区域融合后缺少活动度导致寰枢关节成为上颈椎唯一的活动关节。50% 患儿存在寰枢椎不稳。寰椎前弓与斜坡或枕骨大孔后缘中点的融合导致特征性的逗号形外观。常会有典型的颅

底凹陷和齿状突背侧移位,导致枕骨大孔前后内径变短,从而造成颈髓交界区的卡压。

Klippel-Feil 综合征及分节异常

KlippeI-Feil 综合征(KFS)的典型临床三联征包括短颈、发际线低以及颈部活动受限。KFS 源于分节障碍,并在颈椎的一个或多个节段有明显骨性融合(图 9-20)。其他枕颈交界区异常包括颅底凹陷、齿状突发育不良、寰枕同化以及颅底扁平等。另外,心血管系统、泌尿生殖系统以及其他先天性异常也可能伴发于 KFS,并可能导致严重的病变。

齿状突异常

齿状突异常包括不发育、发育不良以及游离齿状突(os odontoideum)。齿状突发育不良少见,据文献报道常伴发脊椎骨骺发育不良、黏多糖贮积症、

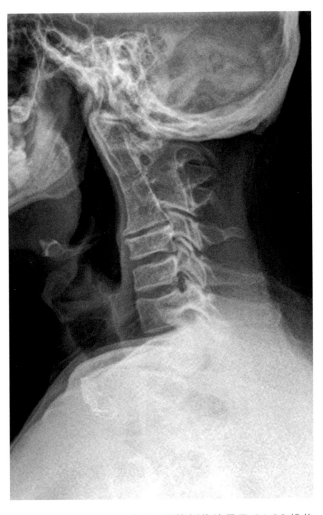

图 9-20　Klippel-Feil 畸形。颈椎侧位片显示 C1-C3 椎体的融合和颅底凹陷

唐氏综合征以及间向性侏儒。齿状突不发育罕见。齿状突发育不良和不发育时，其尖韧带及翼状韧带缺如易导致严重的寰枢关节不稳以及颈脊髓卡压。

游离齿状突是指枢椎椎体头端独立于寰椎前方的遗迹/小骨（图9-21）。有一个理论认为游离齿状突的产生是来自患儿在其1~4岁间颈部未察觉的创伤。游离齿状突患儿也存在齿状突发育不良，可见齿状突顶部和颅底之间有一个游离小骨块。该游离小骨和枢椎椎体之间的间隙延伸超过上关节面水平，导致十字韧带的不完整，寰枢关节的不稳定也较为常见。游离齿状突常为偶然或合并枕颈区卡压症状时被发现。不稳定的性质和程度需要通过过伸过屈位仔细评估。其骨性关系可通过过伸过屈位平片或者CT明确，而要评估不稳对颈髓交界的影响，MRI可得到最佳显示。在唐氏综合征、黏多糖贮积症、脊椎骨骺发育不良以及KFS中游离齿状突的发生率增加。

枕颈交界区不稳

枕颈交界区不稳包括横向性或旋转性寰枢关节不稳和寰枕关节不稳。枕颈交界区不稳常源于韧带的缺如或松弛（如寰枢关节不稳里的横韧带）。齿状突异常常合并枕颈区不稳。寰枢和寰枕关节

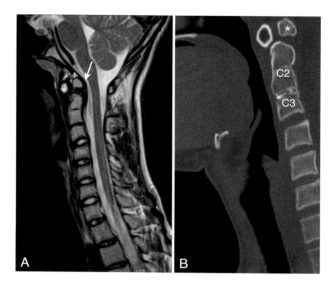

图9-21 游离齿状突。颈椎的矢状位T2加权成像（A）显示C2椎体头端的游离小骨（箭），以及相应的CT成像（B）显示有完整皮质的游离小骨（星号）。特别标注了C2和C3椎体的部分融合

不稳最常见于唐氏综合征。其他常见的病因包括骨骼发育不良（如莫基奥综合征或脊椎骨骺发育不良）、风湿性关节炎以及创伤。旋转性寰枢关节不稳包括移位、半脱位或脱位并引发斜颈（图9-22）。旋转性不稳可能为自发性或者源于创伤、感染或者枕颈区异常（如齿状突畸形或Klippel-Feil综合征）。

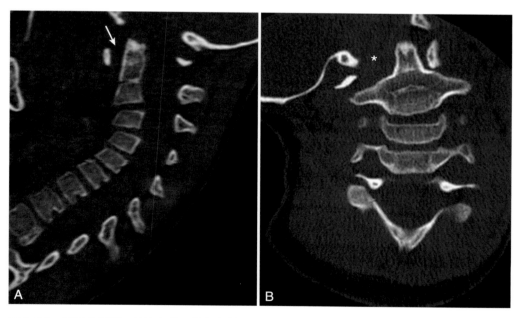

图9-22 严重的斜颈。骨核心的颈椎的矢状位CT重建（A）显示寰齿间距（箭）以及寰枕间距增宽。冠状位CT重建（B）显示C2右侧侧块和齿状突的间距增宽（星号）

脊柱血管性疾病

血管性疾病包括血管性肿瘤,比如血管瘤和血管畸形。血管畸形可依据其血流动力学分为高血流量和低血流量病变。高血流量病变包括动静脉畸形(arteriovenous malformation, AVM),这类疾病存在动脉和静脉之间的直接连接以及动静脉畸形,在这类动静脉畸形里,其供应动脉和分流静脉间有发育不良的血管插入,扭曲纠集在一起,称为畸形血管巢。低血流量病变包括静脉、淋巴管和毛细血管畸形。

儿童的脊柱动静脉病变很少见,常为先天性或遗传相关性疾病。有几种分类系统。位置和分流类型对于治疗选择有较大影响。动静脉瘘和动静脉畸形可能存在遗传性疾病如遗传性出血性毛细血管扩张(HHT)以及非遗传性疾病,如帕韦综合征,神经纤维瘤病 1 型以及埃勒斯 - 当洛综合征(Ehlers-Danlos syndrome)4 型。

动静脉瘘和动静脉畸形患儿在其脊髓实质内(髓内)、沿脊髓表面(髓周)、硬膜内(硬膜下)或累及该脊髓节段各层(节段性)都可能存在异常的交通支。在 Cobb 综合征患儿可见节段性病变,无软组织过度生长。节段性血管异常包括动静脉畸形、淋巴管或毛细血管畸形,可见于先天性韧带过度生长、血管畸形、表皮痣以及脊柱侧凸 / 骨骼异常综合征(CLOVES 综合征)。对于脊柱血管畸形的首选检查是 MRI。在高血流量畸形中,标准扰相自旋回波高分辨稳态图像(CISS)/ 稳态采集快速成像序列成像上(FIESTA)可见突出的迂回的血流从拥挤扩张的静脉中排空(图 9-23)。另外,由于静脉高压或出血,需要在 T1 和 T2 加权成像上评估脊髓组织是否存在水肿。脊柱血管造影是脊柱高血流量病变诊断的标准手段,并可对这些异常同时进行血管内治疗。选择性注射所有供血动脉并分析分流静脉对于动静脉畸形的评估和制订治疗计划非常必要。

创伤

儿童脊柱创伤与成人不同,原因如下。未成熟的脊柱包括未骨化的软骨和松弛的韧带,因此椎体骨折更少发生,而脱位、韧带损伤以及骨骺分离比成人更为常见。另外,由于婴幼儿和小年龄儿童的头大,且与身体不成比例,枕骨髁浅,关节面朝向相对水平导致枕颈区和上颈椎在面对突然加速和减速力量时更加脆弱。儿童脊柱损伤常发生于颈椎。8 岁以下的儿童其 C1、C2、C3 椎体是最常受累及的。颈部屈曲的支点伴随儿童年龄增长从 C2/3 向尾端移至 C5/6。10 岁以后类似成人的受伤应力分布,主要集中在颈胸交界区。同样,大龄儿童类似于成人,由于邻近肋骨胸廓的稳定作用,胸椎较少累及。过伸、过屈、轴向压缩、分离、横向或旋转应力是潜在的一种或联合受伤机制。

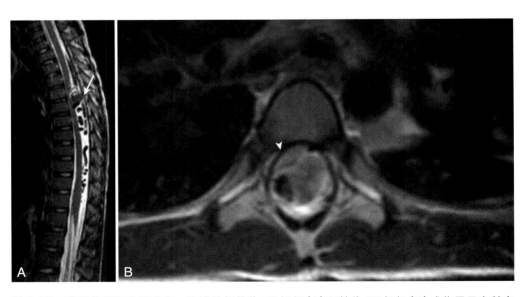

图 9-23 背部的髓周动静脉瘘。胸椎的矢状位 T2 加权(A)和轴位 T2 加权(B)成像显示向前方和右侧移位的胸段脊髓(箭头)以及硬膜囊背侧明显的流空信号(箭)

在儿童脊柱损伤时,给予了合适固定的患儿可先行平片检查。CT 矢状及冠状位重建对于进一步评估损伤很有帮助。MRI 用于评估韧带损伤、椎管内血肿或者脊髓损伤。对于胸腰椎楔形压缩性骨折的患儿,区分椎体前方楔形变和椎体的正常发育性变异比较困难。当平片或 CT 无法区分急性楔形骨折和正常变异时,通过 MR 可以显示骨髓水肿和 / 或椎旁软组织水肿来确认急性损伤。

脊柱骨折

颈椎

Jefferson 骨折是 C1 由于重物砸头(如跳水意外)的轴向压缩导致的爆裂性骨折,其由于 C1/2 过伸引起的 C1 典型的前后弓骨折。C2 的骨折包括过屈引起的典型的 Anderson 骨折和过伸引起的"绞刑者骨折"(图 9-24,图 9-25)。压缩性骨折(C3~C7)

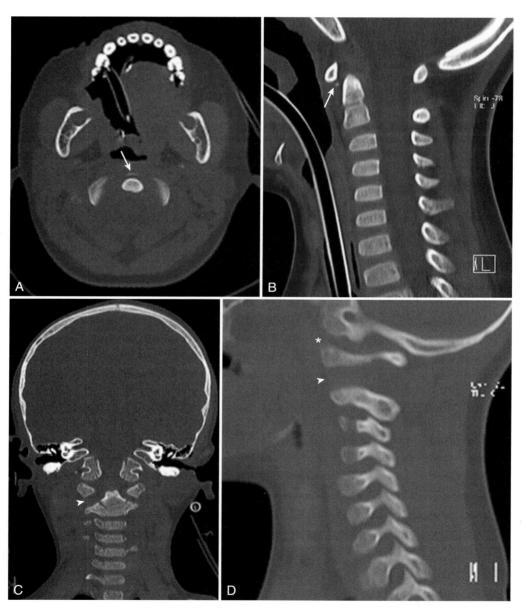

图 9-24　轴位(A)和矢状位(B)CT 成像显示 C1 前弓的小的撕脱性骨折(箭)。冠状位(C)和矢状位(D)CT 成像显示合并右侧寰枕(星号)和寰枢关节(箭头)间距增宽

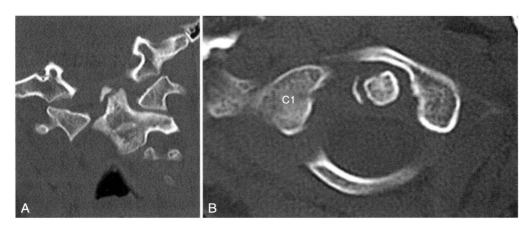

图 9-25　冠状位（A）和轴位（B）CT 成像显示齿状突骨折伴 C1-C2 旋转性半脱位

则常源于过屈，其表现为椎体前方楔形样变。

胸椎和腰椎

　　超过 10 岁的儿童，其脊柱损伤主要节段在胸椎和腰椎。骨折常发生于胸腰交界区或腰椎。胸椎和腰椎骨折包括：①横向剪切骨折；②压缩骨折（坠落伤为典型）；③暴裂骨折；④Chance 骨折（屈曲分离损伤）；⑤局部直接撞击骨折。压缩骨折的特点是受累椎体前缘的等高线中断，并出现楔形样变，如损伤只累及前柱一般比较稳定。暴裂骨折则为轴向，屈曲或外侧应力混合所致的椎体前方和后方同时骨折。当存在后柱连续性中断时暴裂骨折常不稳定，可能导致椎管卡压和脊髓压迫。腰椎的 Chance 骨折是三柱均受累及的横行或斜行骨折。Chance 骨折源自围绕一个支点的屈曲分离混合受伤机制，最常见的是安全带，因此被称为安全带或者腰带骨折。典型改变为椎体前方压缩，椎体后方

高度由于损伤的分离机制而增加（图 9-26）。后方分离力量增加了棘突间间距，增宽了关节面。同时还可能发生腹部结构的损伤如胰腺损伤，十二指肠壁血肿或胃破裂，这些现象在脊柱为主的影像中可部分显示。

脊柱韧带损伤

　　在平片和 CT 上，轻度的损伤，即使意外或者创伤导致的韧带拉扯或撕裂，其脊柱力线能得以维持。有时平片和 CT 可能显示颈椎生理性前凸变直（保护性）以及轻度的椎旁肌水肿或者硬膜外、硬膜下或椎管内血肿（图 9-27）。MRI 检查，损伤的韧带由于水肿在 T2 加权和 STIR 成像上均显示为高信号。高分辨率的 3DT2 加权 CISS 序列可以直接显示损伤的韧带中断/断裂，对于评估枕颈区和寰枢椎区（如横韧带、翼状韧带和尖韧带）的软组织

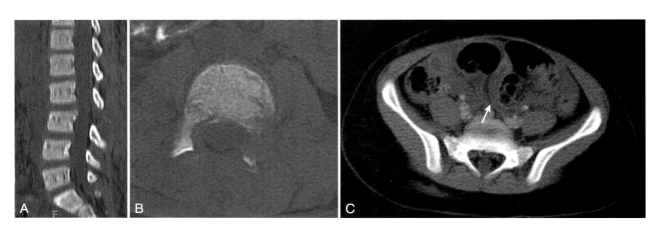

图 9-26　Chance 骨折。矢状位重建（A）和轴位（B）CT 成像显示 Chance 骨折，包括 L3 椎体的压缩性骨折，后方附件的分离。腹部轴位 CT（C）在软组织窗显示肠壁的血肿（箭）

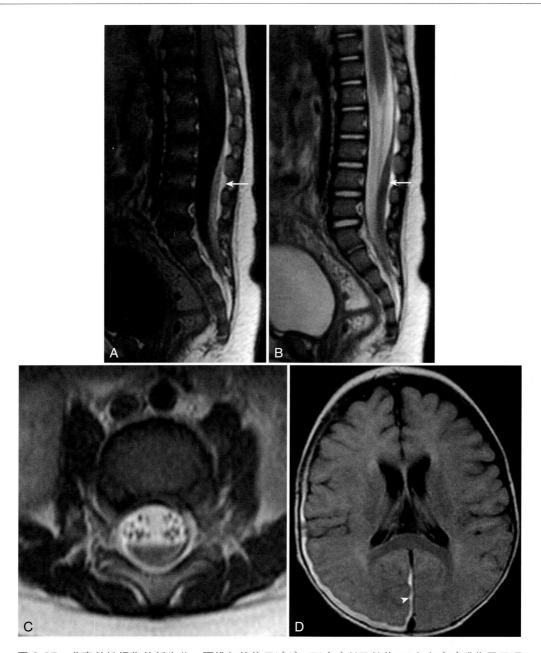

图 9-27 非意外性损伤的新生儿。腰椎矢状位 T1(A)、T2(B)以及轴位 T2 加权(C)成像显示硬膜囊背侧下部血肿呈 T1 高信号(箭)和 T2 低信号(箭)。D. 轴位液体衰减反转恢复序列成像(FLAIR)显示高信号的右侧大脑半球硬膜下血肿(箭头)

结构非常有用。这些高分辨率序列也有助分辨各个神经根损伤。由于儿童脊柱的活动度及柔韧性大,小关节的半脱位时间较短,在平片和 CT 上可能缺乏损伤的依据。在这种情况下 MRI 特别有帮助,能显示平片和 CT 上不能显示的软组织和韧带损伤。

在颈椎更为严重的损伤中,可能出现 C1 相对于枕骨(寰枕关节脱位)轴向脱位或发生在 C1 和

C2 间(寰枢关节脱位)(图 9-24)。前脱位较后脱位更为常见。需仔细评估枕骨髁及关节面可能与脱位有关的骨折。寰枕关节最严重的轴向脱位是寰枕关节分离(图 9-28)。寰枕关节分离常发生于高速机动车事故中,其特征性表现为枕骨和 C1/C2 间的韧带完全断裂,脊柱骨性结构与颅骨分离。这些患儿的脊髓常严重损伤甚至完全横断。

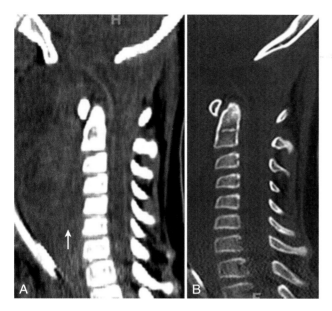

图 9-28　高速机动车事故后患儿枕颈交界区分离。软组织核心（A）和骨核心（B）的矢状位 CT 成像显示枕颈区的明显分离和椎前大片血肿（箭）

脊髓损伤

SCIWORA（无影像学异常的脊髓损伤）定义为存在脊髓损伤的客观体征但平片或 CT 上没有韧带损伤或者骨折。有神经损伤的症状需尽快做 MRI 检查寻找脊髓损伤的证据。急性脊髓损伤包括撞伤、血肿、水肿、撕裂以及横断。慢性后遗症如创伤后囊肿、脊髓空洞症或者脊髓软化也最好用 MRI 评估。

椎峡部裂和脊柱滑脱

超过 10 岁儿童最常见的背痛原因就是椎峡部裂（spondylolysis）和脊柱滑脱（spondylolisthesis）。椎峡部裂是关节间部的缺损，常累及 L5，其次是 L4 或者更高的节段。峡部裂更多见于男孩。大部分儿童病例可能是由于关节间部疲劳性或压力性骨折引起。椎峡部裂在与有关重复伸展、屈曲和旋转动作的体育项目的运动员中特别常见。脊柱滑脱，即一个椎体相对于其他椎体的移位，常发生于双侧椎峡部缺损的基础上，特点是椎体超过尾端下一个节段向前方平移。滑移的程度被分为 Meyerding 1 度（不超过 33%）、2 度（不超过 66%）、3 度（不超过 99%）以及 4 度（100% 并脊椎前移）。平片可以明确脊柱滑脱的诊断，特别是采用斜位可见典型的苏格

兰狗的项圈征。但如果关节间部斜向投照平面，骨折线在平片上就不会很明显。CT 很容易显示骨折线，以及矢状面重建显示有无脊柱滑脱（图 9-29）。由于担心电离辐射的潜在有害风险，MRI 常用于评估那些峡部和邻近椎弓根有骨髓水肿的病例，了解其峡部的急性损伤。尽管有些病例伴随脊柱滑脱还有椎间盘脱出，MRI 能较好地显示神经根出口是否被脱出的椎间盘卡压，但在 MRI 上脊柱滑脱骨折线常难以像 CT 一样得到清楚的显示。

腰椎间盘突出

腰椎间盘突出（lumbar disk herniation）是在青少年中极为少见的，常源于创伤（如竞技运动）。椎间盘突出的儿童可能腰痛比较轻微，可能没有神经根性症状。对于有症状的患儿，MRI 是主要的检查手段。腰椎间盘突出合并椎体骺环离断则在 CT 上显示的更清晰（图 9-30）。

感染

感染可能累及椎间盘、椎体、椎旁软组织、硬膜外间隙、脑脊膜或脊髓神经轴。

感染性椎间盘炎，脊椎炎或脊椎间盘炎

脊椎间盘炎（spondylodiskitis）常影响 2~8 岁的患儿，典型受累节段是腰椎和腰骶椎。儿童脊柱感染的主要来源是血行播散（动脉或静脉性，通过椎旁静脉丛），直接播散（术后）或者邻近蔓延较少见。儿童椎间盘血供丰富，因此，易受血行播散感染的影响。接近椎体终板的椎间盘部分可能最先被感染。金黄色葡萄球菌是最为常见的微生物。儿童孤立的椎体骨髓炎相对少见，但椎间盘炎伴发椎体终板受累（如骨髓炎或脊椎间盘炎）常见。

平片对早期椎间盘炎诊断的敏感性和特异性很差，MRI 是首选手段。椎间盘由于感染后水肿，在 T2 加权成像呈高信号。骨髓在 T1 和 T2 延长相上也常为典型的水肿改变（图 9-31）。T2 抑脂加权或 STIR 成像显示骨髓水肿更有优势。使用钆剂对比可进一步增加已感染的椎体终板，椎间盘以及椎旁软组织的显影。也可见并发的硬膜外或椎旁脓肿。

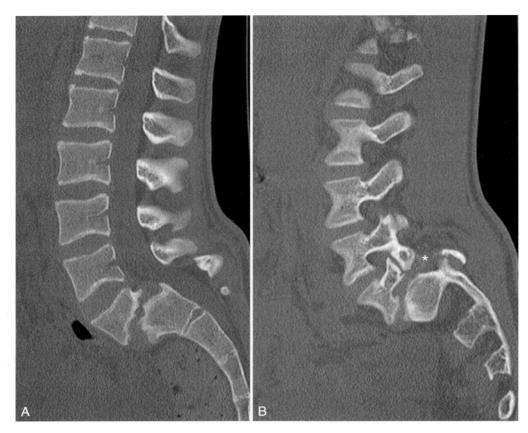

图 9-29　峡部裂伴脊柱滑脱。骨核心的中央矢状位（A）和旁矢状位（B）CT 成像显示 L5 超过 S1 已有 3 度滑脱，关节间部有缺损（星号）

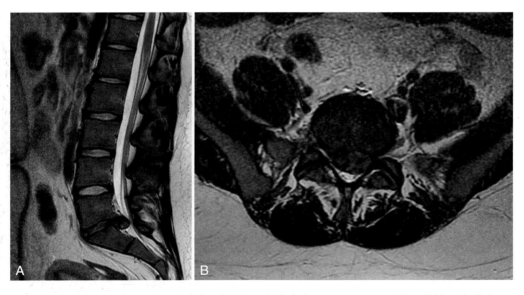

图 9-30　腰椎间盘突出。矢状位（A）和轴位 T2 加权（B）成像显示 L5-S1 节段的椎间盘脱出，几乎完全占据了双侧的侧隐窝，左侧比右侧更严重，硬膜囊几乎被挤压消失

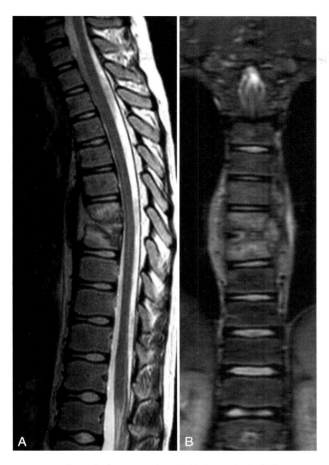

图 9-31　椎间盘炎和骨髓炎。矢状位 T2 加权（A）和冠状位 STIR 序列（B）显示 T7-T8 椎间盘破坏，邻近的椎体骨髓信号异常，合并椎旁软组织蜂窝织炎

肉芽肿性脊柱炎（granulomatous spondylitis）常源于结核分枝杆菌，在北美和欧洲相对少见，在世界其他地区更常见。胸腰椎常受累且成为原发或次发病灶（从其他器官播散）。起病隐袭，进展平缓是其主要特点。影像检查常发现椎体前方侵蚀或大面积椎体破坏，伴或不伴椎间盘高度丢失、椎旁肿块（肉芽肿或脓肿）以及钙化。常进展至驼背后凸畸形。

硬膜外脓肿

儿童的脊柱硬膜外脓肿（epidural abscess）很少见，常由金黄色葡萄球菌引起，常源自血行播散，也可能来自化脓性脊椎间盘炎的直接蔓延。MRI 是主要的检查手段，呈 T1 低信号，T2 高信号，常显示边缘强化（图 9-32）。弥散加权成像显示脓肿内部弥散受限。椎旁软组织水肿，邻近几个节段都有强化。弥散均匀强化提示蜂窝织炎。

脑膜炎

细菌、真菌、病毒或寄生虫均可导致脑膜炎（meningitis）。但大部分病例还是细菌性的。MRI 显示非特异性表现：沿脑膜、脊髓或神经根的线性或结节性的强化。

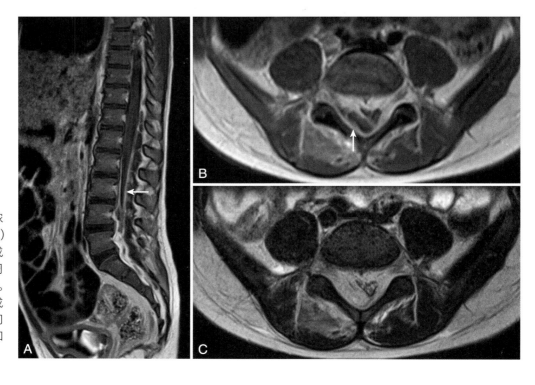

图 9-32　硬膜外脓肿。胸腰椎矢状位（A）和轴位（B）T1 增强成像在硬膜外间隙有周边强化的积液（箭）。另外，轴位 T2 加权成像（C）显示硬膜外间隙和竖脊肌的水肿和液体

蛛网膜炎

蛛网膜炎(arachnoiditis)可能继发于感染、蛛网膜下腔出血、椎管内注射(如麻醉或化疗)、手术或创伤。MRI 显示神经根变粗,常伴有强化信号,偶尔因神经根聚集呈肿块样病灶。

脊髓炎或感染性脊髓病变

脊髓的病毒或细菌感染在免疫功能正常的人群中少见。引起脊髓炎(myelitis)的常见病毒包括:疱疹病毒、柯萨基病毒、脊灰炎病毒、人类免疫缺陷病毒(HIV)(图 9-33)、西尼罗病毒、人类 T 细胞嗜淋巴病毒以及肠道病毒。MRI 影像表现为髓内 T2 高信号,脊髓膨胀伴强化。

炎症

免疫介导的炎症性疾病包括特发性孤立性横贯性脊髓炎(transverse myelitis,TM),视神经脊髓炎(neuromyelitis optica,NMO)以及多发性硬化(multiple sclerosis,MS)。感染后炎症可能在活动感染缓解以后表现为孤立性横贯性脊髓炎。

特发性急性横贯性脊髓炎

急性横贯性脊髓炎(acute transverse myelitis,ATM)的诊断要求存在脊髓炎症,包括脑脊液细胞数增多、脑脊液 IgG 增高或脊柱磁共振上钆剂脊髓强化,但无中枢神经系统感染。特发性横贯性脊髓炎需排除继发的潜在已知疾病(如多发性硬化、视神经脊髓炎、感染性、血管性或者结缔组织疾病)的急性脊髓炎或压迫性脊髓炎。MRI 显示局部或弥漫病灶,在 T2 加权或 FLAIR 序列上呈高信号。造影剂后可能显示强化。多发性硬化患者早期需进行颅脑 MRI 评估是否存在脑部无症状病灶。

多发性硬化

多发性硬化(multiple sclerosis,MS)患儿脊髓受累的最初表现可能是多发异常。大部分进展期 MS 的患儿及青少年可见 MS 复发累及脊髓。轴位 MRI 可见脊髓后部受累或局灶性脊髓炎是多发性硬化的典型发现(图 9-34)。如局部病灶在头尾方

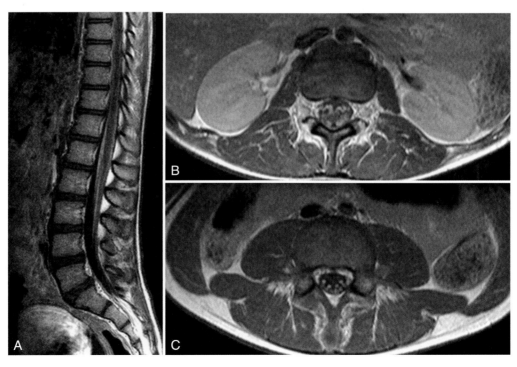

图 9-33　HIV 多发性神经根炎。腰椎的矢状位(A)和轴位(B,C)T1 加权增强成像显示马尾神经根的弥散均匀增厚强化

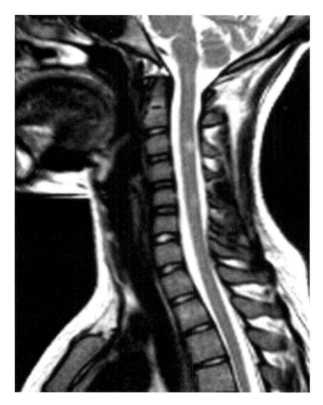

图 9-34　多发性硬化。颈椎矢状位 T2 加权成像显示 C3 和 C5 节段有 T2 高信号病变,符合脱髓鞘改变

向上少于 3 个椎体节段,则更像典型的多发性硬化,可与孤立性特发性横贯性脊髓炎相鉴别。

视神经脊髓炎

视神经脊髓炎(NMO)是指视神经和脊髓单发的或复发性炎症性脱髓鞘病变。其诊断标准已修改为需要存在视神经炎和横贯性脊髓炎,同时满足以下三项中的两项:①长节段横断性脊髓炎(longitudinally extensive lesions,LETM);②脑组织初次 MRI 不能诊断多发性硬化;③NMO 的血清 IgG 结果阳性。LETM 是指头尾方向超过 3 个椎体节段的病变。LETM 的脊柱 MRI 常显示 T2 高信号。眼部的 MRI 显示视神经或视交叉呈 T2 高信号。脑组织 MRI 可以显示下丘脑、丘脑、白质三角区和脑干处的临床无症状或症状性病灶。

吉兰 - 巴雷综合征

吉兰 - 巴雷综合征(Guillain-Barre Syndrome)

是由周围神经脱髓鞘引起的自身免疫性疾病。虽可能发生在病毒或细菌感染后,但病因不明,患儿常表现为肌肉酸麻无力并可能进展为呼吸异常和心率异常。MRI 可以协助诊断。马尾神经根在非增强成像中大多正常,而在钆造影剂增强下显示强化。

肿瘤

脊柱肿瘤依据其位置分为硬膜外(如骨、椎旁或脊膜外)、髓外硬膜下或髓内(如脊髓)。

硬膜外肿瘤

硬膜外或脊膜外肿瘤源自脊柱或椎旁软组织。这些肿瘤可直接蔓延至椎管内,经硬膜外静脉扩散,或经血行、淋巴管或脑脊液播散。硬膜外肿瘤包括良性和恶性原发骨肿瘤和软组织肿瘤、转移瘤以及来源于间叶细胞瘤、神经嵴、原始神经上皮的肿瘤样病变。

间叶细胞来源的良性骨肿瘤

骨样骨瘤(osteoid osteoma)是一种良性肿瘤,其有骨样的基质以及纤维血管性的瘤巢。近 10% 的骨样骨瘤发生于脊柱,多见于腰椎,通常发生于后柱。CT 是首选检查手段。在 CT 上骨样骨瘤呈边缘清楚、中央钙化、周边硬化的瘤巢(图 9-35)。骨样骨瘤常小于 2cm。骨扫描可见放射性核素摄取增加。MRI 显示骨周围水肿(T1 低信号,T2 高信号),可见硬化或钙化(T1 和 T2 低信号)以及瘤巢(T1 中等信号或低信号,T2 低信号或高信号,可强化)。病灶可以通过手术切除或介入消融进行治疗。

成骨细胞瘤(osteoblastoma),也称为巨大骨样骨瘤(>2cm),有纤维血管性基质以及硬化的骨间质和巨细胞。约 40% 的成骨细胞瘤源自脊柱(如颈椎)。在 CT 上,瘤巢一般大于 2cm。成骨细胞瘤主骨周围的硬化比骨样骨瘤少,可能有侵袭样表现,皮质可能中断,并向软组织扩散。

骨软骨瘤(osteochondroma)是一类良性的骨和软骨的外生骨疣,较少发生于脊柱(如颈椎或胸椎后方结构)。骨软骨瘤常单发,也可多发(如遗传性多发骨软骨瘤病)。骨软骨瘤在平片或 CT 呈骨性

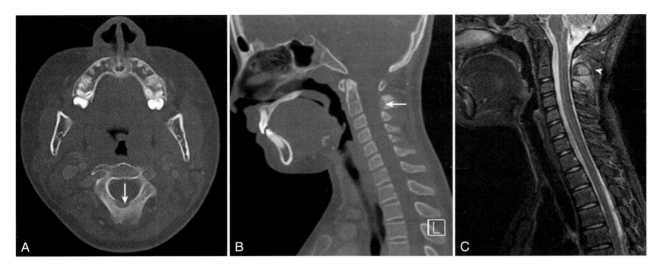

图 9-35　骨样骨瘤。颈椎骨核心轴位（A）和矢状位重建（B）CT 成像显示 C2 右侧椎板（箭）有边界清晰的溶骨样改变,周围硬化。矢状位 STIR 序列（C）显示 C2 和 C3 棘突的水肿（箭头）

突出,覆盖有软骨帽。MRI 显示 T1 为中等信号或高信号,T2 为高信号（图 9-36）。治疗主要为手术。恶性病变（如骨肉瘤或软骨肉瘤）主要表现为软组织包块、累及骨髓、不规则软骨帽,或出现瘤体增大或强化。

　　动脉瘤样骨囊肿（aneurysmal bone cyst,ABC）是一类骨骼发育不成熟的原发病变,常包括大的血性髓腔,其内填充纤维组织、炎症细胞以及骨岛。ABC 可能继发于其他病变（如骨巨细胞瘤、纤维结构不良、成骨细胞瘤、成软骨细胞瘤、非骨化性纤维瘤或纤维结构发育不良）。ABC 有局部侵袭性。约 20% 的动脉瘤样骨囊肿发生于脊柱,常累及颈椎或胸椎的后方结构。平片或 CT 显示膨胀的溶骨性改变,其周围像蛋壳样钙化,其内可有液平面（图 9-37）。MRI 显示多个内部分隔,液液平面以及不同时期的肿瘤内出血。

　　骨巨细胞瘤（giant cell tumor,GCT）是一类骨骨巨细胞瘤,由多核巨细胞,成纤维细胞基质,以及丰复的血管构成。较少发生于脊柱但可能发生于骶骨。平片或 CT 显示为膨胀性、溶骨性骨病变并伴

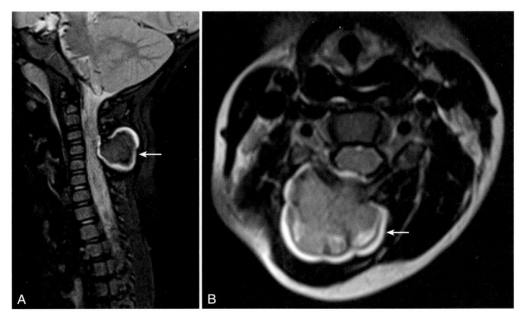

图 9-36　骨软骨瘤。颈椎矢状位 STIR 序列（A）和轴位 T2 加权（B）成像显示覆盖有软骨帽（箭）的分叶状肿瘤,边缘呈高信号

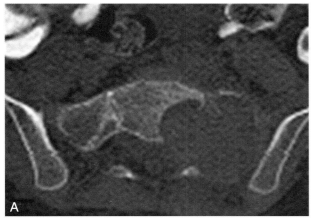

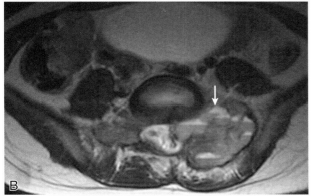

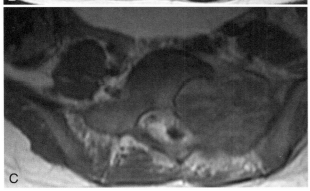

图 9-37　动脉瘤样骨囊肿。骨核心的骶骨轴位 CT 成像(A)显示以左侧骶骨为中心的膨胀性、溶骨性病变伴皮质中断。轴位 T2(B)和 T1 增强成像(C)显示多分叶的肿块，其内有液平面(箭)以及不均匀强化

骨皮质破坏。MRI 显示肿瘤呈 T1 中等信号或低信号，T2 中等信号或高信号，有出血或囊性变，钆剂增强后病灶强化。

间叶组织来源的恶性肿瘤

　　间叶组织的恶性肿瘤来源很广包括儿童时期累及网状内皮系统的原发或继发的恶性"圆细胞肿瘤"(如白血病、淋巴瘤、横纹肌肉瘤、尤因肉瘤、原始神经外胚层肿瘤、成神经细胞瘤)。恶性小圆细

胞肿瘤的特征性改变为小的、圆形的相对低分化的细胞。

　　淋巴瘤和白血病占儿童恶性肿瘤的 40%，但相对较少累及脊柱。可能有局部或弥散的骨髓浸润。绿色瘤是白血病的实体瘤，源自侵入硬膜外脂肪的骨髓干细胞，常见于急性髓系白血病患儿。CT 显示骨髓弥散浸润，如骨量减少、渗透性溶骨性破坏、透亮带征、不均匀硬化或密集硬化的象牙白椎体。MRI 显示大量骨髓细胞浸润，相比于邻近椎间盘呈 T1 低信号和 T2 高信号，钆剂增强后病灶强化。在年龄较小的患者，较难区分肿瘤骨髓浸润和主动造血的红骨髓(也为 T1 低信号，T2 中等信号或高信号并强化)(图 9-38)。MRI 判断骨髓是否侵犯对有正常脂肪骨髓的年长儿童和放疗后脂肪化骨髓的患儿更为可靠。骨髓信号杂乱可能是肿瘤本身或者治疗的效果。T2 抑脂加权或者 STIR 成像，T1 加权抑脂序列钆剂增强后的强化可增加对判断肿瘤的敏感性和特异性(如显著强化)。

　　横纹肌肉瘤(rhabdomyosarcoma，RMS)是儿童最为常见的实体瘤之一，常发生于 10 岁以前。肿瘤原发于椎旁软组织或脊柱骨质或通过淋巴管或

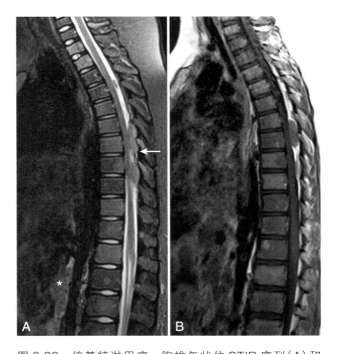

图 9-38　伯基特淋巴瘤。胸椎矢状位 STIR 序列(A)和 T1 增强成像(B)显示正常骨髓被均匀的 STIR 高信号和 T1 加权成像低信号替代。硬膜外软组织肿块以 T7 为中心(箭)，造成部分脊髓受压。在主动脉旁区域有淋巴结增大(星号)

血行播散至椎体。平片、CT、MRI 表现与其他小圆细胞肿瘤类似。

尤因肉瘤（Ewing sarcoma）是儿童最常见的原发恶性脊柱骨肿瘤，10% 的尤因肉瘤发生于脊柱。尽管如此，脊柱转移瘤比脊柱原发肉瘤更常见。尤因肉瘤常在 10 岁前或 20 岁前出现。肿瘤可能发源于骨质、硬膜外或椎盘软组织（图 9-39）。平片和CT 显示渗透性溶骨性骨质破坏。MRI 可很好显示软组织成分的侵袭范围。典型的尤因肉瘤在 T1 加权上呈低信号，T2 加权成像呈高信号，并有强化。

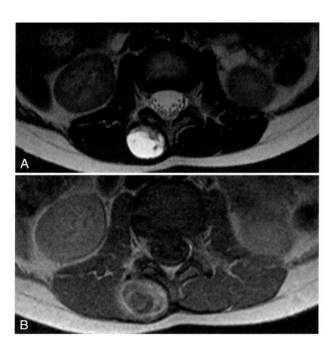

图 9-39　尤因肉瘤。轴位 T2（A）和 T1 增强（B）成像显示实性肿块呈高信号，右侧椎旁软组织有不均匀强化

间叶组织来源的其他"恶性"肿瘤

骨肉瘤（osteosarcoma）是一类成骨类型的肿瘤，在儿童脊柱非常罕见。脊柱骨肉瘤常源于转移瘤。亚型包括成骨型、成软骨型、毛细血管扩张型以及成纤维型骨肉瘤。平片或 CT 显示溶骨性、硬化性以及混合性病变。MRI 特别有助于评估未骨化的软组织病变，常显示 T1 低信号和 T2 高信号。骨性病变在多数序列中为低信号。

软骨肉瘤（chondrosarcoma）是软骨来源的肿瘤，可能源于突变也可能源于已存在的病变（如骨软骨瘤）。平片或 CT 显示溶骨性改变伴钙化环或结节。MRI 显示 T1 和 T2 信号混杂并强化。

脊索瘤（chordomas）源于残余的脊索，常发生

于斜坡及骶骨。其在儿童脊柱并不常见。平片或CT 显示溶骨性病变伴钙化，以及软组织包块。MRI显示 T1 等信号或低信号，T2 高信号，并有强化。

神经嵴来源的肿瘤

神经母细胞瘤（neuroblastoma，NB）是婴幼儿和儿童最为常见的颅外实体恶性肿瘤。其源于交感神经系统的神经嵴细胞的衍生物（神经干细胞）（如椎旁交感链、肾上腺髓质、颈动脉体、主动脉体以及主动脉旁体）。腹部的椎旁硬膜外肿瘤经椎间孔扩散造成脊髓压迫常见于儿童。脊柱骨受累常造成经淋巴系统或血行播散。平片或 CT 显示椎旁包块，常伴钙化及骨质破坏（图 9-40）。MRI 显示多种变

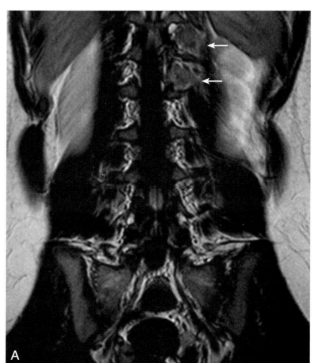

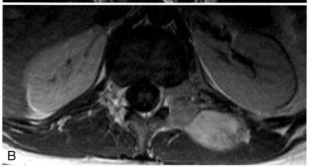

图 9-40　神经母细胞瘤。下胸椎的冠状位 T2（A）和轴位 T1 增强（B）成像显示分叶状的软组织肿块，起源于左侧 T10/T11 和 T11/T12 神经孔（箭），向椎旁软组织扩散

化的信号，具体与钙化、出血、水肿以及坏死和钆剂强化有关。由于神经母细胞瘤对 MIBG（碘 -131 标记的间位碘代苄胍）有高摄取倾向，放射性核素成像对于定位病变范围十分重要。化疗、放疗以及手术椎板切除减压是几种对于脊髓压迫有效的治疗方法。

节细胞神经母细胞瘤（ganglioneuroblastoma）是一种中等恶性肿瘤。其包括成熟的神经节细胞和不成熟的神经母细胞。其行为可能与神经母细胞瘤相似，包括转移和向椎管扩散。

节细胞神经瘤（ganglioneuroma）是一种包含成熟神经节细胞的良性肿瘤。常为来源于后纵隔的椎旁包块。平片、CT 或 MRI 显示为强化的椎旁钙化肿块。

硬膜下及髓外肿瘤

病变在硬膜下 / 髓外位置的肿瘤常会挤压和侵占脊髓，其同侧的硬膜囊扩张，在脊髓造影中成"半月征"或挤压邻近节段的脊髓。

神经鞘膜瘤（never sheath tumor）包括神经纤维瘤和神经鞘瘤。均为良性肿瘤，常伴发于神经纤维瘤病（NF）1 型（神经纤维瘤）和神经纤维瘤病 2 型（神经鞘瘤）。CT 特点包括受累神经孔的扩张、骨质破坏以及椎体扇形改变。MRI 上，神经鞘瘤和神经纤维瘤常为 T1 等信号、T2 高信号并均显示对比强化（图

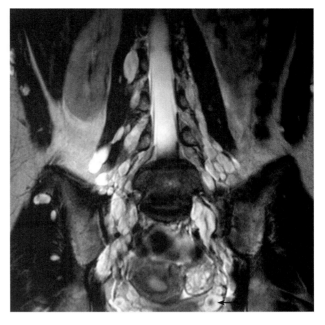

图 9-41　神经纤维瘤病。冠状位 T2 加权成像显示 NF-1 型患儿腰椎及骶丛，椎旁软组织以及皮下神经可见多个神经纤维瘤。中央 T2 低信号区为靶征（箭）

9-41，图 9-42）。神经纤维瘤病，特别是丛状神经纤维瘤，其中央部为 T2 低信号，其成像被称为"靶征"。

脑膜瘤（meningioma）在儿童和青少年少见。NF-2 型患儿以及有放疗史患儿其脊柱脑膜瘤发生的风险增加。MRI 上脑膜瘤对比脊髓组织常为 T1 和 T2 等信号，并显示明显均匀强化。

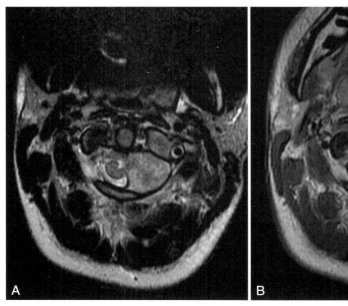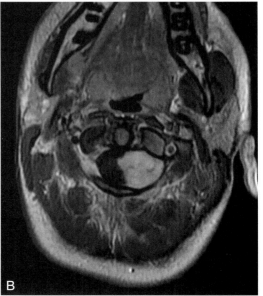

图 9-42　神经鞘瘤。颈椎 C1-C2 节段的轴位 T2 高信号灶（A）和增强 T1（B）成像显示明显强化的分叶状硬膜外肿块以及肿瘤对颈髓左侧的占位效应

黏液乳头型室管膜瘤(myxopapillary ependymoma)认为是一种良性室管膜瘤(WHO I 级)。黏液乳头型室管膜瘤占所有儿童脊柱室管膜瘤的 13%,常见于男孩。肿瘤通常源自脊髓圆锥和终丝的室管膜神经胶质。根据肿瘤的具体位置,患儿可能表现为下腰痛、腿痛或骶骨疼痛肌肉无力,或括约肌功能障碍。黏液乳头型室管膜瘤常占据硬膜下间隙,外形呈分叶状,引起椎体后方的扇形改变。与脊髓对比,MRI 上为典型的 T1 等信号和 T2 高信号,增强后强化(图 9-43)。

脂肪瘤(lipoma)和皮样囊肿(dermoid)是少见的发育性肿瘤。脂肪瘤常合并有皮肤覆盖的脊柱神经管闭合不全,位置上常为硬膜下及髓外,常在腰骶椎管的背侧正中。儿童的临床症状取决于脊髓的栓系和脊髓圆锥的低位程度。MRI 各序列中脂肪瘤的信号都与脂肪相同。在抑脂序列上信号消失可以帮助鉴别脂肪瘤和其他病变,如出血或蛋白质肿块的短 T1 信号不会在抑脂像上消失。皮样囊肿是外胚层来源的肿瘤,包括真皮和表皮(如皮肤、毛发、汗腺以及皮脂腺、鳞状上皮)。皮样囊肿常合并神经管闭合时外胚层中线闭合缺损。其为少见的肿瘤,最常发生于腰骶区域。皮样囊肿可能合并表皮窦道、脊髓栓系、脓肿或脑膜炎。MRI 上为 T1 等信号到低信号,T2 高信号并弥散信号减弱。偶尔还呈脂肪样低信号或钙化。有炎症存在时可见强化。

蛛网膜囊肿(arachnoid cyst)可以分为原发或者继发(如感染后)。原发囊肿可能是硬膜下或硬膜外,而继发囊肿常为硬膜下且合并蛛网膜炎。可发生在任何节段,最常见于胸椎或腰椎。患儿可能存在脊柱侧凸和椎管增宽。MRI 显示脑脊液信号的囊肿挤压脊髓,神经根及硬膜外脂肪。

软脑膜的转移瘤常源于原发性中枢神经系统肿瘤合并脑脊液播散如髓母细胞瘤、室管膜瘤、脉络丛肿瘤、原始神经外胚层肿瘤以及高分化神经胶质瘤。钆剂增强的 MRI 成像常为首选检查方法,可以显示单个或多个结节,弥散或斑片状沉积物,异常的神经根增粗或聚集,或蛛网膜下腔强化。

髓内肿瘤

大部分髓内肿瘤为神经胶质瘤:星形细胞瘤(60%)和室管膜瘤(30%)。非胶质瘤少见,包括一些组织学亚型如血管母细胞瘤、室管膜下瘤(subependymoma)以及神经节细胞胶质瘤。

脊髓星形细胞瘤(spinal cord astrocytomas)是儿童脊髓肿瘤中最常见的一种。常位于颈胸交界区。大部分星形细胞瘤为 WHO I 级和 II 级(75%),包括毛细胞型和纤维细胞型。星形胶细胞常为浸润性和偏心的位置,导致脊髓的不对称扩张。常表现有肿瘤两极或瘤内囊肿,见于 20%~40% 的患儿。星形细胞瘤 MRI 上为 T2 高信号、T1 等信号或低信号,并显示不均匀,轻至中度的对比强化(图 9-44)。强化区域与非强化组织并不总是分界清楚,肿瘤的边缘可能延伸至强化的组织之外。在所有神经胶质

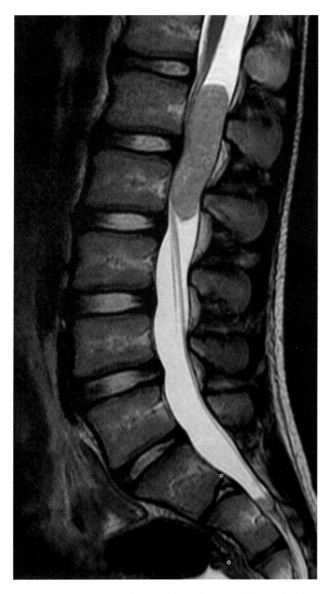

图 9-43　黏液乳头型室管膜瘤。腰椎的矢状位 T2 加权成像显示边界清楚的硬膜下髓外肿瘤压迫马尾神经根

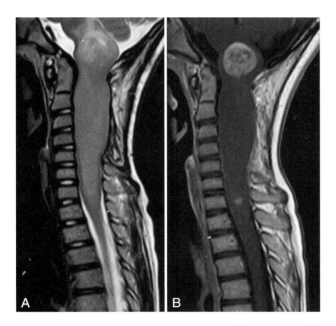

图 9-44　星形细胞瘤。颈椎的矢状位 T2(A)和增强 T1(B) 成像显示源自颈髓交界区的膨胀并部分强化的肿瘤,累及整个颈脊髓

瘤中,瘤周水肿常见。曾有从颈髓至圆锥全脊髓累及的星形细胞瘤病例报道,被称为全髓型星形细胞瘤。

脊髓室管膜瘤(spinal cord ependymomas)常发生于颈椎区域,44% 的病例仅累及颈部,23% 的病例病灶延伸至上胸部。这些肿瘤源自中央管的室管膜细胞;其位置居中,与星形细胞瘤的偏心性特点相反。与星形细胞瘤的浸润性不同,这类肿瘤常边界清楚,易于压迫邻近的神经组织。大部分室管

膜瘤相对于脊髓为 T1 等信号或低信号,T2 高信号。室管膜瘤比星形细胞瘤强化更明显、更均匀。出血较为常见,并有"帽征",是由瘤内出血产生的含铁血黄素轮廓,常见于肿瘤的头尾端。

神经节细胞胶质瘤(ganglioglioma)/神经节细胞瘤(gangliocytoma)是由分化良好的神经节/神经元细胞组成的低分化(WHO Ⅰ级)肿瘤,其中含胶质细胞的为神经节细胞胶质瘤,不含胶质细胞的为神经节细胞瘤。这类肿瘤常源自交感神经节,是神经组织来源肿瘤中最常见的良性肿瘤。T1 信号混杂,可能继发于双细胞群。T2 加权成像显示肿瘤为高信号,与室管膜瘤或星形细胞瘤不同,瘤周水肿不常见。常可见不均匀强化。神经节细胞胶质瘤的瘤内囊肿较室管膜瘤或星形细胞瘤更为常见。

(翻译:文捷;校对:黄寒,毛志群)

推荐读物

Barkovich AJ, Raybaud C. *Pediatric Neuroimaging*. 5th ed. Philadelphia, PA: Lippincott Williams & Wilkins; 2012.

Huisman TAGM, Rossi A, Tortori-Donati P. MR imaging of neonatal spinal dysraphia: what to consider? *Magn Reson Imaging Clin N Am*. 2012;20:45-61.

Huisman TAGM, Wagner MW, Bosemani T, et al. Pediatric spinal trauma. *J Neuroimaging*. 2015;25:337-353.

Smoker WR, Khanna G. Imaging the craniocervical junction. *Childs Nerv Syst*. 2008;24:1123-1145.

Song D, Maher CO. Spinal disorders associated with skeletal dysplasias and syndromes. *Neurosurg Clin N Am*. 2007;18:499-514.

Studer D. Clinical investigation and imaging. *J Child Orthop*. 2013;7:29-35.

Tortori-Donati P, Rossi A, Biancheri R, et al. Congenital malformations of the spine and spinal cord. In: Tortori-Donati P, ed. *Pediatric Neuroradiology, Head, Neck and Spine*. Berlin, Germany: Springer; 2005.

Verhey LH, Banwell BL. Inflammatory, vascular, and infectious myelopathies in children. *Handb Clin Neurol*. 2013;112:999-1017.

第10章
头颈部影像

Caroline D. Robson ◆ Amy Juliano

　　"头颈部"包括颅底至胸段的颅外结构,包括眼眶、鼻腔、鼻旁窦、颜面部、颌、颞骨及颈部、口腔、上呼吸消化道的软组织。在这一章中我们将介绍儿科头颈部检查的影像方法,着重描述儿科头颈部各种疾病的典型和非典型的影像学特征,以及相关鉴别诊断。

影像技术和方法

　　成像方式的选择取决于临床指标、关注的区域、患者年龄、镇静或麻醉的需要,以及父母对辐射的担忧。

常规影像

　　平片或数字影像可用于评估外伤的骨结构,怀疑鼻窦炎的鼻窦,以及由腺样体肥大、喉气管支气管炎或会厌炎导致气道狭窄时的颈部软组织情况。术中或术后颞骨 PF 可用于评估人工耳蜗电极阵列的位置。不透 X 线的异物也可在平片或数字 X 线片上发现。这对 MRI 检查前的患者评估特别重要,因为含铁磁异物是检查的禁忌证。

透视检查

　　透视视频(video fluoroscopy, VF)可用于评估发音过程中气道和腭部的运动。透视视频下咽或食管的钡剂造影可显示外源性气道压迫的原因(如血管吊带/环),以及内源性或咽或食管内壁异常的原因。咽鼓管钡剂检查可用于评估复发性舌骨下颈部感染患儿的梨状窝窦道。该检查应在感染/炎症消退后进行,以避免因水肿导致假阴性结果。传统的涎腺造影术很少应用于儿童,但可用来显示涎腺导管扩张患者的涎腺导管解剖结构。

超声检查

　　实时超声通常用于儿童颈部肿块、甲状腺及眼部病变的初步评估。超声有助于区分颈部的囊性或实性肿块、结节性或非结节性肿块。依据出血、蛋白或脓性物质的存在,囊性肿块可表现为传导增强的无回声、轻度回声或中度回声。用探头震荡压迫肿块有助于显示其漩涡样回声成分,可见于黏液或实性形态的囊性肿块,如脓肿或淋巴管畸形(lymphatic malformation, LM)。另外,多普勒超声可提供有关血管、血流方向和搏动的重要信息。例如,多普勒超声可用于区分静脉和动脉血流,并有助于将肿块定性为血流丰富[如增殖性婴儿血管瘤(infantile hemangioma, IH)]、中量血流或无血流行病学灶。

计算机断层扫描

　　高分辨率多层螺旋 CT 提供的信息与超声和 MRI 提供的信息是互补的,特别适用于骨的评估。CT 也可用于显示钙化病变,如静脉石、肿瘤钙化和涎腺钙化等。应使用能获得诊断质量图像的最低扫描剂量进行图像采集。轴位图像通常平行于硬腭采集或重建,而冠状位重建图像则与硬腭平面垂直。如需要行增强成像,则需要造影剂。CT 血管造影和 CT 静脉造影(CTV)需要在团注造影剂的过程中采集图像,分别定时显示动脉或静脉的解剖结构。

颈部 CT 主要用于评估急性感染以及先天性或获得性颈部肿块的性质。可使用静脉造影剂"分割剂量"技术成像。在获得初步定位图像后，先将静脉注射造影剂的一半剂量团注，再停顿 3min，然后在另一半剂量造影剂的快速团注期间获取螺旋 3mm 图像。这项技术可以使造影剂在增强病灶中滤过，同时能很好地提供颈部血管系统信息。软组织和骨骼图像可采用多平面重建（multiplanar reconstruction，MPR）获得。

眼眶、鼻窦、鼻腔和面骨的 CT 平扫用于评估先天性病变（如鼻后孔闭锁）、创伤、慢性鼻窦疾病和骨骼病变。急性复杂性鼻窦和眼眶感染、可疑的侵袭性真菌性鼻窦炎、软组织肿瘤或发育性肿块需要进行增强 CT（CECT）检查。三维（3D）图像可用于颅面畸形的评估和随访。

颞骨 CT 平扫用于评估先天性畸形、慢性感染、胆脂瘤、外伤，以及传导性、混合性或感音神经性听力损失（sensorineural hearing loss，SNHL）。根据镇静需要的情况，MRI 有时是评估 SNHL 的优选方法。对于疑似融合性乳突炎（coalescent mastoiditis，COM）和颞骨区肿块的患者需进行 CECT 检查。颞骨 CT 对局部血管变异的评估也有价值。

放射性核素显像

^{18}F 氟脱氧葡萄糖（^{18}F-FDG）正电子发射断层扫描（PET-CT）是头颈部恶性肿瘤诊断、分期和随访中一种非常有用的检测方法。放射性核素显像有助于对儿童甲状腺进行评估。主要使用碘 -123（^{123}I）和锝 -99m（^{99m}Tc），甲状腺放射性核素显像的适应证包括异位甲状腺组织的识别、先天性甲状腺功能减退的评估和孤立性甲状腺结节的评估。放射性碘标记的间碘苄基胍用于神经母细胞瘤的评估、分期和随访。

磁共振成像

MRI 能更好地提供软组织的特征，以补充 B 超和 CT 的结果。MRI 可用于先天性和获得性肿块的初步评估和随访，以及复杂性鼻窦、眼眶和颞骨感染的评估。脉冲序列通常包括多平面、高分辨率、脂肪抑制（FS）T2 加权（T2W）或 T2 短时反转恢复序列图像、轴位弥散加权成像（DWI）、轴位 T1 加权（T1WI）图像和钆（Gd）增强 T1W 压脂磁共振图像。视野和扫描的厚度随患者和病变的大小而不同。颈部的血管搏动会产生相位伪影，应考虑在选择相位方向和频率编码时，追求目标区域的最小化相位伪影。有时采用非回声平面 DWI 图像以减轻颅底敏感性效应引起的几何失真。有时需要磁化序列来确认出血或矿化。血流敏感梯度回波序列或 MRA 3D-TOF 有助于评估血管畸形、血管肿瘤和颈部动脉形态。MRV TOF 用于评估静脉血栓形成或静脉解剖结构。钆剂增强 GRE 序列成像可用于显示非闭塞性静脉血栓，是 MRV 的有益补充。

颞骨 MR 对评估 SNHL 和脑神经（cranial nerve，CN）麻痹有重要价值。在 3T 上的重 T2WI 序列成像，例如轴位和倾斜矢状位应用 3D T2SPACE 或 CISS 序列进行优化对比，可获得含有流体的内耳结构的极佳细节图像。这些序列还提供了眼球的细节。钆增强、薄层高分辨 FS T1W 图像显示获得性 SNHL、肿瘤 / 肿块以及涉及颞骨、PNSS 和眼眶的炎症情况。图像可以在注射造影剂后立即采集，但是延迟（如 5min）的图像可以用来发现细微的增强，例如，怀疑自身免疫性内耳炎。

血管造影术

常规血管造影用于详细评估颈部血管系统和动静脉畸形（arteriovenous malformation，AVM）、动静脉瘘（arteriovenous fistula，AVF）和某些血管肿瘤［如青少年血管纤维瘤（juvenile angiofibroma，JA）］的血管内治疗。

先天性及发育异常

眼眶和眼球

正常发育与解剖

眼睛和眼眶由神经外胚层、皮肤外胚层、中胚层和神经节原基细胞发育而来。视神经原基形成视囊泡和视柄，最后形成眼球和视神经（optic nerve，ON）。短暂的血管系统，即玻璃体动脉及其分支，形成初级玻璃体，然后退化。玻璃体动脉和静脉最终成为视网膜的中央动脉和静脉。眼球位于眼眶脂肪内。眼球的外层是不透明的巩膜和半透明的角膜;中间的血管层是葡萄膜,包括脉络膜、睫状体和虹膜。内层是视网膜,它与视神经在后面是连续的。前段结构位于晶状体前方。虹膜和纤毛体将前段分为前房和后房,两房均含有房水。后段结构位于晶状体后方,包括玻璃体。泪腺位于眼眶外上方;泪液通过上、下泪小管流入位于下内侧的泪囊,然后流入鼻泪管,再流入鼻腔的下鼻道。

眼眶包括眶筋膜、脂肪、眼外肌(extraocular muscles,EOM)、眼球、泪液系统、血管和神经。视神经孔位于眼眶顶点,视神经和眼动脉从中穿过。眶上裂位于视神经孔下外方,有第Ⅲ、Ⅳ脑神经,第Ⅴ、Ⅵ脑神经的眼部分支,交感神经和眼上静脉(superior ophthalmic vein,SOV)通过。眶下裂将眼眶外侧壁和眶底分开,后内侧与翼腭窝相连,后外侧与颌后裂和颞下窝相连。大多数 EOM 起源于眼窝的顶点,止于眼球,在眼球周围形成一个圆锥体。EOM 由上睑提肌,上、中、外侧、下直肌以及上、下斜肌组成。眶筋膜构成眼眶的骨膜,它在眼球前部反折形成眶隔。这个间隔将隔前间隙与隔后间隙分开。隔后间隙被肌锥进一步划分为肌锥内和肌锥外部分。眼眶腔的发育取决于眼球的正常发育。眼球在出生时是成人大小的 75%,到 7 岁时发育完全。

眼球先天性和发育性畸形

无眼球和小眼球　无眼球(anophthalmos)或无眼畸形(anophthalmia)是指完全没有眼球,小眼(microphthalmos)或小眼畸形(microphthalmia)是指眼发育不良(图 10-1),是导致失明的重要原因,可以是单侧或双侧的,外观对称或不对称,也可以是综合征性的[如前脑无裂畸形(holoprosencephaly,HPE),13 三体]或非综合征性的。先天性无眼畸形罕见,通常由于基因突变或孕早期受损造成。眼球发育不全也可能是由于视泡退化引起。眼球缺如的影像显示眼眶小、眼球缺如。小眼球的特点是球体小,除非有大的眼眶囊肿,否则多为小眼眶。小眼球也可与其他眼部异常相关,如前段(白内障)或后段(缺损)发育不全。

大眼球　大眼球通常是由严重近视引起的,这种近视本质上是散发性或综合征性的(如 Stickler 综合征)。眼压升高也可引起眼球增大,如青光眼。也可能由多种因素引起,如神经纤维瘤病 1 型(neurofibromatosis type 1,NF-1)。影像学检查有助于排除眼眶内肿块,并明确眼球增大(图 10-1),鉴别诊断包括先天性囊性眼病,其眼眶内有囊性肿块,但没有可辨认的眼部结构。

葡萄肿　葡萄肿(staphyloma)是由于巩膜和葡萄膜的拉伸和变薄而导致的眼球外凸,但没有实质的局灶性缺损。病因包括既往感染或炎症、严重轴性近视、青光眼、外伤和手术。在影像上,葡萄肿的典型表现为一个累及眼球后缘的隆起(图 10-2)。

眼组织缺损　眼组织缺损是一种先天性眼部缺陷,由胚胎视裂的错误闭合导致虹膜、视网膜、脉络膜或视盘受影响的部分出现缺口或裂隙。眼组织缺损可以是单侧的,也可以是双侧的,可合

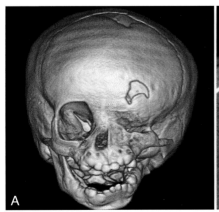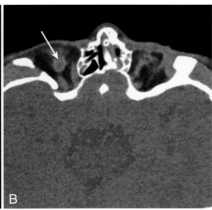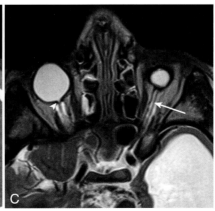

图 10-1　无眼症、小眼球和先天性青光眼。A. 无眼。三维 CT 显示左眼眶小而变形。左侧额骨缺损与脑膨出相关,左侧鼻腔缺失。B. 无眼球和小眼球。轴位 CT 图像显示左侧无眼症和右侧小眼球伴小囊状眼球残留物(箭)。C. 小眼球和先天性青光眼。轴位 T2 加权磁共振图像显示左侧小眼球和视神经发育不良(箭)。右眼有轻度的青光眼和一个小的视神经缺损或凹陷(箭头)。左侧脑室扩张

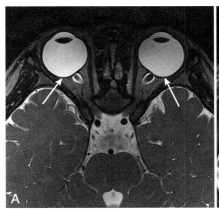 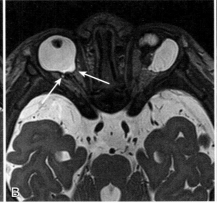 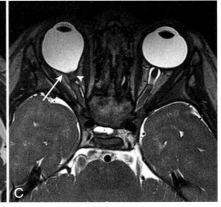

图 10-2　眼球后部异常。A. 葡萄肿。MR T2SPACE 显示光滑的脉络膜视网膜隆起，与双侧葡萄肿(箭)一致。B. CHARGE 综合征的眼部缺损。轴位 MR T2SPACE 显示右侧脉络膜视网膜缺损(箭)。左侧小眼球伴左侧眼眶囊肿。C. 牵牛花视盘发育异常。与正常的左球体和视神经(optic nerve, ON)比较，T2 轴位 MR 显示右侧视盘呈漏斗状缺损(箭)，远端视神经内有异常组织，邻近的蛛网膜下腔(箭头)消失

并正常大小的眼球、小眼球或青光眼。眼组织缺损通常是家族性的，可发生在多种综合征中，包括 Treacher-Collins 综合征(TCS)、CHARGE、13 和 18 三体。在超声、CT 或 MR 上，眼组织缺损表现为玻璃体突入脉络膜视网膜裂隙或视盘(图 10-2)。脉络膜视网膜缺损需与葡萄肿(视网膜和脉络膜线行隆起)相鉴别。视神经乳头缺损需与牵牛花视盘发育异常相鉴别(morning glory disc anomaly, MGDA)(见下文)。

　　牛牛花视盘发育异常　MGDA 是一种不常见的视盘畸形，其形态类似于牵牛花。MGDA 通常是单侧和散发性的，但有时也与眼球囊肿、烟雾病、PHACES 合并后颅窝畸形、血管瘤、动脉异常、主动脉缩窄和心脏缺损、眼部异常、胸骨裂和脐上腹裂并存。检眼镜下可见视盘裂开，伴有眼球周围脉络膜视网膜色素变性环、视网膜血管变直和中央神经胶质组织。在 MR 上可见漏斗状视盘缺损并伴有邻近视网膜边缘的隆起，并缺乏正常的视神经乳头增强。远端视神经有异常组织和邻近蛛网膜下腔变小(图 10-2)，有时有视神经萎缩。漏斗状的形态和隆起的边缘将 MGDA 与眼组织缺陷区分开来。

眼眶畸形

　　眼距增宽和眼距狭窄　眼眶内侧壁间距离增加是许多综合征和发育障碍的特征，包括综合征性颅缝早闭、脑膨出、胼胝体发育不全(agenesis of the corpus callosum, ACC)和额鼻发育不良(图 10-3)。眼距增宽(hypertelorism)患者影像结果显示眼

窝的距离较远。内眦外移是指内眦距过宽，如 Waardenburg 综合征所见，双眼内眦之间的距离增加，泪点向外移位。

　　眼距狭窄(hypotelorism)是指眼眶内侧壁之间的距离缩短，可见于各种综合征和发育障碍，包括前脑无裂畸形(HPE)、颈椎畸形及冠状缝合矢状缝的过早融合。HPE 的其他表现包括独眼畸形(正中单眼)、并眼畸形(双眼部分融合)、Ethmocephaly(眼距过窄伴象鼻)、猴头畸形(眼距过窄伴扁平鼻/单鼻孔)。影像显示紧密排列的眼睛有正常大小的球体、小眼球或无眼球。有时还会出现其他颅面部畸形(图 10-3)。

　　眼眶大小异常　眼眶增大是由骨缺损引起的，可见于 NF-1 相关的蝶骨发育不良或眶部脑膨出，或者是由于先天性或获得性眶内肿块(如眼囊肿、血管异常或肿瘤)而引起。小眼眶是由畸形或早期损伤(如感染、眼球摘除或眼眶放疗)引起的无眼球或小眼球所致(图 10-1)。突眼症是指眼眶变浅至眼球腹侧突出，见于颅缝早闭症(如 Apert 和克鲁宗综合征)(图 10-3)，不应误认为是由于肿瘤、炎症或甲状腺眼病引起的眼球突出。视神经管扩大是由于视神经肿瘤和/或硬脑膜扩张引起，可见于 NF-1。小视神经管伴有视神经发育不良和异常，如骨硬化症和骨纤维结构发育不良。

　　视神经发育不良　视神经发育不良是指发育性的小视神经。这种异常可以是单侧或双侧的，孤立性的或综合征性的。许多有明确潜在基因突变的综合征都与视神经发育不良有关，其中大家熟知

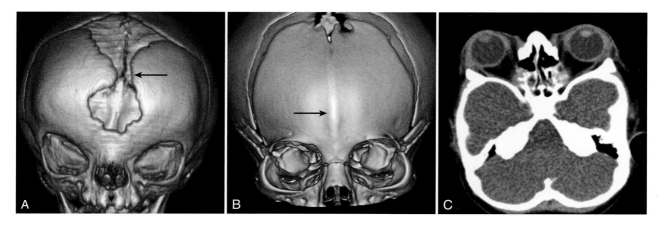

图 10-3 眼距过宽、眼距狭窄和突眼。A. 额鼻发育不良的眼距增宽。三维(3D) CT 图像显示明显的眼距过宽。额缝异常增宽(箭),鼻根宽阔,正中中切牙张开(箭头)。B. 眼距过窄和三角头畸形。三维 CT 显示眼距过窄和额缝过早融合(箭)。C. 颅缝早闭综合征引起的眼距增宽伴眼突。术前低剂量轴位 CT 图像显示眼眶变浅,导致眼球突出,眼球突出到眼眶边缘之外

的有透明隔 - 视神经发育不良(透明隔缺失、前脑中段异常和垂体发育不良)。在 MR 上,受累的视神经、视交叉和视束都较小(图 10-1)。需要与视神经萎缩相鉴别。

永久原始玻璃体增生症 永存原始玻璃体增生症(persistent hyperplastic primary vitreous,PHPV)是由于胚胎玻璃体血管退变失败,伴有原始玻璃体增生和覆盖晶状体的毛细血管网所致。PHPV 通常是单侧的,并与小眼球、白内障和白角膜相关。双侧 PHPV 可见于各种综合征,如 13 三体和 Walker-Warburg 病。PHPV 的特点是晶状体呈三角形,"指向"一个呈线形的高密度(CT 上)或低信号(T2W MR)、代表晶状体后纤维血管组织和槌状管残留的透明质样残余(图 10-4)。异常的玻璃体密度或信号强度反映出血和碎屑分层。并发症包括青光眼和进行性视网膜出血,随着时间的推移会导致眼球痨。鉴别诊断包括渗出性视网膜病(Coats 病)、早产儿视网膜病变(retinopathy of prematurity,ROP)、视网膜脱离和视网膜母细胞瘤(retinoblastoma,RB)。

渗出性视网膜病(Coats 病) 渗出性视网膜病是导致视网膜毛细血管扩张,血管渗漏,视网膜下渗出和视网膜脱离的视网膜血管发育缺陷性疾病。Coats 病通常是单侧的,表现为白角膜和斜视。CT 上,表现为高密度渗出物,通常无钙化(图 10-4)。在 MR 上,视网膜下渗出物在 T1W 和 T2W 图像上呈高信号。需与视网膜母细胞瘤相鉴别,视网膜母细胞瘤多为矿化性肿块,伴或不伴视网膜脱离。

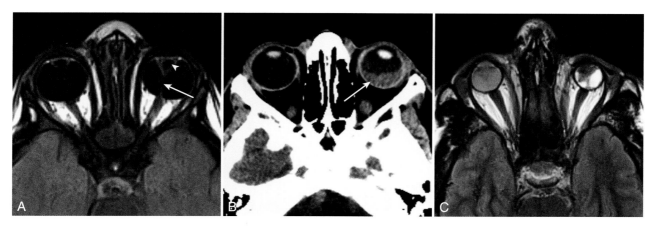

图 10-4 视网膜和玻璃体异常。A. 永存原始玻璃体增生症。MR 轴位 FLAIR 显示晶状体呈三角形(箭头),指向 Cloquet 管的线形永存玻璃体残留物(箭)。B. Coats 病。轴位 CT 图像显示无矿化的高密度渗出物。C. 早产儿视网膜病变。轴位 FLAIR 磁共振图像显示双侧小眼球伴有异常的玻璃体信号,这是由于既往视网膜脱离和玻璃体纤维血管机化造成的

早产儿视网膜病变 早产儿视网膜病变（retinopathy of prematurity，ROP）或晶状体后纤维增生被归因于早产儿、低出生体重儿的过度氧疗，但现在相对较少见。ROP 表现为玻璃体的纤维血管机化，有时会导致视网膜脱离、小眼球和失明。CT 上显示眼球小而密度高，有时伴有异常的矿化。鉴别诊断包括既往感染［如巨细胞病毒（cytomegalovirus，CMV）］和 RB（肿块钙化，眼球正常大小）。MR 显示由视网膜下出血引起的异常信号强度（图 10-4）。

颅面和中枢神经系统相关的眼和眼眶畸形

眼和眼眶畸形见于许多颅面部疾病。头膨出和鼻皮样囊肿与鼻梁增宽、眼距增宽相关，有时还与颅内异常（如 ACC、多发性小脑回畸形）有不同程度的相关性。颅缝早闭常伴有眼距增宽、外斜视、面中部发育不良，偶尔还伴有唇腭裂（cleft lip and palate，CLCP）。眼距增宽是一种特征性的额鼻发育不良，伴有鼻梁增宽和鼻裂（图 10-3）。HPE 与低眼压、小眼球、鼻畸形（如梨状孔狭窄或更严重的表现）有关，有时还与巨中切牙有关。透明隔 - 视神经发育不良与视神经发育不良相关。

NF-1 的特点是蝶骨缺损、搏动性眼球突出和眼眶畸形（图 10-5），先天性青光眼、ON 胶质瘤、神经鞘瘤和罕见的横纹肌肉瘤（rhabdomyosarcoma，RMS）。斯德奇 - 韦伯综合征（Sturge-Weber syndrome，SWS）的眼眶表现包括突眼、青光眼、眼静脉发育不良和静脉压增高。视网膜神经胶质错构瘤在 MR T2WI 上表现为低信号的小视网膜结节，是结节性硬化的特征（图 10-5）。视网膜血管母细胞瘤发生于希佩尔 - 林道病（von Hippel-Lindau disease，VHL）。

Joubert 综合征的特征是小脑蚓部缺失，眼球运动异常，有时视网膜异常伴有脉络膜视网膜缺损。Walker-Warburg 综合征和先天性肌营养不良的特点是眼部异常，如白内障和其他眼前段异常、小眼球、PHPV、视网膜脱离、玻璃体积血或缺损以及视神经发育不良。Aicardi 综合征（X 连锁，女性患病）的特征是 ACC、多小脑回、脉络丛肿瘤和脉络膜视网膜陷窝。眼部表现包括小眼球、视网膜脱离或缺损、葡萄肿和白内障。

先天性脑神经分布异常疾病的特点是脑神经运动核团发育异常，受累脑神经的缺失或发育不良，导致受累 EOM 纤维化（以前称为先天性 EOM 纤维化）。临床体征取决于受累的脑神经，包括斜视、凝视受限或眼肌麻痹、上睑下垂和瞳孔反应迟钝。在高分辨率 MR 上，受累的脑神经缺失或发育不良，受影响的 EOM 看起来很小（图 10-5）。

发育性肿块样病变与畸形

眼眶组织畸形或发育不良可产生多种类型的肿块样病变，以下小节中将介绍常见的类型。血管畸形和脂肪瘤在后面的部分进行描述。

皮样囊肿（dermoid）和表皮样囊肿（epidermoid） 表皮样囊肿是一种常见的先天性肿块，被认为是由隔离在骨缝中的上皮细胞形成的。表皮样囊肿

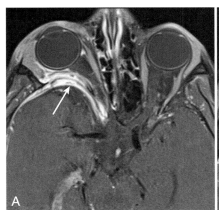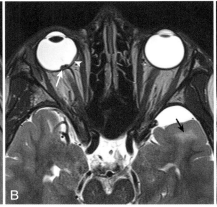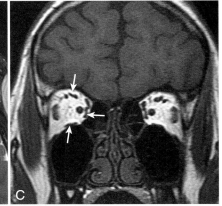

图 10-5 中枢神经系统紊乱的眼眶表现。A. NF-1。轴位 MR 钆剂增强脂肪抑制 T1WI 显示右侧蝶骨缺损，缺损由增强的纤维血管组织填充（箭）。由此产生右眼眶畸形。B. 结节性硬化症。轴位 T2 加权 MR 显示视盘视网膜低信号错构瘤（白箭），伴有视网膜脱离（箭头）。左侧颞叶结节（黑箭），可见小的蛛网膜囊肿。C. 先天性脑神经分布异常疾病。MR 冠状位 T1WI 显示双侧第Ⅲ脑神经发育不全（未显示）所致的上、内、下直肌（箭）较小

通常表现为一个小而坚硬的结节,通常沿着眼眶外侧缘分布。皮样囊肿(和少见的表皮样囊肿)由内衬角化的复层鳞状上皮的囊肿形成。有时也含有毛发和皮脂腺。在 CECT 上,皮样 / 表皮样囊肿表现为边界清楚的低密度肿块,无强化或仅有周边强化。有边界清晰的骨质重构或侵蚀,周边厚而不规则的强化和不规则的骨质破坏提示炎症 / 感染的存在。有时囊肿内可见脂肪密度。在 MR 上,皮样 / 表皮样囊肿呈圆形且边界清晰,通常在 T2W 图像上呈高信号,弥散减低;在 T1W 图像上呈低信号,Gd 无增强或仅周边强化。在 T1 脂肪抑制 FS 技术,脂肪性内容物呈高信号强度(图 10-6)。以影像学来区分皮样囊肿和表皮样囊肿并不可靠。

鼻泪管囊肿 先天性鼻泪管囊肿(nasolacrimal duct cyst,NLDC)或黏液囊肿是一种常见的异常,被认为是由于一侧或双侧下鼻甲下方的 Hasner 瓣处远端 NLD 的管化失败而引起的。临床症状和体征包括囊性内眦肿胀和 / 或新生儿鼻塞和呼吸窘迫。在影像上,NLDC 在冠状图像上显示为管状的囊性结构(图 10-7)。它从内眦向下延伸,在下鼻甲下方突出,有时伴有泪囊增大。鉴别诊断包括脑膜膨出和囊性神经胶质细胞异位(neuroglial heterotopia,NGH),与 NLDC 不同,这些病变突出于下鼻甲的上方。

泪腺异常 泪腺异常并不常见,包括泪腺组织异位或缺失。异位泪腺组织极少转化为肿瘤,尤其在儿童中。

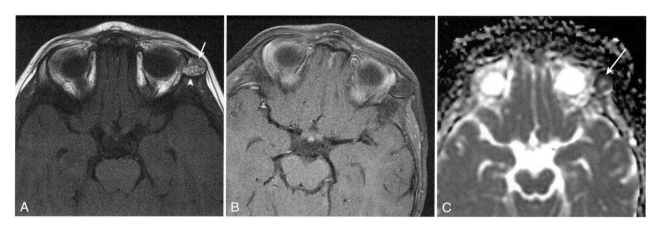

图 10-6 皮样囊肿(dermoid)。A. MRI 轴位 T1WI 显示左侧眶上外侧缘受累的卵圆形、不均匀、部分高信号病变(箭)。可见明显的骨质侵蚀,边缘皮质化呈低信号(箭头)。B. 轴位脂肪抑制钆剂增强 T1W MRI 显示病灶无强化,其内脂肪抑制。C. 轴位 ADC 图显示皮样囊肿内弥散系数降低(箭)

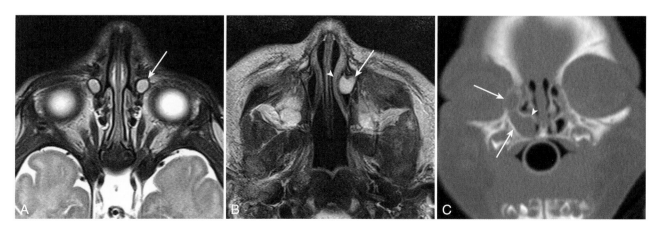

图 10-7 鼻泪管囊肿(NLDC)。A. MRI 轴位 T2WI 显示双侧高信号 NLDC(箭)。B. MRI 轴位 T2WI 显示左侧 NLDC(箭)突出于下鼻甲下方(箭头)。C. 低剂量冠状位重建 CT 图像显示右侧 NLDC(箭)从内眦延伸到下鼻甲下方的鼻腔(箭头)

鼻腔，鼻旁窦，颜面和下颌骨

正常发育与解剖

面部结构由围绕原口腔（原始口腔）的间充质原基发育而来。鼻内侧突形成嘴唇的人中、上颌的前颌和主腭。前额、鼻子和鼻中隔起源于额鼻隆起。上唇、上颌和次级腭部的部分起源于上颌突。鼻泪沟位于上颌突和鼻原基之间，形成 NLD 和泪囊。下颌骨、下唇、下颚、面颊下部由成对的下颌隆起形成。咀嚼肌（第 1 鳃弓衍生物，由第 V 脑神经支配）和面部表情肌（第 2 鳃弓衍生物，由第 VII 脑神经支配）来源于咽弓的中胚层细胞。鼻后孔处的口鼻膜破裂后，鼻腔与鼻咽和口腔相通。PNS 形成于鼻腔壁的憩室，随后气化，从童年开始逐渐发展。特化的嗅管上皮沿着每个鼻腔的顶部发育，并与嗅球相连。鼻腔和鼻旁窦内衬呼吸道上皮。

出生时，颜面部与头部相比相对较小，在儿童期，随着颜面部的增大，头面部的比例也会发生变化。新生儿主要靠鼻腔呼吸为主。鼻道由前方的梨状孔、软骨和骨性鼻中隔分隔的鼻腔和鼻后孔组成。有成对的下鼻甲、中鼻甲、上鼻甲，有时最上鼻甲位于鼻腔外侧。筛板和筛窦中央凹形成鼻腔顶和筛小房，两侧各有 U 形硬腭形成鼻腔底。发育中的牙齿与上颌窦的牙槽窝密切相关。翼板起自蝶骨，位于上颌窦后方。翼腭窝位于上颌窦和翼板之间，与咀嚼肌间隙和眶下裂相通。薄的筛骨纸板将

筛小房与眼眶分开，眶底由上颌窦顶部形成。

上颌窦和筛窦在出生时即存在，大约在 10~12 岁时达到成年大小。蝶窦在 2 岁左右发育，气化前由红骨髓转化为黄骨髓，约在 14 岁时达到成年大小。额窦在 10 岁后期开始发育，每个额窦都通过一个开口流入额隐窝，最终进入中鼻道。前筛窦汇入半月裂和中鼻道。上颌窦也通过上颌窦口和筛漏斗汇入中鼻道，窦口鼻道复合体由筛漏斗、钩突、半月裂、筛泡和中鼻道组成。后筛窦和蝶窦引流至蝶筛隐窝和上鼻道。蝶窦靠近视神经、垂体、海绵窦和颈内动脉（internal carotid artery，ICA）。

鼻腔发育变异

鼻甲向鼻腔凸起，反常弯曲的鼻甲朝向鼻腔凹陷。泡状鼻甲或中鼻甲气化是常见的解剖学变异，如果是单侧的或不对称的，会导致鼻中隔偏曲（图 10-8）。鼻中隔偏曲伴或不伴骨刺可以是发育性异常（如与单侧腭裂相关），或者是获得性异常（如外伤后）。PNS 可发生气化不全或者过度气化（图 10-8）。上颌窦常可出现间隔及副窦口。筛窦变异包括向眶下扩张（Haller 细胞）、向 NLD 腹侧延伸（Agger nasi 细胞）、眶上气房和蝶筛气房（Onodi 细胞），有时出现筛大泡。筛骨纸板变薄甚至明显开裂也不少见。蝶骨的发育性变异亦不少见，可能被误认为皮样囊肿或肿瘤；而发育性病变的影像特征有 CT 上骨皮质透明化（图 10-8），MR 上弥散增加的液体或脂肪信号且无 Gd 增强。

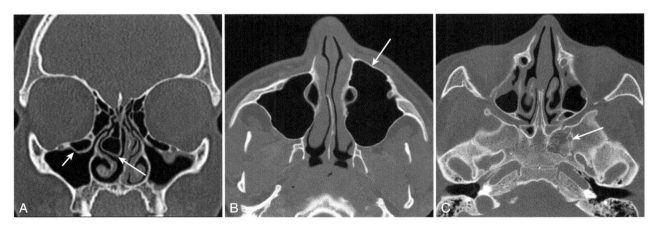

图 10-8 鼻窦变异。A. 泡状鼻甲。CT 重建冠状位图像显示右中鼻甲明显增大、气化（长箭），导致轻度鼻中隔左偏。右侧筛小房向眶下延伸（短箭，Haller 气孔）。B. 鼻窦过度气化扩张。轴位 CT 显示左侧上颌窦（箭）过度气化，导致面部不对称。C. 良性骨髓变异。轴位 CT 显示一无症状患者的左侧蝶骨皮质（箭）透亮度明显增高

先天性鼻畸形

完全缺失鼻和鼻腔的鼻发育不全并不常见,且通常是颅面综合征的表现之一。中鼻腔狭窄和面中部发育不良可见于各种颅面疾患,尤其是综合征性的颅缝早闭。

梨状孔狭窄是一种不常见的先天性前鼻孔狭窄,表现为新生儿气道阻塞。在 CT 或 MR 上,前鼻孔狭窄与三角形的硬腭形态相关(图 10-9)梨状孔狭窄有时与正中孤立巨中切牙(solitary central megaincisor,SCMI)相关(图 10-9)。梨状孔狭窄及 SCMI 也可与 HPE 并发。因此,患有梨状孔狭窄和 SCMI 的婴儿应该进行脑 MRI 检查以评估是否存在 HPE。HPE 的其他面部特征包括小鼻 / 无鼻、眼距过窄和中线腭裂。

鼻后孔闭锁是先天性鼻后孔阻塞。双侧鼻后孔闭锁导致新生儿气道阻塞。单侧闭锁较为常见,较晚出现单侧鼻塞症状。CT 或 MRI 显示鼻腔和翼板后穹窿增厚,鼻腔外侧壁和翼板内侧偏斜(图 10-9)。病变可以是骨性(侧壁与增厚的鼻孔相连)、部分骨性和部分膜性的,伴有鼻分泌物的堆积。双侧鼻后孔闭锁通常与 CHARGE 综合征(眼部缺损、心脏缺损、鼻后孔闭锁、生长发育迟缓、生殖器发育不良和耳畸形)有关。其他影像特征包括 CLCP、颅底畸形(斜坡内陷)、嗅球发育不良 / 发育不全、垂体和脑桥发育不良、前庭发育不良伴半规管(semicircular canal,SCC)缺失 / 发育不良。

先天性鼻部肿块

先天性鼻部肿块包括 NLDC(前面讨论过)、神经管闭合缺陷引起的疾病、血管畸形(稍后讨论)和先天性肿瘤(如畸胎瘤、血管瘤和幼年黄色肉芽肿,见下文)。神经管闭合缺陷引起的疾病包括脑膨出、神经胶质细胞异位、皮样囊肿和皮肤窦道(dermal sinus tract,DST)。鼻额区域的发育出现暂时性的鼻额结构,称为额囟(分隔鼻和额骨)和鼻前间隙(鼻骨和潜在的鼻囊之间),在妊娠早期退化。通常唯一未退化的是盲孔,从腹侧到筛鸡冠,内含纤维组织,有时还含有一条小的导静脉。这些原始结构的持续存在可能与硬脑膜憩室和颅内内容物突出有关,如鼻额或鼻筛窦脑膨出。部分或完全闭塞的颅内连接会导致孤立性 NGH("鼻胶质瘤")。NGH 可以是鼻外(额囟闭合失败)或鼻内的(鼻前间隙闭合失败)。随着硬脑膜憩室的退化、表面外胚层的合并,可沿着鼻背形成 DST 和 / 或皮样囊肿,有时会从鼻梁通过鼻额缝延伸到前颅窝,或者沿鼻中隔通过卵圆窗延伸至前颅窝。鼻皮样囊肿可单独发生或合并 DST 存在。

儿童先天性鼻部肿块的临床表现包括因鼻塞或可见肿块引起的呼吸窘迫。出现鼻窝、发根或中线小结节提示诊断为鼻皮样囊肿病变。蓝色肿块提示静脉畸形(venous malformation,VM);草红色肿块是 IH 的特征,有时也可能是 NGH。淡黄色变色提示幼年黄色肉芽肿。在 CECT 上,皮样囊肿表现为圆形低密度病灶,周边稍强化(如果有的话)。

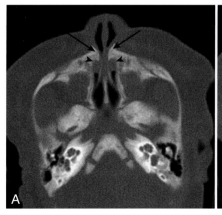 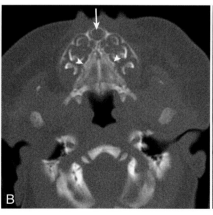 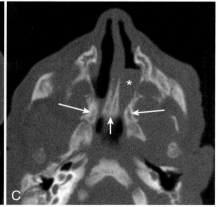

图 10-9 鼻腔梗阻。A. 梨状孔狭窄。轴位 CT 扫描显示前鼻孔变窄(长箭),导致 PAS,并伴有双侧突出的鼻泪管(箭头)。B. 更多的尾部图像(同一患者)显示正中巨中切牙(短箭)和硬腭的三角形形态(箭头)。C. CHARGE 综合征中的鼻后孔闭锁。鼻腔外侧壁向内侧偏斜(长箭),鼻中隔增厚(短箭)。鼻腔内有分泌物聚集(星号)。这些特征与双侧骨性和膜性鼻后孔闭锁相一致

DST 与管状形态相似。骨质侵蚀的边缘平滑、皮质化,有时出现鼻额缝处的"缝隙"或受累骨骼呈扇形。盲孔大于 2mm 提示颅内扩张。2 岁以下儿童的盲孔未完全骨化,因此,增强扫描有助于勾画出强化的前颅底软骨。NGH 可与脑或脑脊液(CSF)等密度,也可两种密度相结合,典型表现为前鼻腔内泪滴状肿块,从完整的前颅窝延伸至鼻腔,高于下鼻甲。脑膨出(脑膜膨出、脑膨出)看起来与 NGH 相似,但与颅内 CSF(脑膜膨出)有连通,或含有突出的发育不良的大脑和脑脊液(脑膨出)。

为了避免离子辐射,临床经常单独进行 MRI 检查,CT 仅用于骨的评估。在薄层高分辨率 FS T2W MRI 上,皮样囊肿和 DST 常呈高信号。DWI 的特点是弥散系数降低;冠状面无回声平面成像技术与回声平面成像技术或矢状面成像相比,由于前者降低了颅底磁化率的影响,因此提高了诊断的敏感性。皮样囊肿在 T1W 图像上的信号强度随脂质含量的不同而不同,这可以使病变在所有 FS 序列上都不明显(图 10-10)。在 FS T1WI 图像上,如果有增强,通常仅有微弱的周边 Gd 增强。NGH 与脑脊液或脑等信号,或者可能是两种信号强度的组合(图 10-10)。虽然通常不强化,但偶尔也可观察到轻度强化。有时可出现向盲孔延伸的小的纤维信号,使其与脑膨出的鉴别有难度。脑膨出含有脑脊液,有时发育不良的脑通过鼻额或鼻筛骨缺损与颅内交通(图 10-10)。

裂囊肿

裂囊肿(fissural cysts)沿着胚胎融合线生长,包括鼻唇沟(沿鼻翼底部和前鼻褶)、鼻腭部(切管)和正中腭部(中线硬腭)囊肿。CT 上,这些囊肿为透亮病灶,伴有光滑的骨质重塑。

颜面部和下颌异常

唇腭裂　唇腭裂(cleft lip and palate,CLCP)是由面部结构的异常融合或发育引起的。CLCP 可以是单边的或双侧的,完整的(独立的边距)或不完整的(部分相对的边距)。最常见的 CLCP 位于中线,是由于鼻内侧突和上颌突融合失败所致。双侧 CLCP 与综合征关联性最强,单侧 CLCP 次之,单侧唇裂最少见。胎儿 B 超 /MRI 上可以很好地看到 CLCP,特别是完全性 CLCP,双侧 CLCP 会导致前下颌骨段突出(图 10-11)。可能很难确定硬腭受累的程度。真正的中线 / 中间 CLCP 是罕见的,当合并眼距过宽时应注意是否存在脑膨出和 ACC。中线 CLCP 合并眼距过窄提示 HPE(前脑无裂畸形)。

孤立的继发性腭裂可能伴发以下情况:小颌畸形→舌后坠(舌头向上和向后推)→第二腭骨架错位→U 型腭裂(图 10-11)。小颌畸形、舌后坠和生后喂养困难称为 Pierre Robin 综合征。它包含许多综合征(如 22qlldel、Stickler 和 TCS)。小颌畸形提示可能存在孤立性继发性腭裂,在矢状位胎儿超声 /MRI 上表现为伴有舌下垂的硬腭缩短。斜面裂(内

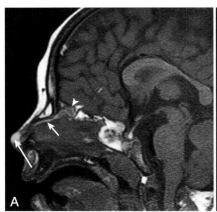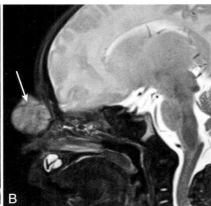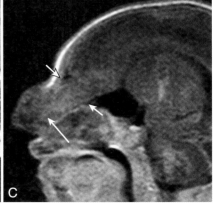

图 10-10　由于鼻额闭合缺陷造成的损伤。A. 鼻部皮样囊肿。MRI 矢状位 T1WI 显示鼻尖有一个卵圆形高信号强度的鼻皮样囊肿病变(长箭)。它由细而高信号的管状真皮窦道(短箭)连接到位于额骨盲孔内的卵圆形皮样囊肿(箭头)。B. 神经胶质细胞异位(neuroglial heterotopia,NGH)。T2WI 脂肪抑制 MRI 矢状位图像显示鼻梁上方有圆形的 NGH。它与皮质等信号,与脑膨出不同,它与颅内没有联系。C. 额鼻部脑膨出。MRI 矢状位 T1WI 增强图像显示额颅盖骨有大的缺损(短箭),并伴有发育不良的额叶突出形成额鼻脑膨出(长箭)。可见额下蛛网膜囊肿

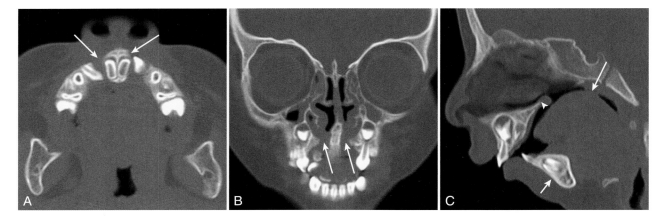

图 **10-11**　腭裂。A. 双侧腭裂。CT 图像显示双侧骨缺损(箭)影响上颌牙槽缘和原发腭。B. 多平面重建冠状面图像显示影响硬腭的平行骨裂(箭)。C. 继发性腭裂。此例 Pierre Robin 综合征的矢状位重建 CT 显示小颌下垂(短箭),导致舌后坠(长箭),进而阻止了腭的合并,导致继发性腭裂的腭部缺陷(箭头)

眦到鼻)和横面裂(从嘴外侧)很少见。面裂也可能是由羊膜带引起。

　　术前应用锥形束 CT 可以获得腭裂的影像,评估沿裂缘的牙根上方的骨骼,以确定植骨成功的可能性。CLCP 的并发症包括牙列拥挤、牙萌出异常、口鼻窦瘘、上颌骨后退、面中部发育不良和鼻中隔偏曲,并伴有语言、进食和咽鼓管功能障碍。

　　颅面综合征　综合征性颅骨缺损的特点是冠状缝和其他骨缝过早融合。许多这类疾病(如克鲁宗综合征和阿佩尔综合征)伴有眼距过宽、眼球突出、面中部发育不良和上颌后缩。面中部发育不良导致上气道狭窄,并伴有扁桃体肥大。多条颅缝的融合产生苜蓿叶形或三叶草形颅骨畸形(图 10-12)。

阿佩尔综合征的特点是双冠状颅缝融合,额中缝合矢状缝增宽开放,多并指畸形和水平位 SCC 畸形。

　　小颌畸形是小的下颌,而缩颌是下颌后位。小颌畸形(伴缩颌)可以是散发性或遗传性、孤立的或综合征性的,并导致气道凹陷,有时甚至阻塞。许多综合征都与小颌畸形有关。阅片时应评估图像的对称性和面部畸形,以确定最可能的致病因素。单侧小颌畸形是半侧面部肢体发育不良畸形(hemifacial microsomia,HFM)的特征,是一组原因不明的异质性疾病,涉及第 1 和第 2 鳃弓和神经嵴衍生物(图 10-12),伴同侧先天性外耳和中耳畸形,面部发育不良,咀嚼和腮腺肌肉发育不良,颧弓发育不良,有时可伴发横面裂。Goldenhar HFM 的

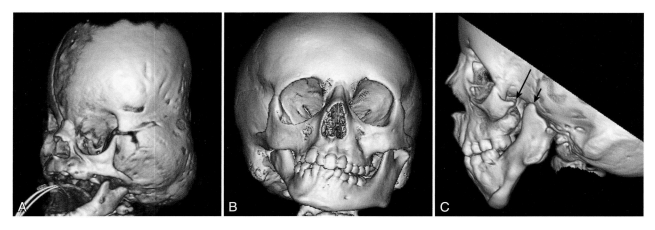

图 **10-12**　颅面综合征。A. Pfeiffer 综合征。3D-CT 图像显示三叶草样颅骨是由冠状缝、鳞缝合板状缝过早融合引起。正中缝合矢状缝的缝隙较大。注意前颅窝变浅和面中部发育不良。B. 半侧面部肢体发育不良畸形。三维 CT 图像显示右半下颌骨不对称发育不良。C. 特雷彻·柯林斯综合征(Treacher Collins syndrome)。3D-CT 图像显示小颌畸形,有明显的冠状突(短箭),下颌骨髁突和升支缺失。颧弓不足(长箭)。还有颧骨变平

临床表型以眼球皮样囊肿、脊椎和肾脏畸形为特征。双侧不对称小颌畸形见于鳃 - 耳 - 肾综合征（bronchio-oto-renal syndrome，BOR）。BOR 还 与 鳃裂畸形（如囊肿或窦道）、特征性颞骨畸形和肾脏病变（如囊肿）有关。双侧对称性小颌畸形是 TCS 和 Nager 综合征的特征。TCS 表现为明显的小颌畸形，有时伴有下颌髁突缺失、颧弓缺失、后颧骨倾斜、睑裂向下倾斜、缺损。和严重的双侧颞骨异常（图 10-12）。如前所述，Pierre Robin 综合征是指临床上的小颌畸形、舌后坠（导致 U 型腭裂）和喂养困难的三联症为特征。颅面部疾病的术前成像，在实施重建手术之前，需要使用低剂量的 CT 成像重建 MPR 和 3D 图像。

耳和颞骨

正常发育与解剖

外耳和中耳来源于鳃器，内耳来源于神经胚层。第一鳃裂形成外耳道（external auditory canal，EAC）；第一鳃囊形成咽鼓管和中耳腔（middle ear cavity，MEC）。耳郭由第一鳃弓和第二鳃弓发育而来。听小骨在胎儿时期生长并骨化。锤骨和砧骨起源于第一鳃弓和第二鳃弓。第Ⅶ脑神经的跖骨上段和鼓室段起源于第二鳃弓，砧骨踏板部分起源于耳囊。MEC 和乳突窦的气化始于胎儿期，充气发生在出生后。乳突小房气化在儿童期仍在继续。内耳结构在胎儿期开始发育，最后分化的是耳蜗和内淋巴囊和内淋巴管。

颞骨由鳞骨、乳突、鼓室、岩部和茎突组成。EAC 部分为软骨，部分为骨（鼓板），内侧以鼓膜（tympanic membrane）为界，附着在鼓板上，并与鼓板相连。中耳腔外侧以鼓膜为界，内侧以耳蜗鼓岬为界。在冠状面 CT 图像上，中耳腔分为下鼓室（鼓膜水平以下）、中鼓室（鼓膜水平）和上鼓室（鼓膜以上）。鼓室盖形成中耳腔顶，并作为乳突盖横向延续。鼓室上隐窝位于鼓室盾板、鼓膜松弛部、锤外侧韧带和锤骨颈之间。椭圆窗位于前庭，耳蜗鼓岬的上方。颈动脉管（carotid canal，CC）位于耳蜗下方。颈内静脉（internal jugular vein，IJV）位于前庭下方。

在轴位图像上，中耳腔的前壁包括 CC、咽鼓管和连接到锤骨的鼓膜张肌半管。中耳腔的后壁有两个凹陷和一个中间的骨突，在轴面上形成 W 形。

鼓窦（内侧）由锥隆起与面神经隐窝（外侧）隔开。镫骨肌肌腱起源于锥隆起，并附着在镫骨上。圆窗龛覆盖在耳蜗基底回上。中耳腔包括听小骨：锤骨、砧骨和镫骨。锤骨附着在 TM 上，与上鼓室的砧骨连接，就像一个冰激凌蛋筒。然后砧骨向下弯曲并向内（长而豆状突起）通过关节与镫骨连接。镫骨有两个脚和一个踏板连接在前庭窗上。

内耳位于颞骨的岩部（通常简称岩骨），由耳蜗、前庭导水管（包括内淋巴囊和内淋巴管）、前庭、SCC（上、后、外侧）、耳蜗导水管、面神经管（facial never canal，FNC）和内耳道（internal auditory canal，IAC）组成，主要包围在致密的耳囊骨内。耳蜗由 $2 1/2 ~ 2 3/4$ 个圈组成，由搁板状的隔膜和中央圆锥形骨突（蜗骨）隔开，并含有薄薄的骨螺旋板。内耳道传递第Ⅶ和第Ⅷ脑神经，内侧内耳道开口为尖孔，眼底为外侧。镰状嵴（水平骨板）和 Bill 嵴（垂直嵴）将内耳道分成像限：第Ⅶ脑神经位于前上象限，第Ⅷ脑神经三分为前下方的耳蜗神经和后方的前庭上神经和前庭下神经。耳蜗神经通过耳蜗孔进入蜗轴。第Ⅶ脑神经进入迷路面神经管，在膝状神经节所在的位置形成前膝段，然后沿鼓室面神经管内的内侧中耳腔向后走行，在外侧 SCC 下方和椭圆窗上方穿行，最后进入迷路面神经管，之后，第Ⅶ脑神经形成后膝段，向下走行于乳突面神经管，出茎乳孔向前进入腮腺。第Ⅶ脑神经乳突段发出鼓索支，向中耳腔走行。在乳突发育前，第Ⅶ脑神经容易发生产伤。

发育变异

在出生后最初几年的正常儿童 CT 图像上，可见耳蜗周围存在薄的透亮裂隙（耳蜗软骨裂），它随着时间的推移会逐渐骨化，不能被误认为耳蜗的耳海绵症（图 10-13）。2 岁以下，岩骨后部未完全骨化，前庭导水管附近有一小凹陷，SCC 上有一薄骨覆盖。需记住这些发育变异，以免误诊大前庭导水管（large vestibular aqueduct，LVA）或 SCC 裂。在婴儿期，可见在 SCC 上段之间的弓下管一过性增大，不要误认为是由潜在肿块引起的骨侵蚀（图 10-13）。

先天性外耳及中耳畸形

由于外耳和中耳结构都起源于鳃器，先天性外耳畸形总是与畸形的中耳结构相关。临床表现包括耳郭小（耳郭小）、无耳（耳郭缺失）、耳郭形状

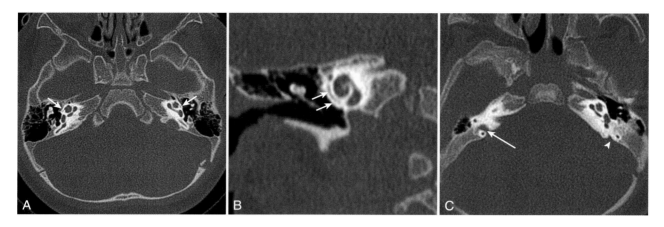

图 10-13 婴儿内耳的发育变异。耳蜗软骨裂。轴位（A）和冠状位（B）CT 图像显示双侧耳蜗周围线状透亮区（箭），随着时间的推移将逐渐消失，不应误认为是耳蜗的耳海绵症（以往称耳硬化症）。C. 未骨化的弓下管和假性增大的前庭导水管。轴位 CT 显示一突出的右侧弓状下管（箭头），在上段 SCC 的分支之间穿行。这条管道将在接下来的一年内骨化，留下一个直径不足毫米的血管通道。左侧是不完全骨化的岩骨后部，像增大的前庭导水管（LVA，箭头）。与 LVA 不同，这种正常的凹处不与前庭相连

异常或位置偏低，外耳道闭锁或狭窄，耳周标记、凹陷或肿块，颅面畸形，传导性听力障碍（conductive hearing loss，CHL）或混合性听力障碍。EAC 畸形可以是单侧或双侧的（对称或不对称），也可以是孤立性或综合征性的。指向综合征病因或致畸性损伤的体征包括小颌畸形、双侧先天性外耳和中耳畸形（congenital external and middle ear malformation，CEMEM）以及相关的内耳畸形。小颌畸形与低耳郭有关，胎儿下颌骨的正常发育才能使耳郭上升到正常位置。

外耳道（EAC）闭锁的特点是缺失 EAC 和鼓板。CT 冠状位图像显示 TM 预期位置处有一厚或薄的骨板，有时为部分膜状板（图 10-14）。EAC 狭窄是一种伴有鼓板发育不良的狭窄（图 10-14），狭窄的 EAC 易出现碎片沉积，随着时间的推移，可分别由于闭孔角化症或 EAC 胆脂瘤的扇形挤压或侵蚀而导致反常性 EAC 增宽。EAC 闭锁和狭窄与锤柄缺失有关，在 EAC 闭锁中，锤骨与闭锁板外侧融合。砧骨和镫骨也有不同的畸形，有时伴有额外的听小骨固定。中耳腔的范围从接近正常到严重发育不良。可合并先天性 MEC 胆脂瘤，并导致临床上隐匿的 MEC 糜烂性混浊。同时也应考虑伴有镫骨畸形的前庭窗的狭窄或闭锁，以及 FNC 鼓室段的异常走行，走行于闭锁前庭窗上方、前庭或

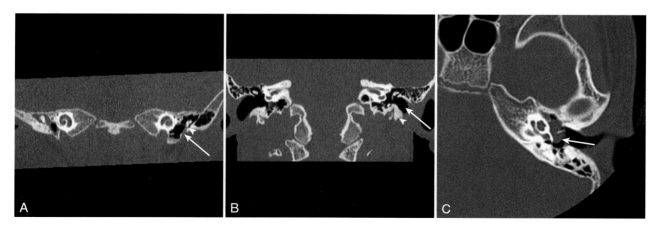

图 10-14 先天性外耳和中耳畸形。A. 双侧外耳道闭锁。冠状面重建 CT 图像显示双侧外耳道和鼓板缺失。两侧各有一薄的骨性闭锁板（箭）。锤骨与闭锁板（箭头）强直，锤柄缺失。右侧中耳腔混浊，乳突气化度差。B. 左侧图像显示左侧外耳道狭窄。冠状面重建 CT 图像显示外耳道变窄（箭）。鼓板轻度变形（箭头）。C. 先天性胆脂瘤。轴位 CT 图像显示锤骨周围和耳蜗岬邻接的圆形影（箭）。这种形态和位置是先天性胆脂瘤的特征

MEC 底上方的镫骨脚之间。乳突 FNC 也更多地向腹侧下降,有时越过闭锁板或进入颞下颌关节(temporomandibular joint,TMJ)。其他畸形包括乳突骨发育不良 / 气化度降低,小颌畸形 / 下颌骨缺失,以及颧弓发育不良(如 TCS,HFM)。

TCS 的颞骨表现包括双侧 EAC 闭锁 / 狭窄、严重的 MEC 发育不良 / 再生不全、听小骨发育不全、前庭窗闭锁和乳突气化不良 / 缺失。内耳畸形包括变平的耳蜗转和畸形的前庭 /SCC。CEMEM 可见于多种其他综合征;HFM 中 CEMEM 为单侧病变,鳃 - 耳 - 肾综合征(BOR)中为双侧且不对称病变(伴有异常扩张的咽鼓管)。

没有 EAC 畸形的小 MEC 和听小骨畸形较少见。孤立性听小骨异常包括大小、形状、方向、融合和 / 或固定性的改变。单脚镫骨由一个单独的支柱代替两个脚,锤骨砧骨融合。锤骨与腔顶融合称作锤骨把。孤立性前庭窗狭窄或闭锁与前文提到的镫骨和面神经管缺陷相关。面神经管的开裂允许第Ⅶ脑神经进入中耳腔。第Ⅶ脑神经再生 / 发育不良与多种综合征(如 Moebius、CHAGE 和 HFM)相关。先天性 MEC 胆脂瘤表现为在完整的 TM 后面的一个圆形白色肿块。CT 显示锤骨腹侧或周围有一圆形肿块并与耳蜗岬相邻(图 10-14)。骨侵蚀和向周围结构生长是疾病晚期的特征。先天性 EAC 胆脂瘤表现为在 TM 的外侧有一个圆形侵蚀性肿块。

内耳畸形

内耳异常表现为 SNHL(感音神经性听力损失)、混合性听力损失、平衡失调或影响其他器官的综合征。遗传性疾病是导致 SNHL 的重要原因,如先天性 CMV 感染和早产(多因素)。影像学有时有助于提示遗传或综合征性病因,并提供对手术计划和咨询有用的信息。以下是内耳畸形分类的描述。

前庭导水管畸形

• LVA,大内淋巴囊异常(large endolymphatic sac anomaly,LESA):常伴有耳蜗不完全分隔Ⅱ型(IP-Ⅱ)或耳蜗轴缺损

耳蜗畸形

• 完全性迷路不发育(Michel 异常):内耳结构缺失

• 耳蜗发育不全:耳蜗缺失,正常或畸形的前庭和 SCC

• 耳蜗发育不良:小耳蜗,通常小于正常匝数,±

内部结构

• 共同腔畸形:囊性空腔(耳蜗 + 前庭 +SCC)

• 囊性耳蜗前庭畸形:球状耳蜗,无内耳结构 -IP-I;耳蜗、前庭和外侧 SCC 形成双叶囊肿

• 耳蜗 IP-I:无耳蜗内部结构,正常或畸形的前庭和 SCC

• 耳蜗 IP-Ⅱ(Mondini 畸形):耳蜗基底回正常,中、顶旋间隔缺失、膨大,耳蜗轴缺失,LVA

• 耳蜗轴缺失:耳蜗轴缺失,± LVA

• 耳蜗神经及耳蜗神经孔发育不全或发育不良:耳蜗神经管宽度 <0.7mm 或闭锁,耳蜗轴增厚,耳蜗神经发育不良 / 发育不全

前庭及半规管畸形

• 完全性迷路发育不全(Michel 畸形):如前所述

• 共同腔畸形:如前所述

• 囊性耳蜗前庭畸形:如前所述

• 前庭发育不良伴 SCC 发育不全 / 发育不良:小前庭,小 / 无 SCC

• 前庭 -SCC 球型异常:扩张的前庭与外侧 SCC 形成单一空间

• SCC 小骨岛:位于外侧 SCC 与前庭之间的小骨岛

内耳道畸形

• IAC 发育不全:IAC 缺失,第Ⅶ和第Ⅷ脑神经缺失

• IAC 狭窄:狭窄的 IAC,第Ⅶ和第Ⅷ脑神经发育不良或发育不全

• IAC 扩大:增大的 IAC,第Ⅶ和第Ⅷ脑神经 I 通常正常

• IAC 重复畸形:第Ⅶ和第Ⅷ发育不良或发育不全外淋巴管漏

• 在内耳与中耳腔之间的圆窗或前庭窗交通

遗传性或综合征性内耳畸形　LVA 是最常见的内耳畸形。临床表现不定,进行性 SNHL,有时发生在相对轻微的头部创伤之后。建议患有 LVA 的儿童避免接触性运动。CT 显示明显的 LVA,中点宽度 ≥1mm,穹窿宽度 ≥2mm(图 10-15)。在平行于 SCC 上部长轴平面的重建图像,LVA 测量的宽度 ≥1mm。在薄层、重 T2WI MR 图像上,硬脑膜外侧的内淋巴囊和内淋巴管增大(图 10-15)。通常有耳蜗轴缺陷或 IP-Ⅱ(耳蜗似棒球帽)伴有前庭和外侧 SCC 不同程度的增大(图 10-15)。LVA 与一种遗

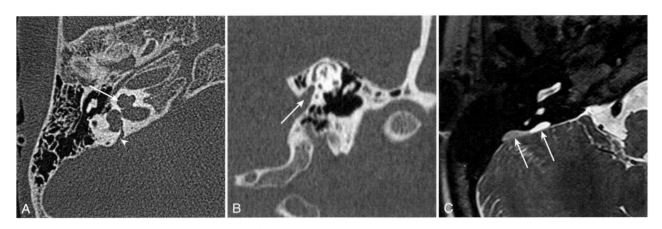

图 10-15　彭德莱综合征所见的大前庭导水管(LVA)和耳蜗不完全分区 II 型。A. 轴位 CT 图像显示 LVA(箭头)从岩骨后表面延伸到前庭的喇叭形状。耳蜗顶旋和中旋之间间隔缺失(箭),看起来很饱满。耳蜗轴不存在。耳蜗的形状像一顶棒球帽。B. LVA(箭)在这张斜位重建图像上显示得很好。C. 轴位 T2 空间磁共振图像显示内淋巴囊(箭)增大,内淋巴囊内含液平面

传基因突变有关,该突变编码 Pendrin 蛋白有时会导致彭德莱综合征(Pendred syndrome)(LVA 伴甲状腺有机化不足,导致甲状腺功能减退,有时还会导致甲状腺肿大)。

　　BOR 有一个特征性的耳蜗异常:基底回逐渐变细,中回和顶回发育不良,向前偏移(松散外观)(图 10-16)。此外,还有漏斗状 LVA、SCC 后部畸形、大 / 异常的咽鼓管和 CEMEM。CHARGE 综合征(见鼻后孔闭锁)的特征是前庭发育不良和 SCC 发育不良 / 发育不全(图 10-16)。其他颞骨表现包括前庭窗闭锁、听骨畸形、耳蜗顶 / 中回缺失 / 扁平、耳蜗

神经孔闭锁 / 狭窄、漏斗状 LVA。MRI 显示第Ⅶ和第Ⅷ脑神经不同程度的缺陷。X 连锁混合性听力损失伴有镫骨井喷,男孩发病,并在镫骨切除术或耳蜗造口术中脑脊液喷出的风险增加。影像学显示畸形的螺旋形耳蜗内部结构缺失,伴有外侧 IAC 的增大,有时还有前庭和 SCC 的增大(图 10-16),SCC 畸形最常累及外侧 SCC,可以是孤立的或综合征性的,常见于 21 三体和阿佩尔综合征,可见小的骨岛和球形外侧 SCC,或外侧 SCC- 前庭共同腔。后部 SCC 异常见于 Waarden-burg 综合征和 Alagille 综合征的一种亚型。

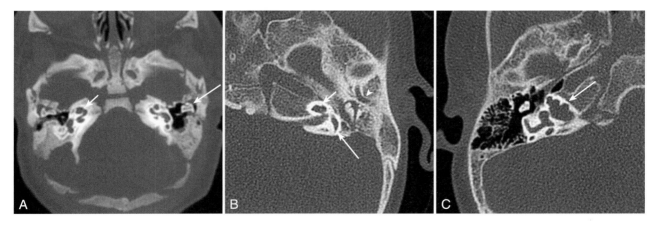

图 10-16　伴特征性内耳病变的综合征。A. 鳃 - 耳 - 肾综合征。轴位 CT 图像显示逐渐变细的耳蜗基底回,中回和顶回向前偏移,形成耳蜗的"松散外观"(短箭)。畸形的中耳间隙并有部分混浊,听小骨畸形(长箭)。B. CHARGE 综合征。轴位 CT 图像显示前庭发育不良(长箭),SCC 缺失。耳蜗由一个没有内部结构的单回(短箭)组成。耳蜗孔狭窄。MEC 混浊。沿着 MEC 有一条突出的、异常的导静脉(箭头)。C. X 连锁镫骨井喷综合征。轴位 CT 显示耳蜗呈螺旋形(箭)样外观,内部结构缺失,耳蜗孔增宽。IAC 的外侧一半的部分有扩张

血管变异

IJV 通常两侧不对称,右侧大于左侧。当在冠状面 CT 图像上见到 IJV 的上界突出于 IAC 底部之上,且在耳蜗基底回平面的轴位图像上可见 IJV 时,即能诊断为高位颈静脉球(图 10-17)。颈静脉球开裂可引起搏动性耳鸣,表现为蓝色的鼓室后肿块。在 CT 上,颈静脉球通过骨缺损突入 MEC 的后下部(图 10-17)。颈静脉狭窄 / 闭锁与某些颅面畸形相关,如综合征性颅缝闭锁和软骨发育不全。在这些综合征中,局部导静脉扩张,并提供侧支静脉引流。由于颅外 ICA 节段性发育不全,变异的 ICA 在汇入 ICA 岩段水平部之前由颈外动脉(external carotid artery,ECA)分支形成。临床表现为搏动性耳鸣及红色的鼓室后肿块。颈内动脉异常地走行于 IJV 的外侧,暴露在 MEC 内。一条永存镫骨动脉从颈内动脉的岩部发出,走行于镫骨近侧,在汇入脑膜中动脉前进入面神经管(FNC)。有棘孔缺失。

颈部及口腔

正常发育与解剖

头和颈结构起源于鳃器,由成对的鳃弓、鳃(或咽)囊、鳃裂(沟)和鳃膜组成。鳃弓沿外侧原始咽形成。每个弓由间充质核心(包含神经嵴细胞和动脉、神经、软骨、韧带和肌肉成分)组成。鳃弓外部由外胚层覆盖,内部由内胚层覆盖,外部由鳃裂隔开,内部由鳃囊隔开。原始口(口肌)起源于与羊膜腔外部接触的外胚层表面发育而来。口腔舌主要起源于第一鳃弓的成对舌间充质增生。盲孔位于舌后 1/3 的中线上。唾液腺来源于上皮芽的间充质。

甲状腺原基来源于局灶性增厚的内胚层,出现在第一和第二鳃囊之间,该部位将成为盲孔。原基尾部沿憩室延伸,继续发育成一条称为甲状舌管(thyroglossal duct,TGD)的长束,向尾部迁移的原始细胞最终分裂成甲状腺叶和峡部,细胞来自周围的内胚层。TGD(以及甲状腺原基的迁移路径)起源于舌中线后部的盲孔处,延续到舌骨尾部腹侧,然后在舌骨体后方短暂环行,最后继续向下到达甲状腺床。TGD 通常逐渐退化消失,但其远端一半的部分可能会持续存在,该部位的原始甲状腺细胞最终会变成锥体叶。胸腺和下部甲状旁腺起源于第三鳃囊。上部甲状旁腺腺体起源于第四鳃囊。喉气管沟和气管食管褶皱形成喉部气管腔腹侧和食管背侧。

颈部由舌骨分为舌骨上和舌骨下两个部分。颈部有两层筋膜:颈浅筋膜和颈深筋膜。颈深筋膜依次由浅、中、深三层组成。筋膜层将舌骨上颈部分为八个间隙(咽旁间隙、咽黏膜间隙、咀嚼肌间隙、腮腺间隙、颈动脉间隙、咽后间隙(retropharyngeal,RP)、危险间隙和椎周间隙)。胸锁乳突肌(sternocleidomastoid muscle,SCM)将舌骨下颈部分为前三角形和后三角形。颈深筋膜各层进一步将舌骨下颈部分为五个主要间隙,与舌骨上颈部的相应间隙(颈动脉间隙、内脏间隙、颈后间隙、RP 间隙和椎周间隙)连续。

颈部的淋巴系统由 LN 和 Waldeyer 环中的淋

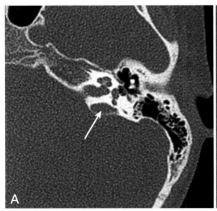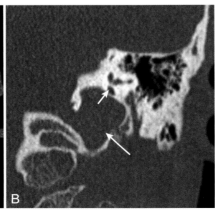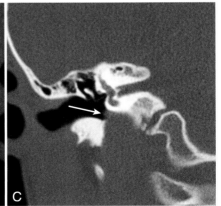

图 10-17 静脉变异。A. CT 图像显示高位颈静脉球(箭),不应误认为大前庭导水管。B. 重建的冠状位图像显示高位颈静脉球(长箭)靠近前庭(短箭)。C. 颈静脉球开裂。重建 CT 冠状位图像显示颈静脉球(箭)骨质覆盖不足,使颈内静脉伸入中耳间隙

巴组织(鼻咽腺样体、成对的腭扁桃体和舌扁桃体)组成。在 2~3 岁时腺样体在鼻咽部表现显著,然后在青春期退化。如果未行腺样体切除术的幼儿未见腺样体组织,应考虑免疫缺陷的可能。颈部淋巴结以相邻组分区,并根据不同的系统进行分类。腮腺、RP、面部和枕部淋巴结按位置命名。I A 区为颏下淋巴结,I B 区为颌下淋巴结。Ⅱ、Ⅲ 和 Ⅳ 区为颈静脉链淋巴结(头侧到尾侧)。Ⅴ 区淋巴结为颈后三角脊椎副淋巴结,Ⅵ 区淋巴结为舌骨下淋巴结,位于颈动脉内侧。正常淋巴结呈椭圆形,是均质的,有含脂肪的淋巴结门。

主要的头颈部血管包括颈总动脉(common carotid artery,CCA),颈总动脉分成颈外动脉和颈内动脉,以及颈外静脉、颈前静脉和 IJV。IJV 通常是不对称的,右侧大于左侧,有时在仰卧位可以看到 IJV 扩张。翼静脉丛有时一侧较大或较突出。一侧或双侧 ICA 向内侧偏移可单独发生,也可能是某些综合征的表现之一(如 22q11 缺失或心面综合征)。如果计划进行咽部或颈部手术,需注意这一改变。横穿颈部的主要神经包括第Ⅸ到第Ⅻ脑神经,交感神经链,第Ⅶ脑神经的第Ⅴ脑神经的分支。

口腔包含有舌、牙齿、部分下颌骨和由成对的舌骨肌形成的口底。在冠状面,舌骨肌形成系带。系带内有左侧和右侧的舌下间隙(在口底内);系带的侧面和外侧是左下颌骨间隙和右下颌骨间隙(在口底外)。因此,每个舌下间隙和同侧下颌骨间隙由舌骨肌隔开。主要唾液腺由成对的腮腺、颌下腺和舌下腺组成。在头部和颈部的许多位置也存在小唾液腺,如口腔黏膜、口底、上颚,甚至鼻窦腔。舌骨上颈部的大部分肌肉与下颌骨相连。上颌骨包含上颌窦。

Tornwaldt 囊肿

Tornwaldt 囊肿是一种发育性鼻咽囊肿,通常是偶然发现的。在影像上,它边界清楚、壁薄,位于鼻咽后部的中线。在 T2WMR 上呈典型的高信号,在 T1WMR 上信号可变,并且不会增强(图 10-18)。

鳃器异常

鳃异常被认为是由于鳃器的残留或不完全闭塞,或由于遗留在的上皮细胞中所致。鳃器异常包括囊肿、窦道(外胚层或内胚层开口)、瘘管(两个开口)和异常组织,并根据起源的鳃弓、鳃裂或鳃囊进

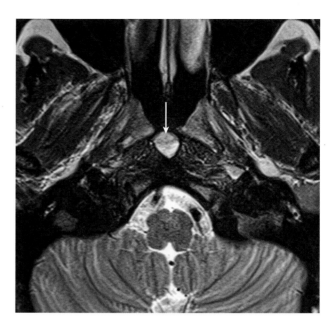

图 10-18 Tornwaldt 囊肿。轴位 T2 加权磁共振图像显示一个边界清晰的卵圆形病变(箭),位于椎前肌之间,腺样体后方

行分类。瘘管和窦道通常在出生时因异常引流而被发现,CT 是最好的成像检查方法,有时需要做增强瘘管成像。鳃器囊肿(branchial apparatus cysts,BAC)更常见于年龄较大的儿童和成人。超声检查显示薄壁囊肿无回声或低回声。CT 和 MRI 显示一个椭圆形或圆形的囊肿,几乎没有强化,或可见周边强化。管壁增厚、增强影和周围水肿提示并发炎症。

第 1BAC 的部位包括腮腺区、耳周软组织、EAC、MEC 或鼻咽。*Work* I 型 BAC 为耳周,*Work* Ⅱ 型为腮腺周围(图 10-19)。第 1BAC 的鉴别诊断包括需与硬膜囊肿、LM 和坏死性淋巴结肿大(如非结核性分枝杆菌感染)。第 2BAC 是最常见的鳃裂畸形。通常的位置在下颌角,颌下腺的后方,颈内动脉/颈内静脉的外侧,和 SCM 的前方(Ⅱ 型 BAC)(图 10-19),I 型第 2 鳃器囊肿位于颈阔肌的深处,SCM 的侧面。Ⅲ 型第 2 鳃器囊肿突出于 ICA 和 ECA 之间,可能延伸至咽侧壁或颅底。Ⅳ 型(第 2 鳃囊异常)毗邻咽外侧壁。鉴别诊断包括皮样囊肿、LM 鉴别。坏死性淋巴结肿大和喉囊肿。第 3 鳃器囊肿位于颈后上间隙或颈前下间隙。在复发性舌骨下颈部脓肿或化脓性甲状腺炎,特别是如果病灶内含有空气,则可能合并有潜在的梨状窝窦道(图 10-20)。这种异常被认为起源于第 3 鳃囊的胚胎期胸腺咽导管。

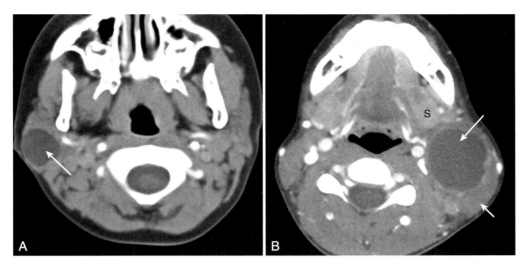

图 10-19 A. 第一腮裂囊肿(BCC)。轴位对比增强计算机断层扫描(CECT)显示一个边界清晰、无强化、低密度的右侧腮腺囊肿(箭)。B. 第二个腮裂囊肿。CECT 图像显示位于颌下腺(S)后方、颈动脉鞘外侧、SCM 肌前内侧(短箭)的圆形低密度、无强化囊肿(长箭)

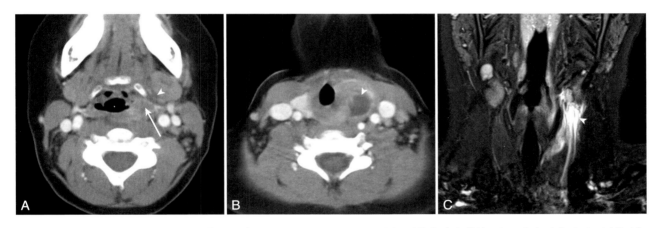

图 10-20 梨状窝窦道。A. 增强 CT(CECT)轴位图像显示黏膜肿胀,左侧梨状窝消失(箭)。邻近组织有轻度水肿(箭头)。B. CECT 更多的尾部图像显示低密度,周边强化,与甲状腺左叶(箭头)密切相邻,与梨状窝窦道引起的化脓性甲状腺炎相一致。C. 磁共振 T2 短时反转恢复序列图像显示左侧梨状窝周围黏膜肿胀,邻近软组织呈线状高信号(箭头)。存在舌骨下颈部感染,特别是左侧的病灶应注意是否存在潜在鳃囊异常

消退后,吞咽造影可显示窦道。其他畸形包括胸腺(图 10-21)和甲状旁腺异常,如异位颈部胸腺、胸腺囊肿、甲状旁腺囊肿、异位甲状旁腺组织和甲状腺异常(见下文)。

甲状腺异常

甲状舌管(TGD)囊肿较常见,起源于 TGD 残留物。TGD 囊肿发生在盲孔至舌骨的中线或舌骨下颈部的中线外。超声、CT 和 MRI 显示圆形、卵圆形或椭圆形囊肿,通常位于舌骨附近或与带状肌群有关(图 10-22)。TGD 囊肿超声表现为无回声或低回声,CT 表现为低信号,T2WMRI 表现为高信号,T1WMRI 信号可变,增强程度极低,或仅在周边出现。炎症可导致囊壁不规则、增厚和强化。TGD 囊肿可能含有异位的甲状腺组织;当囊肿内出现矿化或颈部有坏死性淋巴结肿大时提示恶性变可能(通常是乳头状癌),这种情况偶尔会在儿童中发生。需与会厌囊肿、前肠重复畸形囊肿(foregut duplication cyst,FDC)、皮样囊肿、LM 和 BAC 相鉴别。甲状腺异常包括完全或半发育不全以及异位甲状腺(图 10-23)。异位甲状腺最常见的是舌下甲状腺,位于舌根中线。异位甲状腺可能发生在颈部的任何

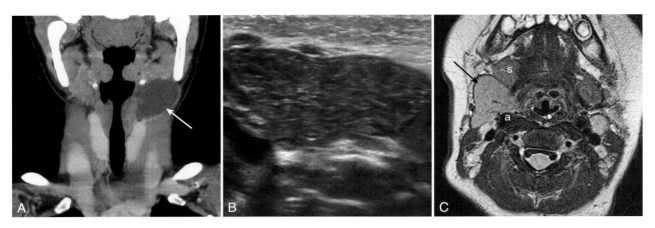

图 10-21　胸腺异常。A. 胸腺囊肿。增强 CT（CECT）冠状位重建图像显示一卵圆形的颌下囊肿（箭），周边强化，下缘尖角状。它向甲状腺上极延伸。主要鉴别诊断包括甲状舌管囊肿（图 10-22C）或腮裂囊肿。B. 异位胸腺。颈部实性肿块在超声上与胸腺等回声。C. 在 T2WI 上，位于颌下腺（s）后方和颈总动脉（a）腹侧的实性三角形肿块（箭）。该位置和三角形形态是颈部异位胸腺的特征

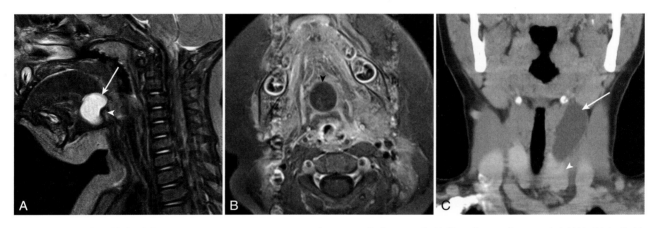

图 10-22　甲状舌管囊肿（thyroglossal duct cyst，TGDC）。A. T2 加权 MRI 矢状位图像显示与舌骨腹侧（箭头）相邻的中线位置见清晰的囊性病变（箭），这是 TGDC 的典型表现。B. 钆增强脂肪抑制的 T1 加权 MRI 轴位图像显示低信号的TGDC（箭头）仅有轻微的周边强化。C. 冠状重建对比增强 CT（CECT）显示偏离中线舌骨下 TGDC（箭）位于甲状腺左叶上极（箭头）。注意与胸腺囊肿的相似性（图 10-21A）

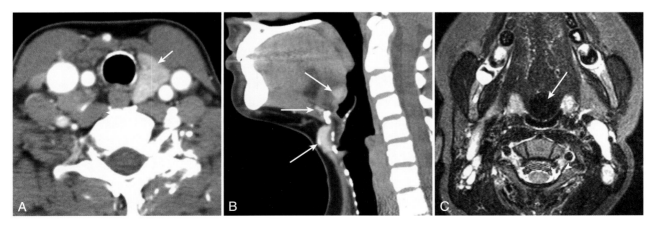

图 10-23　甲状腺半发育不全并异位甲状腺组织。A. 轴位增强 CT（CECT）图像仅显示甲状腺左叶（箭）。右叶缺失。B. 矢状位重建 CECT 图像（同一患者）显示，中线有 3 个异位甲状腺组织（箭）灶，位于舌骨的腹侧和下方以及舌底部。C. 舌下甲状腺。脂肪抑制的 T2 加权磁共振轴位图像显示一结节样舌下甲状腺（箭），沿舌后方位于舌下扁桃体组织之间，与肌肉相比呈轻度低信号

地方,类似于 TGD 囊肿的位置。异位甲状腺可能是唯一有功能的甲状腺组织,如果计划进行手术切除的话,成像检查应该包括寻找原位甲状腺。甲状腺显像可评估甲状腺组织的功能。CT 上异位甲状腺组织呈高密度,MRI 上不总是容易发现。甲状腺功能减退的患者应尽早寻找异位甲状腺。

喉囊肿

充气的或液体的喉囊肿是由喉室小囊梗阻性扩张引起的。喉囊肿可以是内部的、外部的或经喉部的。并发症包括感染和气道狭窄。影像学表现随空气和液体含量的不同而不同。冠状位图像有助于显示其与喉部的关系。鉴别诊断包括 TGD 囊肿、LM 和 FDC。

口腔、舌和唾液腺异常

前面讨论了 TGD 囊肿、异位甲状腺和 BAC。舌和口腔的其他先天性囊性病变可表现为肿块或气道阻塞,必须与 TGD 囊肿鉴别,如 FDC、皮样囊肿和会厌囊肿。CT 均呈低信号,T2W MRI 呈高信号,T1W MRI 呈可变信号,周边 Gd 的低强化(如果有的话)(图 10-24)。皮样囊肿和 FDC 通常位于中线;FDC 最常发生在舌前 1/3 处,而皮样囊肿多发生在舌下。FDC 在 MRI 上呈圆形、卵圆形或管状,并有扩散增加,而皮样囊肿呈圆形或卵圆形,通常在 MR 上扩散减低。会厌谷囊肿发生于会厌谷与会厌相邻。涎腺发育不全罕见,可导致口干,可能与有泪腺发育不全。单侧腮腺发育不良与 HFM 相关。远

端涎腺导管通道堵塞可导致唾液黏液囊肿。

脉管性疾病

血管异常包括畸形和真性肿瘤(如 IH,见肿瘤部分)。血管畸形分为低流量病变(如 LM、VM)和高流量病变(如 AVM、AVF)。血管畸形在出生时就存在,随着患者的成长而成比例的增长,临床表现为肿块和 / 或相应功能变化,一些隐匿性病变可由于并发出血或感染或痛性血栓性静脉炎(VM)而突然增大。新生儿眼球突出或突发性眼球突出(复杂性鼻窦炎除外)提示应寻找眼眶 LM/VM 或 AVM/AVF。

淋巴管畸形由发育不良的淋巴管通道组成,可呈单房或多房、微囊和 / 或大囊型(图 10-25,图 10-26)。在超声检查上,由于感染 / 出血,LM 的范围从低回声到有回声(图 10-25)。在 CT 和 MR 上,液液平面是 LM 的特征(图 10-26),单纯 LM 在 CT 上呈低信号,在 T2W MRI 上呈高信号,在 T1W MRI 上通常呈低信号。相邻的静脉有时会扩张。出血可导致 LM 在 CT 上密度增高,MRI 上,T2W 呈高信号或低信号,T1W 呈高信号(图 10-26)。感染会导致邻近脂肪水肿。增强后的图像仅显示间隔强化——淋巴液不强化。液体强化可能反映混合型 LM-VM 的存在。眼眶 LM 或 LM-VM 与颅内发育性静脉畸形、海绵状畸形密切相关,偶尔还与 AVF/AVM 有关。多发性 LM 伴骨质受累导致脱钙是 Gorham-Stout 综合征的特征。鉴别诊断取决于 LM 的部位和大小,

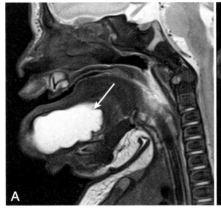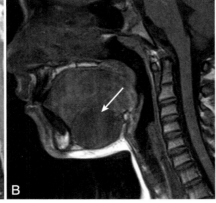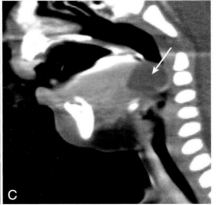

图 10-24　发育性舌囊肿。A. 前肠重复畸形囊肿(FDC)。矢状位 T2 加权 MR 图像显示舌前半部中线有分叶状囊性病变(箭)。囊肿比 TGDC 更多位于腹侧。鉴别诊断包括淋巴管畸形。B. 皮样囊肿。矢状位 T1 加权磁共振成像显示口底有一个边界清晰的中线椭圆形病灶(箭)。与肌肉相比,呈轻微低信号。与典型的 FDC 相比,该病变位置更低,比 TGDC 更多见于腹侧。扩散降低(未显示)支持皮样囊肿病变的诊断。C. 会厌谷囊肿。重建的矢状面增强 CT(CECT)显示一囊肿(箭)位于会厌上方并突出到会厌谷内,对气道有肿块效应。与 TGDC 相比,TGDC 位于稍前方,通常不会以这种方式突出到会厌谷内

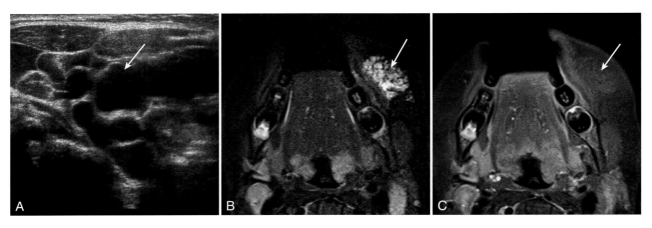

图 10-25 淋巴管畸形。A. 超声显示颈部低回声的囊性肿块伴有回声分隔（箭），与大囊性 LM 一致。B. MRT2 短时反转恢复序列图像显示左侧颊部微囊性病变（箭）。C. 钆增强脂肪抑制 T1 加权 MR 轴位图像（同一患者）显示囊肿（箭）无增强，这与静脉畸形不同

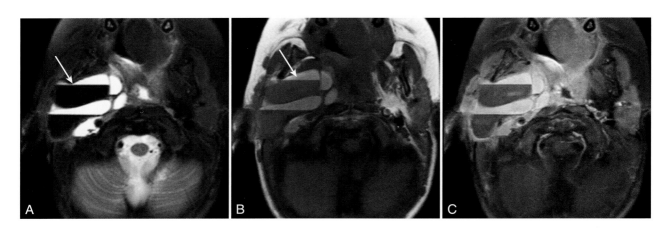

图 10-26 淋巴管畸形合并出。A. MRT2 短时反转恢复序列图像显示咽旁间隙内大淋巴管囊的 LM。出血所致液 - 液平（箭）是淋巴管畸形的典型特征。B. T1 加权（T1W）MR 轴位图像显示液体腹侧部较肌肉组织呈高信号（箭）。C. 钆增强 T1WI 压脂磁共振轴位图像显示液体无强化，与没有增强的 T1WI 像进行对比非常重要，不要将腹侧的高信号误解为强化灶，及在静脉畸形中所见的改变

包括 VM、皮样囊肿、BAC、TGDC、肉芽肿、畸胎瘤和丛状神经纤维瘤。

静脉畸形（venous malformation, VM）由发育不良的静脉组成。VM 增大，如果浅表或累及皮肤，则呈淡蓝色。VM 的影像特征是静脉石，它是小圆形的钙化灶（图 10-27，图 10-28）。虽然在非增强图像上与 LM 相似，但通常不会看到液 - 液平面，在 CECT 和 MRI 上 VM 内的静脉血液通常会逐渐增强。（图 10-27，图 10-28）。面部中线 VM 可能与经颅静脉连接（颅周窦）和颅内发育静脉畸形有关。多个 VM 是蓝色橡皮疱痣综合征的特征。沿三叉神经分布的广泛皮肤毛细血管 - 小静脉畸形是斯德奇 - 韦伯综合征的特征。由于 VM 继发 AVM 或 AVF，或

由于 IJV 阻塞，可以看到眼眶静脉扩张。

动静脉畸形和动静脉瘘可能会在病变部位产生杂音，有时还会充血和过度生长。超声、CT 和 MRI 显示增大的供养动脉和引流静脉。动静脉畸形有一个中间血管网，称为巢（图 10-29）。Wyburn-Mason 综合征（脑面部异位或节段性综合征的一个例子），其特征是眶、颌骨和间脑动静脉畸形。颈动脉海绵窦瘘（carotid cavernous fistula, CCF）可以是先天性的，也可以是后天性的（创伤后或医源性）（图 10-30）。除 CTA 和 MRA 外，传统的导管血管造影可在有解剖学信息的横断面影像的基础上提供实时的信息，可用于以诊断和区分 AVM 和 AVF，和 / 或进行血管内治疗（图 10-29，图 10-30）。

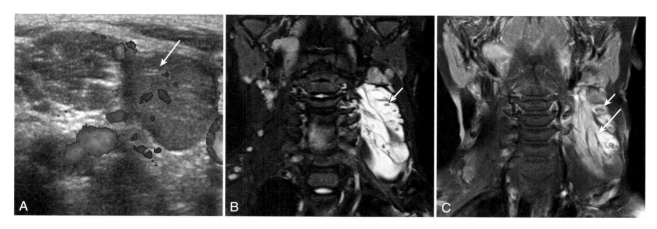

图 10-27 静脉畸形。A. 超声显示中等回声的叶状肿块（箭）并传导增强。B. 冠状位 T2STIR 磁共振图像在分隔的颈部囊性肿块内可见由于静脉结石而呈现的小而圆的低信号病灶（箭），是 VM 的特征。C. 与 LM 不同，钆增强 T1WI 压脂磁共振冠状位图像上 VM 内液体有强化（长箭），再次可见静脉结石（短箭）

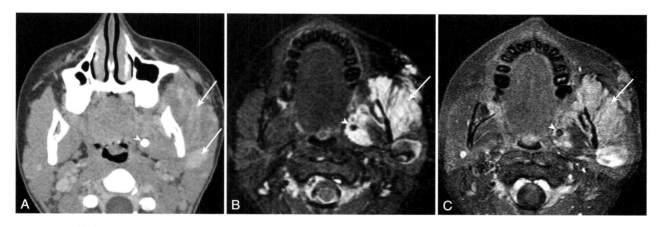

图 10-28 静脉畸形。A. CT 增强轴位图像显示左咀嚼间隙内 VM 不均匀强化，翼状肌深处可见静脉结石（箭头）。B. MRT2 短时反转恢复序列显示颊部及咀嚼间隙 VM（箭）与脑脊液（CSF）等强度信号，静脉结石为小圆形空信号（箭头）。C. 钆增强 T1W 压脂磁共振图像显示 VM 有强化（箭），再次可见静脉结石（箭头）

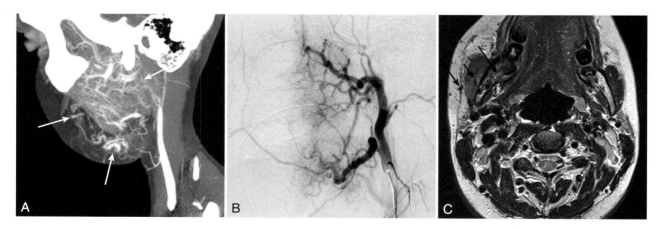

图 10-29 动静脉畸形。A. CTA 矢状位 MIP 显示由颈外动脉分支多重供血的右咀嚼间隙及颊间隙动静脉畸形（AVM）（箭）。B. 常规血管造影的侧位投射图像，右侧 ECA 注射，显示由上颌内动脉及颊动脉分支供血的毛细血管充盈。C. T2 加权 MR 轴位图像显示右侧咬肌和脸颊轻度肿胀，其内有明显的静脉流空信号（短箭）。静脉主要回流至下颌后静脉。由于下颌骨受累，可见不对称的低信号和显著的流空信号（长箭）

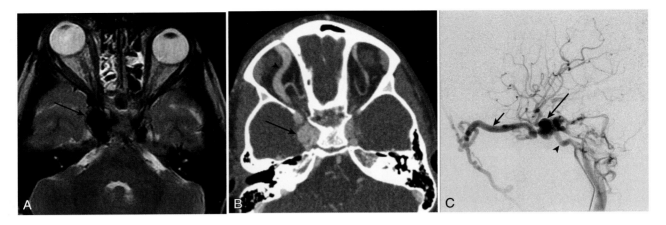

图 10-30　颈动脉海绵窦瘘（CCF）。A. T2 加权磁共振轴位图像显示右侧海绵窦（cavernous sinus，CS）大的非对称性流空信号灶（箭）。B. CT 血管造影轴位图像显示右侧的 CCF（箭），主要通过眼上静脉（SOV）（箭头）回流。C. 常规导管造影右侧颈内动脉（ICA）（箭头）注射证实 CCF 存在，由于血流通过右侧颈内动脉海绵窦段的缺损并飞快的进入膨大的海绵窦（长箭），并快速引流至扩大的眼上静脉（短箭）

外伤

眼眶和眼球

　　眼眶外伤中钝挫伤和穿通伤较常见，包括角膜裂伤，外伤性前房积血（眼前房积血）、玻璃体积血、眼球破裂、晶状体破裂/脱位、眼脱离（视网膜，脉络膜或玻璃体脱离）、异物、视神经损伤、眼眶血肿和骨折。婴幼儿出现难以解释的视网膜出血时应考虑是否受虐待所致头部外伤。眼球破裂可引起急性单眼或双眼失明。影像特征包括眼球不规则

或体积缩小、眼内积气、眼内异物（图 10-31）。当眼眶内有铁磁性异物是 MRI 检查的绝对禁忌证。

　　眼眶骨折可能是孤立性的，或伴发其他颌面或颅骨骨折。眶顶骨折可导致脑脊液漏、脑膜炎及外伤性脑膨出。凹陷性骨折碎片可能会撞击眼球。眼眶爆裂性骨折由直接顿挫伤所致，可引起眶底骨折（下爆裂最常见），筛骨纸板骨折（内侧爆裂），或两者同时存在，骨折碎片移位后可导致眼眶脂肪疝，也可出现眼下直肌伴或不伴下斜肌（下爆裂，疝入上颌窦）或中直肌（内侧爆裂，疝入筛小房）疝入或嵌顿。以螺旋 CT 薄层亚毫米级 MPRS 成像显示骨折，有时可见疝入的脂肪或肌肉（图 10-32）。眼眶积气提示存在骨折。鼻窦内由于出血、外伤波及可

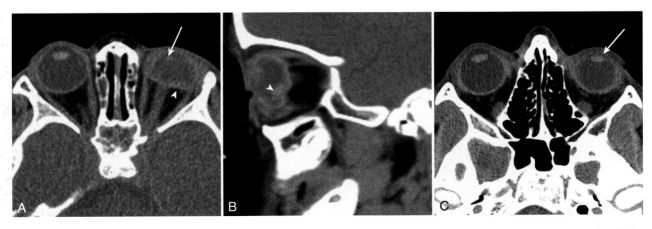

图 10-31　眼球破裂。A. CT 轴位图像显示左侧眼球轮廓不规则，后部扁平（箭头）且较右侧小，仅可见少量晶状体碎片（箭）。B. CT 重建矢状位图像显示（同一患者）破裂的眼球轮廓不规则，由于玻璃体积血及晶状体成分，其内可见高密度灶。C. CT 轴位图像显示眼球前房稍扁平（箭）且左侧破裂眼球变小

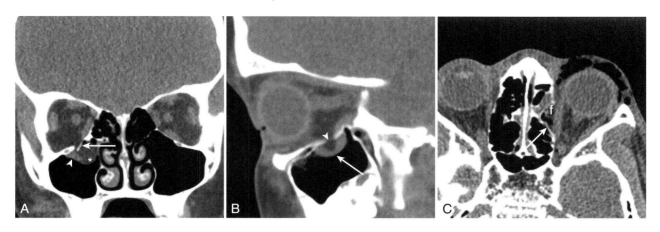

图 10-32　眼眶爆裂骨折。A. CT 重建冠状位图像显示粉碎性下爆裂骨折,骨折碎片移位成角,下直肌(inferior rectus muscle,IRM)(箭头)及眼眶脂肪组织(星号)疝入上颌窦。B. CT 重建矢状位图像(同一患者)显示疝入嵌顿的下直肌(IRM)(箭)和脂肪组织(箭头)。C. CT 轴位图像显示粉碎性内侧爆裂骨折,筛骨纸板骨折成角(箭),肌锥外脂肪组织(f)疝入相邻筛小房,前部广泛积气,晶状体消失,符合眼外伤

见气液平。眼肌嵌顿的临床表现包括复视,下视神经分布范围内的麻痹及视野受限。眼球内陷是后期并发症。三角部骨折(tripod fracture)是指颧骨爆裂伤导致眶底部/眶缘、上颌窦、颧弓和眼眶侧壁或颧额缝的复合型骨折。蝶骨大翼骨折累及眶外侧壁。严重外伤导致前颅底或中央颅底骨折时可能延伸至眶尖和/或累及视束/视神经管而导致视神经挫伤或裂伤。如需诊断血管并发症包括 CCF 时需行 CTA 检查。

鼻腔、鼻旁窦和颌面

　　鼻腔是幼儿塞入或藏匿异物的常见部位,常无相应病史。鼻腔 CT 或 MRI 可见边界清晰、不同密度/强度、有时或可含气的异物影(图 10-33)。鼻结石由矿物质盐凝集形成,可引起鼻黏膜刺激和鼻窦感染。颌面骨折在幼儿不常见,但易发生在气化的鼻窦。螺旋 CT 薄层成像亚毫米级 MPRS 可用于骨折的诊断,并可评估骨折移位和并发症。与大年龄儿童及成人相比,Le Fort 骨折在幼儿不常见。鼻部发生粉碎性或双侧骨折时,多伴有鼻中隔骨折、偏曲和血肿形成(图 10-33)。骨折波及鼻泪管(nasolacrimal duct,NLD)可导致梗阻和溢泪等并发症。下巴受到撞击常导致双侧下颌骨骨折并有髁状突和鼓室板骨折(图 10-34)。也可发生下颌颈、冠状突、正中联合区骨折,有时累及牙齿。并发症

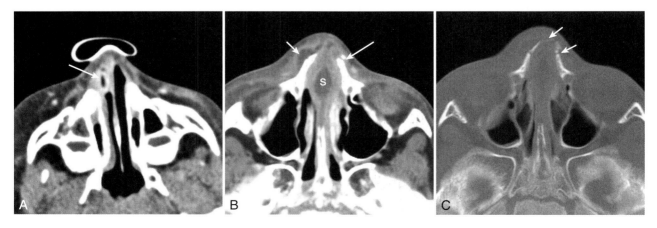

图 10-33　鼻异物和损伤。A. 鼻异物,增强 CT 轴位图像显示右鼻前庭内可见一边界清晰、中央低密度卵圆形结构(箭)。其后从鼻部取出一颗青豆。B. 鼻骨折,增强 CT 轴位图像显示沿右侧鼻骨骨膜下边缘强化的椭圆形液区(短箭)以及鼻中隔内低密度灶(s)符合鼻骨骨折(长箭)感染性血肿形成。C. CT 骨窗(同一患者)显示粉碎性骨折,鼻骨移位(箭)

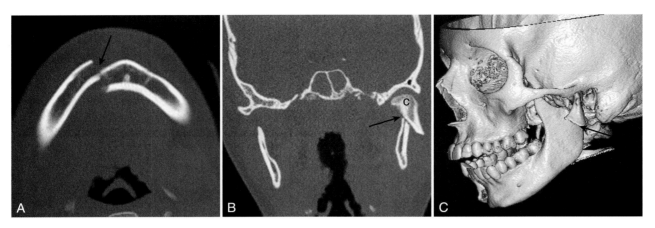

图 10-34 下颌骨骨折。A. CT 轴位图像显示右下颌骨体前部移位性骨折（箭）。CT 冠状位重建（B）和 CT 三维重建（C）显示左下颌颈 / 支骨折移位、成角（箭），骨折碎片重叠

包括颞下颌关节（TMJ）半脱位、脱位，后期发生颞下颌关节僵硬。

耳和颞骨

严重的颞顶部（导致纵行骨折）或额枕部（导致横行骨折）撞击常导致颞骨骨折。传统的骨折分类方法是依据骨折轨迹与岩部的关系进行分类，近来多根据耳囊是否骨折分为耳囊受累及耳囊保留型骨折。纵行骨折平行于岩部长轴，而横行骨折垂直于岩部长轴。实际上，在儿童中混合型（斜行）骨折更常见，常需进行下轴位颞骨 CT 亚毫米级 MPRS 成像。可见皮下和 / 或颅内积气，鼓室积血和乳突出血导致的中耳腔（middle ear cavity，MEC）/ 乳突小房模糊。纵行骨折多为耳囊保留型骨折，骨折轨迹穿过乳突小房及中耳，易导致听小骨骨折、脱位及半脱位，伴听小骨碎裂、移位，可有关节分离（图 10-35）。冠状位影像有利于诊断鼓室盖骨折，骨折向前延伸，有时累及近端鼓膜 / 前膝、咽鼓管和颈动脉管（CC），如果 CC 骨折，MRI/MRA 和 / 或 CTA 的进一步成像可用于评估 ICA 剥离。颈静脉孔骨折可能并发颈内静脉血栓形成，并发症还包括胆脂瘤、第 VII 脑神经麻痹、咽鼓管功能障碍、脑脊液漏、脑膜炎、脑血管并发症、外伤后头脑膨出和鼓膜紧张部胆脂瘤。横行骨折更易出现耳囊受累型骨折（图 10-35）。耳囊骨非常坚硬，成骨反应差，导致纤维愈

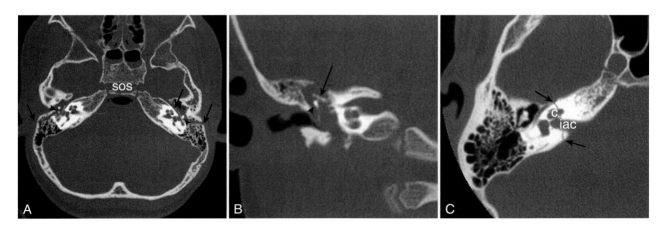

图 10-35 颞骨骨折。A. 纵行骨折。CT 轴位图像显示双侧纵行颞骨骨折纵裂（箭）。中耳腔和乳突小房模糊。左锤骨头（箭头，"冰激凌蛋筒"结构）脱臼，向面神经管的鼓室段移位。右砧锤关节脱位和移位（箭头）。可见颅内积气及蝶枕软骨结合分离（sphenooccipital synchondrosis，sos）。B. 鼓室盖骨折。CT 重建冠状位图像显示鼓室盖粉碎性骨折，骨折碎片（箭）和听小骨（箭头）下移位。广泛的 MEC 和乳突模糊，骨折并发症包括脑脊液漏、脑膜炎和外伤后脑膨出。C. 颞骨横行骨折。CT 轴位图像显示耳囊横行骨折，横穿内耳道（iac）和耳蜗中回（c），导致感音神经性听力损失

合或不连的发生率很高(图 10-35)。无论有无骨折，都可能发生迷路积气。FNC 的迷路段有时发生骨折，并发症包括 SNHL、眩晕、面神经麻痹、骨化性迷路炎、外淋巴液和／或脑脊液漏和脑膜炎。

口腔和颈部

造成口腔和颈部损伤的机制有多种。幼儿口中含物(如牙刷或棒棒糖)绊倒可发生口咽穿孔。CT 可见黏膜肿胀和腔外积气。血管并发症并不常见，可发生颈内静脉(IJV)血栓形成、动脉夹层、挫伤、裂伤或假性动脉瘤。有些异物嵌顿(如鱼骨或鸡骨，吞入硬币)可在平片或 CT 上发现，可出现气道穿孔和感染(图 10-36)等并发症。钝性或穿透性颈部创伤的 CT 表现包括肿胀、血肿、软组织气肿(穿透性气道损伤或撕裂伤所致)、气道损害及血管损伤。血管并发症还包括血管横断、动静脉瘘(AVF)和血栓形成。舌骨、喉或甲状腺软骨可能发生骨折，增强薄层 CT 有助于评估儿童未骨化的软骨(图 10-36)。

感染与炎症

眼眶和眼球

眼眶感染很常见。当有眼眶周围肿胀、突眼性眼肌麻痹、复视、视力模糊或减退等症状或体征时，需进行影像学检查。急性起病时，如果怀疑细菌感染(如急性鼻窦炎的眼眶并发症)，需行增强 CT(或

CT 静脉造影)，包括软组织和骨 MPRS 序列，MR 更适用于评估存在视觉症状和颅内并发症的情况。眼部感染通常不需要进行急诊影像检查。弓形虫和巨细胞病毒感染可导致眼部瘢痕，并在 CT 和 MRI 上看到矿化斑块。

化脓性感染

化脓性感染通常由细菌(如葡萄球菌、链球菌或肺炎球菌)引起。眶隔前蜂窝织炎可导致眶周和眶隔前软组织增厚。当眶隔前蜂窝织炎孤立发生时，眶隔是防止向眶隔后蔓延感染的很好屏障。眶隔后感染通常由急性复杂性鼻窦炎引起，比邻于感染的鼻旁窦，最常见于内侧壁(来自筛窦)，但也可以是下壁(来自上颌窦炎)或上壁(来自额窦)。感染可直接通过受感染的骨或静脉扩散。在 CT 增强上，蜂窝织炎可表现为肌锥外软组织影增厚并有脂肪密度增高(图 10-37)，可进展为呈椭圆形环形强化的骨膜下脓肿伴局部 EOM 肿胀(图 10-37)。肌锥内蜂窝织炎、SOV 血栓形成、海绵窦血栓(cavernous sinus thrombosis，CST)的形成或这些因素并存可导致肌锥内脂肪密度增加(图 10-37，图 10-38)。其他导致感染的因素包括穿透伤、全身感染、NLD 感染和手术。

眼眶感染的静脉并发症包括 SOV 血栓形成、海绵窦血栓形成，或两者并存。在 CT 增强和钆增强压脂 T1W 磁共振图像上，SOV 表现为不增强的"双轨征"(图 10-38)。脓肿、血栓形成的 SOV 或海绵窦中可见到气体。也可见伴或不伴强化的海绵窦非对称性凸出提示海绵窦血栓形成可能(图 10-38)。海绵窦血栓形成在 T1W 图像上表现为等信号或高

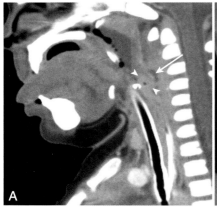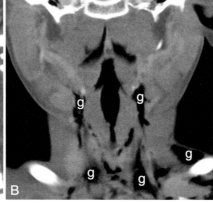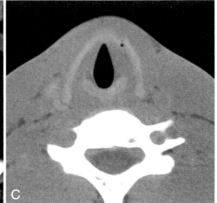

图 10-36 颈部异物与外伤。A. 下咽部异物。CT 增强(CECT)重建矢状位图像显示下咽部异物(箭)继发感染导致咽后肿胀和低密度液体聚集。B. 软组织气肿。CECT 重建冠状位图像显示钝性创伤致气道裂伤引起颈部软组织内有大量积气(g)。C. 喉骨折。CT 轴位图像显示左甲状软骨移位骨折(星号)

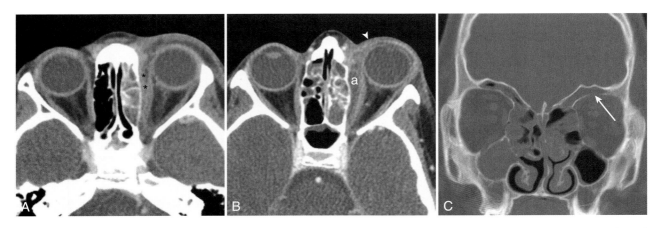

图 10-37 鼻窦炎眼眶并发症。A. 眼眶炎症和眼眶蜂窝织炎。CT 增强（CECT）轴位图像显示左眶隔前软组织肿胀（STS）和左筛窦模糊。左肌锥外内侧脂肪（星号）密度增加，符合炎症改变。邻近的内直肌增厚，眼眶内脂肪密度稍增加，符合眼眶蜂窝织炎。B. 眼眶骨膜下脓肿。CT 增强轴位图像显示眶隔前眶周软组织肿胀（箭头），广泛的左侧筛窦模糊，内侧骨膜下脓肿呈周围强化椭圆形低密度灶（a）。C. 眶上骨膜下脓肿（影像上未显示）患者 CT 重建冠状位图像显示鼻旁窦模糊，左眶顶轻度侵蚀（箭），符合骨髓炎表现

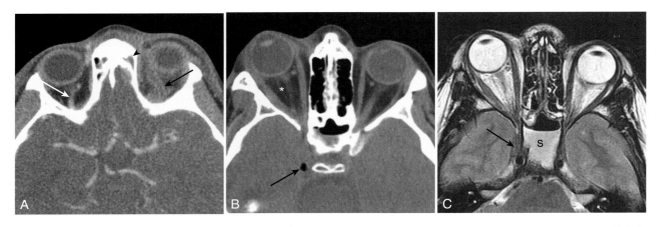

图 10-38 眼上静脉（SOV）和海绵窦血栓形成（CST）。A. SOV 血栓形成。CT 增强轴位图像显示浊化的部分可见的鼻旁窦（箭头），左侧 SOV 由于血栓形成不增强而呈现双轨征（黑箭），与之相较右侧 SOV 正常增强（白箭）。B. 海绵窦血栓形成（CST）。CT 轴位图像显示蝶窦炎导致蝶窦内可见气 - 液平，右侧 CST 可见海绵窦内气体影（箭）。右侧眶内少量网格状脂肪信号导致右侧眼球突出（星号）。C. T2 加权磁共振轴位图像（同一患者）显示右侧海绵窦内低信号强度并有侧缘侧凸（箭），符合 CST。注意蝶窦内的气 - 液平面

信号，在 T2W 图像上表现为低信号；非增强区可能为血栓、脓性物质或两者兼有。动脉并发症包括血管痉挛、狭窄和血栓栓塞性梗死。颅内并发症还包括硬膜外积脓、硬膜下积脓、脑炎、脑膜炎、脑脓肿、静脉窦血栓形成和静脉梗死。眶尖炎症和 / 或肿胀扩散可影响视神经，导致视力损害。在 T2W-FS 磁共振图像上受累的视神经表现为高信号，鞘周模糊，随后出现视神经萎缩。

特发性眼眶炎性综合征（假瘤）

特发性眼眶炎性综合征（idiopathic orbital inflammatory syndrome，IOIS），或称眼眶炎性假瘤，是一种良性、激素敏感性炎症性疾病，病因不明。IOIS 可发生在单侧或双侧，儿童中不常见。临床症状和体征包括疼痛、肿胀、红斑、眼球突出、复视、疼痛性眼肌麻痹，有时还有视力损害。IOIS 需基于病史、体格检查和糖皮质激素反应进行排外诊断。根据炎症表现的部位，IOIS 可分为不同类型，包括局灶或弥漫性眼眶炎症型、肌炎型、神经周围炎型、炎症肿块型和泪腺炎型。因此，CT 和 MR 表现多样，可出现眶隔前肿胀、眼眶脂肪条索、强化的眼眶肿块、眼外肌（EOM）增粗（包括肌腱嵌入）、

巩膜增厚和巩膜周围和 / 或神经周围条纹样改变、泪腺增大 / 强化，或眶尖和海绵窦软组织增厚（图10-39）。Tolosa-hunt 综合征被认为是累及眶尖及海绵窦的 IOIS 的一个亚型，其特征是眶尖、眶上裂和海绵窦炎症引起的痛性眼肌麻痹。IOIS 的鉴别诊断包括感染、淋巴瘤或 RMS 等肿瘤、结节病和肉芽肿性多发性脉管炎［韦格纳肉芽肿病（Wegener granulomatosis）］。非典型病例或怀疑肿瘤时应考虑活检。

其他炎症疾病

其他不常见的感染包括由真菌感染引起的眼眶真菌病（如毛霉菌病、曲霉菌病），尤其在免疫功能低下患者多见。在侵袭性真菌感染中，血管并发症（包括静脉和动脉）可能是灾难性的。

眼及视路炎症

犬弓形虫感染引起肉芽肿性葡萄膜炎，可导致硬化性眼内炎。脉络膜视网膜炎在 CT 上表现为玻璃体内高密度以及 MR 异常信号，可伴有视网膜脱离，最终导致眼部钙化。需与 Coats 病鉴别。TORCH 感染（如 CMV）时也可引起脉络膜视网膜炎，并出现类似症状。格雷夫斯病（Graves disease）所致甲状腺相关性眼病在儿童中罕见。冠状位 CT 或 MR 图像显示 EOM 肌腹肿胀（肌腱正常）和眼眶脂肪增多，需与 IOIS 和由感染引起的肌炎相鉴别。视神经炎可为单侧或双侧，临床症状和体征包括视力下降、眼球运动时疼痛、色觉障碍（颜色出现"褪色"）、传入性瞳孔功能障碍和视盘肿胀。致病因素

包括病毒感染、病毒感染后急性播散性脑脊髓炎（acute disseminated encephalomyelitis，ADEM）、IOIS、血管炎、白血病、肉芽肿性疾病、视神经脊髓炎、临床孤立性脱髓鞘综合征和青少年多发性硬化。FS-T2W 磁共振冠状位图像显示受累神经为高信号，视神经肿胀并强化（图10-39）。也可以看到视乳头的隆起和视神经髓鞘模糊。重要的是需对大脑和脊柱进行影像检查，以寻找脱髓鞘疾病的其他证据。

鼻腔、鼻旁窦和颜面部

急性鼻窦炎

鼻旁窦（paranasal sinuses，PNS）的急性炎症很常见，可由多种原因引起，如过敏、病毒性上呼吸道感染、细菌感染（包括牙科感染）、真菌感染（尤其是免疫受损患者）。除非免疫功能低下患者，急性非真菌性鼻窦炎的诊断和治疗无须影像学检查，常在 CT 和 MR 上偶然发现炎症性或充血性的黏膜增厚改变，发炎和 / 或肿胀的黏膜在 T2 加权磁共振上表现为高信号并增强，也可能有潜在的不增强的黏膜下水肿。黏膜增厚和鼻窦积液在儿童中很常见；是非特异性改变，不能区分急性、亚急性和慢性炎症或充血性因素。急性细菌性鼻窦炎的症状持续时间较长（10 天），临床表现严重或持续恶化，如头痛、面部压痛、发热和脓鼻涕。急性鼻窦炎的特征性改变是窦腔内气 - 液平（图10-38，图10-40）。

除了免疫功能低下的患者外，对有颌面 / 眶周肿胀、突眼、头痛恶化、复视、眼肌麻痹或神经系统

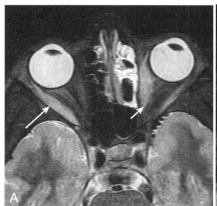
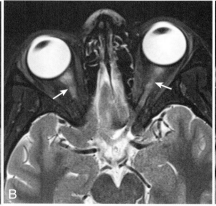
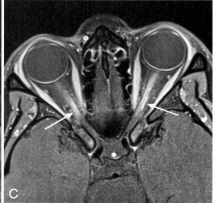

图 10-39 特发性眼眶炎性综合征（IOIS）和视神经炎。A. 特发性眼眶炎性综合征。T2 加权压脂 MR 轴位图像显示肌腹及前肌腱肿胀伴高信号见于右外直肌（长箭）（右侧较左侧明显）及左侧内直肌（短箭）。B. 视神经炎。T2W 压脂 MRI 轴位图像显示双侧视神经高信号伴边界模糊（箭）。C. 钆增强 T1 加权压脂磁共振图像（同一患者）显示受累的视神经增强（箭）

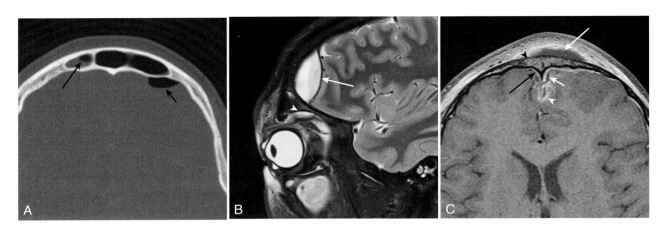

图 10-40   急性复杂性鼻窦炎。A. 额窦炎和硬膜外脓肿。CT 轴位图像显示额窦内气 - 液平（长箭），同时可以看到颅内硬膜外脓肿有气 - 液平（短箭）。B. 额窦炎、硬膜外脓肿和眼眶脓肿。T2 加权压脂磁共振矢状位图像显示双凸面的硬膜外脓肿内可见沉积物，同时可见肌锥外上部小的骨膜下脓肿（箭头）。伴有眶周 STS，上颌窦内可见分泌物。C. Pott puffy 肿块、额骨骨髓炎和硬膜下积脓。钆增强 T1W 压脂磁共振轴位图像显示额部头皮肿胀，腹侧见椭圆形低信号、周围强化的额骨骨膜下脓肿（白长箭），相邻额骨强化，符合骨髓炎改变（黑箭头）。同时硬脑膜强化（黑箭），左额叶半球间硬膜下积脓（白短箭），相邻额叶软脑膜和皮质稍强化提示脑膜炎和脑炎改变（白箭头）

症状疑似急性复杂性鼻窦炎患者也常需进行影像学检查。眼球突出常提示眼眶并发症的发生。眼眶并发症（如前所述）包括眼眶周围和 / 或眼眶蜂窝织炎、肌锥外局灶炎症、肌锥外骨膜下脓肿、SOV 血栓形成，以及罕见的视神经炎（图 10-37，图 10-38）。脓性鼻窦分泌物在 DWI 上扩散率降低。骨髓炎，合并鼻窦炎（额窦 > 蝶窦），最好使用 MRI 检查（图 10-37，图 10-40），在 T2 加权压脂磁共振图像上受影响骨骼显示为高信号并强化。CT 显示正常锐利的鼻窦皮质边缘出现脱钙（图 10-37），随着时间的推移，即使患者治疗后临床症状有所改善，骨的侵蚀在 CT 上仍变得更加明显。额窦感染扩散到额骨软组织，导致软组织增厚和局灶炎症，有时伴有额骨骨膜下脓肿或 Pottpuffy 肿块（图 10-40）。感染经骨或导静脉扩散可引起颅内并发症（见第 8 章），包括硬膜下积脓、硬膜外或脑脓肿、脑膜炎、脑炎，硬脑膜、皮质、甚至颈静脉血栓形成，静脉梗死、CST 和伴有血栓栓塞和动脉梗死的颈内动脉痉挛（图 10-38，图 10-40，图 10-41）。鼻窦感染通过导静脉可传播到远距离部位引起相应并发症。CST 最常合并蝶窦炎，头痛患者蝶窦内出现气 - 液平是感染的重要证据（图 10-38，图 10-41）。

亚急性和慢性鼻窦炎

如果症状持续 12 周以上，则诊断为慢性鼻窦炎。CT 检查用于术前评估，可显示黏膜增厚，有时伴有叶状鼻息肉突入鼻腔。慢性病变的其他特征包括黏膜下骨膜边缘模糊、骨质脱钙或开裂，和 / 或反应性骨质增生和边缘硬化。对鼻窦引流通道应仔细评估炎症范围或解剖变异。鼻窦口阻塞可导致黏液囊肿或脓性黏液囊肿（如果感染），受累鼻窦完全模糊或扩张（图 10-42，图 10-43），随着时间的推移，进行性的扩张将导致骨质边缘变薄或被侵蚀。黏液囊肿或脓囊肿破裂在儿童中很少见（图 10-43）。MRI 检查中，T2W 图像上黏液囊肿为高信号，而 TIW 图像上因黏液浓缩程度或蛋白质含量不同而呈现不同信号强度，黏液浓缩或化脓时弥散系数降低。钆增强 T1W 磁共振图像可见黏液囊肿周围强化，可与肿瘤相鉴别。上颌窦筛漏斗堵塞，形成窦内负压，导致上颌窦壁向内弯曲（包括眶底和钩突）、上颌窦发育不良及模糊（图 10-44），这个现象也被称为隐匿性鼻窦综合征（silent sinus syndrome），随着时间的推移，进一步可导致同侧眼球内陷。

卵形或圆形黏液潴留性囊肿在鼻旁窦炎中常见，一般不具临床意义（图 10-44）。上颌窦后鼻孔息肉（antrochoanal polyp）起源于上颌窦内，通常经上颌窦副孔突出至中鼻道，有时向后延伸垂至咽部（图 10-44）。肿胀的叶状炎性黏膜从鼻窦突入鼻腔形成鼻息肉病（sinonasal polyposis），鼻息肉病发生在过敏、哮喘、Samter 三联症（哮喘、阿司匹林 / 非甾体抗炎药物过敏、慢性鼻 - 鼻窦炎 / 鼻 - 鼻息肉）、原发性纤毛运动障碍和囊性纤维化的患者中。囊性

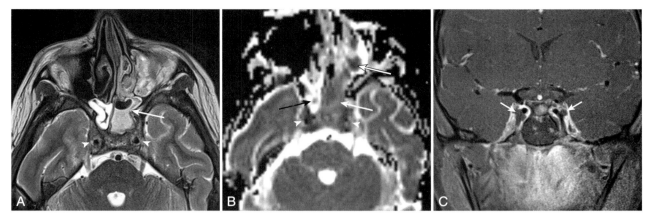

图 10-41　海绵窦血栓形成（CST）并急性鼻窦炎。A. T2 加权 MRI 轴位图像显示广泛的鼻窦病变，左侧蝶窦内有气 - 液平（白箭），双侧海绵窦内异常低信号，颈内动脉壁高信号（箭头）。B. ADC 图显示，左蝶窦、后筛窦和左上颌窦内脓性分泌物导致弥散系数降低（白箭）。对侧鼻窦分泌物显示易化扩散（黑箭）。海绵窦内的扩散系数降低（箭头）。C. 钆增强 T1W 压脂磁共振冠状位图像显示，由于海绵窦血栓形成或血栓性静脉炎，海绵窦内出现异常低信号（箭）

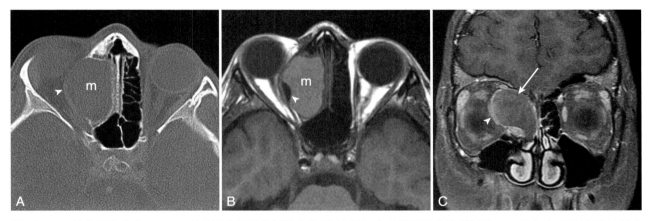

图 10-42　筛窦黏液囊肿。A. CT 轴位图像显示右侧筛房模糊、扩张（m），骨缘明显变薄（箭头）。B. T1 加权（T1W）磁共振成像（MR）轴位图像显示边界清晰质地均一的黏液囊肿（m），由于有蛋白质性成分，其信号较肌肉组织稍高。有轻度右侧眼球突起。外侧可见内含少量浓缩物质（箭头）。C. 钆增强 T1 加权压脂 MRI 冠状位图像显示特征性的周围强化（箭），注意内直肌移位（箭头）

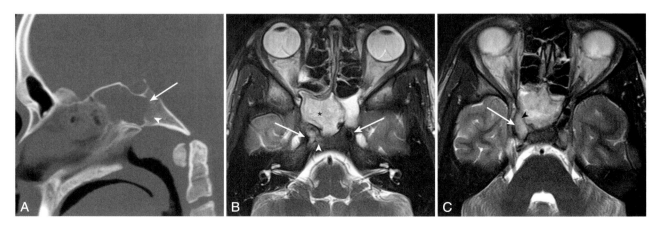

图 10-43　黏液脓性囊肿破裂合并骨髓炎。A. CT 矢状位重建图像显示右侧蝶窦完全混浊。右侧蝶窦后壁骨皮质消失（箭），蝶窦底壁脱钙（箭头），符合骨髓炎改变。B. T2 加权（T2W）MRI 轴位图像显示右侧蝶窦充满高信号物质（星号），黏液骨膜增厚。左右蝶窦内分泌物信号强度不同。窦间隔呈左弓形，右侧蝶窦底壁呈高信号，符合骨髓炎改变（箭头）。右侧颈内静脉痉挛出现血管流空效应不对称（箭）。C. T2 加权 MRI 轴位图像显示，脓性黏液囊肿破裂（白箭）导致鼻窦外侧壁（黑色箭头）开裂，伴有脓性物质突入海绵窦内侧

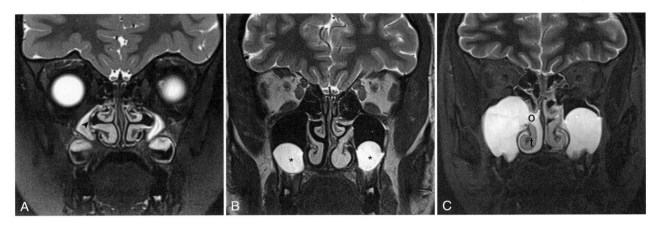

图 10-44　上颌窦发育不良、潴留性囊肿和上颌窦后鼻孔息肉。A. 上颌窦发育不良。钆增强 T2 加权压脂 MRI 轴位图像显示较正常体积缩小的上颌窦内充满高信号物质，内侧窦壁外凸（箭头）。B. 上颌窦潴留性囊肿（星号）。T2 加权压脂 MR 冠状位图像显示双侧上颌窦下壁均质、圆形、高信号病变——常为偶然性发现。C. 上颌窦后鼻孔息肉。T2 加权压脂 MR 冠状位图像显示右上颌窦后鼻孔息肉经位于下鼻甲（t）和中鼻甲之间的上颌窦副孔（o）突出至鼻腔。左侧有一巨大潴留性囊肿或息肉

纤维化的 CT 特征为高密度的慢性鼻窦炎、浓缩的分泌物和鼻息肉病（图 10-45）。T2 加权磁共振成像上，浓缩的分泌物呈明显低信号。除浓缩的分泌物外，鼻窦内高密度物质还可能是出血、变应性黏液蛋白和真菌菌丝定植。肉芽肿性多发性血管炎（韦格纳肉芽肿病）是引起鼻窦慢性炎症伴息肉样病变和鼻中隔破坏的少见病因。

真菌性鼻窦炎

真菌性鼻窦炎有以下表现：急性肉芽肿性或慢性侵袭性真菌性鼻窦炎、变应性真菌性鼻窦炎和真

菌球（真菌瘤，儿童期罕见）。急性侵袭性真菌性鼻窦炎（acute invasive fungal rhinosinusitis）多见于免疫受损患者，常由真菌或曲霉感染引起的。CT 显示单侧鼻软组织增厚，有时伴有鼻甲强化减弱，鼻窦混浊（最常见于筛窦和上颌窦），骨质破坏，窦周脂肪浸润，可合并海绵窦血栓形成（CST）、动脉及其他颅内并发症（图 10-46）。真菌成分引起的密度增高是慢性真菌性鼻窦炎（chronic fungal rhinosinusitis）的一个特点，易侵犯筛窦和蝶窦。真菌成分在 T2 加权 MRI 上可显示明显低信号，类似鼻窦气化。急性侵袭性真菌性鼻窦炎死亡率高。变应性真菌性

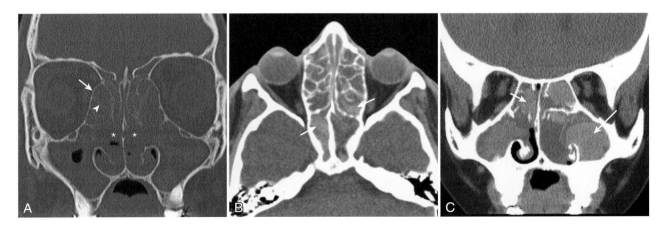

图 10-45　慢性鼻窦炎伴鼻息肉病。A. 三联征。CT 冠状位图像显示几乎全鼻窦模糊，息肉样模糊突出鼻腔（星号）。鼻窦扩张，两侧筛骨纸板弓向外侧弯（箭）。功能性内镜鼻窦手术（包括双侧钩突切除术、中鼻甲切除术和筛窦切除术）术后改变，显示残留的筛窦间隔脱钙（箭头）。B. CT 轴位图像（同一患者）显示由"过敏性"黏液蛋白引起的高密度鼻窦分泌物（箭），需与浓缩的分泌物（可见于囊性纤维化患者）、真菌菌丝和出血鉴别。C. 囊性纤维化。CT 冠状位图像显示术后改变和全鼻窦模糊伴息肉样混浊突入鼻腔，鼻窦内分泌物因浓缩而呈高密度（箭）

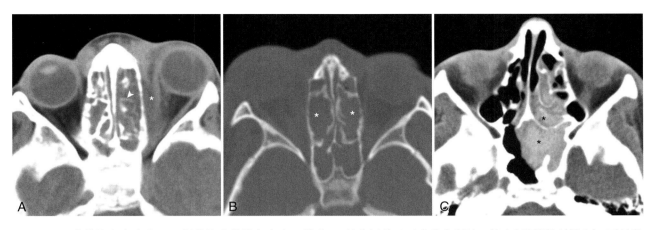

图 10-46　真菌性鼻窦疾病。A. 侵袭性真菌性鼻窦炎。增强 CT 轴位图像显示全鼻窦混浊。筛窦间隔脱钙（箭头）。可见肌锥外内侧炎症（星号）伴眼内直肌增厚，眶隔前眶周轻度水肿。B. 侵袭性真菌性鼻窦炎。CT 轴位图像显示筛窦间隔明显脱钙（星号），相邻右侧眶隔前眶周前水肿。C. 变应性真菌性鼻窦炎。CT 轴位图像显示局限性左侧筛房和蝶窦混浊，分泌物密度增加（星号）

鼻窦炎（allergic fungal sinusitis）是一种慢性鼻窦炎，患者免疫功能正常，针对真菌菌丝产生变应性的富含嗜酸性粒细胞的黏蛋白。CT 显示全鼻腔或半鼻腔高密度的混浊（图 10-46）。T2W 磁共振图像上表现为低信号。真菌瘤或真菌球在儿童中不常见，在 CT 上表现为高密度肿块，有时伴点状钙化。

耳和颞骨

急性感染

　　急性中耳炎（otitis media，OM）的临床诊断和治疗无须影像学检查，儿童常因其他疾病行影像检查时发现 CT 上表现为非侵袭性中耳腔和乳突小房模糊，T2 加权磁共振上见高信号和 DWI 扩散不受限，常伴有腺样体肥大或其他原因所致的咽鼓管功能障碍 / 梗阻。诊断"中耳炎"并非必定有这些改变，只有症状恶化的患者需进行影像学检查，如存在耳痛、持续性耳漏和 / 或急性胆脂瘤型中耳炎（COM）。急性 COM 如出现耳后疼痛、压痛、红斑和 / 或肿胀时，提示可能并发乳突骨髓炎。亚急性或慢性 COM 是由于抗生素的使用掩盖了急性 COM 的典型表现而导致病程延长。COM 在 CT 上表现为中耳腔和乳突小房模糊伴乳突骨侵蚀（图 10-47）。乳突小房多不对称，因此很难诊断乳突内间隔的侵蚀。当出现乳突耳后外侧皮质、窦板和 / 或鼓室盖的侵蚀时，则很容易诊断 COM（图 10-47）。MRI 检查中，由于脓液的存在，中耳腔和乳突显示为弥散系数减低的

液体信号。当感染向外侧扩散可引起耳后炎症或骨膜下脓肿，较少发生耳周或耳前脓肿；向下延伸至上颈部胸锁乳突肌（sternocleidomastoid muscle，SCM）深部可引起贝佐德脓肿（Bezold abscess）。

　　颅内并发症需进行磁共振诊断，包括硬膜外、小脑或颞叶脓肿，硬膜下积脓，脑膜炎，脑炎，乙状窦压迫和 / 或血栓形成，横窦和 IJV 血栓形成（有时伴有中耳性脑积水），以及静脉性梗死。感染直接通过骨或通过导静脉扩散到后颅窝，硬膜外脓肿通常发生在邻近的乙状窦近端。区分硬膜外脓肿压迫静脉窦（有时伴有下游乙状窦 /IJV 血栓形成）和乙状窦血栓形成是很困难的，两者通常同时存在。在 CT 上，硬膜外脓肿是低密度；有血栓形成的静脉窦通常不增强，但密度仍比脓肿高（图 10-47）。CT 冠状位重建或 MR 图像能帮助鉴别，硬膜外脓肿呈椭圆形，静脉窦血栓形成呈管状（图 10-48）。在 T2 加权磁共振成像上，硬膜外脓肿通常为高信号，而急性血栓形成为低信号，但没有流空信号（图 10-47）。硬膜外脓肿和静脉窦血栓均扩散率降低并有周围强化，MRV 不能准确区分静脉窦压迫和血栓形成。钆增强 T1W 流体敏感性序列［如磁化准备快速采集梯度回拨序列（magnetization prepared rapid acquisition gradient-echo，MPRAGE）］、快速扰相梯度回波（fast spoiled gradient echo，FSPGR）可能有助于区分静脉压迫和闭塞性血栓和非闭塞性血栓（图 10-48）；然而，慢性血栓可能增强。有时，耳静脉血栓形成找不到 COM 的影像学证据，可能是由于血栓性静脉炎通过导静脉扩散所致。单纯由 COM 引

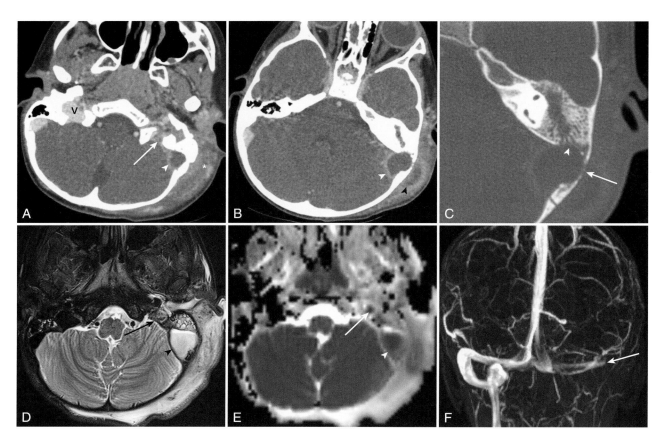

图 10-47 融合性乳突炎及其并发症。A. 硬膜外脓肿与颈内静脉（IJV）血栓形成。CECT 轴位图像显示压迫乙状窦的左侧硬膜外脓肿（箭头）呈低密度。未显影的左侧 IJV 内有中等密度血栓形成（箭），右侧颈内静脉正常强化（v）。左侧枕骨乳头皮广泛肿胀（星号）。B. 更头侧的图像（同一患者）显示，左侧乳突小房混浊，大的硬膜外脓肿（白箭头）和耳后外侧骨膜下脓肿（黑箭头）。C. 骨窗（同一患者）显示，耳后外侧骨皮质（箭）和乳突后部骨皮质（箭头）被侵蚀，符合乳突炎改变。D. T2 加权 MR 轴位图像（同一患者）显示，与 IJV 血栓呈低信号（箭）相比，硬膜外脓肿为高信号（箭头），乳突小房广泛的液体信号和软组织肿胀。E. ADC 图显示脓肿内（箭头）和 IJV 血栓（箭）弥散系数降低。F. MRI 2D-TOF MIP 冠状位显示，不完全显影的左侧横窦近端（箭）和左横窦、乙状窦和 IJV 远端内无血流相关增强

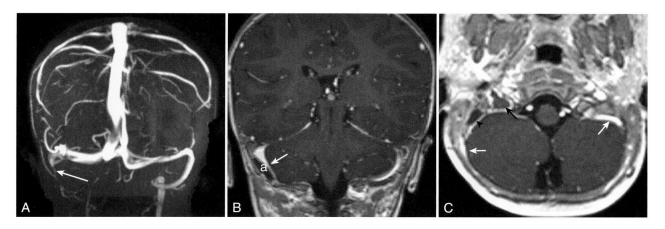

图 10-48 硬膜外脓肿与颈内静脉（IJV）血栓形成。A. MRI 2D-TOF MIP 冠状位显示，乙状窦近端（箭）以上无相关强化血流。B. 钆增强 T1 快速扰相梯度回波序列 MR 冠状位图像（同一患者）显示，一椭圆形硬膜外脓肿（a）压迫乙状窦近端（箭）。C. 重建的轴位图像（同一患者）显示，开放的右横窦和左乙状窦（白箭）强化，右侧 IJV 血栓（黑箭）形成，与大脑等信号强度，窦周硬膜外脓肿（箭头）为低信号

起的化脓性迷路炎和第Ⅶ脑神经麻痹偶尔发生，MRI 图像可显示迷路和 / 或第Ⅶ脑神经增强。

岩尖感染通常伴有中耳腔和乳突感染。Gradenigo 三联征是指颞骨岩部尖端炎症、第 V 脑神经刺激引起颜面面部疼痛和第Ⅵ脑神经麻痹。然而，儿童患者并非所有临床表现都会同时存在，因此岩尖感染的诊断可能会被遗漏。影像上可表现为岩尖有气化（岩尖炎）或无气化（岩尖骨髓炎）。CT 上岩尖骨髓炎表现为岩部 ICA 变窄，骨质破坏并不常见，T2 加权压脂磁共振图像可见骨髓水肿伴强化。而岩尖炎则可见模糊、含液的岩尖部气房，并伴有骨质破坏，脓液在 DWI 图像上显示弥散系数降低（图 10-49）。MRI 上，岩尖感染时的颈内动脉狭窄表现为与血流相关的强化减低。岩尖感染具有与 COM 相同的并发症，也可出现 CST、颈内动脉狭窄、血栓栓塞和动脉性梗死。

CoM 和岩尖感染的鉴别诊断在于是否有胆脂瘤、胆固醇肉芽肿（cholesterol granuloma，CG）和侵蚀性肿瘤的单独存在或与 CoM 并存。在急性 CoM，很少发生听骨、FNC 和 / 或耳囊的侵蚀，一旦出现则应查找是否有阻塞的胆脂瘤或偶发肿瘤。CoM 的骨质缺损往往会被肉芽组织填塞，因此，当 CoM 出现脑脊液漏时应寻找其他并存的病变。T2 加权 MRI 上低信号或边界清楚的圆形强化病灶提示可能为肿瘤。鉴别诊断包括单侧或双侧朗格汉斯组织细胞增生症（LCH）、转移性肿瘤（如神经母细胞瘤）和原发性肿瘤（如 RMS）。

急性外耳炎是一种浅表感染，很少需要影像学检查。与之不同，恶性外耳炎是一种严重的坏死性感染，在儿童期很少见，一般发生在免疫功能低下的患者。CT 和 MRI 检查有助于判断感染是否造成广泛的骨侵蚀。急性迷路炎是由血源性、脑膜源性或鼓室源性感染播散所致。表现为快速进展的 SNHL 和眩晕 / 平衡紊乱。细菌性脑膜炎（如肺炎链球菌、流感嗜血杆菌感染所致）是引起儿童获得性双侧重度 SNHL 的主要原因。在急性期，高分辨率薄层钆增强 TI 加权压脂 MRI 图像显示迷路（耳蜗、前庭和 SCC）强化（图 10-50）。随后迷路纤维化迅速发生，导致在 T2 加权 MRI 图像上失去迷路内液体的高信号（图 10-50）。数周之后，进一步发展为骨化性迷路炎，在 T2 加权 MRI 图像上出现类似纤维化的表现（失去液体信号）。CT 上最初的表现是在靠近圆窗的耳蜗基底部出现轻微的模糊（耳蜗骨化）。前庭、耳蜗和 SCC 可发生进行性的骨化（图 10-50）。由于重度 SNHL 需要人工耳蜗植入，而时机把握至关重要，因此及时做出迷路炎的诊断非常重要。在完全骨化前进行人工耳蜗植入术成功率将更高。

慢性中耳炎

慢性中耳炎可导致中耳腔 / 乳突积液和肉芽组织增生。临床可出现耳漏、骨膜穿孔和传导性听力障碍（conductive hearing loss，CHL）。CT 显示 MEC/ 乳突的气化和充气减少并有周围硬化（图 10-51）。慢性炎症可导致骨膜内陷、增厚、矿化（鼓膜硬化）和 / 或穿孔；还可出现听骨被侵蚀，常累及砧骨长突 / 豆状突，可出现炎症后听骨固定（图 10-51）；炎症后 MEC 内出现纤维化、钙化或骨化灶导致鼓室硬化。

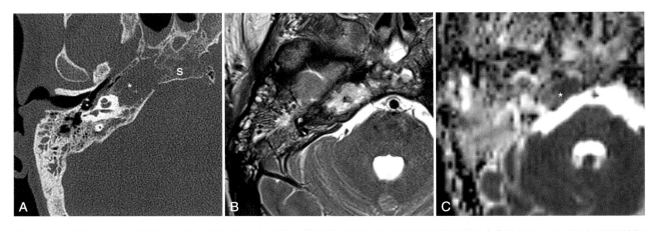

图 10-49 岩尖炎。A. 颞骨 CT 轴位图像显示右侧岩尖（星号）模糊和骨质被侵蚀以及蝶骨（s）被侵蚀。B. T2 加权磁共振轴位图像（同一患者）显示右侧岩尖和蝶骨（星号）高信号，乳突小房内有大量液体。C. 弥散加权成像 ADC 图显示脓液导致相应部位弥散系数降低（星号）

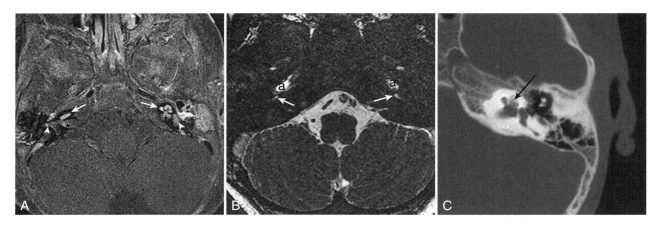

图 10-50 迷路炎。A. 急性迷路炎合并肺炎球菌性脑膜炎。钆增强压脂 T1 加权 MR 轴位图像显示弥漫性耳蜗强化（箭）和右侧 SCC（箭头）及左侧前庭（箭头）内强化。两侧内耳道（星号）也可见微弱强化。B. 迷路纤维化与骨化。稳态进动快速采集成像（FIESTA）轴位图像显示迷路内几乎完全丧失正常时含液体的高信号，只在位于颈内动脉（a）后外侧的耳蜗（箭）内可见少量液体信号。这一现象提示发生迷路纤维化或骨化，或两者兼而有之。C. 耳蜗骨化。CT 轴位图像显示耳蜗骨化导致病变局部密度增加（箭）

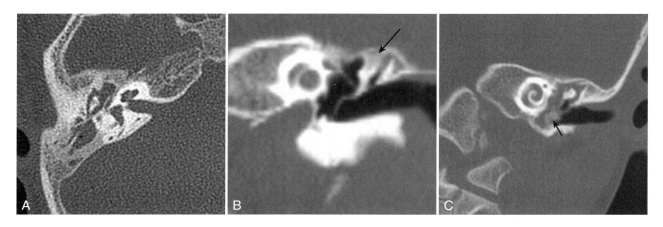

图 10-51 慢性中耳炎（OM）及其并发症。A. 慢性 OM。颞骨 CT 轴位图像显示乳突气化不良，中耳腔和乳突窦（星号）模糊伴周围硬化。B. 慢性中耳炎伴炎症后听小骨固定。CT 重建冠状位图像显示，锤骨至鼓室盖骨化（箭）强直，相邻上鼓室混浊。C. 鼓室硬化。CT 重建冠状位图像显示沿鼓膜的不规则矿化（箭），突出至 MEC。有 MEC 弥漫性模糊影和乳突无气化

获得性胆脂瘤

获得性胆脂瘤呈珍珠白色，内衬复层上皮，囊内含脱落的角蛋白碎片。常见于中耳腔，可有鼓膜松弛部（最常见）或张力部胆脂瘤；还可见于 EAC、乳突和岩尖气房。松弛部胆脂瘤的确切病因尚不清楚；目前一般认为可能是咽鼓管功能障碍→中耳腔通气障碍→鼓膜松弛部内陷/成囊→胆脂瘤形成。胆脂瘤随着时间的推移而增大，并产生侵蚀骨骼的蛋白水解酶。获得性胆脂瘤临床症状与慢性中耳炎无明显区别。CT 上显示累及 Prussak 腔的模糊影，鼓室上隐窝不同程度的扩张，可有鼓岬被侵蚀和钝化以及听小骨的被侵蚀和内侧移位（图 10-52）。紧

张部胆脂瘤常因外伤或医源性因素所致，鼓膜紧张部穿孔可导致鼓膜上皮细胞植入或迁徙至中耳腔，形成胆脂瘤病灶。CT 显示中耳腔模糊伴听小骨外侧移位和侵蚀。胆脂瘤的鉴别诊断有肉芽组织、慢性中耳炎伴听小骨侵蚀、CG（常与胆脂瘤共存）和肿瘤。胆脂瘤在 DWI 上表现为弥散率降低（最好使用非平面回波成像技术）（图 10-52），在 T1 加权 MR 上表现为低信号，而在 T2 加权 MR 上表现为轻度高信号，且无强化。并发症有 FNC 侵蚀、耳囊侵蚀导致的迷路瘘、鼓室盖侵蚀和脑膨出。

胆固醇肉芽肿

胆固醇肉芽肿（cholesterol granuloma，CG）的

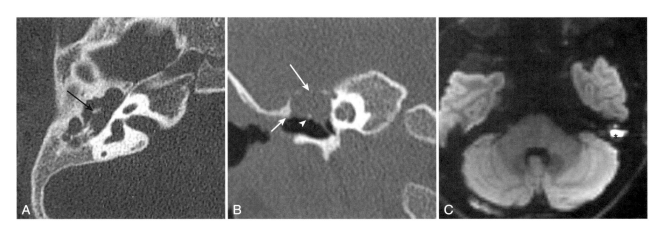

图 10-52 胆脂瘤。A. 颞骨 CT 轴位图像显示中耳腔模糊,鼓室上隐窝扩张,听骨被侵蚀,仅可见小部分锤骨(箭)。B. CT 重建冠状位图像(同一患者)显示,鼓膜松弛部胆脂瘤导致鼓室盖及锤骨(箭头)被侵蚀(长箭),而鼓岬钝化(短箭)。C. 复发性胆脂瘤。非平面回波成像 DWI 轴位图显示 MEC 内高信号(星号),而 ADC 图上低信号(未显示),与复发性胆脂瘤弥散系数降低一致

产生方式包括:①气房负压→血管破裂→红细胞 / 组织破裂→胆固醇释放→异物巨细胞反应 -CG;或②胆脂瘤破裂→胆固醇释放→异物巨细胞反应→ CG。CG 可发生在中耳腔(咽鼓管功能障碍,胆脂瘤破裂),岩尖气房(引流阻塞),或乳突切除后腔隙。其胆固醇组分,血液成分或两者导致了影像学上的变化。CG 可引起骨的平滑边缘呈扇形扩张或被侵蚀,在 T1 加权压脂 MRI 上表现为高信号,并且没有强化(图 10-53)。鉴别诊断包括胆脂瘤、脂肪和肉芽组织。如果 CG 和胆脂瘤并存,可能会出现混合征象。

乳突切除术

完璧乳突切除术是指保留 EAC 切除乳突小房的手术方法(如治疗 COM)。开放性乳突切除术需要切除部分 EAC 后壁和乳突小房,同时进行不同程度的听小骨切除,有时需要进行听小骨重建或植入全部或部分听小骨重建假体。术后影像学检查用于评估是否有残余病灶或复发。CT 适用于骨的评估,MRI 有助于鉴别残余 / 复发的胆脂瘤(弥散率降低,无强化)和肉芽组织(易化扩散,有强化)(图 10-52)。

颈部、口腔和下颌

腺样体扁桃体肥大,炎症,扁桃体周围脓肿

腺样体扁桃体肥大在 10 岁以前的儿童中很常见(图 10-54),可导致或加重咽鼓管功能障碍和 /

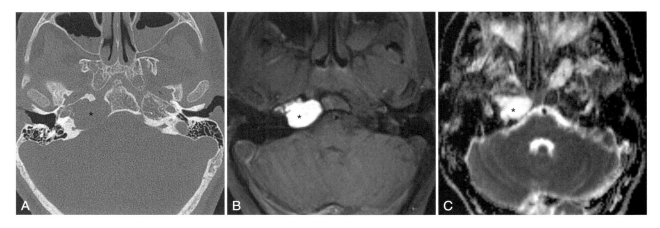

图 10-53 胆固醇肉芽肿。A. CT 轴位图像显示一累及右侧岩尖的膨胀性溶解性病灶(星号),边缘清晰。B. T1 加权压脂磁共振轴位图像显示为高信号病变(星号)。C. 弥散加权成像 DC 图显示病灶扩散不受限(星号)

或气道阻塞伴睡眠呼吸暂停,特别是对那些存在有面中部发育不全(如颅骨骨化、21 三体)和小颌畸形的儿童有影响。对有症状的儿童进行颈部侧位平片检查以初步评估。腺样体潴留囊肿和腺样体扁桃体钙化结石常为意外发现。病毒或细菌感染引起的急性腺样体扁桃体炎、咽炎和淋巴结炎是常见疾病。在 CECT 中,可见明显肿大的腺样体扁桃体伴有条纹状强化,不应被误认为是脓肿形成(图 10-54)。常见对气道的肿块效应。还可见肿大并强化的淋巴结(LN)。感染通常由 EB 病毒或链球菌感染所致,影像上难以区分。扁桃体炎可以并发扁桃体周围脓肿或隐窝脓肿。临床表现为发热、咽痛、吞咽困难、流口水症状持续或恶化,或者一侧扁桃体明显增大。CT 显示明显不对称的扁桃体肿大

伴周围强化,腭扁桃体周围低密度以及气道肿块效应(图 10-55)。除非同时有咽后淋巴结肿大,否则咽后软组织不会增厚。在小年龄段的儿童,如果出现腺样体明显增大及强化、咽后低密度水肿和颈部 LN 肿大 / 强化时,应考虑川崎病的可能。而在青少年需与淋巴样增生、其他的淋巴增生性疾病(如移植后淋巴增生性疾病)、淋巴瘤和鼻咽癌(nasopharyngeal carcinoma,NPC)相鉴别,特别是不对称性的肿大时更应注意。

咽后炎症和脓肿

当上呼吸道和 / 或颞骨感染时可出现舌骨上内侧和外侧咽后 LN 增大。内外侧咽后 LN 感染可引起咽后脓肿。临床症状有发热、咽痛、吞咽困难、

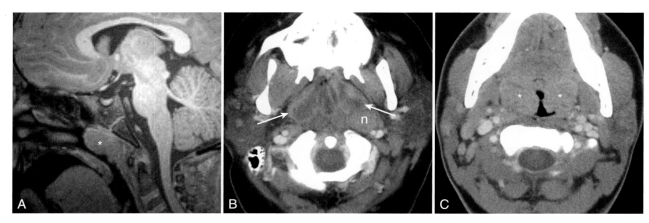

图 10-54 腺样体肥大和腺样体扁桃体炎。A. T1 加权三维磁化强度预备梯度回波(MP-RAGE)图像显示明显的腺样体肥大(*)。B. 腺样体扁桃体炎,增强 CT(CECT)图像显示腺样体明显水肿(箭)伴鼻咽处消失,肿大的咽后侧淋巴压迫颈动脉鞘向后侧移位。C. CECT 图像显示腭扁桃体明显增大(*)伴有条纹强化,口咽部有肿块,在 EBV 或链球菌感染时可以出现这种表现

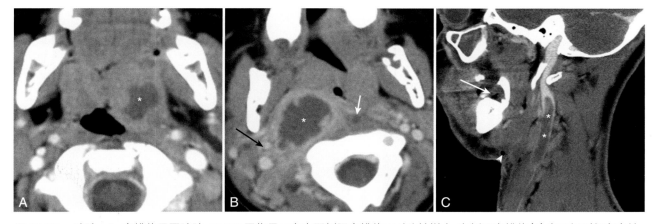

图 10-55 脓肿。A. 扁桃体周围脓肿,CECT 图像显示左右两侧腭扁桃体不对称性增大,左侧腭扁桃体(*)内不规则低密度灶,手术探查时科引流出脓液。B. 咽后壁脓肿(RPA),CECT 图像显示不规则低密度、外周强化的右侧 RPA(*),同时可见腭扁桃体肿大对气道的肿块效应,咽中线水平可见水肿(白箭),右侧颈动脉鞘向后外侧移位,右侧颈动脉信号轻度衰减(黑箭)。C. Lemierre 综合征,CECT 矢状位图像显示拔牙后(白箭)与感染相关的颈内动脉血栓(*),同时伴有颌下皮下气肿和蜂窝织炎样改变

流口水、颈部僵硬和斜颈。CT 显示横跨中线的线性低密度咽后水肿灶,可延伸到颈部,甚至延伸到纵隔。咽后蜂窝织炎少见。咽后淋巴结增大,影像表现为强化或水肿,或为周围强化的低密度灶(化脓性淋巴结/结内脓肿)。由化脓性淋巴结引起的咽后脓肿,呈低密度伴周围不规则强化的病灶(图 10-55)。平片上显示椎体前/咽后软组织增宽。如果要对患者进行镇静,需注意气道受累情况,警惕气道梗阻的发生。CT 扫描对感染性病变具有较高敏感性,但在区分水肿或化脓性 LN 和咽后脓肿方面缺乏特异性。通常可见对邻近的颈内动脉和 IJV 常会有占位效应和密度减低,但缓解后不产生严重后果(图 10-55)。咽后脓肿(中线外)必须与椎骨或斜坡部骨髓炎引起的椎骨周围感染相鉴别。咽后脓肿的并发症包括气道损害、斜颈和血管后遗症。斜颈是由椎前肌痉挛引起,通常为暂时性,通过止痛和抗感染治疗后可缓解。偶尔可发生寰枢关节旋转半脱位,称为 Grisel 综合征。动脉并发症并不常见,可有颈内动脉假性动脉瘤形成伴破裂。静脉血栓形成是坏死梭形杆菌感染的并发症。发生颈部感染、血栓性静脉炎和脓毒性肺栓塞时称为 Lemierre 综合征。

淋巴结炎和脓肿

颈部淋巴结肿大在儿童较为常见。急性炎症可使淋巴结增大,急性细菌感染或肉芽肿性疾病常引起淋巴结坏死,也可发生在川崎病患者中(图 10-56)。急性脓肿(如葡萄球菌感染所致)往往出现在颈内静脉二腹肌淋巴结,需与感染的第 2BAC 相鉴别,脓肿破裂可类似感染的淋巴管畸形。感染好转后,超声检查可用于排除潜在的先天性疾病。淋巴结坏死是亚急性和慢性肉芽肿性炎症的一个特征。当有聚集成团的坏死性淋巴结伴周围脂肪条纹样影时需注意猫抓病的可能。非结核分枝杆菌感染发生在 2~5 岁免疫功能正常的儿童中,可表现为无压痛或轻度压痛的肿块伴紫罗兰样皮肤变色。CT 显示腮腺周围或颌下结节坏死性肿块,有时伴点状钙化(图 10-56)。坏死物向皮肤表面突出,周围很少或缺乏脂肪条纹影。在腮腺区域,需要和感染的第 1 鳃器囊肿相鉴别。在咳嗽、盗汗及全身不适的结核患儿中可见双侧颈部淋巴结坏死,有时可出现钙化。另外,淋巴结和唾液腺肿大是 HIV/AIDS、结节病和自身免疫性疾病(如 sjogren 综合征)的表现之一。当淋巴结肿大不伴有感染的典型症状和体征时需与很多疾病相鉴别,比如淋巴瘤和其他淋巴增殖性疾病。当恶性肿瘤淋巴结转移(如甲状腺乳头状瘤或鳞状细胞癌),也可出现淋巴结坏死,但与成人相比,这些在儿童中的发病率要低得多。

软组织炎症、蜂窝织炎和坏死性筋膜炎

软组织炎症和蜂窝织炎可由多种原因引起,包括皮肤损伤感染、穿刺感染、外伤、鼻窦炎、口腔感染和腮腺炎。CT 显示软组织肿胀,皮下脂肪条纹样影,有时出现没有强化的水肿,不应误判为脓肿(图 10-57)。坏死性筋膜炎通常是由 α- 溶血性

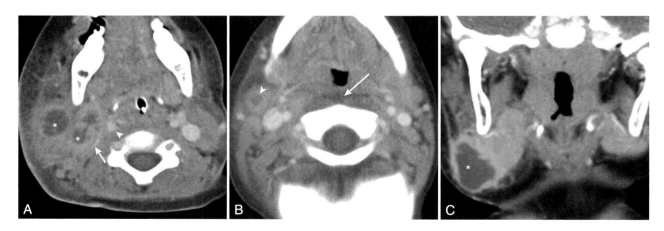

图 10-56　坏死或化脓性淋巴结肿大。A. 耐甲氧西林的葡萄球菌感染。增强 CT(CECT)轴位图像显示淋巴结肿大伴坏死(星号)。邻近的皮下脂肪呈广泛的条纹影,伴边界模糊的炎症改变。右侧颈动脉向内侧偏移(箭头),右侧颈内静脉信号衰减(箭)。B. 川崎病。CECT 轴位图像显示咽后水肿(箭)。颈部 LN 轻度增大,伴淋巴结坏死(箭头),周脂肪条纹影。C. 非结核分枝杆菌感染。CECT 重建冠状位图像显示颌下 LN 的聚集成团,伴局部坏死物质(星号)突入皮下组织。与急性炎症性疾病不同,周围少有皮下脂肪条纹样影

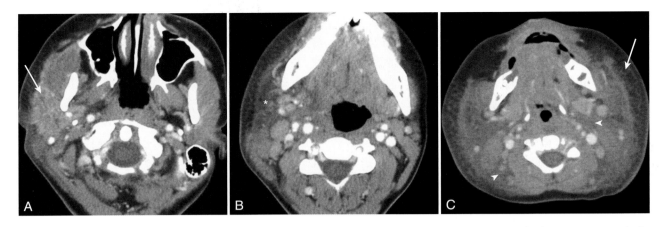

图 10-57 软组织炎症。A. 急性腮腺炎伴软组织炎症。增强 CT（CECT）轴位图像显示右侧腮腺（箭）肿大伴明显强化，相邻皮下脂肪条纹影。B. 更多的尾部图像（相同的患者）显示蜂窝织炎（星号）延伸至腮腺尾下方和颈阔肌深部，右侧面部皮下脂肪条纹影。右侧颈部 LN 肿大。C. 坏死性筋膜炎。CECT 轴位图像显示皮下脂肪广泛条纹影（箭）。多灶性蜂窝织炎改变（箭头）和肌肉边界消失

链球菌引起的一种暴发性感染。CT 显示颈部广泛的软组织肿胀，皮下及深部脂肪条纹影，肌肉边界不清，由水肿或炎症引起的无增强低密度液体积聚（图 10-57）。鉴别诊断包括其他原因所致的水肿（如静脉血栓形成、阻塞），因此，坏死性筋膜炎的诊断需要结合临床表现。

甲状腺炎症

当有甲状腺周围炎或化脓性甲状腺感染时，特别是累及左侧甲状腺，应注意潜在的梨状窝窦道（见前述）。感染性甲状腺炎在儿童并不常见。桥本甲状腺炎是最常见的儿童获得性甲状腺疾病。影像显示弥漫性的甲状腺均质或不均质肿大（图 10-58）。多结节性甲状腺肿在超声、CT、MRI 上分别表现为混合性的回声、密度或强度改变（图 10-58）。

唾液腺炎症

急性病毒性或细菌性涎腺炎通常会累及腮腺。急性细菌性腮腺炎常由局部淤滞和上行细菌感染引起。脱水、唾液量减少和／或唾液管阻塞是常见诱因。临床表现为单侧面部疼痛、压痛和肿胀。CT 显示感染的腮腺肿大并增强，可伴局部蜂窝织炎及颈阔肌深部水肿（图 10-57），脓肿形成并不常见。金黄色葡萄球菌引起新生儿化脓性腮腺炎者少见。颌下腺炎通常由涎石病引起，涎石病常伴颌下导管阻塞。超声显示高回声结石，CT 上可能显示不透射线的结石。涎管炎通常由 stensen 或 Wharton 管堵塞引起。发炎的管道出现扩张和管壁增强，有时有狭窄。儿童慢性复发性腮腺炎以双侧间歇性反复发作为特征，可有单侧急性加重。超声、CT 和

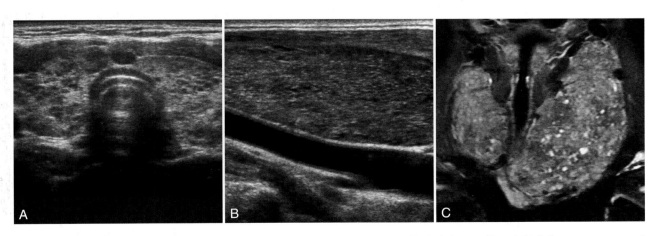

图 10-58 甲状腺炎。A. 桥本甲状腺炎。横断面超声图像显示不均质的甲状腺肿大。B. 格雷夫斯病（Graves disease）伴多结节性甲状腺肿。纵向超声图像和 T2 加权压脂磁共振冠状位图像（C）显示不均质的甲状腺肿大伴小囊肿

MRI 可见大量由涎管扩张所致的双侧小腮腺囊肿，影像学表现与干燥综合征（干燥综合征）难以区分（图 10-59）。HIV/AIDS 可以见到多个腮腺和颌下淋巴上皮囊肿（图 10-59）。舌下囊肿是舌下腺及其导管由于阻塞或外伤引起的假囊肿，在舌下舌骨肌上方（单纯舌下囊肿）或舌骨肌周边或通过舌骨肌进入颌下空间（潜突型舌下腺囊肿）。CT 和 MRI 显示为一个边界清楚、薄壁的非增强椭圆形或分叶状舌下病灶。位于颏舌肌外侧（单纯舌下囊肿）或下颌舌骨肌外侧至颌下腺（潜突型舌下腺囊肿）（图 10-59）。囊肿内容物的信号强度取决于出血或感染的情况。需与皮样囊肿和淋巴管畸形鉴别。

骨髓炎

急性下颌骨骨髓炎可由外伤、异物、手术、血行播散（如远处感染、血管导管）或邻近播散（如牙齿或鼻窦感染）引起。影像学特征包括渗透性骨质破坏、软组织水肿、蜂窝织炎和脓肿。慢性非细菌性骨髓炎通常影响下颌骨。这种无菌性炎症性骨炎可累及任何骨骼或多块骨骼，表现为慢性复发性多灶性骨髓炎。慢性复发性多灶性骨髓炎与各种自身炎症性疾病有关。CT 显示慢性层状骨膜反应、骨硬化，和透亮影。^{99m}Tc 同位素骨扫描显示摄取明显（图 10-60）。

肿瘤和类肿瘤疾病

以下主要阐述头部和颈部肿瘤，可以发生在整个头部和颈部，或者在多个部位。随后再描述其他

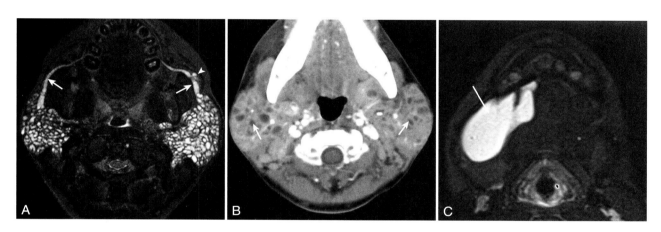

图 10-59　唾液腺炎症。A. 干燥综合征 T2 加权压脂 MR 轴位图像显示腮腺肿大，伴有大量小囊肿，也见于副腮腺组织中（箭头）。腮腺管扩张（箭）。B. HIV/AIDS 中的淋巴上皮囊肿。增强 CT（CECT）轴位图像显示腮腺增大，其中包含许多大小不等的囊肿（箭）。C. 潜突型舌下腺囊肿 MRT2 短时反转恢复序列图像显示椭圆形高信号囊性病变（箭）延伸到颌下腔

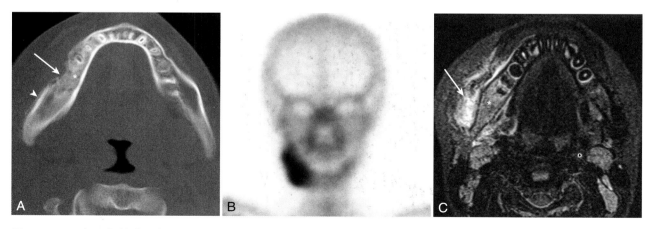

图 10-60　下颌骨慢性非细菌性骨髓炎。A. CT 扫描轴位图像显示下颌骨的皮质破坏（箭），伴有髓腔硬化（星号）和邻近的骨膜反应（箭头）。该特征不应被误认为是肿瘤。B. ^{99m}Tc- 二膦酸甲酯的同位素骨扫描显示右下颌体内放射性示踪剂的摄取相应增加。C. MRT2 短时反转恢复序列图像显示右下颌骨（星号）的髓腔内异常高信号强度，咀嚼肌肿胀（箭）

特殊部位肿瘤。

婴儿血管瘤

婴儿血管瘤(infantile hemangioma,IH)是一种非常常见的良性肿瘤,最常见于婴儿期,生后第 1 年为 IH 的增殖期,并在随后的几年内逐渐消退。IH 在女孩中更为常见,多达 20% 的病例为多发性。先天性 IH 是罕见的,表现为快速消退的先天性血管瘤或非消退的先天性血管瘤。皮肤 IH 表现为斑块状、红色或类似草莓红色结节突起。临床症状取决于 IH 生长的部位和程度。面部单侧节段性分布的巨大血管瘤是 PHACES 的特征(后颅窝畸形,血管瘤,动脉异常,主动脉缩窄和心脏缺损,眼部异常及胸骨裂或脐旁腹部裂)。通常对 IH 进行预期管理,等待退化;对于影响重要功能(如视力、呼吸和进食)的 IH 应采取治疗(如普萘洛尔)。声门下 IH 可用激光治疗,以防止气道阻塞。超声或 MR 成像可评估已知 IH 的范围,也可用于诊断,可评估症状(如眼球突出)或深处的肿物,以及用于评估可能有 PHACES 的病例。超声检查可见一个波状的、中等回声的肿瘤,内含丰富血管。在 CT 上,IH 呈明显强化。在 T2W MRI 上,增生的 IH 为分叶状边界清晰、与灰质等强度的实性病灶。大量血液流空信号和明显均匀增强是关键的影像学特征,被视如 IH 的病理诊断(图 10-61)。血管瘤的退化可见体积、血管质和增强强度的减少,并伴随纤维脂肪基质的增加。常见部位有脸颊、腮腺、眼眶、眶周软组织、颈部和喉部。如有非典型特征应考虑为肿瘤而不是 IH,包括病灶边缘不清、强度较低的增强、增强异质性和缺乏明显的血管。鉴别诊断因 IH 生长的位置不同而异,还需与其他婴儿肿瘤相鉴别,例如卡波西血管内皮瘤(卡波西 form hemangioendothelioma,KHE)、LCH(骨内 IH 型)、先天性纤维肉瘤、横纹肌瘤和神经鞘瘤(IAC 或海绵窦 IH)。

KHE 是一种罕见的血管肿瘤,可以出现严重的、甚至是致命的消耗性凝血障碍即 Kasabach-Merritt 现象。在 T2W MRI 上,KHE 形态不规则,边界不清,含有小的由血小板网罗的含铁血黄素引起的低信号灶,可伴中度强化,无富血供特征。

畸胎瘤

畸胎瘤(teratoma)包含来自所有三个生殖细胞层的多种组织类型。先天性畸胎瘤多为良性,通常发生在颈部舌骨下,紧邻甲状腺。其他位置包括眼眶、鼻窦和颞下窝(可有颅骨侵蚀)。Epignatbus 是一种不常见的中线畸胎瘤,起源于口腔或咽部,并与其他中线异常有关。超声、CT 和 MR 的主要特征包括囊性和实性肿块,有时可见钙化灶和脂肪灶,CT 和 MR 上的固体成分有增强(图 10-62)。如在舌骨下,同侧甲状腺可能不明显,或者在肿瘤周围有甲状腺覆盖的表现。检测胎儿颈部肿块时应及时评估胎儿气道阻塞情况。依据经典的影像学特征可诊断畸胎瘤。相比之下,淋巴管畸形是纯囊性的,包裹甲状腺,没有钙化。鼻畸胎瘤的鉴别诊断包括鼻软骨间质性错构瘤,为罕见的囊性和实性

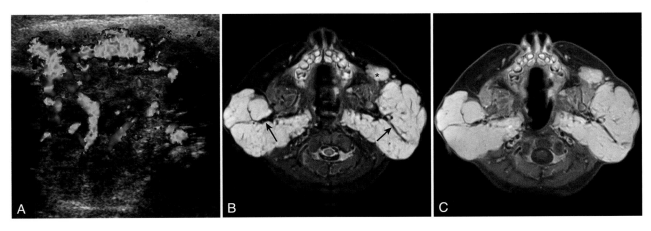

图 10-61 增殖性婴儿血管瘤(IH)。A. 超声彩色多普勒图像显示一个分叶型肿块,具有非常明显的高血流量。B. MRT2 短时反转恢复序列图像显示双侧腮腺血管瘤,相对于肌肉而言,边界清晰,呈分叶状,高信号,其内可见明显的血管流空信号(箭)。左脸颊 IH 相对较小(星号)。C. 钆增强 T1W 压脂磁共振轴位图像显示了明显均匀增强的 IHs

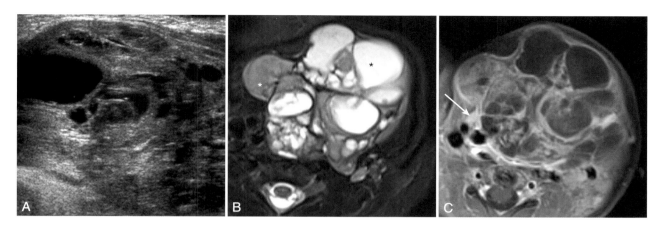

图 10-62 先天性畸胎瘤。A. 超声图。MRT2 短时反转恢复序列图像（B）和钆增强 T1W 压脂磁共振轴位图像（C）显示左颈部实性（白色星号）和囊性（黑色星号）肿块。C. 实性成分和囊肿壁增强。增强的甲状腺右叶可见（箭），但左叶显示不清

鼻腔肿块，在胸膜肺母细胞瘤患者中发病率增高。

脂肪瘤

当出现在身体其他部位时，脂肪瘤（lipoma）表现为柔和的圆形或椭圆形脂肪团，无其他明显特征。若表现为软组织或增强病灶，有疼痛或快速生长等非典型表现时，则提示其他诊断可能，如脂肪母细胞瘤。

毛囊瘤（钙化的 Malherbe 上皮瘤）

毛囊瘤（pilomatrixoma，PMX）是一种常见的毛囊肿瘤。PMX 表现为小而硬的皮肤或皮下肿块，有时会皮肤变色。通常可以临床诊断，在其他原

因进行影像学检查时，可能会偶然发现 PMX。超声检查显示有回声的皮下结节，并伴有后声影（图 10-63），在 CT 上，PMX 多为耳前皮下的小的密集矿化结节，并向皮肤延伸（图 10-63）。在 MRI 上，典型的 PMX 在所有序列上均表现为低信号，伴周边微小增强（图 10-63）。尽管 PMX 具有典型的影像学特征，还是应与第 1 鳃器囊肿和非结核分枝杆菌感染相鉴别。

神经鞘瘤

良性神经鞘瘤（nerve sheath tumors）包括丛状神经纤维瘤，孤立性神经纤维瘤和神经鞘瘤（另见颞骨肿瘤）。神经纤维瘤和丛状神经纤维瘤是神经纤维瘤病 1 型（neurofibromatosis type 1，NF-1）的特

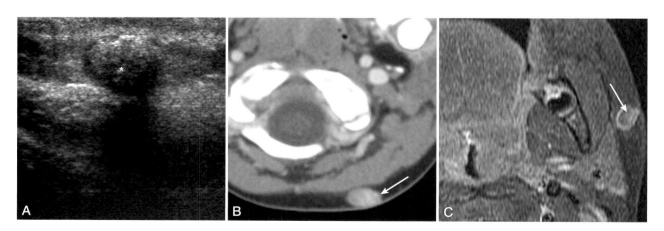

图 10-63 毛囊瘤。A. 超声显示小的皮下团块（星号），其包含具有声影的回声灶，符合矿化改变。B. 增强 CT（CECT）轴位图像显示皮下脂肪内有一个小的，高密度的卵圆形结节（箭），延伸到皮肤。C. 钆增强 T1W 压脂磁共振轴位图像显示耳前皮下可见低密度、周围强化的小肿块（箭）

征。神经鞘瘤作为一种孤立性肿瘤并不少见,也可能与神经纤维瘤病 2 型(NF-2)联合发生。神经鞘瘤沿中枢神经系统或周围神经发生,甚至两者同时累及。症状包括肿块、畸形和/或功能障碍。在 CT 和 MRI 上,丛状神经纤维瘤形态类似一袋蠕虫,肿瘤沿神经延伸,产生多样化的所谓的靶标外观(图 10-64)。孤立性神经纤维瘤和神经鞘瘤的影像学检查显示,在 CT 上呈低密度或等密度的圆形或椭圆形肿块,在 T2W MRI 上具有可变信号(图 10-64)。低信号强度可归因于纤维组织(在神经纤维瘤中)或高细胞性(神经鞘瘤)。肿瘤均一增强,无囊性变。当瘤体迅速增大和/或伴有疼痛时,提示转化为恶性周围性神经鞘瘤可能(图 10-64)。恶性周围性神经鞘瘤也可以新发的形式出现。

纤维瘤样病变和成纤维细胞瘤

成纤维细胞或肌成纤维细胞瘤包括良性肿瘤或肿瘤样病变、中间性局部侵袭性肿瘤、中间性罕见转移肿瘤和恶性肿瘤(主要在成人)。良性病变包括颈部纤维瘤病,结节性筋膜炎,骨化性肌炎和纤维瘤(如 Gardner 综合征)。中间性局部侵袭性肿瘤包括硬纤维瘤。中间性罕见转移肿瘤包括婴儿纤维肉瘤。颈部纤维瘤病(SCM 假瘤)是一种病因不明的良性先天性纤维肿块样病变,可能与产伤后静脉阻塞性水肿、胸锁乳突肌(sternocleidomastoid

muscle,SCM)肌纤维变性和纤维化有关,患儿出现斜颈并累及 SCM 远端 1/3。超声检查显示,SCM 受累部位肿大呈实性肿块状伴不均匀回声,或呈弥漫性 SCM 增大(图 10-65)。CT 和 MRI 显示等密度/等强度 SCM 肿块,可有出血、钙化或两者兼有。大多数病例采用保守治疗后能好转,但可能发生面部和颅骨畸形。硬纤维瘤容易发生在颌下腔。CT 显示沿着下颌体出现的等密度肿瘤,伴有局灶性骨侵蚀和微小的针状骨膜反应。MRI 显示卵圆形肿块在 T2 上呈低信号,并具有轻至中度的均匀对比增强(图 10-65)。

纤维骨性、软骨样和骨性肿瘤以及肿瘤样病变

纤维性骨结构不良(fibrous dysplasia,FD)是一种纤维骨性骨病,可累及单个骨(单骨)或多个骨(多骨)。多发性 FD 伴青春期早熟被称为 McCune-Albright 综合征。FD 或其他纤维性病变的症状包括受累部位过度生长,外观畸形和功能改变。在 CT 上,FD 的特征是骨骼受累部位膨胀伴磨玻璃样模糊影,有时可见透光区(图 10-66)。在 T2W MRI 上,FD 表现为明显的低信号,与囊性区域表现为高信号不同,有时对比后可增强(图 10-66)。骨化性纤维瘤通常累及颌骨。影像显示一膨胀的透明肿块伴有硬化灶,通常位于上颌骨。骨巨细胞病变和动

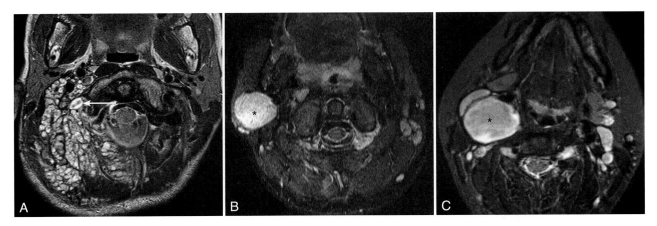

图 10-64 神经鞘瘤。A. 患有神经纤维瘤病 1 型(NF-1)的患者的多形神经纤维瘤。T2 加权 MR 轴位图像显示右侧后颈部分叶状肿块,由高信号强度的圆形病灶组成,中央低信号病灶称为"靶征"(箭)。B. 散在的神经鞘瘤。MRT2 短时反转恢复序列图像显示出均匀的椭圆形右腮腺肿块(星号),相对于肌肉明显强化。尽管腮腺多形性腺瘤和黏液表皮样癌更常见,但均一的信号特征和假包膜的缺乏有利于神经鞘瘤的诊断。C. NF-1 患者的恶性周围性鞘瘤。MRT2 短时反转恢复序列图像显示一卵圆形肿块(星号),与其他较小 NFs 呈等强度。由于纤维含量的缘故,在良性 NFs 中可以看到周围的信号强度较高,而中心信号强度略低。疼痛的症状和迅速增大的体积预示着肿瘤恶性变

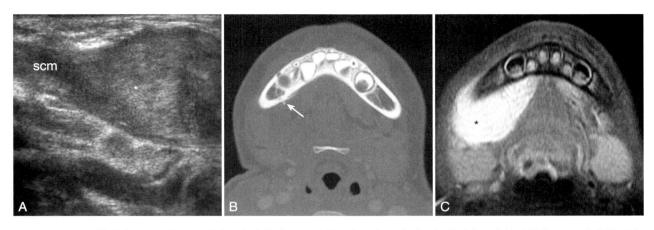

图 10-65　纤维性病变。A. 颈部纤维瘤病。超声检查显示胸锁乳突肌（scm）受累部位肿大呈实性肿块状,回声均匀(星号)。B. 硬纤维瘤。增强 CT(CECT)骨窗轴位图像显示右侧下颌舌侧表面有细微的针状骨膜反应(箭)。C. 钆增强 T1W 压脂磁共振轴位图像(同一位患者)显示下颌骨肿块均匀增强(星号)

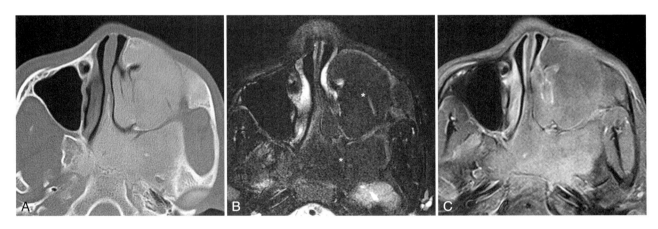

图 10-66　纤维性骨结构不良。A. CT 轴位图像显示左侧上颌骨膨胀及特征性的磨玻璃模糊影,相邻的鼻甲和蝶骨的扩张。B. T2 加权压脂磁共振轴位图像显示,由于纤维化,病灶呈极低信号(星号)。C. 钆增强 T1W 压脂磁共振轴位图像显示病变部位轻度强化

脉瘤性骨囊肿往往累及 PNS 或骨性眼眶。影像学检查显示受累骨骼膨胀,骨皮质边缘变薄,具有特征性的液 - 液平面(图 10-67)。多发性巨细胞病变是努南综合征(Noonan syndrome)的特征。家族性巨颌症是一种良性遗传性疾病,2~5 岁间起病,其后疾病快速进展,至青春期后发展速度减慢并逐渐消退。儿童出现下颌骨增大。CT 显示上颌及下颌骨多处扩张透亮的纤维骨性病变(图 10-67)。骨瘤是一种多见于额窦及筛窦的良性肿瘤,表现为小的硬化灶。外生骨疣是一种宽基底无蒂病灶,外生骨疣和骨瘤往往累及 EAC。多发性骨瘤,牙齿异常和类胶质瘤是 Gardner 综合征的特征。骨软骨瘤是一种发育性病变,由骨性突起和其上覆盖的软骨帽组成。多发性骨软骨瘤发生在先天性多发性外生骨

疣中。CT 可见骨性突起,而 MRI 可用于发现软骨帽。可恶变为软骨肉瘤或骨肉瘤。脊索瘤是一种罕见的肿瘤,起源于骨内脊索残余,好发于颅底蝶骨软骨结合处中线位置。这种肿瘤可以局部浸润,破坏骨骼,并能发生转移。软骨样脊索瘤与软骨肉瘤在影像上难以区分。

朗格汉斯细胞组织细胞增生症和其他的组织细胞增生症

朗格汉斯细胞组织细胞增生症(Langerhans cell histiocytosis,LCH)是一种病因未知的侵犯网状内皮系统的疾病,其特征在于网状细胞,组织细胞,浆细胞和白细胞的组织浸润。LCH 可以是孤立性肿块

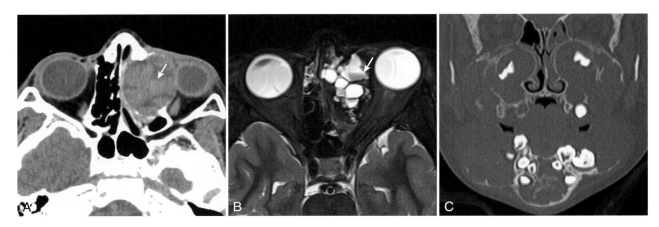

图 10-67 纤维骨性病变。巨细胞病变。CT 轴位图像（A）和 T2 加权压脂磁共振图像（B）显示膨大的左侧筛骨肿块，其内含大量液 - 液平（箭）。骨边缘变薄的扩张性病变应与黏液囊肿相鉴别，但液 - 液平的存在有助于诊断骨巨细胞病变和动脉瘤性骨囊肿。C. 家族性巨颌症。CT 冠状位图像显示下颌骨和上颌骨可见多处扩张透亮的纤维骨性病灶

（嗜酸性肉芽肿），多发性肿块或以累及皮肤、内脏和骨骼等多系统的弥漫性病变的形式出现。临床表现为肿块生长、肿块继发效应（如眼球突出，耳溢）、疼痛或功能改变。眼眶上外侧，颞骨（双侧或单侧）和额骨是 LCH 骨损害的常见部位。CT 常见可增强的等密度至高密度或偶发的低密度肿块影，可有边界分明的特征性"穿凿样"或呈斜边的骨质破坏（图 10-68 和图 10-69）。T2W MRI 图像上，LCH 病灶为中低信号，伴中等或明显的均匀或不均匀的强化（图 10-69），累及颅顶时可伴硬膜外扩张。弥漫性病变可能发生在骨髓以及颅内受累。鉴别诊断依据受累的部位不同，包括其他纤维骨性病变、淋巴瘤、肉瘤和转移性疾病。颞骨 LCH 须与胆脂瘤、CG、CoM、RMS 和转移瘤（如神经母细胞瘤）相鉴别。幼年型黄斑部肉芽肿是一种非朗格汉斯组织细胞

性皮肤病变，发病高峰在婴儿期。较大的或深部病灶与 LCH 相似。一个关键鉴别特征是强化前 MR T1 呈高信号。

横纹肌肉瘤

横纹肌肉瘤（rhabdomyosarcoma，RMS）是仅次于淋巴瘤的第二常见的头颈部恶性肿瘤。RMS 的发病高峰在十岁之前，通常累及咀嚼肌间隙和眼部，是最常见的颞骨原发性恶性肿瘤。第二个发病高峰出现在青少年时期，在这一时期鼻窦累及率增加。腮腺和鼻咽的 RMS 也会发生，在 NF-1，Li-Fraumeni 综合征和遗传性 RB 中 RMS 的发病率增加。RMS 也可作为原发肿瘤放疗后的第二恶性肿瘤发生。RMS 的临床症状包括肿块、占位效应（如

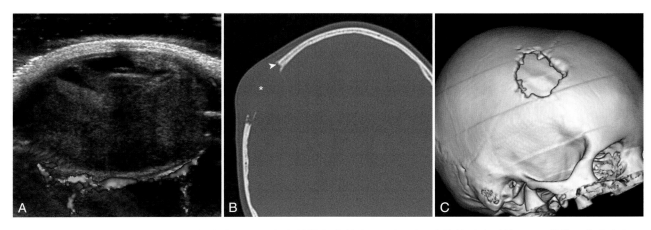

图 10-68 朗格汉斯细胞组织细胞增生症。A. 彩色多普勒超声检查显示相对无血管性头皮肿块。CT 轴位图像（B）和三维模型（C）显示边界清晰的特征性颅骨侵蚀（星号）。注意所累及骨骼的特征性斜边（箭头）

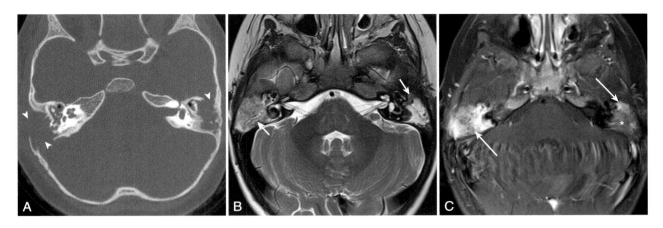

图 10-69 朗格汉斯细胞（Langerhans cell）增生症。A. CT 轴位图像显示边界清晰的颞骨乳突部位骨侵蚀（箭头），乳突分隔被破坏。有弥漫的乳突和中耳腔模糊影。B. T2 加权 MR 轴位图像有助于将低密信号的 LCH 病灶（箭）与高信号的分泌物和 / 或炎症改变区分开。C. 钆增强 T1W 压脂磁共振轴位图像显示右侧乳突和 MEC 以及左侧乳突前部 LCH 病灶明显强化（箭），左侧有轻度增强的炎症组织（星号）

眼球突出）、疼痛、CN 麻痹、鼻出血和阻塞性症状（如鼻塞、打鼾、耳痛或耳漏）。儿童以胚胎型和腺泡型为主。腺泡型的预后较差。RMS 的预后还取决于其分子亚型，脑膜旁病变的存在和肿瘤的分期。能完全切除的局限病灶预后良好。

　　CT、MR 和 PET-CT 检查用于 RMS 的评估和分级。在 CT 上，RMS 通常与肌肉组织等密度，并有不同程度的强化。可发生骨侵蚀和重塑，或渗透性和溶骨性骨质破坏（图 10-70 和图 10-71）。咀嚼肌间隙 RMS 通常累及翼状肌，并伴有下颌骨（伴下颌颌关节半脱位或脱位）和上颌窦的骨质侵蚀和重塑。咽鼓管阻塞导致同侧 MEC 和乳突小房模糊（图 10-70）。肿瘤向上延伸，卵圆孔变宽，导致海

绵窦受累的脑膜旁病变（图 10-70）。眼部 RMS 通常沿肌锥外眼肌发生，伴有眼眶重塑、侵蚀或两者同时发生。鼻窦 RMS 会侵蚀 / 重塑 PNS，出现分泌物潴留，如果肿瘤破坏颅底，可出现脑膜旁病变（图 10-71）。颞骨 RMS 可以压迫或侵犯 IJV。肿瘤转移时可出现淋巴结肿大，但通常不是眼眶 RMS 的特征。MR 检查可以鉴别肿瘤与鼻窦分泌物，并能区分脑膜旁病变。与大脑皮质相比，在 T2W 图像上肿瘤通常（但并非不可变）呈等信号或低信号，DWI 上弥散降低（图 10-71）。根据肿瘤坏死的程度不同，病灶可呈轻度、中度或明显的，均匀或不均匀的增强。由于颅底的侵蚀及肿瘤通过卵圆孔向颅内播散导致脑膜旁病变的发生，可

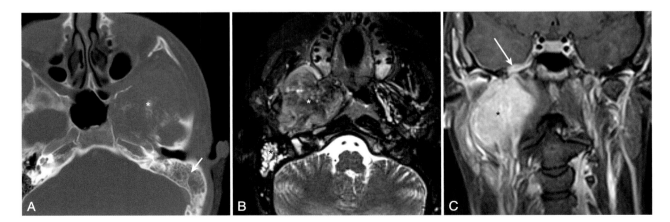

图 10-70 横纹肌肉瘤（RMS）。A. CT 轴位图像显示位于咀嚼肌间隙的侵蚀性 RMS 阻塞了左侧咽鼓管，左侧蝶骨出现溶骨性骨质破坏（星号）。注意左乳突小房模糊影（箭头）。B. MRT2 短时反转恢复序列轴位图像显示较大的非均匀咀嚼肌间隙 RMS（星号），与脑实质等信号。同侧乳突小房中可看到液体。C. 钆增强 T1W 压脂磁共振冠状位图像显示，增强的咀嚼肌间隙 RMS（星号）已直接穿过卵圆孔进入硬膜外间隙（箭）和右侧海绵窦基底部，符合脑膜旁病变

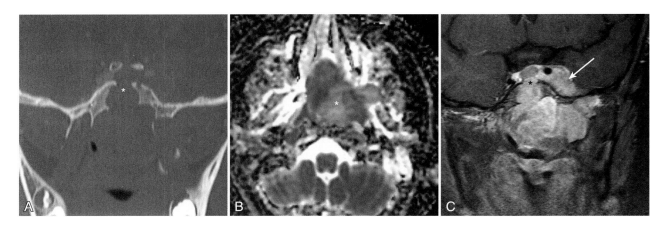

图 10-71 横纹肌肉瘤(RMS)。A. CT 重建冠状位图像显示边界清晰的蝶骨溶骨性骨质破坏,与中颅底和鼻咽 RMS(星号)相关。B. MR 弥散加权 ADC 图轴位显示,由于 RMS 肿瘤细胞的高核质比,肿瘤(星号)的弥散系数降低。C. 钆增强 T1W 压脂磁共振冠状位图像显示蝶骨和鼻咽部 RMS 中心非均匀强化。注意蝶鞍的侵蚀(星号)和肿瘤在腺垂体和左颈内动脉下方向左海绵窦(箭)延伸,符合脑膜旁病变

出现海绵窦或硬膜外肿块并伴有硬脑膜增强,偶尔可见软脑膜播散和 / 或脑实质受累(图 10-70,图 10-71)。转移性病变最好用 ^{18}F-FDG PET-CT 评估。

RMS 的鉴别诊断取决于肿瘤的外观和位置。咀嚼肌间隙 RMS 常有较强的特征,而尤因肉瘤和硬纤维瘤可出现类似表现。局限性眼眶 RMS 类似于淋巴瘤或假瘤。鼻窦和鼻咽部 RMS 的鉴别诊断包括转移性病变(如神经母细胞瘤或白血病)、绿色瘤、淋巴瘤、癌、鼻腔神经胶质瘤(esthesioneuroblastoma,ENB)、青少年血管纤维瘤(juvenile angiofibroma,JA)(在男孩中可见)和其他肉瘤。颞骨 RMS 的鉴别诊断包括感染、胆脂瘤、LCH、非典型性畸胎样横纹肌瘤(见于婴儿)和转移灶(如神经母细胞瘤)。骨缘锐利有助于将 LCH 和 JA 与 RMS 区分开;但是,RMS 中的骨侵蚀的形态是多种多样的,有时看起来边缘锐利或渗透性更明显。与 JA 不同,RMS 不会出现纤维化或大量血管影。在 MRI 上,淋巴瘤密度比 RMS 更均匀。

其他肉瘤、神经上皮和神经源性肿瘤

其他肉瘤包括婴儿纤维肉瘤、滑膜肉瘤、PNET/尤因肉瘤、软骨肉瘤和成骨肉瘤。上颌或下颌骨 PNET/尤因肉瘤的 CT 图像显示软组织肿块伴有严重骨质破坏及针状骨膜反应。尤因肉瘤、纤维肉瘤和滑膜肉瘤的 MR 图像中软组织特征类似于 RMS。纤维组织在 T2W MR 上为低信号。婴儿色素性神经外胚瘤(melanotic neuroectodermal tumor of infancy,MNTI)很少见,虽然是良性肿瘤但具有局部侵袭性,累及上颌骨或枕骨乳突,后者伴有明显骨硬化和新骨形成,和较大的硬膜外和外部软组织成分(图 10-72)。黑色素在未增强的 T1W MRI 上可表现为高信号强度。软骨肉瘤可能是原发骨软骨瘤恶变或放疗后新发,其软骨样基质("圆形和弧形"钙化)是 CT 上的特征性改变,但并非总可见。骨肉瘤表现为侵袭性的骨和软组织肿块,伴有新骨形成(图 10-72)。淋巴结和血行转移常见于这类肿瘤。

淋巴瘤

淋巴增殖性疾病包括反应性淋巴增生、移植后淋巴增殖性疾病、卡斯尔曼病(Castleman disease,巨大淋巴结增生症)和淋巴瘤。淋巴瘤的主要类型是霍奇金淋巴瘤(Hodgkin lymphoma,HL)和非霍奇金淋巴瘤。HL 主要位于头和颈部,多以淋巴结肿大起病,表现为单发或多发的无痛肿块。疾病以连续的方式传播到淋巴结群。影像学检查显示所累及的 LN 增大,密度均匀,无明显增强。CT 和 ^{18}F-FDG PET-CT 用于临床分期(颈部、胸部和腹部)(图 10-73)。鉴别诊断包括感染性淋巴结肿大(如 EBV 感染)、淋巴结增生、卡斯尔曼病、结节病和窦性组织细胞增生伴巨大淋巴结病(Rosai-Dorfman 病)。在未经治疗的淋巴瘤中,淋巴结坏死和脂肪条纹影并不常见。

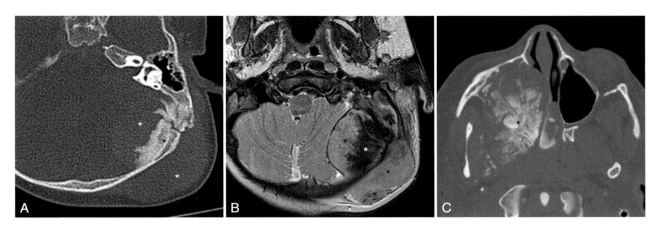

图 10-72 其他肉瘤。A. 婴儿色素性神经外胚瘤（MNTI）。CT 轴位图像显示肿瘤横跨左枕骨乳突缝并伴新骨形成（黑色星号）。硬膜外和颅外软组织也可见肿瘤成分（白色星号）。B. T2 加权 MR 轴位图像（同一位患者）显示形成的新骨为低信号（白色星号），并可见肿瘤的软组织成分（黑色星号）。尽管 MNTI 很少见，但婴儿的这种图像表现具有很高的特征性。C. 成骨肉瘤。CT 轴位图像显示上颌骨肿瘤的特征性的明显新骨形成（星号）。右侧上颌窦因分泌物潴留而变得模糊

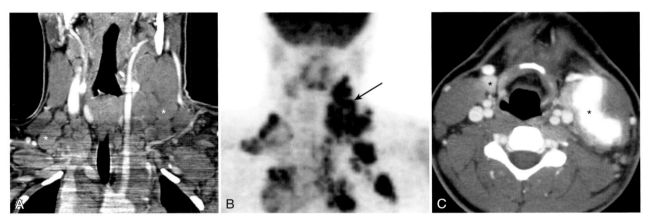

图 10-73 霍奇金淋巴瘤。A. CECT 重建冠状位图像显示颈部、锁骨上、腋窝和纵隔弥漫性淋巴结肿大（星号）。B. [18]F- 氟脱氧葡萄糖正电子发射断层显像（PET）冠状位图像显示在肿大的淋巴结（LN）中摄取强烈（箭头）。C. PET-CT 轴位图像显示受累的颈部 LN（星号）摄取强烈

NHL 倾向于累及 Waldeyer 环的结外组织，可能与 EBV 感染相关，因此在 EBV 流行地区（如赤道非洲的地方性伯基特淋巴瘤）发生率高，并且常发生在免疫功能低下和 / 或免疫缺陷患者中。地方性 NH 升高峰出现在生命的第 1 个十年，非地方性 NH 升高峰出现在生命的第 2 个十年。NHL 发生部位包括腺样体、腭和舌扁桃体、口腔、鼻咽、PNS、眼眶、甲状腺、喉和唾液腺。临床症状与 RMS 类似。弥漫性病变在 NHL 中更为常见。影像学表现为扁桃体、鼻咽、眼眶、腮腺、甲状腺或鼻窦的肿块，如果与骨骼相邻，则可在 CT 上看到溶骨性骨质破坏（图 10-74）。与大脑皮质相比，在 T2W MRI 图像上这些肿瘤表现为均一的等信号或低信号强度，DWI 上弥散度降低，伴轻度均匀增强（图 10-74）。鉴别诊断

依据肿瘤的位置而异，包括 RMS、白血病、ENB、癌（鼻咽和鼻窦）、LCH、转移瘤、结节病和肉芽肿性多血管炎（韦格纳肉芽肿病）。

白血病

白血病的头颈部表现包括髓外髓样肉瘤（也可被称为绿色瘤和粒细胞肉瘤）或弥漫性髓内疾病（图 10-75）。绿色瘤倾向于累及眼眶和鼻窦区域。CT 显示具有骨质破坏、等密度伴增强的肿块。与大脑皮质相比，在 T2W MRI 上肿块呈等信号或低密度强度，DWI 弥散度降低，Gd 中度增强或明显增强。鉴别诊断包括 RMS 或其他类型的肉瘤、淋巴瘤、癌、LCH 和转移瘤。

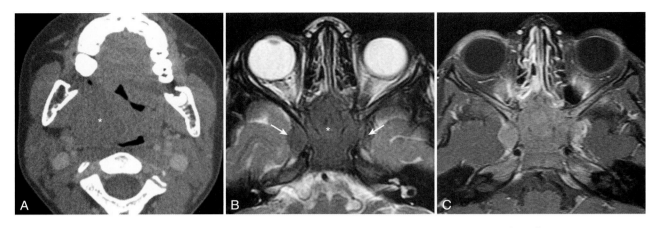

图 10-74 Burkitt 淋巴瘤(非霍奇金淋巴瘤)。A. 增强 CT(CECT)轴位图像显示右侧腭扁桃体(星号)明显增大,伴有气道占位效应。B. T2 加权 MR 轴位图像显示蝶骨(星号)和岩尖部的均匀的低信号,延伸至海绵窦(箭)。C. 钆增强 T1W 压脂磁共振轴位图像显示肿瘤轻度均匀强化。虽需与横纹肌肉瘤鉴别,肿瘤质地均匀的特征更趋向于淋巴瘤的诊断

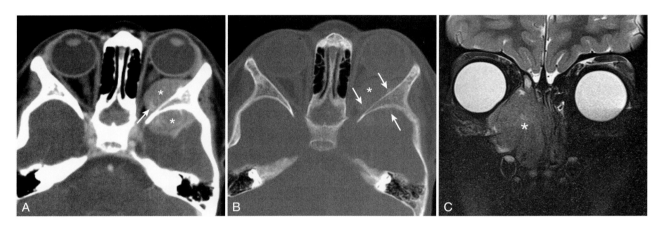

图 10-75 白血病。增强 CT(CECT)轴位图像(A)和骨窗图像(B)显示中颅窝及眶内增强肿块及软组织影,眶外侧壁见针状骨膜反应(箭),渗透性骨质破坏不明显。这些白血病髓外表现与转移性神经母细胞瘤难以区分。C. 与白血病相关的髓外粒细胞肉瘤。T2 加权压脂磁共振冠状位图像显示右侧鼻腔质地均匀的低信号肿瘤(星号),并延伸到右眼眶外间隙。形态与淋巴瘤无法区别

癌症

癌症在儿童时期并不常见,通常在青少年时期相对多发,包括甲状腺癌(请参阅甲状腺肿瘤部分),腮腺黏腔表皮样癌(请参阅腮腺肿瘤),EBV 相关的鼻咽癌,以及鼻腔睾丸核蛋白中线癌或上呼吸消化道睾丸核蛋白(nuclear protein in testis,NUT)中线癌。症状取决于肿瘤的部位、肿块的大小、鼻窦和气道阻塞情况、咽鼓管阻塞的后遗症表现以及中枢神经麻痹程度。鼻咽癌(nasopharyngeal carcinoma,NPC)CT 表现为鼻咽部肿块,侵袭性的颅底骨质破坏,可延伸至颅内硬膜外和海绵窦。淋巴结转移常见。在 MRI 检查中,相对于大脑皮质,NPC 在 T2W

图像上通常为等信号或低信号,弥散率降低,伴中度或明显增强(图 10-76)。需与淋巴瘤和 RMS 鉴别。NUT 中线癌位于喉,会厌或鼻窦区域中线或在靠近中线位置。这种侵袭性肿瘤在 MRI 上具有与 NPC 相似的软组织特征。

转移性病变

弥漫性转移性病变最常见于白血病和神经母细胞瘤(neuroblastoma,NB)。多种肿瘤可发生骨和/或 LN 的孤立性或多灶性转移。转移性病灶常在 ^{18}F-FDG PET(或 NB 的异碘苄基胍扫描)上最初检测到,或可表现为一个肿块,有占位效应或影

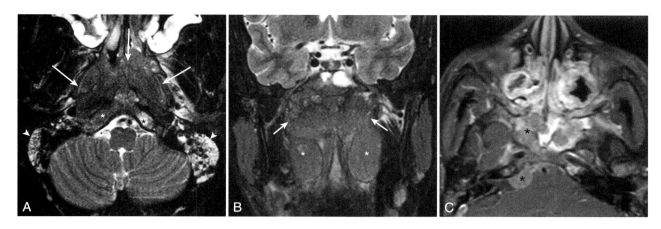

图 10-76　鼻咽癌（NPC）。A. T2 加权（T2W）脂肪抑制（FS）MR 轴位图像显示一个大的轻度不均一的低信号鼻咽部肿瘤（箭头）。与左侧正常骨髓信号（黑色星号）相比，枕骨底部有肿瘤浸润（白色星号）。NPC 阻塞咽鼓管，导致乳突小房分泌物聚集（箭头），上颌窦黏膜增厚。B. T2W 压脂 MR 冠状位图像显示 NPC（箭头）已扩散到咽后淋巴结（星号）。蝶窦中有分泌物。C. 增强的 T1 加权压脂 MRI 轴位图像显示蝶骨、颅底和后颅窝（星号）内的 NPC 轻度强化。鼻旁窦内黏膜增强，不应误认为肿瘤

响功能。弥漫性 NB 累及骨和 / 或骨髓，当累及骨髓时可产生对称性的板障间隙扩张。弥漫性病变在 CT 上可表现为严重溶骨性、渗透性骨质破坏，伴有针状骨膜反应以及增强的高密度软组织肿块（图 10-75，图 10-77）。MRI 上可见斑块状或分叶状肿块影，与大脑皮质相比，在 T2W MRI 上呈等信号或低信号，弥散率降低，伴中度或明显增强。

眼眶和眼球

视神经胶质瘤

视神经胶质瘤（optic pathway glioma，OPG）是儿童中最常见的视神经肿瘤，在 NF-1 中发病率增加，多见双侧受累。这些恶性程度低的星形细胞瘤常累及视神经（optic nerve，ON）和 / 或视神经交叉，有时会延伸到视束或视辐射。患儿出现突眼、视野受损或视力障碍。MR 的影像特征包括 ON 呈管状或卵圆形膨大，有时可见 ON 弯曲；OPG 在 T2W 图像上表现为等信号或高信号伴 DWI 上弥散率增高，有时出现强化（图 10-78）；并可以出现 OPG 周围蛛网膜下腔增宽。影像上需与表现为 ON 周围强化的 ON 脑膜瘤相鉴别。

视网膜母细胞瘤

视网膜母细胞瘤（retinoblastoma，RB）是一种不成熟视网膜的恶性肿瘤，发生在胎儿、婴儿和幼儿，是儿童最常见的原发性眼部肿瘤。散发性及家族

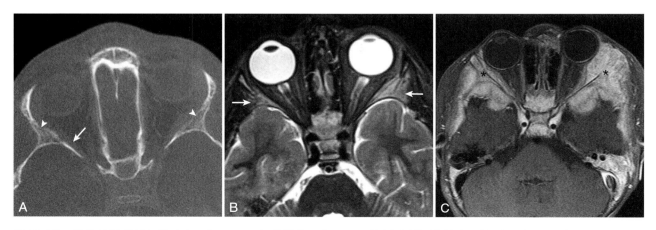

图 10-77　转移性神经母细胞瘤（NB）。A. CT 扫描轴位图像显示眶外侧壁（箭头）的溶骨性、穿透性骨质破坏以及相关的软组织增厚（箭）。B. T2 加权脂肪抑制（FS）MR 轴位成像（同一位患者）显示中等信号强度的转移性沉积物（箭）。C. 钆增强 T1W 压脂磁共振轴位图像显示明显增强的颅骨转移性沉积物（星号）

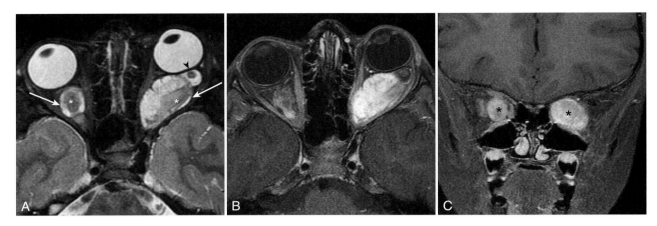

图 10-78 神经纤维瘤病 1 型中的视神经胶质瘤。A. T2 加权脂肪抑制(FS)MR 轴位图像显示视神经和视神经鞘膜(箭)明显增粗和扭曲,视神经信号强度不均匀(星号)。左侧眼球后方变平(箭头)。B. 钆增强 T1W 压脂磁共振轴位图像显示左侧视神经胶质瘤明显增强,右侧增强较少。C. 钆增强 T1W 压脂磁共振冠状位图像显示,与脑膜瘤不同,视神经胶质瘤中的神经(星号)和神经鞘膜增强

性 RB 与 RB 肿瘤抑制基因的突变有关。常染色体显性遗传的家族性或遗传性 RB 具有更多的生殖细胞 RB 突变,并在早期出现双侧 RB。家族性 RB 增加了第二原发肿瘤的发病率,例如垂体和 / 或松果体区域肿瘤(三侧或四侧 RB)和头颈部肉瘤。出生后的孩子 RB 经典表现是白斑。眼部超声检查显示高回声的钙化性眼内肿瘤。尽管 CT 已不再是 RB 的首选检查,但它可以帮助发现正常或增大的眼球内钙化的单个或多个眼内肿瘤(图 10-79)。在 MRI 上,RB 在 T2W 图像上表现为明显的低信号并增强。高分辨薄层三维 T2W 图像可显示小肿瘤结节(图 10-79)。可看到视网膜脱离。肿瘤延 ON 延伸造成 ON 不规则增厚和周围脂肪组织的渗入。眼部钙化病变的鉴别诊断包括玻璃膜疣(在视神经乳

头上的钙化灶)、眼部感染(小眼球)和早产儿视网膜病变 ROP(小眼球)。Coats 病可导致白斑,但通常要到疾病晚期才会出现钙化。

鼻腔、鼻旁窦和颜面部

青少年血管纤维瘤

青少年血管纤维瘤(juvenile angiofibroma,JA)是一种良性但具有局部侵袭性的纤维血管瘤,常见于有鼻出血和鼻塞的青春期男孩。CECT 显示沿上腭鼻咽壁明显强化的肿瘤,延伸至同侧鼻腔和鼻咽,并横向延伸至翼腭窝。肿瘤常分叶并侵蚀上颌窦的后壁及蝶窦,有时延伸累及至颅内硬膜外和 /

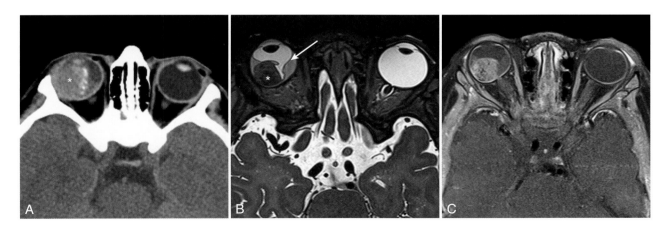

图 10-79 视网膜母细胞瘤(RB)。A. CT 轴位图像显示钙化的右眼肿瘤(星号)。伴有视网膜脱离。B. T2SPACEMR 轴位图像显示低信号的右侧 RB(星号)以及相关的视网膜脱离(箭)。C. 钆增强 T1W 压脂磁共振轴位图像显示增强的 RB 延伸到视神经乳头

或海绵窦(图 10-80)。当累及眶裂时可形成眼眶肿瘤。在 MRI 上,JA 在 T2W 呈分叶状、低信号(由于含纤维成分),并伴明显强化(图 10-80)。颈外动脉(ECA)的上颌骨内支、蝶腭支和腭降支增粗,并且可见明显的瘤内血管流空信号。MR 有助于检测肿瘤的颅内和眶内的扩散。CT 和 MRI 都可以对鼻窦内分泌物和肿瘤进行鉴别。影像上 JA 需与鼻窦 RMS 相鉴别,后者可引起溶骨性渗透性骨质破坏,不出现纤维信号,也没有 JA 的血管性表现。血管内栓塞术前的 JA 血管造影可显示主要由 ECA 分支供血的致密性充血肿块影,有时伴有颈内动脉分支供血。

嗅神经母细胞瘤

鼻腔神经胶质瘤(esthesioneuroblastoma,ENB)

或嗅觉神经母细胞瘤(olfactory neuroblastoma)是一种罕见的恶性神经外胚层肿瘤,被认为起源于鼻和筛板嗅上皮细胞。临床症状包括鼻塞、鼻出血、头痛和嗅觉减退。CECT 检查呈分叶状伴强化的肿瘤,常累及鼻腔、筛窦和上颌窦。有侵袭性骨质破坏,可伴有眼眶和筛板的扩散和侵蚀,伴硬膜外肿瘤及硬脑膜强化(图 10-81)。可以看到明显的涡状纹或矿化灶。ENB 倾向于向区域性 LN 扩散。在 MRI 影像中,与大脑皮质相比,ENB 在 T2W 图像上为等信号或低信号,弥散率降低,可伴中度或明显增强(图 10-81)。有时会在肿瘤的上方看到小囊肿,尤其是肿瘤向颅内蔓延时。PET-CT 检查可用于 ENB 的分期和随访。ENB 的鉴别诊断包括 RMS、淋巴瘤、鼻窦癌和内翻性乳头状瘤。内翻性乳头状瘤在儿

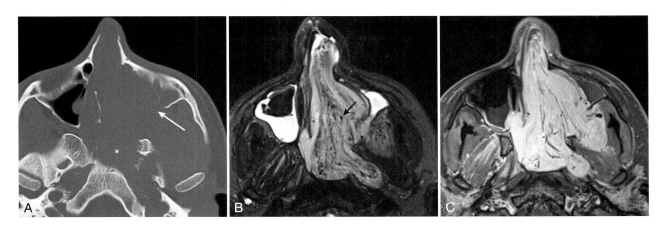

图 10-80 青少年血管纤维瘤(JA)。A. CT 轴位图像显示巨大的,具有破坏性的鼻窦肿块,蝶骨(星号)和左上颌窦壁(箭)被侵蚀。B. T2 加权脂肪抑制(FS)MR 轴位图像显示鼻腔和鼻咽部 JA,特征性延伸到左侧翼腭窝(星号)。尽管是良性的,但由于含纤维成分,肿瘤与大脑皮质等信号强度。可见明显的血管流空信号(箭)。C. 钆增强 T1W 压脂磁共振轴位图像显示 JA 明显增强

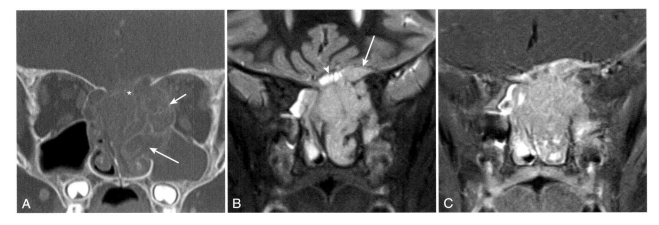

图 10-81 嗅神经母细胞瘤。A. CT 重建冠状位图像显示具有破坏性的鼻窦肿瘤,并伴有广泛的鼻窦和眶骨侵蚀(箭),包括筛板的侵蚀(星号)。B. T2 加权脂肪抑制(FS)MR 冠状位图像显示,该细胞瘤与大脑皮质等信号强度,其上缘见小的囊性病灶(箭头)。肿瘤已扩展到硬膜外腔(箭)。C. 钆增强 T1W 压脂磁共振冠状位图像显示肿瘤中度强化

童中极为罕见,盘绕的"脑回路"图样是其 MRI 上的特征性表现。

颞骨

神经鞘瘤

神经鞘瘤(schwannoma)是一种散发的或与 NF-2 相关的肿瘤,常累及第Ⅷ脑神经(前庭神经鞘瘤),其次是第Ⅶ脑神经和 / 或颈静脉窝内的脑神经。CT 显示受累的内耳道(IAC)、FNC 或颈静脉窝骨皮质腔扩张(图 10-82)。T2W 磁共振图像上显示为信号强度可变的肿瘤(取决于细胞密度),并伴有明显的增强(图 10-82)。伴有骨皮质边缘累及的 IAC 小肿瘤的鉴别诊断包括脂肪瘤(非 FS T1)和 IH(见于婴儿,明显的血管分布)。除非家族性病例,副神经节瘤极少见。CT 常见"虫噬样"骨质侵蚀,由于肿瘤内有血管流空信号,在 T2W MR 图像上呈现盐和胡椒样改变。

口腔和颈部

甲状腺肿瘤

甲状腺肿块最好用超声检查来评估,包括增生性和腺瘤性结节、甲状腺炎引起的结节和多结节性甲状腺肿。甲状腺癌有散发的和遗传(如多发性内分泌肿瘤中的甲状腺髓样癌)两种模式。甲状腺癌中绝大多数为乳头状癌。超声检查时,甲状腺乳头状癌通常表现为低回声,并可能有微钙化和血管分布。CT 显示质地不均一的甲状腺肿块,颈部淋巴结转移很常见。结节可有钙化、增强或呈囊性变(图 10-83)。需与滤泡性甲状腺癌和甲状腺髓样癌相鉴别。儿童孤立性甲状腺结节通常使用 ^{99m}Tc 或 ^{131}I 进行甲状腺显像。^{123}I 摄取率高的"热"结节恶性的可能性小,冷结节则需要考虑是否为恶性肿瘤。

唾液腺肿瘤

大多数唾液腺上皮肿瘤发生在腮腺中。其他不常见的位置包括颌下腺或沿着软腭的小唾液腺组织。以多形性腺瘤(良性多形性腺瘤)和黏液表皮样癌为主。多形性腺瘤的 CT 显示为圆形或分叶状、异质性强化的肿瘤,有时可为囊性肿瘤。在 MRI 上,肿瘤通常是高信号并可增强。一个关键的特征是在 T2W 图像上肿瘤周围有低密度边缘或假包膜(图 10-84)。低级别的黏液表皮样癌影像与多形性腺瘤相似(图 10-84)。高级别的黏液表皮样癌由于细胞数量较多,因此在 T2W 图像上呈低至中等信号。婴儿腮腺肿瘤最有可能是 IH。表现不典型时应考虑 KHE 或唾液腺母细胞瘤的可能。

颌骨囊肿和牙源性病变

非牙源性囊肿包括面裂囊肿(如前所述)、出血性囊肿和 Stafne 囊肿。出血性骨囊肿通常发生在下颌骨中,在平片上表现为单房、扇形、透明状病灶,与牙齿无关。Stafne 囊肿是一种解剖学变异

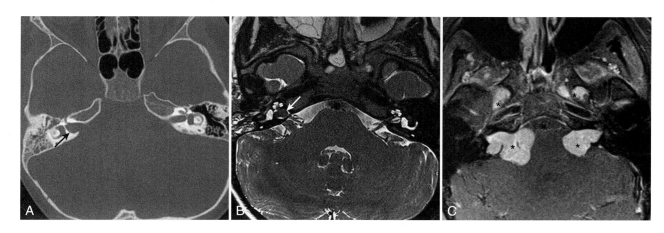

图 10-82 前庭耳蜗神经鞘瘤。A. CT 轴位图像显示患有右侧胆脂瘤的患者偶然发现右内耳道不对称增宽(箭)。B. T2SPACEMR 轴位图像(同一患者)显示神经鞘瘤(箭),累及右侧前庭神经,延伸到耳蜗和前庭下部。C. NF-2 中的多个神经鞘瘤。钆增强 T1W 压脂磁共振轴位图像显示双侧增强的前庭和下颌神经神经鞘瘤(星号)

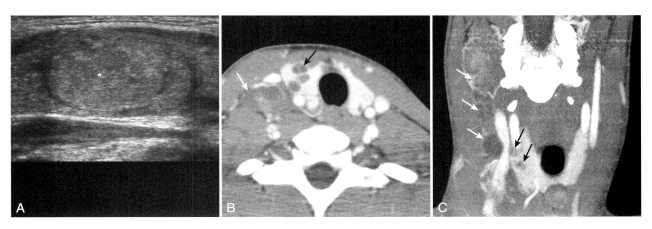

图 10-83　甲状腺乳头状癌。A. 纵向超声图显示相对等回声和稍回声不均匀的结节(星号)。CECT 重建轴位(B)和冠状位(C)图像显示低密度，多结节的右侧甲状腺肿块(黑箭)，并扩散到相邻的颈淋巴结(白箭)。有转移的淋巴结表现为低密度

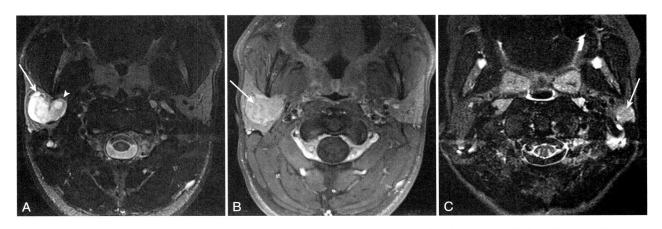

图 10-84　腮腺肿瘤。A. 多形性腺瘤。T2 加权 MR 轴位图像显示质地不均一的右侧腮腺肿瘤(箭)，相较于周围软组织呈明显高信号。周围可见边界清晰的低信号假包膜(箭头)。B. 钆增强 T1W 压脂磁共振轴位图像(同一患者)显示肿瘤强化。C. 黏液表皮样癌。MRT2 短时反转恢复序列轴位图像显示左侧腮腺内小结节(箭)，与淋巴组织等信号强度。周围无低信号缘

(与局灶性下颌下腺窝深部有关)，在下颌角附近表现为轮廓分明的圆形或椭圆形病灶。牙源性病变与牙列相关，包括良性囊肿，肿瘤样病变以及良性和恶性肿瘤。这些病变表现为面部不对称、肿胀、阻生牙、错𬌗畸形或面部疼痛。在 CT 或平片上，牙源性囊肿呈透光且边界清晰。含牙囊肿与未萌出的牙冠相关(图 10-85)。根尖周囊肿与牙根和根尖周感染相关。牙源性角化囊性瘤(keratocystic odontogenic tumor，KOT)是一种肿瘤样病变，是基底细胞痣综合征(Gorlin 综合征)的特征之一，发在磨牙附近，为边界清楚、扩张性、溶骨性病变。其他发生在儿童时期的牙源性肿瘤还包括牙瘤、牙骨质母细胞瘤、牙源性腺样瘤、成釉细胞纤维牙瘤，纤维性牙瘤和成釉细胞牙瘤。牙瘤含有齿质成分(图 10-85)。成釉细胞纤维牙瘤和成釉细胞牙瘤是最常见的牙源性肿瘤。这些良性但具有局部侵袭性的肿块表现为边界清晰的单房或多房病变(图 10-85)。可能有边缘硬化、扩张、"肥皂泡"样外观，或为伴有皮质破裂的软组织肿块。

其他

原发性头颈部神经源性肿瘤包括神经节细胞瘤，节细胞性神经母细胞瘤和原发性颈部神经母细胞瘤。这些肿瘤并不常见，且容易侵犯颈动脉鞘。CT 和 MR 显示为密度 / 信号可变的卵形或椭圆形肿块，并伴强化及分开的 ICA 和 IJV。除非家族性，副神经节瘤在儿童中很少见。当出现如前所述影像特征并伴有颈动脉分叉被一血管肿瘤分开时需考虑此病。

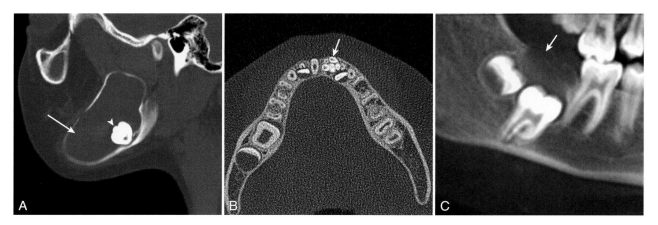

图 10-85 颌骨囊肿和牙源性病变。A. 含牙囊肿。CT 重建图像显示一个膨胀的透明病变(箭)与未萌出的磨牙牙冠(箭头)。B. 复合牙瘤。CT 轴位图像显示切牙之间的肿块,其中包含大量小的"牙齿"(箭)。C. 成釉细胞牙瘤。Panorex 胶片显示出透明的、扩张的气泡状肿块(箭),覆盖在未萌出的磨牙牙冠上

(翻译:赵梦华,黄寒,彭方;校对:黄寒,毛志群)

推荐读物

Coley BD, ed. *Caffey's Pediatric Diagnostic Imaging.* 12th ed. St. Louis, MO: Elsevier Saunders; 2013.

Harnsberger HR, Glastonbury CM, Michel MA, et al., eds. *Diagnostic Imaging: Head and Neck.* 2nd ed. Salt Lake City, UT: Amirsys Inc. Lippincott Williams & Wilkins; 2010.

Koch BL. Cystic malformations of the neck in children. *Pediatr Radiol.* 2005;35:463.

Koch BL. Pediatric considerations in craniofacial trauma. *Neuroimaging Clin N Am.* 2014;24:513.

Koenig LJ, ed. *Diagnostic Imaging: Oral and Maxillofacial.* Salt Lake City, UT: Amirsys Inc. Lippincott Williams & Wilkins; 2011.

Lan MY, Shiao JY, Ho CY, et al. Measurements of normal inner ear on computed tomography in children with congenital sensorineural hearing loss. *Eur Arch Otorhinolaryngol.* 2009;266:1361.

Lemmerling MM, De Foer B, Verbist BM, et al. Imaging of inflammatory and infectious diseases in the temporal bone. *Neuroimaging Clin N Am.* 2009;19: 321.

Robson CD. Imaging of head and neck neoplasms in children. *Pediatr Radiol.* 2010;40:499.

Robson CD, Koch BK, Harnsberger HR, eds. *Specialty Imaging: Temporal Bone.* Salt Lake City, UT: Amirsys Inc. Lippincott Williams & Wilkins; 2013.

Som PM, Curtin HD, eds. *Head and Neck Imaging.* 5th ed. Philadelphia, PA: WB Saunders Company; 2011.

Thomas BM, Shroff M, Forte V, et al. Revisiting imaging features and the embryologic basis of third and fourth branchial anomalies. *AJNR Am J Neuroradiol.* 2010;31:755.

索引

C

D

E

F

G

H

J

K

L

M

N

R

S

T

W

X

Y

Z